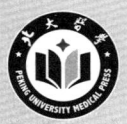

"十四五"高等职业教育专科校院合作"双元"规划教材

供医学检验技术及相关专业用

免疫学检验

主　编　郑　峰　张业霞
副主编　谢　璟　杨栋梁　董　乐　王海凤
编　委　（按姓名汉语拼音排序）

曹　特（铁岭卫生职业学院）	王世龙（铁岭市中心医院）
陈　林（重庆三峡医药高等专科学校附属医院）	王玉玲（潍坊护理职业学院）
董　乐（北京卫生职业学院）	谢　璟（宜春职业技术学院）
杜春艳（毕节医学高等专科学校）	解如山（菏泽医学专科学校）
郭　杰（石家庄人民医学高等专科学校）	许　春（江西医学高等专科学校）
何万里（商丘工学院）	杨晨涛（邢台医学高等专科学校）
姜俊如（北京卫生职业学院）	杨栋梁（临汾职业技术学院）
米合热古丽·库尔班（新疆维吾尔医学专科学校）	张佳伦（菏泽医学专科学校）
牟　静（眉山药科职业学院）	张　苗（江苏护理职业学院）
宋兴丽（信阳职业技术学院）	张　瑞（襄阳职业技术学院）
唐赛赛（山东中医药高等专科学校）	张业霞（菏泽医学专科学校）
田冬梅（铁岭卫生职业学院）	郑　峰（铁岭卫生职业学院）
王海凤（山东中医药高等专科学校）	朱　梦（皖北卫生职业学院）

北京大学医学出版社

MIANYIXUE JIANYAN

图书在版编目（CIP）数据

免疫学检验 / 郑峰，张业霞主编. —北京：北京大学医学出版社，2023.3
ISBN 978-7-5659-2645-7

Ⅰ. ①免… Ⅱ. ①郑… ②张… Ⅲ. ①免疫学-医学检验-高等职业教育-教材 Ⅳ. ①R446.6

中国版本图书馆 CIP 数据核字（2022）第 078798 号

免疫学检验

主　　编：	郑　峰　张业霞
出版发行：	北京大学医学出版社
地　　址：	（100191）北京市海淀区学院路 38 号　北京大学医学部院内
电　　话：	发行部 010-82802230；图书邮购 010-82802495
网　　址：	http://www.pumpress.com.cn
E-mail：	booksale@bjmu.edu.cn
印　　刷：	北京瑞达方舟印务有限公司
经　　销：	新华书店
责任编辑：	郭　颖　　责任校对：靳新强　　责任印制：李　啸
开　　本：	850 mm×1168 mm　1/16　　印张：24.5　　插页：2　　字数：721 千字
版　　次：	2023 年 3 月第 1 版　2023 年 3 月第 1 次印刷
书　　号：	ISBN 978-7-5659-2645-7
定　　价：	68.00 元

版权所有，违者必究

（凡属质量问题请与本社发行部联系退换）

出版说明

国务院印发《国家职业教育改革实施方案》，提出了进一步办好新时代职业教育的具体措施，中共中央办公厅、国务院办公厅印发《关于推动现代职业教育高质量发展的意见》，为新时代职业教育的高质量发展指明了方向。文件指出要促进产教融合校企"双元"育人，完善产教融合办学体制，深化教育教学改革，创新教学模式与方法，改进教学内容与教材，完善"岗课赛证"综合育人机制，推动现代信息技术与教育教学深度融合，提高课堂教学质量；推动教师、教材、教法"三教"改革，强化教材建设国家事权，建设一大批校企"双元"合作开发的国家规划教材；推进习近平新时代中国特色社会主义思想进教材、进课堂、进头脑。

高质量的教材是实施教育改革、提升人才培养质量的重要支撑。为深入贯彻党的二十大精神，更好地支持新时代卫生健康职业教育事业发展、服务于我国高职专科医学检验技术专业人才培养，北京大学医学出版社有代表性地组织各地院校、行业单位启动了高职专科医学检验技术专业教材建设；在各方面专家的指导下，结合各院校教学教材调研反馈，经过论证决定启动16种教材建设。

本套教材的主要特点如下：

1. 优选参编院校

遴选全国30余所优质高职院校的具有丰富教学经验的骨干教师参与教材建设，力求使教材的内容和深浅度具有全国代表性、普适性、实用性。

2. 产教融合共建

吸纳教学医院、行业医院的临床检验岗位专家参与教材编写、审稿，学校教师与行业专家"双元"共建，确保教材内容符合行业发展、符合医院临床检验岗位实际和人才培养需求。

3. 严把知识体系

教材编写对照教育部《高等职业学校医学检验技术专业教学标准》及相关大纲，明确培养需求，结合各地院校教学实际与行业医院临床检验岗位实际编排教材知识体系，纳入已有定论的知识、理论、技术，内容以"必需、够用"为度，"岗课赛证"融通建设，使教材既符合多数院校教学现状，又适度引领教学改革。

4. 优化编写体例

以学生为中心，以突出技术技能培养为导向，设置"学习目标""案例""知识链接""自测题"等模块，图文并茂，使教材贴近情境式学习、基于案例的学习，促进学生的临床评判性思维能力、岗位胜任力培养。

5. 实践纸数融合

将纸质教材与二维码技术相结合，按章节设置二维码，通过微信扫码获取拓展知识、微课、技术操作视频、图片等数字教学资源，促进"以学生为中心"的自主学习，实现以纸质教材为核心、配套数字教学资源的融媒体教材建设。为便于教师、学生使用，PPT课件统一做成压缩包，用微信"扫一扫"扫描封底激活码，即可导出PPT课件、激活教材正文二维码。

6. 贯彻教材思政

深入贯彻课程思政教学要求，将思政潜移默化地融入教材中，培根铸魂、启智增慧，体现人文关怀，提高职业认同度，着力培养学生"敬佑生命、救死扶伤、甘于奉献、大爱无疆"的医者精神，引导学生始终把人民群众生命安全和身体健康放在首位。

本套教材供高职专科医学检验技术及相关专业用。希望广大师生多提宝贵意见，反馈使用信息，以逐步完善教材内容，提高教材质量，为新时代卫生健康职业教育事业发展和医学检验技术人才培养做出贡献！

前　言

免疫学检验是高职专科医学院校医学检验技术专业的一门核心课程。本教材编写原则是全面根据党的二十大报告提出的"统筹职业教育、高等教育、继续教育协同创新，推进职普融通、产教融合、科教融汇，优化职业教育类型定位"的发展方向，遵循《国家职业教育改革实施方案》《关于深化医教协同进一步推进医学教育改革与发展的意见》精神，在充分分析、调研医学检验技术岗位胜任力的基础上，力求使教材内容与医学检验专业专升本基本要求和临床检验相对接。

本教材采用项目任务模式编写，探索通过教材引导教学过程与临床过程相对接的路径，为学生的就业或升学提供多元选择机会，着力提高学生的学习能力、实践能力和创新能力，促进学生主动适应社会，成为社会主义现代化国家需要的创新型、实用型、复合型人才。全书共分为四个单元，全面涵盖免疫学检验的基本理论、基本知识和基本技能，以必需、够用为度。鉴于目前医学免疫学检验与经典免疫学检验的不同，新型免疫学检验的操作趋于程序化和自动化，这就对操作者提出了新的要求，对检验人才的培养提出了新的课题。为了培养学生的医学检验岗位胜任力，本教材依据上述特点，精心设计了27个实训任务，力求通过这些实训任务，帮助学生学会成套试剂盒和一些大型免疫学检验设备的基本操作，突出技能训练，充实理论基础，不断提升学生的认知能力，为学生成长成才奠基；同时，在项目或任务中适当增加了课程思政内容，以执行党的二十大报告强调的"办好人民满意的教育，全面贯彻党的教育方针，落实立德树人根本任务，培养德智体美劳全面发展的社会主义建设者和接班人"的教育方针，以提升医学检验技术人才培养的综合质量，全面融入"大国崛起"的历史大势和中华民族伟大复兴中国梦的时代大潮。

为了充分调动学生的学习积极性，每个项目或任务都通过案例形式导入，同时在行文风格上注意简明扼要，尽可能多地采用图表形式，使学生更容易理解。不仅如此，在每个任务的结尾处还设置了"要点提示"，内容包括重点、难点和高频考点，有利于学生总结、复习或备考，也适合教学和自学之用。此外，本教材还配套有丰富的数字资源，内容包括思维导图、各项目或任务的案例解析、相关知识点的动画或视频、知识拓展、思考题参考答案以及PPT课件等，可以作为本教材教学和阅读的补充资料。

同时，根据高职专科院校主要是培养有品德、有能力、有知识的医学检验人才的特点，本书对传统的免疫学检验内容进行了整合及精简。针对医学免疫学检验的实际现状，将"聚合酶链反应技术""感染性疾病及其免疫学检验"和"心血管疾病及其免疫学检验"纳入本教材，使其内容更加完整。

　　免疫学和免疫学检验的发展日新月异,医学教育改革亦在不断深入。作为医学检验教育改革过程中一种新的尝试,本教材的顺利面世离不开全体编者的不辞辛劳和恪尽职守。本书的26位编委来自全国20所高职专科院校或临床医院,他们大部分工作在教学一线,其中有16位是"双师型"人才。在教材编写过程中,全体编者对教材纳入的内容进行了认真讨论和斟酌,以期符合高职专科院校的人才培养目标与要求。正是编者们倾注的大量心血,才使得教材编写任务得以高质量地顺利完成,在此一并表示深深的谢意。

　　鉴于编者水平和时间所限,本教材难免存在不足之处,希望广大读者不吝赐教,批评指正。

郑　峰

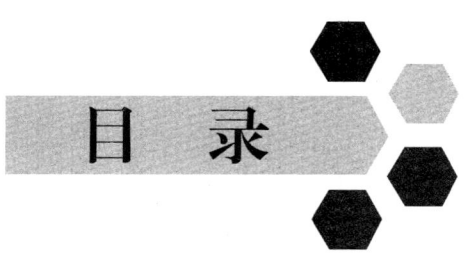

目 录

| 概论 | 1 |

第一单元 抗原与人体免疫系统

项目一　抗原及常用抗原的制备　　12
　　任务一　抗原的概念及性能 • 13
　　任务二　决定抗原免疫原性的因素 • 14
　　任务三　抗原的特异性 • 16
　　任务四　抗原的分类 • 18
　　任务五　医学上常见的重要抗原及其临床应用 • 20
　　任务六　常用抗原的制备 • 22

项目二　免疫器官　　27
　　任务一　免疫器官的类型及其功能 • 28
　　任务二　淋巴细胞再循环与归巢 • 30

项目三　免疫细胞　　33
　　任务一　淋巴细胞 • 34
　　任务二　抗原提呈细胞 • 40
　　任务三　其他免疫细胞 • 41

项目四　免疫分子　　48
　　任务一　免疫球蛋白与免疫血清 • 48
　　任务二　补体系统 • 59
　　任务三　细胞因子 • 69
　　任务四　主要组织相容性分子 • 77

项目五　固有免疫　　86
　　任务一　固有免疫的概念及特点 • 86

任务二　固有免疫系统组成 • 87
　　任务三　固有免疫的识别机制 • 91
　　任务四　固有免疫的生物学功能 • 92

项目六　适应性免疫　　95
　　任务一　适应性免疫的类型 • 96
　　任务二　适应性免疫的发生部位、基本过程与特点 • 96
　　任务三　细胞免疫 • 97
　　任务四　体液免疫 • 101
　　任务五　适应性免疫的生物学意义及其检测 • 104
　　任务六　免疫耐受及免疫调节 • 105

项目七　免疫学防治　　109
　　任务一　免疫预防 • 109
　　任务二　免疫治疗 • 114

第二单元　免疫学检验常用技术

项目八　抗原抗体反应　　118
　　任务一　抗原抗体反应的概念及原理 • 119
　　任务二　抗原抗体反应的特点 • 121
　　任务三　抗原抗体反应的影响因素 • 122
　　任务四　抗原抗体反应的类型 • 124

项目九　凝集反应　　126
　　任务一　凝集反应的概念、特点及类型 • 127
　　任务二　直接凝集反应 • 127
　　任务三　间接凝集反应 • 129
　　任务四　抗球蛋白试验 • 132

项目十　沉淀反应　　148
　　任务一　沉淀反应的概念、特点及分类 • 149
　　任务二　液相内沉淀试验及其应用 • 150
　　任务三　凝胶内沉淀试验及其应用 • 153
　　任务四　凝胶免疫电泳及其应用 • 154

项目十一　补体测定技术　　　　　　　　　　　　　　　　　　　　　　　**161**

　　任务一　血清总补体活性测定 • 161

　　任务二　单个补体成分的测定 • 164

　　任务三　补体测定的临床意义 • 165

项目十二　酶免疫技术　　　　　　　　　　　　　　　　　　　　　　　　**170**

　　任务一　酶免疫技术的分类 • 171

　　任务二　酶免疫技术常用的物质 • 172

　　任务三　酶联免疫吸附试验 • 174

　　任务四　其他酶免疫技术 • 179

　　任务五　酶免疫技术的应用 • 181

项目十三　金免疫技术　　　　　　　　　　　　　　　　　　　　　　　　**189**

　　任务一　胶体金与免疫胶体金技术 • 190

　　任务二　免疫胶体金技术分类 • 191

　　任务三　免疫胶体金技术的特点及其医学应用 • 194

项目十四　荧光免疫技术　　　　　　　　　　　　　　　　　　　　　　　**200**

　　任务一　荧光物质及荧光免疫技术类型 • 201

　　任务二　荧光抗体技术及应用 • 202

　　任务三　荧光免疫测定技术及其应用 • 207

项目十五　化学发光免疫技术　　　　　　　　　　　　　　　　　　　　　**211**

　　任务一　化学发光与化学发光剂 • 212

　　任务二　化学发光免疫分析技术 • 215

　　任务三　化学发光免疫分析技术的应用 • 220

项目十六　放射免疫技术　　　　　　　　　　　　　　　　　　　　　　　**223**

　　任务一　放射免疫分析 • 224

　　任务二　免疫放射分析 • 228

项目十七　免疫细胞检测技术　　　　　　　　　　　　　　　　　　　　　**232**

　　任务一　免疫细胞的分离与纯化 • 233

　　任务二　淋巴细胞数量及功能检测 • 237

　　任务三　吞噬细胞功能检测 • 241

项目十八　聚合酶链反应技术　　246
- 任务一　聚合酶链反应的原理和步骤 • 247
- 任务二　聚合酶链反应技术的标准反应体系 • 249
- 任务三　聚合酶链反应的特点 • 251
- 任务四　聚合酶链反应的类型及应用 • 251

项目十九　免疫学检验自动化仪器分析及应用　　256
- 任务一　全自动血型分析仪 • 257
- 任务二　免疫比浊分析仪 • 259
- 任务三　自动化酶免疫分析仪 • 262
- 任务四　自动化化学发光免疫分析仪 • 263

项目二十　免疫学检验的质量控制　　266
- 任务一　免疫学检验质量控制的概念 • 267
- 任务二　免疫学检验质量控制常用评价指标 • 268
- 任务三　免疫学检验质量控制的特殊性 • 269
- 任务四　免疫学检验室内质量控制 • 270
- 任务五　免疫学检验室间质量评价 • 274

第三单元　常见免疫性疾病及其免疫学检验

项目二十一　感染性疾病及其免疫学检验　　280
- 任务一　急性时相反应蛋白的免疫学检验 • 281
- 任务二　细菌性疾病及其免疫学检验 • 281
- 任务三　病毒性疾病及其免疫学检验 • 283
- 任务四　梅毒及其免疫学检验 • 287
- 任务五　其他病原体感染及其免疫学检验 • 288

项目二十二　超敏反应性疾病及其免疫学检验　　292
- 任务一　Ⅰ型超敏反应 • 293
- 任务二　Ⅱ型超敏反应 • 296
- 任务三　Ⅲ型超敏反应 • 298
- 任务四　Ⅳ型超敏反应 • 300
- 任务五　激发试验 • 302
- 任务六　血清 IgE 检测 • 306
- 任务七　循环免疫复合物的检测 • 307

| 项目二十三 | 心血管疾病及其免疫学检验 | **313** |

    任务一　常见心血管疾病的免疫学特征　• 313
    任务二　常见心血管疾病的免疫学检验　• 315

| 项目二十四 | 自身免疫病及其免疫学检验 | **323** |

    任务一　自身免疫病　• 323
    任务二　自身免疫病的免疫学检验　• 326
    任务三　自身抗体测定技术的选择　• 331

| 项目二十五 | 免疫缺陷病及其免疫学检验 | **334** |

    任务一　免疫缺陷病的概念和特点　• 335
    任务二　免疫缺陷病的类型　• 335
    任务三　免疫缺陷病的免疫学检验　• 337

| 项目二十六 | 免疫增殖病及其免疫学检验 | **342** |

    任务一　免疫增殖病与单克隆免疫球蛋白病　• 343
    任务二　临床常见的单克隆免疫球蛋白病　• 345
    任务三　单克隆免疫球蛋白病的免疫学检验　• 348

| 项目二十七 | 肿瘤及其免疫学检验 | **353** |

    任务一　肿瘤和肿瘤抗原　• 354
    任务二　肿瘤标志物的测定及临床意义　• 356
    任务三　常见肿瘤的免疫学检验　• 359

| 项目二十八 | 移植及其免疫学检验 | **364** |

    任务一　移植的概念和类型　• 364
    任务二　移植排斥反应　• 366
    任务三　移植排斥反应的免疫学检验　• 368
    任务四　移植后的免疫监测　• 370

第四单元　《免疫学检验》实训技能单独考核标准

    考核一　直接凝集试验（菌种鉴定–玻片法）评分标准　• 374
    考核二　直接凝集试验（玻片法检测 ABO 血型）评分标准　• 374
    考核三　间接凝集试验（检测类风湿因子）评分标准　• 375
    考核四　人绒毛膜促性腺激素检测试纸（胶体金法）评分标准　• 376

考核五　酶联免疫吸附试验操作评分标准（双抗原夹心法）• 376

中英文专业词汇索引　　378

主要参考文献　　380

彩图　　381

概 论

数字资源

学习目标

通过本部分内容的学习，学生应能够：
识记：
1. 说出免疫、免疫学检验的概念。
2. 列举免疫系统的组成及免疫的类型。

理解：
1. 解释免疫的功能。
2. 概括免疫学检验的内容、目的、用途和意义。

案例导入

冠状病毒不仅可导致上呼吸道感染，而且能够引起中东呼吸综合征（MERS）和严重急性呼吸综合征（SARS）等较严重的疾病。自2019年开始，亚洲、美洲、欧洲等世界各地先后暴发具有高传染性和高隐蔽性的2019冠状病毒病（Corona Virus Disease 2019，COVID-19），其病原体是一种以前从未在人体中发现的冠状病毒新毒株，WHO将其命名为"严重急性呼吸综合征冠状病毒2（SARS-CoV-2）"。此后，从"德尔塔"到"奥密克戎"等变异毒株不断被检出，导致SARS-CoV-2严重威胁到人类的生命安全。

问题：
1. SARS-CoV-2的变异与2019冠状病毒病的流行有什么关系？如何预防？
2. 如何减少SARS-CoV-2核酸检测"假阴性"结果的产生？

公元11世纪，我国的中医师发现，没有感染过天花的人，当吸入天花患者的痂粉（简称人痘法），或者穿接触过天花患者皮肤的衣服后，会对天花感染产生抵抗力，这种现象被称为免疫，即"免除瘟疫"。中国医学家用采人痘苗预防天花的伟大实践，开创了人类应用免疫学方法预防传染病的先河。

> **知识链接**
>
> **人痘法预防天花病**
>
> 公元11世纪，我国首创人痘法预防天花病。明代隆庆年间，即公元16世纪，人痘苗经过特殊改造后更为安全可靠，于公元17世纪在我国被广泛推广应用。
>
> 人痘法很快被俄国、英国等各个国家接受并且广泛应用。直至1793年，英国的Jenner才发明了牛痘苗用于预防天花病。直至1979年10月26日，人类彻底消灭了天花病。

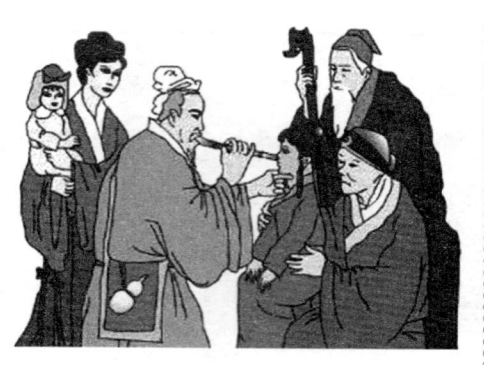

【课程思政】

我国是世界四大文明古国之一，我国的"四大发明"对人类做出了巨大贡献。此外，我国在医学上的发现——"人痘法预防天花病"，也为人类预防、消灭天花奠定了坚实的实践基础。

一、认识免疫的本质

1864年，法国的巴斯德（Pasteur）通过"鹅颈瓶试验"证实了微生物的真实存在。1867年，法国的李斯特（Joseph Lister）在巴斯德的启发下，采用石炭酸消毒法进行手术，最早证实了缺乏消毒是手术后发生感染的主要原因。1890年，德国的Von Behring和日本的Kitasato制备出白喉抗毒素血清，开创了免疫血清疗法。1913年，法国的Charles Richet揭示了异常的免疫应答可导致机体发生超敏性疾病。20世纪初，奥地利的Karl Landsteiner发现了人类ABO血型，解决了临床上输血导致严重超敏反应的问题。至此，免疫研究已经突破了抗感染范畴。研究发现，机体不仅能够抵御病原生物的入侵，而且能够识别和清除体内突变或衰老细胞等各种抗原物质，从而维持正常机体的内环境稳定。因此，免疫是指机体识别和清除各种抗原物质，并维持机体内环境稳定的功能。

免疫的功能包括三个方面：①免疫防御：指机体识别和清除病原生物（如细菌、病毒、真菌、寄生虫等）及其他有害物质的能力。免疫防御功能如果过弱或缺如，机体就容易出现免疫缺陷病；免疫防御功能一旦过强或持续时间过长，还会引起机体的组织细胞功能异常或组织细胞损伤，比如发生超敏反应等。②免疫监视：指机体识别和清除本身异常突变细胞的能力。免疫监视功能一旦低下，机体就易形成肿瘤。③免疫稳定：指机体识别和清除自身受损、衰老或死亡的细胞的能力。机体通过免疫稳定功能维持机体的内环境稳定。正常情况下，免疫系统对自身物质不产生免疫应答，即免疫耐受，一旦免疫稳定功能失调，就会引起自身免疫病或者超敏反应性疾病（表0-1）。

表0-1 免疫的功能

功能	生理功能	病理功能
免疫防御	识别、清除入侵的病原生物及其他抗原物质	超敏反应性疾病 免疫缺陷病
免疫监视	识别、清除突变细胞	肿瘤
免疫稳定	识别和清除自身衰老残损的组织、细胞，维持自身免疫耐受	自身免疫病

知识链接

群体免疫、同源加强免疫和序贯加强免疫

群体免疫是指群体对传染病的抵抗力。群体免疫水平高，表示群体中对传染病具有抵抗力的人群所占百分比高。因为，疾病发生流行的可能性不仅取决于群体中有抵抗力的个体数，而且与群体中个体间接触的频率有关。如果群体中有70%~80%的个体有抵抗力，就不会发生大规模的暴发流行。

凡全程接种灭活疫苗或腺病毒载体疫苗满6个月且年龄在18岁以上的目标人群，可进行一剂次同源加强免疫，也就是用原疫苗进行加强。

完成全程接种灭活疫苗的目标人群，还可以选择重组蛋白疫苗或腺病毒载体疫苗进行序贯加强免疫。

对于目标人群来说，同源加强免疫接种和序贯加强免疫接种选择一种即可。研究表明，同源加强免疫和序贯加强免疫都能够进一步提高免疫效果。

按照获得方式的不同，可将免疫分为固有免疫和适应性免疫两大类（表0-2）。

固有免疫是人类在长期的生物进化过程中逐渐形成的，是机体抵御病原生物等抗原物质入侵的第一道天然防线，包括机体的屏障结构、固有免疫细胞（树突状细胞、单核-吞噬细胞、粒细胞、NK细胞等）以及固有免疫分子（补体、干扰素、溶菌酶等）。一旦有病原生物等抗原物质入侵，机体就可以迅速产生应答，无种属特异性。

适应性免疫是指体内静止的且无生物学活性的T细胞或B细胞接受某种抗原物质刺激后，经过一段时间后，T细胞或B细胞自身发生活化、增殖、分化为效应细胞或者产生抗体，从而产生针对这种抗原物质的一系列生物学效应的整个过程。

表0-2 固有免疫与适应性免疫的特点比较

特点	固有免疫	适应性免疫
产生作用时间	即刻	24 h后
特异性	无种属特异性	有种属特异性
作用范围	广泛，所有入侵的抗原	单一或较窄，某一种或一类抗原

固有免疫与适应性免疫关系十分密切，固有免疫是适应性免疫的基础。当病原生物等抗原物质侵入机体时，具有非特异性的固有免疫发挥识别和杀伤作用，如果固有免疫无法及时清除，一定时间后，具有特异性的适应性免疫进一步发挥一系列生物学效应，从而彻底清除病原生物等抗原物质。此外，适应性免疫还能同时产生免疫记忆，一旦相同的病原生物等抗原物质再次侵入机体，能够快速地产生适应性免疫，从而快速发挥其效应。

另外，固有免疫能够提供适应性免疫发生免疫应答时所需要的一系列活化信号，适应性免疫的效应分子又可以大幅度促进固有免疫发挥作用，因此，固有免疫与适应性免疫在机体发挥免疫功能时，相辅相成，缺一不可。

> 【要点提示】
> 重点：免疫的概念和类型。
> 难点：固有免疫是适应性免疫的基础。
> 高频考点：免疫的概念；免疫的三大功能；免疫的类型。

二、免疫学与免疫学检验的关系

1901年，免疫学作为一门学科正式被人们所承认。目前，免疫学是生命科学的前沿学科之一，其理论及技术已经辐射、渗透到生命科学的各个学科领域。免疫学研究生物的免疫随着生物的进化由简单到复杂的历程，按照生物防御的组织结构，从免疫器官到免疫分子，从固有免疫到适应性免疫，从免疫学理论到免疫学技术，不仅涉及人，也涉及动物和植物免疫，既有经典免疫技术，也有新出现的免疫技术和免疫治疗方法。其中，专门研究人体免疫系统结构与功能、免疫相关疾病发生机制以及免疫学诊断与防治方法的科学被称之为医学免疫学。

免疫学检验是运用免疫学的基本理论，应用某一种免疫技术，检测人体的免疫系统，辅助诊断、治疗和预防与免疫相关疾病的一门学科。

（一）免疫学检验的内容

免疫学检验主要包括免疫学基本理论、免疫学检验基本技术以及免疫学检验技术的临床应用三部分内容（图0-1）。

（二）免疫学检验的目的

只有理解并且掌握免疫学基本理论、基本知识，学会免疫学检验基本技能，才能正确处理各种血液或者体液等标本，采取最佳的免疫学检验技术，确诊或者辅助诊断各种疾病。另外，通过免疫学检验的实训，熟悉免疫学检验的基本原理及标准操作程序，培养分析问题和解决问题的能力，可以为将来开展免疫学检验工作提供可靠的检验结果，打下坚实的理论和技能基础。

（三）免疫学检验的用途

免疫学检验的用途十分广泛，可以用于免疫性疾病的诊断、疗效评价及发病机制的研究，例如对超敏反应性疾病、自身免疫病、免疫缺陷病、免疫增殖病、肿瘤、移植的免疫学检验，对疾病的诊断、治疗几乎起着决定性作用。而且，还可以用于免疫相关性疾病的辅助诊断，例如对感染性疾病、心血管疾病等的免疫学检验，对疾病的诊治也有很大帮助。

（四）免疫学检验的医学意义

掌握免疫学的基本理论，可以更好地预防、治疗疾病，保障机体的健康。采用最佳的免疫学检验技术对免疫物质（如病原生物、免疫细胞、免疫分子、药物等）进行检测，使得免疫性疾病和免疫相关性疾病得到快速、准确的诊断，为其治疗、监测及预后判断提供及时、可靠的数据。

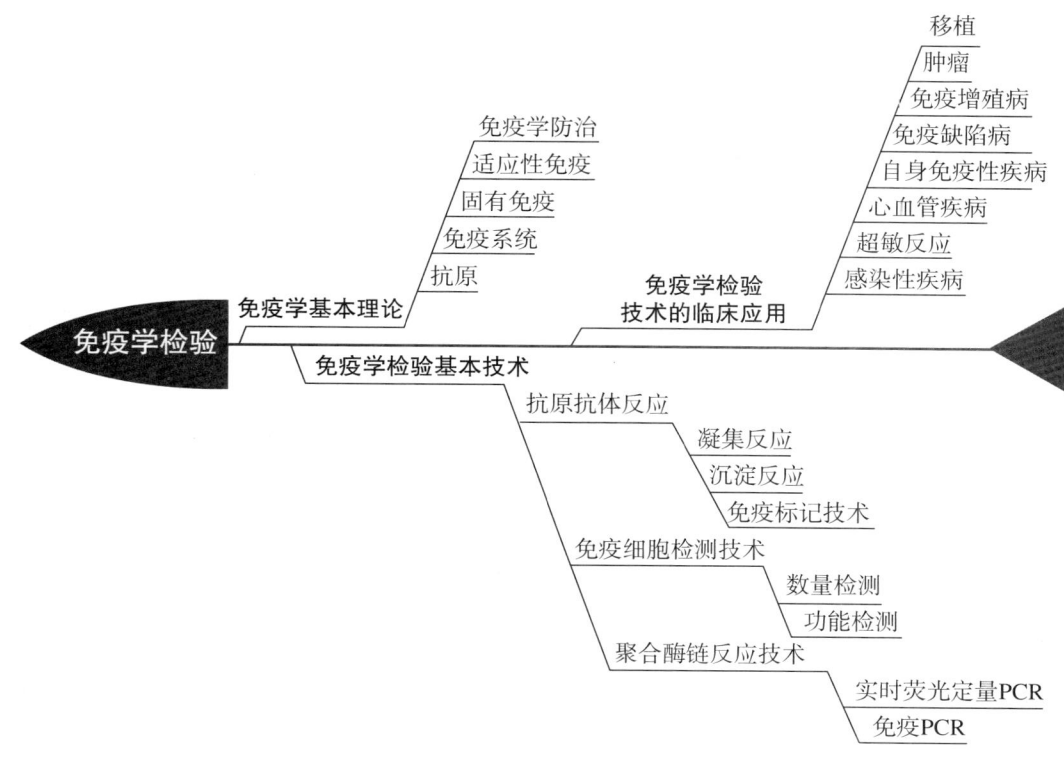

图 0-1　免疫学检验的主要内容

【要点提示】
重点：医学免疫学是免疫学的一个重要分支，免疫学检验主要研究与人体有关的免疫学理论、技术和应用。

三、抗原与免疫系统的博弈

抗原是免疫学的专有名词，是指能够被机体免疫系统识别、排斥的物质，可以是"非己"物质，例如病原生物等；也可以是"自己"物质，例如眼晶体蛋白等。常见的抗原有蛋白质、多糖、脂类、核酸、人工合成物质（青霉素等药物）以及碘、乙醇、金属（镍、钴、铬等）甚至紫外线等物质。

人的机体内有一个专门负责免疫功能的完整的解剖结构，称为免疫系统，免疫系统通过非常复杂的运行机制，与神经系统和内分泌系统以及机体的正常菌群等相互配合、相互制约，共同维持机体的生理动态平衡，从而保障机体处于健康状态。免疫系统包括免疫器官、免疫细胞和免疫分子（图 0-2）。

免疫力（即免疫）是由机体的免疫系统来执行的。

免疫系统可以抵御常见抗原物质如病原生物的入侵，对正常菌群表现为免疫耐受；正常菌群对机体而言虽然属于抗原物质，但是却可以促进免疫系统的发育。一旦两者之间的平衡被打破，就会导致疾病。

抗原与免疫系统的斗争可出现三种结果：①免疫系统战斗力特别强，将抗原（入侵人体内的）完全清除，机体不发生疾病；②抗原战胜免疫系统，在人体内大量出现，免疫系统对其无能为力，机体便会发生疾病；③抗原与免疫系统双方力量均衡，二者呈现一个动态平衡状态，这时人体并不发生疾病。

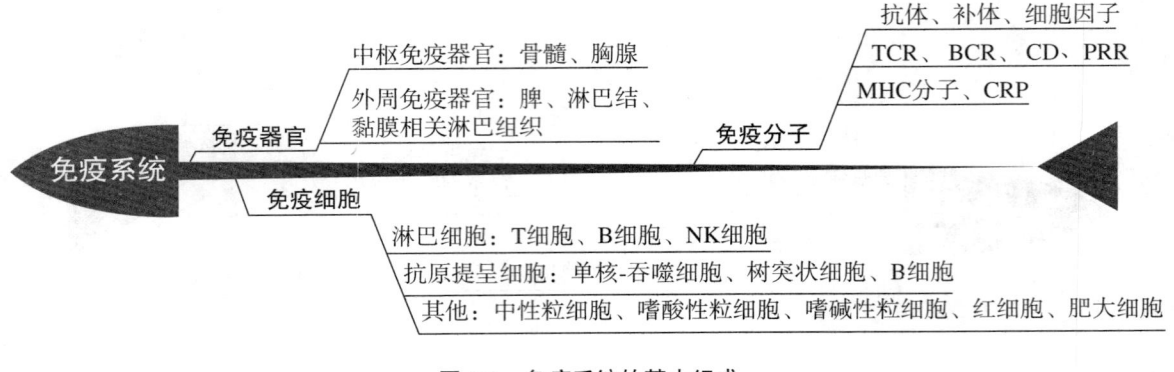

图 0-2　免疫系统的基本组成

【要点提示】

重点：抗原的本质；免疫系统的组成。

高频考点：免疫系统的组成。

四、免疫学检验技术的发展趋势

1896 年，G.Widal 和 A.Sicad 创立了凝集反应，即著名的肥达试验（Widal test）；1897 年，R.Kraus 发现了沉淀反应；1901 年，J.Bordet 发现了补体结合反应，从而开创了最初的三大经典血清学试验。

免疫学检验技术的发展日新月异，陆续出现了各种免疫标记技术（酶、胶体金、荧光素、化学发光物、放射性核素等标记）（图 0-3）以及免疫比浊技术等，这些不同的技术适用于不同的标志物或不同的测定情况。例如，免疫比浊技术由于灵敏度相对较低，通常用于体内含量较高的免疫球蛋白、补体及特定蛋白等的检测；而免疫标记测定技术则因为灵敏度较高，多用于含量低的物质如激素、病原生物的抗原及其抗体和肿瘤标志物的检测。荧光标记技术在自身抗体的检测、病原体感染的快速诊断上，有其独特的应用价值。而金标免疫技术因为操作简便、快捷，已经成为一种即时检验（POCT）技术，在急诊医学、输血及个体自我检测方面应用广泛。酶免疫技术由于敏感性高、特异性强、操作简单等，在临床上应用特别广泛，可以对待测物质进行定性、定位和定量的检测。

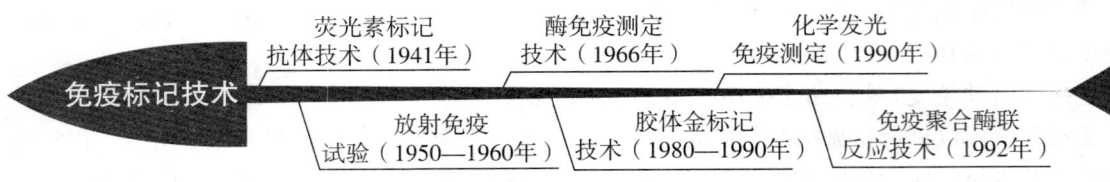

图 0-3　免疫标记技术发展史

免疫学检验技术根据其检测目的等的不同，又可分为筛查试验、确认试验。例如，采用酶联免疫吸附试验（ELISA）等检测艾滋病是筛查试验，而当初筛结果呈阳性时就要用确认试验如免疫印迹试验（WB）等对艾滋病进行确证检测。

免疫学检验技术的不断发展与各种新型标记物的出现，基因工程技术、合成多肽技术、各种新型抗体、自动化仪器设备和信息化紧密结合的新技术，促使免疫学检验技术在特异性、敏感性、操作简便性、快速和稳定性等各个方面发生了质的改变，至此，免疫学检验技术已成为疾病临床诊断、治疗、预防和研究的重要工具，是医学检验中不可或缺的组成部分。

如今，免疫学检验与临床医学的联系广泛而紧密。对检验人员的基本能力要求包括能正确解释检测结果及其临床意义，因此，必须加强与临床的沟通，必要时指导临床医护人员进行正确的标本采集、运送和保存，从而采用最佳的免疫学检验技术为临床提供准确、可靠的检测结果，这不仅是免疫学检验工作者的主要任务，也是免疫学检验的发展方向。

党的二十大报告指出，"深入实施人才强国战略，培养造就大批德才兼备的高素质人才，是国家和民族长远发展大计。"因此，中国的检验人员不仅要具备高尚的思想品质，实事求是、一丝不苟地从事检验工作，还必须不断提高检验技能，为"大国崛起"和中华民族伟大复兴中国梦的早日实现而奋斗。

【要点提示】

重点：免疫学检验的发展趋势是与临床联系越来越紧密，在临床上的应用越来越广泛，在保证特异性、敏感性、稳定性、准确性、可靠性的基础上，操作趋于简便、快速，自动化程度越来越高。

难点：筛查试验、确认试验。

五、免疫学检验的临床应用

随着免疫学检验的飞跃发展，免疫学检验在预防疾病、临床确定诊断、分析病情、调整治疗方案和判断预后等方面发挥着越来越重要的作用。

（一）感染性疾病的免疫学检验

感染性疾病是病原生物所致，而病原生物是最常见的抗原物质，可以刺激机体产生抗体或者效应T细胞，因此，应用免疫学检验技术检测病原生物的抗原及其相应的特异性抗体等物质，可以辅助临床更准确地诊断疾病。目前，针对大部分感染性疾病的病原生物及其抗体等物质的检测已成为临床实验室的常规检验。

知识链接

2019-NCOV IgG/IgM 快速检测装置

杭州某科技有限公司生产的 2019-NCOV IgG/IgM 快速检测装置（全血/血清/血浆）可以用于快速定性检测人类 2019 冠状病毒感染患者的全血、血清或血浆中 IgG 和 IgM 抗体，是一种金免疫技术，有助于诊断 COVID-19 感染。

例如，用于 IgM 检测，相对灵敏度 86.43%（95% 置信区间 81.68%～90.11%），相对特异性 97.58%（95% 置信区间：94.99%～98.92%），准确率 92.32%（95% 置信区间 89.76%～94.29%）。

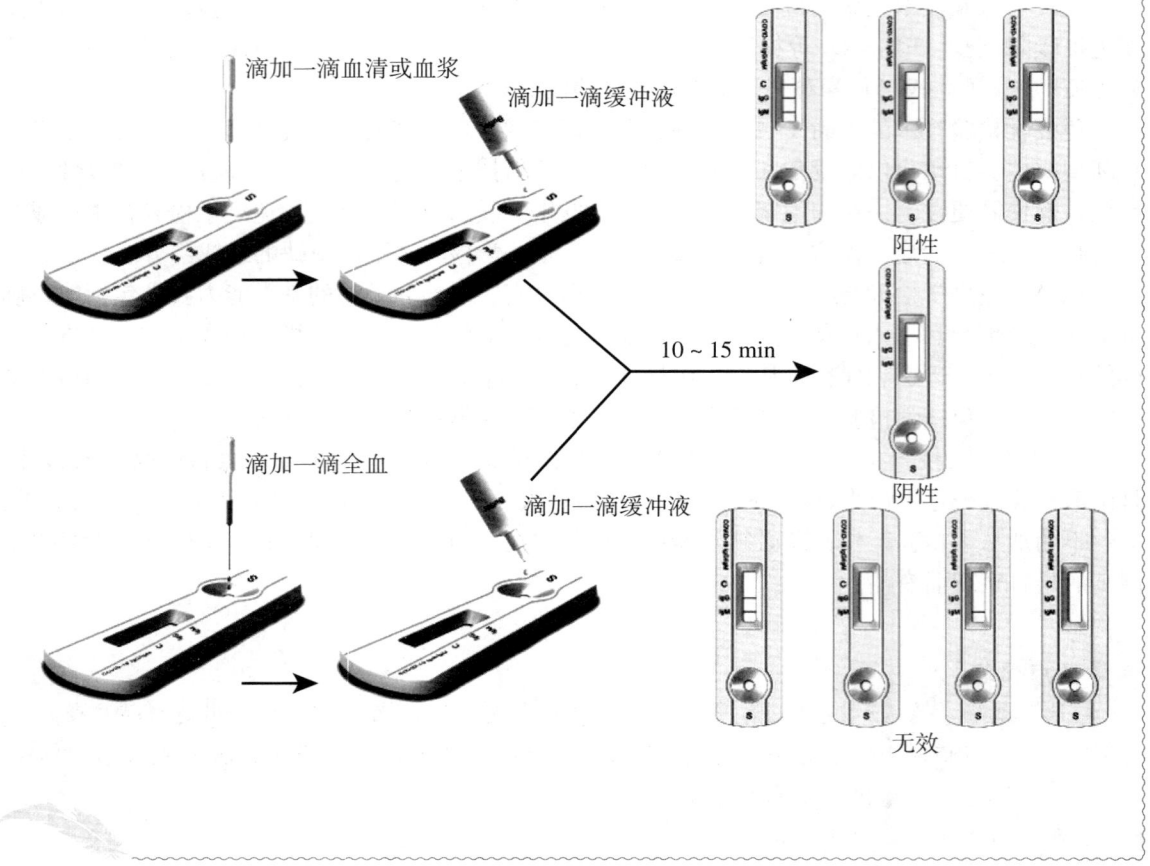

（二）心血管疾病的免疫学检验

心血管疾病是全世界范围内的常见病、多发病，也是目前我国死亡率最高的疾病之一。研究发现，许多心血管疾病的发生与免疫有关。应用免疫学检验技术可检测出抗心肌抗体，如冠心病、反复心绞痛发作、心肌梗死、心脏手术时使心肌受损，均可呈现抗心肌抗体阳性；对于风湿性心脏病，可以检测风湿三项（ASO、RF、CRP）进行辅助诊断；检测心肌肌钙蛋白（cTn）这种特异性标志物可以判断心肌损伤程度；检测 D- 二聚体、超敏 C 反应蛋白（hs-CRP）可以辅助诊断心力衰竭。

（三）免疫性疾病的免疫学检验

免疫性疾病包括超敏反应性疾病、自身免疫病、免疫缺陷病和免疫增殖病等，是由于机体免疫功能异常所导致疾病的总称。

免疫学检验通过检测免疫细胞、抗原、抗体、抗原 - 抗体复合物、补体、细胞因子等免疫相关物质，可以为临床诊断、治疗、监测免疫性疾病提供比较可靠的依据。

（四）肿瘤的免疫学检验

肿瘤的发病率正在逐年增高，其原因之一是肿瘤的各种检测手段不断更新，尤其是免疫学检验技术的飞速发展，通过检测肿瘤标志物等，不但可以早期发现肿瘤疾病，而且更能辅助对肿瘤患者进行治疗、免疫功能状态的评估、疗效观察以及是否复发的监控。

（五）移植的免疫学检验

组织器官移植是现代医学最大的成就之一，不但可以挽救人的生命，而且能够使生命延续接力、生生不息。免疫学检验采用多种方法协助移植物供者的选择，而且可以通过特定的免疫学方法防止移植排斥反应的发生，通过检测移植后受者的免疫功能状态及对移植物存活的监控，保障移植的组织器官能够长期存活。

（六）血型和血液病的免疫学检验

血型主要通过红细胞表面抗原进行分类，而血液中的细胞都属于免疫细胞，因此，血型的鉴定、血细胞的检测以及血液病的诊断主要采用免疫学检验技术。

> 【要点提示】
> 重点：免疫学检验在感染性疾病、心血管疾病、免疫性疾病、肿瘤、移植以及血型和血液病等方面的应用越来越广泛。

（郑　峰）

自测题

一、名词解释
1．免疫　　2．免疫学检验

二、单项选择题
1．免疫的概念是
   A．机体抗感染的防御功能
   B．机体清除损伤和衰老细胞的功能
   C．机体排除抗原性异物的功能
   D．机体识别、杀灭与清除自身突变细胞的功能
   E．机体识别和排除抗原物质的功能
2．首先使用人痘苗预防天花的国家是
   A．中国　　　　　　　　　　　　B．法国
   C．印度　　　　　　　　　　　　D．希腊
   E．埃及
3．免疫系统包括
   A．中枢免疫器官、外周免疫器官
   B．免疫细胞、黏膜免疫系统、中枢免疫器官
   C．中枢免疫器官、免疫细胞、皮肤免疫系统
   D．免疫分子、黏膜免疫系统、皮肤免疫系统
   E．免疫器官、免疫细胞、免疫分子
4．免疫学检验的内容不包括
   A．免疫学基本理论　　　　　　　B．免疫学检验基本技术
   C．免疫学检验技术的临床应用　　D．检验仪器的开发

E．免疫性疾病及免疫相关疾病的研究
5．关于免疫功能的描述最准确的是
A．免疫应答
B．激发变态反应
C．排斥再植的异体
D．免疫防御、免疫监视及免疫稳定
E．抗细菌、病毒感染

三、简答题

1．简述免疫的功能。
2．固有免疫与适应性免疫的主要区别有哪些？

第一单元

抗原与人体免疫系统

本项目数字资源

项目一

抗原及常用抗原的制备

学习目标

通过本项目内容的学习,学生应能够:

识记:
1. 说出抗原、抗原决定簇、共同抗原与交叉反应的概念。
2. 说出医学上常见的重要抗原及其在临床上的应用。

理解:
1. 解释决定抗原免疫原性的因素。
2. 概括抗原的性能与分类。
3. 分析异嗜性抗原引发交叉反应的临床意义。

运用:
运用常用颗粒性抗原的制备方法制备颗粒性抗原。

案例导入

2019年冬天,一场现代瘟疫——"2019冠状病毒病"爆发流行于包括中国在内的世界各地。中国政府将中国人民的生命安全放在第一位,竭尽全力遏制疫情,多个科研团队夜以继日致力于SARS-CoV-2疫苗的研究,很快,多种疫苗被投入临床。据国家卫健委报道,截至2022年12月23日,31个省(自治区、直辖市)和新疆生产建设兵团累计报告接种SARS-CoV-2疫苗346 967.0万剂次。在全国人民的共同努力下,我国的疫情防控取得了伟大胜利,也为全球其他国家做出了表率。

问题:
1. SARS-CoV-2及其疫苗在免疫学上属于什么物质?
2. 不同机体接种SARS-CoV-2疫苗后,免疫反应的强弱一样吗?

任务一　抗原的概念及性能

一、抗原的概念

抗原（antigen，Ag）是一类能诱导机体免疫系统产生特异性免疫应答，并能与相应的应答产物（抗体或效应性T淋巴细胞）在体内外发生特异性结合的物质。抗原能被T、B淋巴细胞表面抗原受体（TCR或BCR）识别并结合，从而激活T、B淋巴细胞发生增殖、分化，产生效应物质，从而发挥免疫效应。抗原是免疫系统作用的对象，也是免疫应答和免疫学检验的基础。

二、抗原的性能

抗原的概念体现了抗原具有两大性能，即免疫原性和免疫反应性。

（一）免疫原性

免疫原性指抗原能够刺激机体特定的免疫细胞产生特异性免疫应答，诱导B细胞产生抗体和（或）T细胞分化为效应T细胞的性能。

（二）免疫反应性

免疫反应性指抗原与其诱生的抗体或效应T细胞特异性结合，产生免疫反应的性能。

抗原根据其性能可分为两类，即完全抗原和半抗原。①完全抗原：指既有免疫原性，又有免疫反应性的物质，如具有蛋白质成分的病原生物和动物血清等。通常所说的抗原均指完全抗原。②半抗原：只有免疫反应性而无免疫原性的物质，称不完全抗原。半抗原是一些相对分子量较小的物质，如大多数的多糖、脂质、核酸和药物等，它只能与抗体或效应T细胞特异性结合，不能单独诱导机体产生应答，当与蛋白质载体结合后可形成完全抗原，才具备免疫原性。

【要点提示】
重点：抗原的概念、性能及依据性能的分类。
高频考点：抗原的概念与两大性能。

知识链接

青霉素导致过敏的原因

青霉素是从青霉菌中提炼的一种抗生素，属于广谱类抗生素，其毒性低、效果强，在临床中应用广泛。青霉素本身是半抗原，稳定性较差，在体内可分解为青霉噻唑酸和青霉烯酸。前者可与多肽或蛋白质结合成青霉噻唑酸蛋白。青霉噻唑酸蛋白作为一种速发性过敏原，是产生过敏反应最主要的物质；后者可与体内半胱氨酸结合形成慢发性致敏原——青霉烯酸蛋白，青霉烯酸蛋白与血清病样反应有关。有变态反应史的患者，在局部应用青霉素及使用青霉素长效制剂时发生变态反应的概率较高。

因此，在临床配制青霉素过程中，应使用0.9%的氯化钠作溶剂，尽量避免使用pH为酸性的葡萄糖注射液。在使用0.9%的氯化钠作溶剂时，也应该做到现用现配，否则放置时间过长，也会引起青霉素的分解，从而导致过敏反应的发生。

任务二　决定抗原免疫原性的因素

自然界抗原物质种类繁多，不同物质免疫原性强弱不等，即诱导机体产生应答的能力不同。决定抗原免疫原性的因素不仅取决于其自身性质，还与个体的反应性、不同免疫方式等因素有关。

一、异质性

（一）概念

异质性是指抗原与宿主自身成分的差异程度，通常将胚胎期未与宿主淋巴细胞接触过的物质称为异物，即非己物质。机体免疫系统能够识别"自己"和"非己"物质，并对非己物质进行清除，因此异质性是决定抗原免疫原性的首要条件。抗原与机体之间亲缘关系越远，组织结构差异越大，异质性越强，免疫原性就越强；反之，亲缘关系越近，免疫原性就越弱。不同种属之间的物质，异质性很强，如各种病原体、动物个体的器官移植物、动物蛋白制剂等对人体均是异物，可诱发较强的免疫反应。

（二）分类

根据来源不同，异物分为 3 种类型。

1. 异种物质　指来源于不同种属的物质，如病原生物及其代谢产物、异种动物组织细胞或血清蛋白等，对人体来说都是异种物质，均是良好的抗原，可刺激机体产生免疫应答。绝大多数抗原属于此类。

2. 同种异体物质　指存在于同一种属不同个体之间的物质，由于个体间基因型的不同，其组织细胞表面所表达的物质结构或化学组成有一定差异，具有较强的免疫原性。例如，人类红细胞表面的 ABO 血型抗原、组织细胞表面存在的主要组织相容性抗原均是重要的同种异体物质。

3. 修饰和隐蔽的自身物质　自身组织成分一般对机体无免疫原性，但在外伤、感染、电离辐射、药物等因素作用下，可导致某些隐蔽性的自身成分释放，或某些自身成分的结构发生修饰改变，此时会被机体免疫系统视为异物，诱发自身免疫性疾病。如精子、脑组织等自身成分，正常时其只存在于屏障结构内，从未与相应 T、B 淋巴细胞接触过，当机体受外伤或感染时，一旦将这些成分释放到血液中，即可诱导机体产生自身免疫应答。

二、抗原的理化性状

（一）分子量大小

一般情况下，分子量越大，免疫原性越强。具有免疫原性的物质，分子量一般大于 10，分子量低于 4 时几乎无免疫原性。一般来说，抗原分子量越大，化学结构越稳定，在体内被降解需要的时间越长，就有更多的机会接触免疫细胞，更易诱导免疫应答发生，故免疫原性越强。

（二）结构与化学组成

免疫原性强弱还与抗原分子的结构与化学组成密切相关，并不是所有的大分子有机物质都具有良好的免疫原性。如明胶分子量高达 100，但因其结构简单，仅由直链氨基酸组成，稳定性差，故其在体内易被降解，免疫原性很弱。胰岛素分子量虽只有 5.7，但其结构序列中含有芳香族氨基酸，故免疫原性较强。若在明胶分子上连接少量含苯环的芳香族氨基酸，其免疫原性会显著增强。通常情况下，蛋白质是良好的抗原，如糖蛋白、脂蛋白等均具有较强的免疫原性，其次是糖类、脂类，核酸分子多无免疫原性。所以，抗原分子结构与化学组成越复杂，免疫原性越强。

（三）分子构象的易接近性

抗原表位是被免疫细胞识别的分子基础，是抗原分子中具有免疫原性的化学基团。抗原表位空间构象与免疫细胞表面抗原受体越接近，越易刺激免疫细胞产生应答，免疫原性越强；反之，免疫原性越弱。故存在于抗原分子内部的表位不能表现出免疫原性。

（四）物理状态

化学性质相同但是物理状态不同的抗原物质具有不同的免疫原性。一般来说，聚合状态抗原的免疫原性强于其单体状态；颗粒性抗原的免疫原性强于可溶性抗原。因此，将免疫原性弱的抗原吸附到某些大颗粒物质表面或使其聚合，可显著增强其免疫原性。

三、其他因素

（一）机体因素

1. 基本情况 不同个体的年龄、性别和健康状态等，对免疫原性有明显影响。正常情况下，青壮年对抗原的免疫应答能力强于幼年和老年人；雌性动物抗体的产生能力强于雄性动物；新生儿和婴幼儿对多糖类疫苗的应答能力低于成年人；身体虚弱、感染、手术、恐惧、创伤性检查、心理应激、健康状态不佳或使用免疫抑制剂等情况均可明显降低机体的免疫应答能力。

2. 遗传因素 不同个体因遗传因素的不同，对抗原性异物的应答能力亦不同。因此，同一抗原进入不同个体，能否引起免疫应答或免疫应答的强弱有一定差异。如某些超敏反应性疾病，遗传倾向显著。机体的应答能力主要受 HLA 基因控制。

（二）免疫方式

抗原免疫原性的强弱除与上述因素有关外，还与抗原的剂量、免疫途径、免疫次数及其时间间隔、是否使用免疫佐剂等多种因素有关。抗原剂量要适中，过低和过高均易诱导机体产生免疫耐受；免疫途径以皮内最为敏感，皮下次之，腹腔和静脉免疫效果较差，口服易出现局部黏膜免疫而产生全身免疫耐受；免疫次数及其时间间隔要适当，一般减毒活疫苗免疫次数少，灭活疫苗和其他抗原免疫次数较多；每两次免疫之间的时间间隔要适当，间隔时间过长或过短均会影响免疫效果。适当使用免疫佐剂可改变免疫应答的强度和类型，提高免疫效果。

【要点提示】
重点：异物的概念与分类。
难点：抗原的理化性状对免疫原性的影响。
高频考点：异物的概念。

任务三 抗原的特异性

抗原特异性是指抗原刺激机体产生特异性免疫应答及其与相应免疫应答产物发生结合所显示出的高度专一性。特异性是免疫应答最根本的特点，也是免疫学诊断和防治的理论基础，如接种麻疹疫苗只能预防麻疹病毒的感染，而对其他病毒的感染无效。抗原的特异性既表现在免疫原性上，又表现在免疫反应性上。在免疫原性方面是指抗原只能激活具有相应受体的淋巴细胞，使之发生免疫应答，产生特异性抗体和（或）效应淋巴细胞；在免疫反应性方面是指抗原只能与相应的抗体或效应淋巴细胞发生特异性结合，诱导免疫反应。免疫应答的特异性由抗原的特异性决定，而决定抗原特异性的分子基础即为存在于抗原分子上的抗原决定簇。

一、决定抗原特异性的分子基础

（一）抗原决定簇的概念

抗原决定簇是抗原分子中决定抗原特异性的特殊化学基团，又称抗原决定基或抗原表位，通常由 5~15 个氨基酸残基组成，也可由 5~7 个多糖残基或核苷酸组成。抗原表位是抗原与 T/B 细胞表面抗原识别受体（TCR/BCR）或抗体特异性结合的最小结构与功能单位，是免疫细胞识别与结合的特异性标志，亦是免疫应答与免疫反应的分子基础。

（二）抗原决定簇对抗原特异性的影响

抗原的特异性由抗原决定簇决定。抗原决定簇的性质、数目、种类、化学组成、空间构象等决定着抗原的特异性。1 个抗原分子中能与相应抗体结合的抗原表位的总数称为抗原结合价。天然蛋白质分子抗原结构复杂，含有多种、多个不同或相似的抗原决定簇，可诱导机体产生多种特异性抗体并与之结合，此类通常称为多价抗原；小分子半抗原相当于一个抗原决定簇，只能与抗体分子的一个结合部位结合，形成的复合物分子量也较小，又称为单价抗原。

（三）抗原决定簇的分类

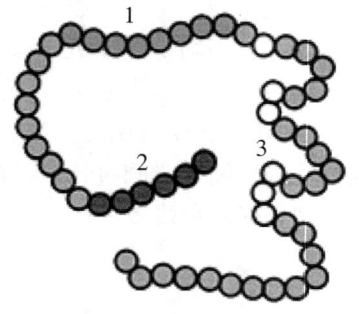

图 1-1 抗原决定簇示意图
（1、2 为顺序表位，3 为构象表位）

1. 顺序表位与构象表位 根据抗原决定簇中氨基酸的空间结构特点，可分为顺序表位和构象表位（图 1-1）。

（1）顺序表位：由蛋白质一级结构中序列上连续的数个氨基酸组成，又称线性表位，一般位于抗原分子内部，免疫应答中由 T 细胞识别。

（2）构象表位：由蛋白质一级结构中序列上不连续甚至相隔很远的氨基酸或多糖残基组成，可经肽链折叠而形成具有特定空间构象的表位，又称非线性表位，多位于抗原分子表面，免疫应答中由 B 细胞或者抗体识别。

2. T 细胞表位与 B 细胞表位 T、B 细胞可识别不同的抗原决定簇，根据其识别表位的不同，将抗原决定簇分为 T 细胞表位和 B 细胞表位。能够被 T 细胞抗原识别受体（TCR）识别的表位是 T 细胞表位，多为顺序表位，位于抗原分子内部，但 TCR 仅能识别经抗原提呈细胞（APC）加工处理后的抗原裂解片段，不能直接识别天然抗原分子；能够被 B 细胞表面抗原受体（BCR）或抗体识别的表位是 B 细胞表位，多为构象表位，少数为顺序表位，此类表位无需 APC 加工和提呈，通常位于抗原分子表面。二者的主要区别见表 1-1。

表1-1　T细胞表位与B细胞表位特性比较

比较项目	T细胞表位	B细胞表位
表位性质	蛋白质降解后生成的线性多肽	天然蛋白质、多糖和脂多糖
表位分布	抗原分子任意部位，多位于抗原内部	通常位于抗原分子表面
表位类型	线性表位	构象表位或线性表位
表位大小	8～10个氨基酸（$CD8^+$ T细胞表位） 13～17个氨基酸（$CD4^+$ T细胞表位）	5～15个氨基酸
表位识别	T细胞识别，受MHC限制	B细胞识别，不受MHC限制
识别受体	T细胞受体（TCR）	B细胞受体（BCR）

3. 功能性表位与隐蔽性表位　一个抗原分子可具有一种或多种不同的抗原表位。功能性抗原表位是指位于抗原分子表面、淋巴细胞易于识别、具有易接近性、可以启动免疫应答的抗原表位；隐蔽性抗原表位是指位于抗原分子内部、淋巴细胞不易识别、不能启动免疫应答的抗原表位。某些情况下，有些抗原分子的隐蔽性抗原表位可在理化因素或生物因素作用下发生暴露，转化为功能性抗原表位，也有些抗原性物质因某些原因表现出新的功能性抗原表位，这些抗原表位很有可能是自身免疫性疾病的重要诱因。

二、共同抗原与交叉反应

（一）共同抗原

天然抗原表面常带有多种不同的抗原表位，每种抗原表位均可刺激机体产生一种特异性抗体。但不同抗原间可能存在某种相同或相似的抗原表位，称为共同抗原表位，具有相同或相似抗原表位的不同抗原称为共同抗原。例如，某些立克次体与变形杆菌之间、人与某些链球菌之间带有相同或相似的抗原表位，即为共同抗原。

（二）交叉反应

由共同抗原刺激机体产生的抗体分子可以分别与具有相同或相似抗原表位的不同抗原结合，将这种反应称为交叉反应（图1-2）。交叉反应在临床检验中既有有利的一面，又有不利的一面。在血清学诊断时出现交叉反应常导致假阳性结果而影响判断，应予注意。因此，以单价特异性血清或单克隆抗体代替易出现交叉反应的多价血清，可提高血清学检验的特异性与准确性，减少误诊。

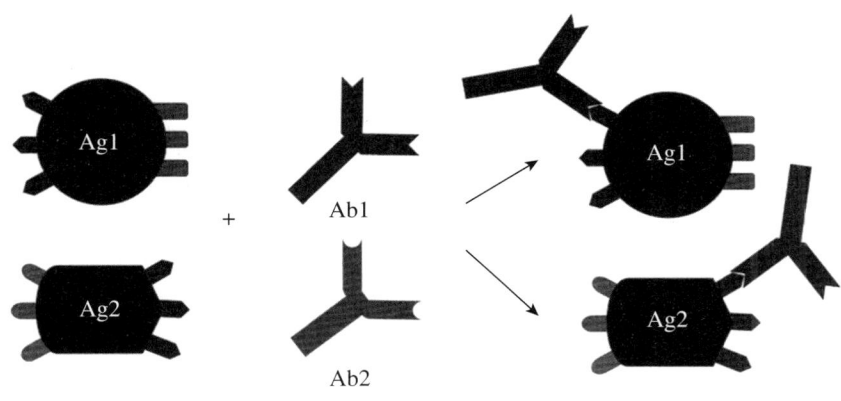

图1-2　交叉反应示意图

【要点提示】
重点：抗原决定簇以及共同抗原的概念。
难点：抗原决定簇对抗原特异性的影响。
高频考点：抗原决定簇的概念，共同抗原与交叉反应。

任务四 抗原的分类

抗原的分类有多种方法。

一、根据抗原大小分类

（一）颗粒性抗原

天然的颗粒性抗原主要有细菌性抗原、细胞抗原和寄生虫抗原等，吸附有可溶性抗原的非免疫相关颗粒也属颗粒性抗原，一般光学显微镜下可见。

（二）可溶性抗原

此类抗原多来源于组织和细胞，如蛋白质、糖蛋白、脂蛋白、酶、补体、细菌毒素、核酸等皆为良好的可溶性抗原，是一类存在于宿主组织或体液中游离的抗原物质，光学显微镜下不可见。

二、根据抗原与机体的亲缘关系分类

（一）异种抗原

异种抗原指来源于不同生物种属的抗原物质，如各种病原微生物及其代谢产物、异种动物血清、植物花粉等均为异种抗原。异种抗原之间亲缘关系越远，组织结构差异越大，免疫原性越强；反之，亲缘关系越近，则免疫原性越弱。

（二）同种异型抗原

同种异型抗原指因遗传因素的差异，存在于同一种属不同个体间的特异性抗原。对人类来说，主要的同种异型抗原为红细胞血型抗原和组织相容性抗原。

（三）自身抗原

自身抗原指诱导机体发生免疫应答的自身物质。一般情况下，机体对自身组织细胞成分不会发生免疫应答，即表现为自身耐受。但是在某些情况下，如外伤、感染、药物、理化因素的影响等，一些自身组织细胞成分可发生改变或修饰而成为自身抗原，诱导特异性自身免疫应答。

三、根据抗原是否在抗原提呈细胞内合成分类

（一）外源性抗原

外源性抗原多指在免疫应答时，细菌和某些可溶性蛋白等外来抗原，被抗原提呈细胞借助吞噬、胞饮和受体介导的内吞作用等将其从外界摄入胞内，在细胞溶酶体中降解为抗原肽，并与MHC Ⅱ类分子结合形成抗原肽-MHC Ⅱ类分子复合物，呈递于抗原提呈细胞表面，进而被$CD4^+T$细胞表面的抗原识别受体识别。

（二）内源性抗原

内源性抗原多指在抗原提呈细胞内新合成的抗原，如肿瘤细胞内合成的肿瘤抗原、病毒感染宿主细胞合成的病毒蛋白等。内源性抗原在细胞质内首先被加工处理成抗原肽，然后与MHC Ⅰ类分子结合形成抗原肽-MHC Ⅰ类分子复合物表达于抗原提呈细胞表面，供$CD8^+T$细胞表面的抗原识别受体识别。

四、其他分类方法

根据抗原诱导B细胞产生抗体是否需要辅助性T细胞（Th）的协助，可分为胸腺依赖性抗原（TD-Ag）和胸腺非依赖性抗原（TI-Ag）。

TD-Ag刺激B细胞产生抗体时必须有Th细胞的辅助，因T细胞发育成熟的部位在胸腺，故称胸腺依赖性抗原，又称T细胞依赖性抗原。大多数天然抗原（如细菌、异种血清、血细胞等）和大多数蛋白质抗原均为TD-Ag，并多为外源性抗原。此类抗原的主要特点是：分子量大，结构复杂，既有T细胞表位又有B细胞表位，既能引起体液免疫，又能引起细胞免疫，刺激机体产生的抗体以IgG类为主，应答时具有免疫记忆性。先天或后天胸腺功能缺陷的个体，TD-Ag诱导机体产生抗体的能力下降。

TI-Ag刺激B细胞产生抗体无需Th辅助，又称非T细胞依赖性抗原。TI-Ag抗原结构简单，多为内源性抗原，仅有单一重复的B细胞表位而无T细胞表位，故只能诱导体液免疫，不能诱导细胞免疫，且仅产生IgM类抗体，不能发生抗体类型转换，也无免疫记忆性。TI-Ag分为两种类型：①TI-1抗原，如细菌脂多糖等，在诱导B细胞产生免疫应答时，既可活化成熟B细胞，又可活化未成熟B细胞；②TI-2抗原，如细菌荚膜多糖和聚合鞭毛素等，仅能活化成熟B细胞产生免疫应答。

此外，抗原按照其化学组成不同可分为蛋白质抗原、多糖抗原等；按照其获得方式可分为天然抗原、人工合成抗原和应用分子生物学技术制备的重组抗原等。

【要点提示】
重点：抗原的主要分类依据及其类型。
难点：外源性抗原和内源性抗原的分类，胸腺依赖性抗原和胸腺非依赖性抗原的分类。
高频考点：颗粒性抗原与可溶性抗原。

任务五　医学上常见的重要抗原及其临床应用

一、异种抗原

（一）病原生物

病原生物包括病原微生物和人体寄生虫，均是良好的抗原，对机体具有较强的免疫原性。病原生物含有多种抗原表位，如细菌具有菌体抗原、鞭毛抗原、菌毛抗原等多种抗原成分，在感染机体时可诱导机体产生特异性免疫应答。利用病原生物的免疫原性可制备疫苗或通过应答产物如抗体的检测用于感染性疾病的辅助诊断。

（二）细菌外毒素与类毒素

外毒素是细菌的合成代谢产物，化学本质为蛋白质，具有很强的免疫原性。外毒素经 0.3%～0.4% 甲醛处理后，可失去毒性而保留免疫原性，制备成类毒素。类毒素可作为疫苗，刺激机体产生相应的抗毒素，中和外毒素的毒性作用，从而预防疾病。临床上常用的预防白喉和破伤风的疫苗成分均为类毒素。

（三）动物免疫血清

将破伤风类毒素、白喉类毒素等免疫动物（如马）后所获得的带有相应特异性抗体的动物血清，即为动物免疫血清，常用于疾病的特异性治疗与紧急预防。动物免疫血清具有双重性，一方面可中和相应外毒素防治疾病；另一方面又作为异种动物蛋白质，可使人体产生超敏反应，甚至诱发过敏性休克，故使用前应做皮肤过敏试验。

二、同种异型抗原

（一）红细胞血型抗原

1. ABO 血型抗原　根据红细胞表面 A、B 抗原表位的不同，人类 ABO 血型可分为 A、B、AB 和 O 四种类型。血型不符的个体间相互输血，可导致严重的输血反应。输血前要进行交叉配血检测，包括供血者红细胞加受者血清和受者红细胞加供血者血清（表 1-2）。

表1-2　人类红细胞ABO血型系统的分类

表型	基因型	红细胞抗原表位	血清中天然血型抗体
A	A/A，A/O	A	抗 B
B	B/B，B/O	B	抗 A
AB	A/B	A 和 B	无抗 A，无抗 B
O	O/O	H（无 A、无 B）	抗 A 和抗 B

2. Rh 血型抗原　人类红细胞上有一种与恒河猴（*Rhesus macaque*）红细胞相同的抗原表位，称为 Rh 抗原。红细胞表面带有 Rh 抗原表位的为 Rh 阳性（Rh$^+$）血型，不带有 Rh 抗原表位的为 Rh 阴性（Rh$^-$）血型。人类血清中不存在抗 Rh 抗原的天然抗体，只在接受输血或某些情况下才产生。如 Rh$^-$ 的妇女初次妊娠 Rh$^+$ 的胎儿，分娩时可被胎儿的 Rh$^+$ 红细胞致敏产生

抗 Rh 抗体，但当其再次妊娠 Rh⁺ 的胎儿时，此 IgG 型抗体可通过胎盘进入胎儿体内，导致新生儿溶血症。

（二）人类白细胞抗原（HLA）

此类抗原首先在人类白细胞表面发现而得名，具有高度多态性，代表着不同个体的特异性，是诱导器官移植排斥反应的重要抗原，又称主要组织相容性抗原，是人体最复杂的抗原系统。

（三）人特异性免疫血清

人可以隐性或显性感染多种病原体，从而产生多种相应的特异性抗体，因此可从正常人血液或健康产妇胎盘血中提取人特异性免疫血清，用于某些疾病的紧急预防或治疗，但来自不同个体的免疫血清也具有一定的免疫原性，亦为同种异型抗原。

【课程思政】
在某次湖北省新型冠状病毒肺炎疫情防控工作指挥部新闻发布会上，武汉金银潭医院院长张定宇呼吁康复后的新冠患者捐献血浆，拯救现患者。一时社会上出现大量新冠恢复者积极献血，用于重症患者的治疗，并取得了较好的治疗效果。因此呼吁大家增强社会责任感，无私奉献，积极参与无偿献血。

三、自身抗原

（一）隐蔽的自身抗原

如脑组织、精子和眼晶状体蛋白等在正常情况下与机体免疫系统相对隔绝，不能激发免疫应答，但在某些感染、外伤或手术情况下，这些物质可进入血液，引起自身免疫应答，导致自身免疫病。

（二）修饰的自身抗原

自身组织在理化因素作用下发生结构改变，可出现新的抗原表位或使隐蔽性抗原表位暴露，成为自身抗原，进而诱导自身免疫应答与自身免疫病。

（三）自身正常物质

免疫系统自身出现异常，误将自身物质当作"异物"进行排斥，诱发病理性免疫应答。

四、异嗜性抗原

异嗜性抗原指存在于人、动物及微生物等不同种属生物之间的共同抗原，亦称为 Forssman 抗原。目前已发现多种，因本质上是共同抗原，故它们之间可发生交叉反应。

存在于病原体和人体之间的共同抗原可引起免疫性疾病。例如，溶血性链球菌的细胞壁成分与人肾小球基底膜及心肌组织属于共同抗原，链球菌感染机体产生的抗体可通过交叉反应与心肌、肾组织发生结合，导致心肌炎或肾小球肾炎。

此外，临床上可借助于异嗜性抗原辅助诊断某些疾病。如传染性单核细胞增多症患者血清中可出现能够使羊红细胞凝集的抗体，可用羊红细胞凝集反应进行诊断；某些立克次体与变形杆菌之间为共同抗原，可用变形杆菌 OX19、OX2 菌株代替立克次体作为抗原，对立克次体病进行辅助诊断，此反应称为外斐反应。

五、肿瘤抗原

肿瘤抗原是指细胞癌变过程中出现的新抗原或过度表达的抗原物质的总称。根据其是否具有特异性，分为肿瘤特异性抗原和肿瘤相关抗原两类。此类抗原在肿瘤的发生、发展及抗肿瘤免疫中发挥重要作用。

（一）肿瘤特异性抗原（TSA）

只存在于肿瘤细胞表面，为某一肿瘤细胞所特有，正常组织细胞不表达。目前已在人类黑色素、乳腺癌、结肠癌等肿瘤细胞表面检测到此类抗原。TSA 特异性强，是肿瘤免疫诊断和免疫治疗的有效作用靶点。

（二）肿瘤相关抗原

此类抗原非肿瘤细胞所特有，正常细胞也可表达，但在细胞癌变时其含量明显增加，且只表现出量的变化而无严格的肿瘤特异性。典型代表为胚胎抗原。胚胎抗原是在胚胎发育阶段由胚胎组织产生的正常成分，在胚胎后期减少，出生后逐渐消失或仅剩余极微量，在细胞癌变时又可重新合成。

目前临床上常检测的胚胎抗原有甲胎蛋白（AFP）和癌胚抗原（CEA）。AFP 是胎儿肝细胞合成的一种糖蛋白，可抑制母体的免疫排斥，个体出生后含量极少，成年血清中几乎检测不到，但原发性肝癌患者血清中 AFP 含量增高，多在 300 ng/ml 以上，对原发性肝癌的早期诊断有一定意义；CEA 是一种与细胞膜疏松结合的抗原，容易脱落，可用于结肠癌的早期诊断。

六、其他抗原

生活中有些抗原与医学关系密切，如植物花粉，鱼、虾、蟹等高蛋白食物，青霉素、磺胺类药物，某些化妆品、化工原料等，可作为变应原引起超敏反应。

> 【要点提示】
> 重点：动物免疫血清的双重性、异嗜性抗原与肿瘤抗原的概念。
> 难点：异嗜性抗原与临床的联系。
> 高频考点：动物免疫血清的双重性，肿瘤抗原的概念与分类。

任务六　常用抗原的制备

在临床免疫学检验或治疗的过程中，抗原发挥着重要作用。制备颗粒性抗原可用于血型的测定、细菌的鉴定等；制备可溶性抗原（人血清与血浆）用于抗原抗体的测定。

一、颗粒性抗原的制备

颗粒性抗原主要包括细菌抗原、人和动物的细胞抗原和寄生虫抗原等。

（一）细菌抗原的制备

1. 浓度0.5麦氏单位的菌液 用接种环无菌操作取细菌菌落（或者菌苔）少许，溶于2 ml无菌生理盐水中，将制备的菌悬液与0.5标准麦氏比浊管进行比较，浊度相同即为0.5麦氏浓度的菌液。

2. 细菌表面抗原成分 一般选用细菌的液体或固体纯培养物。菌体抗原要经过100℃加温2～2.5 h后应用；鞭毛抗原所用菌株需有动力，菌液用0.3%～0.5%的甲醛处理。

（二）人红细胞抗原的制备

首先取全血加入含有抗凝剂的抗凝管中，轻轻颠倒10次；然后室温下4000 rpm/min离心20 min以上，弃去上清液即得到沉淀的红细胞。用无菌生理盐水重悬沉淀的红细胞，离心弃上清，重复上述操作共3次，完成红细胞的洗涤，最后配制成一定浓度的红细胞悬液备用。

（三）绵羊红细胞抗原的制备

首先采集新鲜绵羊静脉血，将其注入无菌并带有玻璃珠的三角烧瓶内，充分摇动15 min，以去除纤维蛋白，制备成抗凝全血。将适量抗凝血于离心管中用无菌生理盐水洗涤3次，最后配制成1×10^6/ml浓度的细胞悬液备用。

二、可溶性抗原的制备

可溶性抗原是一类存在于宿主组织或体液中游离的抗原物质，常见类型如蛋白质、酶、核酸等。此类抗原是临床免疫学检验最常用的物质。

（一）血清的制备

一般静脉采血4 ml，注入无抗凝剂的采血管中，置室温或37℃下使其自然凝集，然后置入离心机中4000 rpm/min离心10 min，无菌操作吸出血清，放入另一试管中备用。

（二）血浆的制备

全血加抗凝剂后离心分离出来的淡黄色液体即为血浆。步骤：首先取全血加入含有抗凝剂的抗凝管中，轻轻颠倒10次；然后室温下4000 rpm/min离心20 min以上，上清液即为血浆。

三、免疫佐剂

（一）免疫佐剂的概念

免疫佐剂，又称佐剂，是一类可预先或与抗原同时注入体内的一种非特异性免疫增强性物质，它可增强机体的免疫应答或改变免疫应答类型，促进抗体的产生，是一种重要的免疫应答辅助剂。可溶性抗原在初次免疫时一般要加入佐剂，而颗粒性抗原一般不需要。

（二）佐剂的作用机制

佐剂能有效增强抗原的免疫原性，刺激机体产生高质量抗体，其作用机制主要有以下三方面：①改变抗原的物理性状，延长其在体内的滞留时间，更加有效地作用于免疫系统；②促进单核-吞噬细胞系统活化，增强其抗原提呈能力；③促进淋巴细胞的增殖分化，提高其免疫应答能力。

（三）佐剂的分类

佐剂根据有无免疫原性分为两类。有免疫原性的佐剂常用的有百日咳杆菌、卡介苗、革兰氏阴性杆菌的内毒素等；无免疫原性的佐剂有氢氧化铝、液体石蜡、羊毛脂、磷酸钙等。

动物免疫时最常用的佐剂是弗氏佐剂（Freund's adjuvant）。弗氏佐剂分为弗氏不完全佐剂和弗氏完全佐剂两种，其中弗氏不完全佐剂由油剂和乳化剂混合制成，弗氏完全佐剂由弗氏不完全佐剂和卡介苗组成。

知识链接

免疫佐剂与肿瘤免疫疗法

传统的肿瘤治疗方法包括手术治疗、化学治疗和放射治疗。肿瘤免疫法作为第四种治疗方法，提出时间较早，但治疗进展缓慢。随着免疫学和肿瘤学科的发展，大量的肿瘤疫苗临床试验都已证实肿瘤免疫疗法是有效的。大多数人体自发性肿瘤的免疫原性较弱，而免疫佐剂具有增强肿瘤抗原免疫原性、促进抗原提呈以及诱导机体产生抗肿瘤免疫应答等特性，这对提高肿瘤生物治疗效果具有重要意义，对相关疫苗有重要辅助作用。

【要点提示】
重点：颗粒性抗原与可溶性抗原的制备、佐剂的概念与分类。
难点：颗粒性抗原与可溶性抗原的制备方法。
高频考点：免疫佐剂的概念与分类。

（张业霞）

【任务实施】

实训　常用颗粒性抗原的制备

一、能力目标
1. 学会 0.5 麦氏比浊管的配制方法。
2. 学会一定浓度细菌悬液、红细胞悬液的配制方法。

二、原理
适当浓度的颗粒性抗原（细菌和人红细胞），在一定条件下，更容易与相应特异性抗体发生凝集反应。

三、器材
带伤寒杆菌菌落的平板（37℃培养 18～24 h）、接种环、普通试管、试管架、无菌生理盐水、一次性注射器（或采血针）、压脉带、医用抗凝管、小试管、吸管、橡皮乳头、医用酒精、无菌棉签、离心机、标记笔。

四、步骤

1. 细菌抗原的制备

（1）配制标准麦氏比浊管：制备各种细菌悬液时，常需将细菌配制成一定的浓度，一般采用稀释菌液与标准比浊管进行比浊的方法。0.5麦氏浊度单位（mcf）是最常用的细菌悬液浓度，相当于1.5×10^8细菌数/ml。可以直接用肉眼观察浊度（或者使用麦氏比浊仪测定）。0.5麦氏比浊管的配制方法为：$BaCl_2$（1.17% W/V $BaCl_2\cdot2H_2O$）0.5 ml与H_2SO_4（1%，V/V）99.5 ml混合，按每管4～6 ml将悬液分装于带盖的试管中，即为0.5麦氏浊度的标准麦氏比浊管。也可购买商品化标准麦氏比浊管。

（2）细菌抗原的制备：用接种环无菌操作取伤寒杆菌菌落（或者菌苔）少许，溶于2 ml无菌生理盐水中，将制备的菌悬液与0.5标准麦氏比浊管进行比较，浊度相同即为0.5麦氏浓度的菌液。

2. 人红细胞抗原的制备 配制5%、10%和50%红细胞生理盐水悬液各2 ml（做好标记）。

（1）采血：无菌操作抽取4 ml血液，迅速注入抗凝管中，立即颠倒混匀，取3 ml分别分装至另外3个试管中，每管1 ml。

（2）洗涤：以上4个试管，每个试管中加入3 ml无菌生理盐水，吹吸或者颠倒混匀，1000 rpm离心5 min，弃去上清液。一共使用无菌生理盐水洗涤3次，最后一次弃去上清液，即为纯化红细胞。

（3）取纯化红细胞，计算并配制10%红细胞生理盐水悬液4 ml。

（4）取配制好的10%红细胞生理盐水悬液2 ml，加入等量生理盐水，即为5%红细胞生理盐水悬液。

（5）取纯化红细胞，计算并配制50%红细胞生理盐水悬液2 ml。或者用温水或中性肥皂清洗双手，反复揉搓准备采血的手指。然后用75%乙醇消毒环指，待乙醇挥发干燥后，用采血针刺破皮肤，取2滴（约100 μl）血放入盛有1 ml生理盐水的试管中，混匀制成约10%红细胞悬液；再取制成的10%红细胞悬液0.5 ml放入盛有0.5 ml生理盐水的试管中，混匀制成约5%红细胞悬液；另取2滴（100 μl）血放入盛有100 μl生理盐水的试管中，混匀制成约50%红细胞悬液。

五、注意事项

1. 严格无菌操作。
2. 配制标准麦氏比浊管使用H_2SO_4时，注意做好个人防护。

（田冬梅）

自测题

一、名词解释

1. 抗原　2. 抗原决定簇　3. 异嗜性抗原　4. 肿瘤抗原　5. 免疫佐剂

二、单项选择题

1. 关于半抗原，下列说法正确的是
   A. 具有免疫原性和免疫反应性　　B. 具有免疫反应性，无免疫原性
   C. 具有免疫原性，无免疫反应性　　D. 无免疫原性和免疫反应性

E. 多为蛋白质

2. 对异嗜性抗原叙述不正确的是
   A. 无种属特异性
   B. 亦称为 Forssman 抗原
   C. 有共同抗原决定簇
   D. 仅存在于微生物和人之间
   E. 可引起自身免疫病

3. 通常下列物质中免疫原性最强的是
   A. 多糖
   B. 类脂
   C. 核酸
   D. 蛋白质
   E. 糖脂

4. 抗原的特异性取决于
   A. 抗原分子量的大小、组成的复杂性
   B. 抗原化学组成的复杂性、化学性质
   C. 抗原决定簇的数量、分子量的大小
   D. 抗原决定簇的性质、结构及空间构型
   E. 抗原的异物性、抗原决定簇的数量

5. 完全佐剂的组成
   A. 液体石蜡 + 羊毛脂
   B. 羊毛脂 + 氢氧化铝
   C. 液体石蜡 + 卡介苗 + 氢氧化铝
   D. 卡介苗 + 氢氧化铝 + 羊毛脂
   E. 卡介苗 + 液体石蜡 + 羊毛脂

6. 抗原与抗体发生交叉反应的确切原因是
   A. 抗原决定簇较多
   B. 抗原的分子量较大
   C. 抗体来自同一动物
   D. 不同抗原同时免疫动物
   E. 不同抗原之间存在结构相同或相似的抗原决定簇

7. 配制绵羊红细胞免疫原的一般细胞浓度为
   A. 10^2/ml
   B. 10^4/ml
   C. 10^5/ml
   D. 10^6/ml
   E. 10^8/ml

8. 细菌鞭毛免疫原常规的制备方法是
   A. 0.5% 甲醛处理
   B. 100℃加温 2 h 处理
   C. 1% 氯化钙处理
   D. 75% 乙醇处理
   E. 2% 氯仿处理

9. 细菌菌体抗原常规的制备方法是
   A. 75% 乙醇处理
   B. 100℃加温 2 h 处理
   C. 0.5% 甲醛处理
   D. 1% 氯化钙处理
   E. 2% 氯仿处理

三、简答题

1. 抗原有哪些性能?
2. 什么是抗原的特异性?
3. 颗粒性抗原如何制备?

项目二 免疫器官

学习目标

通过本项目内容的学习，学生应能够：

识记：
1. 说出免疫器官的组成。
2. 说出中枢免疫器官和外周免疫器官的功能。

理解：
1. 概括免疫细胞在淋巴结和脾中的分布情况。
2. 解释淋巴细胞再循环与归巢的概念及意义。

案例导入

患儿，男，7岁，左颈部淋巴结肿大20天，发热8天。20天前无明显诱因出现左颈部淋巴结肿大，大小约3 cm×2 cm，伴阵咳，有白色痰；8天前出现发热，体温37.5～39℃，肿大淋巴结出现触痛，局部皮肤出现形态不一的皮疹，咳嗽，咽喉肿痛，扁桃体充血肿胀，食欲差，轻度腹泻。在家静脉滴注抗生素，病情无好转，转上级医院治疗。

既往身体健康，无结核病的接触史。肝：肋下4.5 cm可触及，质软，边缘锐利；脾：肋下3 cm可触及；心肺听诊无异常。

辅助检查：WBC $16.0×10^9$/L，中性粒细胞36%，淋巴细胞61%，异形淋巴细胞15%，血红蛋白和血小板正常，红细胞沉降率（血沉）22 mm/h，尿常规正常。

明确诊断：EB病毒引起的传染性单核细胞增多症。

问题：
1. 为何传染性单核细胞增多症会引起淋巴结肿大？
2. 如何利用免疫学试验进一步诊断该疾病？

免疫系统由免疫器官、免疫细胞和免疫分子构成。免疫细胞及免疫分子遍布机体全身，执行免疫功能，维持机体内环境正常的生理功能及动态平衡。

任务一　免疫器官的类型及其功能

免疫器官按照其发生和功能的不同分为中枢免疫器官和外周免疫器官。

一、中枢免疫器官

人或其他哺乳类动物的中枢免疫器官包括骨髓和胸腺，禽类有法氏囊（其功能相当于骨髓），是免疫细胞发生、分化、发育和成熟的场所。

1. 骨髓　重要的造血器官，是各类血细胞的发源地，是 B 细胞发生、分化、发育和成熟的场所。骨髓由骨髓基质细胞构成微环境，多能造血干细胞（hematopoietic stem cell，HSC）在骨髓中增殖，生成更多的 HSC。HSC 分化、发育、成熟为各种血细胞，同时生成 B 淋巴细胞，从胚胎发育后期开始，直至出生后所有的时期，骨髓是从 HSC 分化发育为功能性 B 细胞的唯一器官。淋巴样干细胞也是从 HSC 分化而来，他们随血流进入胸腺，发育为功能性 T 细胞。

知识链接

骨髓移植

对于各种急性白血病、慢性白血病、多发性骨髓瘤、淋巴瘤的患者，运用骨髓移植的治疗方法是目前比较常用的。

骨髓移植是指将配型成功的供者骨髓采集出来，经过处理后输入患者体内的一种方法，以恢复患者的造血功能。

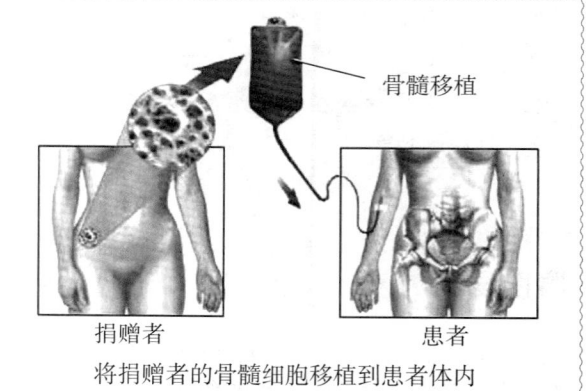

将捐赠者的骨髓细胞移植到患者体内

2. 胸腺（thymus）　胸腺位于胸腔，在前纵隔胸骨后心脏的前上方，由不对称的左右两叶组成。胸腺由胸腺基质细胞与胸腺细胞组成。胸腺基质细胞主要由来源于胚胎期的第三咽囊和咽裂的上皮细胞、骨髓来源的单核巨噬细胞和胸腺树突状细胞及结缔组织来源的成纤维细胞组成（图 2-1）。

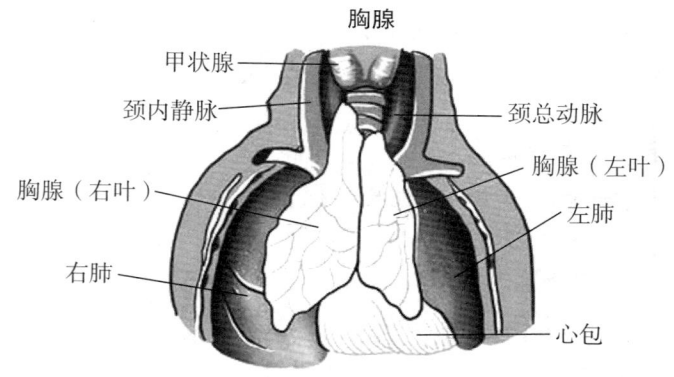

图 2-1　胸腺位置示意图

胸腺是T细胞分化、发育和成熟的场所，T细胞在胸腺内的发育过程中生成各阶段特征的CD抗原、主要组织相容性复合体分子、T细胞抗原受体和T细胞的其他受体，如丝裂原受体、绵羊红细胞受体和多种细胞因子受体等。胸腺内的上皮网状细胞分泌的胸腺激素与胸腺细胞产生的多种细胞因子有协同作用，对于T细胞的生长、分化、发育和成熟及进一步分化为成熟的T细胞亚群有重要作用。成熟的T细胞自胸腺输出并定位于外周免疫器官及组织，发挥强大的细胞免疫功能，而且可以辅助调节体液免疫等。

二、外周免疫器官

外周免疫器官包括淋巴结、脾和黏膜相关淋巴组织等，是成熟淋巴细胞（T细胞、B细胞）定居的场所，也是这些淋巴细胞针对外来抗原发生免疫应答的主要部位。

1. 淋巴结 淋巴结分为皮质区及髓质区。皮质区的浅层由淋巴滤泡及散在的淋巴细胞组成，其主要的细胞是B细胞，并富含树突状细胞，尚有少量的巨噬细胞（M_ϕ）及辅助性T细胞，通常称为B淋巴细胞区。此区又称为非胸腺依赖区。皮质区的深层为副皮质区，其主要细胞为T细胞及较多的树突状细胞和少量的M_ϕ，因而又称副皮质区为T淋巴细胞区。淋巴结的中心是髓质区，由淋巴索和淋巴窦组成，淋巴索即为致密聚集的淋巴细胞，包括B细胞、浆细胞、T细胞及巨噬细胞。髓质区的门处有血管进出通道和输出淋巴管通道。淋巴结主要有以下三种功能：①免疫细胞定居的场所；②发生免疫应答的基地并参与淋巴细胞再循环；③淋巴液运行中监视清除病原体异物的部位（图2-2）。

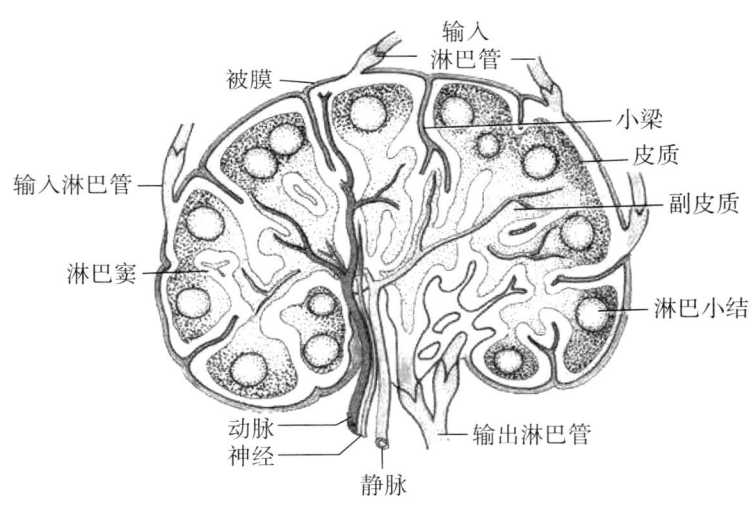

图 2-2　淋巴结结构示意图

2. 脾 脾是富含血管的最大的外周免疫器官。脾按解剖结构分为白髓区和红髓区。白髓区由密集的淋巴细胞组成，在白髓区的中央小动脉周围淋巴鞘有很多T淋巴细胞，此处是T细胞的定居区。在淋巴鞘的外周有淋巴滤泡，它主要由B细胞及少量巨噬细胞组成，为B细胞的定居区。脾富含T细胞、B细胞、树突状细胞和巨噬细胞。T细胞约占35%，B细胞约占55%，巨噬细胞约占10%。脾的中央小动脉周围淋巴鞘具有许多间隙，随血流而来的抗原异物进入这些间隙后，由树突状细胞及巨噬细胞加工递呈抗原信息，并刺激T、B细胞活化，产生免疫应答效应。脾主要有以下三种功能：①成熟淋巴细胞定居的场所，具有储血和造血功能；

②清除血液中的抗原、发生免疫应答的场所，并参与淋巴细胞再循环；③合成某些重要免疫活性物质（如补体等）的场所。

知识链接

疟疾患者症状——脾大

疟疾患者体内的疟原虫可直接破坏红细胞，在疟疾多次发作后，由于患者脾功能亢进，经过一系列免疫反应，导致脾充血和巨噬细胞增生，引起脾大。

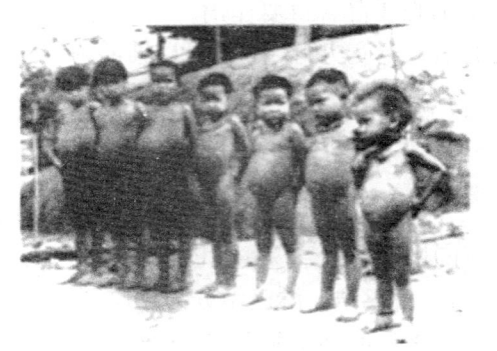

【课程思政】

2011年9月12日，拉斯克奖的2011年度获奖名单揭晓了，中国中医研究院的屠呦呦获得临床医学奖，获奖理由是："因为其发现了青蒿素，这是一种用于治疗疟疾的药物，挽救了全球特别是发展中国家的数百万人的生命"。2015年10月，屠呦呦因发现青蒿素治疗疟疾的新疗法获诺贝尔生理学或医学奖。屠呦呦为祖国争得了荣誉，也为人类做出了重大贡献！

3. 黏膜相关淋巴组织 主要包括呼吸道、消化道及泌尿生殖道黏膜下的淋巴小结和弥散的淋巴组织及扁桃体、肠系膜淋巴结及阑尾等。这些淋巴组织内有巨噬细胞、B细胞及T细胞，被局部侵入的病原体等抗原刺激后可执行固有免疫应答；也可使B细胞活化、分化为浆细胞，产生多种抗体，执行体液免疫，其中最主要的是分泌型IgA，可发挥局部特异免疫作用。

【要点提示】
重点：免疫器官的组成。
难点：免疫器官的功能。
高频考点：免疫器官的组成和功能。

任务二　淋巴细胞再循环与归巢

一、淋巴细胞再循环与归巢的概念

淋巴细胞在体内不是静止的，它们在血液、淋巴液、免疫器官及组织间反复循环，称为淋巴细胞再循环。血液中的淋巴细胞选择性迁移并定居于外周免疫器官，称为淋巴细胞归巢。淋巴循环汇集于胸导管，经上腔静脉，进入血液循环；血液循环中的淋巴细胞及各类免疫细胞在毛细血管后微静脉处，穿过高内皮微静脉细胞，进入免疫器官及淋巴组织，再次入淋巴循环；淋巴循环和血液循环的相互沟通，保障了免疫细胞畅流全身。

二、淋巴细胞再循环与归巢的意义

淋巴细胞在全身组织器官及体液中的不断循环，可以增加与抗原接触的机会，并将被抗原激活的淋巴细胞引入局部淋巴组织及器官，通过 T 细胞、B 细胞及抗原提呈细胞（APC）间协同的免疫作用，使效应淋巴细胞定向地迁移至抗原部位，发挥免疫作用。外周免疫器官有大量的淋巴细胞，是淋巴细胞再循环的起点和中途站，也是淋巴细胞归巢的终点。淋巴细胞在发挥免疫效应的同时，被归巢受体引导回该类细胞的原居住处，进行修整、增殖和发育，以提高该类淋巴细胞的数量和功能，然后再进入循环并分布于免疫器官中，从而发挥免疫作用，这是保证淋巴细胞功能健全的重要环节（图 2-3）。

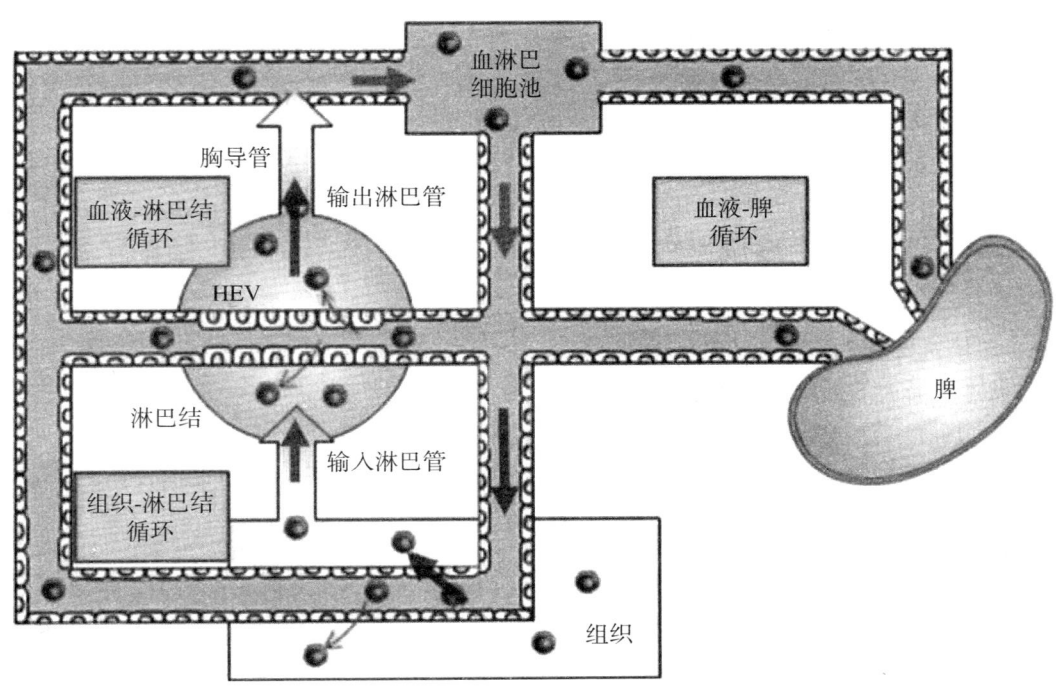

图 2-3　淋巴细胞再循环示意图

【要点提示】
重点：淋巴细胞再循环与归巢的概念。
难点：淋巴细胞再循环与归巢的路径。
高频考点：淋巴细胞再循环与归巢的概念。

（曹　特）

【任务实施】

实训　免疫器官的观察

一、能力目标
1. 找到免疫器官的位置。
2. 说出免疫器官的组成及其功能。

二、标本

胎儿的解剖大体标本、带骨髓的人股骨大体标本、雏鸡腔上囊。

三、观察内容

1. 人骨髓　存在于长骨（如肱骨、股骨）的骨髓腔和扁平骨（如髂骨）的稀松骨质间的网眼中，是一种海绵状的组织。

2. 胸腺

1）位置：胸腔纵隔上部，胸骨后方，分左右不对称的两叶。

2）发展：胚胎第 8 周形成，出生时 10～15 g，青春期 30～35 g，以后退化，老年期 15 g，多数被脂肪代替。

3. 脾　位于腹腔的左上方，呈扁椭圆形，暗红色。

4. 淋巴结　呈椭圆形或蚕豆形的小体，大小不一。

5. 雏鸡腔上囊　位于鸡泄殖腔后上方，为卵圆形的囊状物。

（王世龙）

自测题

一、单项选择题

1. 人体内最大的外周免疫器官是
   A. 胸腺　　　　　　　　　　　　B. 脾
   C. 淋巴结　　　　　　　　　　　D. 扁桃体
   E. 骨髓

2. T 细胞主要位于
   A. 髓索　　　　　　　　　　　　B. 脾的小动脉周围淋巴鞘
   C. 淋巴小结的生发中心　　　　　D. 脾小结
   E. 红髓

3. 淋巴结皮质生发中心
   A. 是未成熟 B 细胞和 T 细胞发育的部位
   B. 具有消除循环中受损红细胞的功能
   C. 在抗原刺激时，含有大量的 B 细胞和浆细胞
   D. 具有辅助造血功能
   E. 是 NK 细胞分化的场所

4. 在胸腺分化成熟的免疫细胞是
   A. T 细胞　　　　　　　　　　　B. 未活化的 B 细胞
   C. 浆细胞　　　　　　　　　　　D. NK 细胞
   E. B 细胞

5. 新生期摘除小鼠胸腺后可以出现
   A. T 细胞缺陷　　　　　　　　　B. 补体缺陷
   C. 巨噬细胞缺陷　　　　　　　　D. B 细胞缺陷
   E. NK 细胞缺陷

二、简答题

1. 简述中枢免疫器官和外周免疫器官的功能。

项目三

免疫细胞

本项目数字资源

学习目标

通过本项目内容的学习，学生应能够：

识记：
1. 说出免疫细胞的种类、特征及功能。
2. 列举淋巴细胞重要的表面分子。

理解：
1. 说明免疫细胞表面分子的作用。
2. 概括免疫细胞间的相互作用。
3. 解释免疫细胞是免疫系统的重要组分，是免疫系统发挥免疫功能的物质基础。

运用：
1. 辨认中性粒细胞、巨噬细胞、T细胞和淋巴母细胞。
2. 学会吞噬率、吞噬指数、淋转率、E花环形成率的计算方法。

案例导入

患者，男性，30岁。半年前无明显诱因出现发热，一般低于38℃，反复口腔溃疡、口唇疱疹、腹泻，伴乏力和全身不适，常规抗感染治疗效果不佳。近日因持续高热、咳嗽、胸痛就诊。查体：体温39.4℃，唇黏膜成簇水泡，口腔黏膜有白膜，颈部、腋窝和腹股沟处淋巴结肿大，肺部听诊闻及啰音。实验室检查：血清抗-HIV初筛和确诊试验阳性；$CD4^+$ T细胞计数61个/μl（参考值>500个/μl）。影像学检查：胸部X线片显示肺门周围间质性浸润。患者自述有不洁性交史。

临床诊断：获得性免疫缺陷综合征（AIDS）。

问题：
1. 该患者为何出现$CD4^+$T细胞数量减少？
2. 患者反复发生感染与AIDS有何关系？

免疫细胞是指所有直接或间接参与免疫应答或与免疫应答有关的细胞及其前体细胞，主要包括造血干细胞、淋巴细胞、单核/巨噬细胞、树突状细胞、粒细胞等。免疫细胞种类繁多，功能各异，但相互作用，相互依存。

当抗原进入机体后,树突状细胞、单核/巨噬细胞等抗原提呈细胞将抗原吞噬、消化、加工,并将抗原信息提呈给淋巴细胞;抗原-抗体复合物、抗原-抗体-补体复合物也需吞噬细胞吞噬消除。免疫细胞在参与免疫应答过程中是互相依赖、互相制约的,既参与适应性免疫应答,也参与固有免疫应答。

任务一　淋巴细胞

淋巴细胞是人体免疫系统的重要组成部分,包括 T 细胞、B 细胞和 NK 细胞。淋巴细胞是免疫应答中发挥主要作用的免疫细胞,占外周血白细胞总数的 20%～40%,成人体内约有 10^{12} 个淋巴细胞。其中 T 细胞和 B 细胞接受抗原刺激后可活化增殖为相应的效应细胞,发挥适应性免疫应答,因此又称为免疫活性细胞。

一、T 淋巴细胞

T 淋巴细胞来源于骨髓中的淋巴样干细胞,在胸腺中发育成熟,故称胸腺依赖性淋巴细胞,简称 T 淋巴细胞或 T 细胞。成熟 T 细胞不仅介导细胞免疫应答,亦在 TD-Ag 诱导的体液免疫应答中发挥辅助作用,是非常重要的一类免疫细胞。

(一) T 细胞的表面分子及其作用

T 细胞表面表达多种膜表面分子,它们参与 T 细胞识别抗原、自身活化、增殖、分化以及效应功能的发挥,其中一些表面分子还是鉴别 T 细胞及 T 细胞亚群的重要标志。

1. TCR-CD3 复合物　T 细胞抗原受体(TCR)是 T 细胞特异性识别抗原并与之结合的结构。TCR 是由两条不同的肽链经二硫键连接而成的异二聚体。构成 TCR 的肽链有 α、β、γ、δ 四种类型,依据所含肽链不同,将 TCR 分为 TCRαβ 和 TCRγδ,人体内大多数 T 细胞表达 TCRαβ。TCR 不能直接识别抗原表面的表位,只能特异性识别抗原提呈细胞或靶细胞表面提呈的抗原肽-MHC 分子复合物(pMHC)。因此,TCR 既要识别抗原肽,也要识别自身 MHC 分子的多态性部分,具有 MHC 限制性。TCR 的每条肽链的胞膜外区各含 1 个可变区(V 区)和 1 个恒定区(C 区),其中 V 区是 TCR 识别 pMHC 的功能区。

CD3 分子表达于成熟 T 细胞表面,是由 6 条肽链构成的复合体分子。CD3 具有五种肽链,即 γ、δ、ε、ζ 和 η 链,它们均为跨膜蛋白,跨膜区带负电荷的氨基酸残基,通过盐桥与 TCR 跨膜区连接,形成 TCR-CD3 复合物(图 3-1)。CD3 的功能是将 TCR 识别抗原所产生的活化信号转导至 T 细胞内。

2. CD4 和 CD8 分子　成熟 T 细胞只表达 CD4 或者 CD8。CD4 和 CD8 的主要功能是辅助 TCR 识别抗原和参与 T 细胞活化信号的转导,又称为 TCR 的共受体。CD4 为单链跨膜蛋白,能识别结合 MHC Ⅱ类分子,可增强 T 细胞与抗原提呈细胞之间的相互作用,并辅助 TCR 识别抗原。CD4 还是人类免疫缺陷病毒(HIV)的受体,HIV 的包膜糖蛋白 gp120 结合 CD4 是 HIV 侵入并感染 $CD4^+$ T 细胞的机制之一。CD8 是由 α 和 β 肽链组成的异二聚体,可与 MHC Ⅰ类分子结合,增强 T 细胞与靶细胞之间的相互作用(图 3-2)。

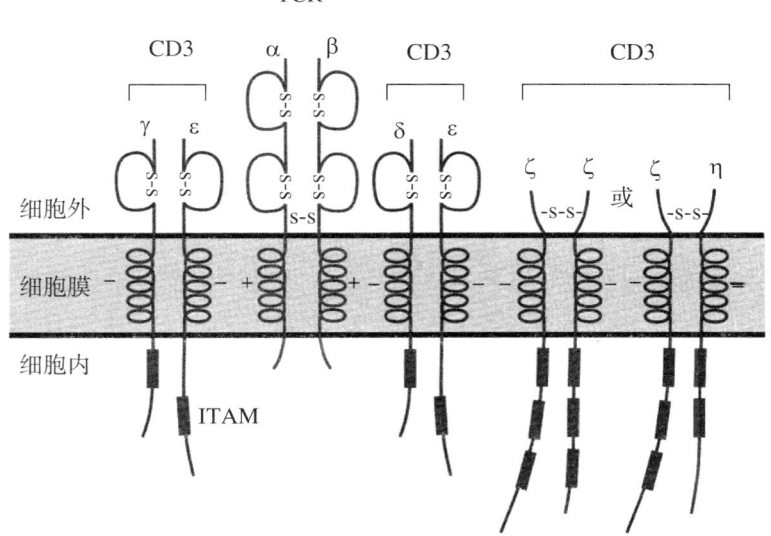

图 3-1　TCR-CD3 复合物结构模式图

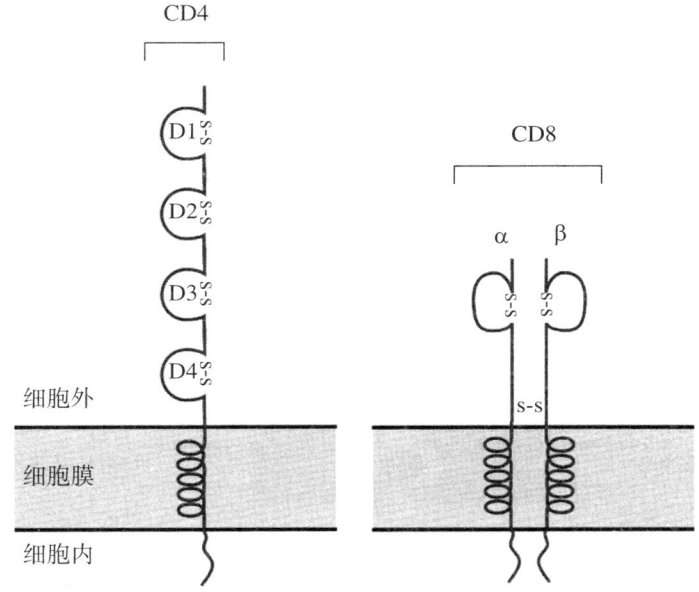

图 3-2　CD4 分子与 CD8 分子结构模式图

知识链接

CD4 分子与艾滋病

艾滋病是获得性免疫缺陷综合征（AIDS）的中文音译，是由人类免疫缺陷病毒（HIV）引起的慢性传染病，主要通过性接触、血液和母婴传播。HIV 为单链 RNA 病毒，属于逆转录病毒。HIV 的包膜糖蛋白 gp120 通过与易感细胞表面的 CD4 分子结合，然后与辅助受体结合，完成病毒包膜与细胞膜的融合，侵入易感细胞。因此，表达 CD4 的 $CD4^+T$ 细胞是 HIV 感染的主要细胞。受感染的 $CD4^+T$ 细胞被溶解破坏，T 细胞数量的进行性减少和功能丧失，导致感染者免疫功能缺陷。

外周血 $CD4^+$ 细胞绝对计数是检测 HIV 感染者免疫功能和机会性感染发生的重要指标。当 $CD4^+T$ 细胞计数 < 200 个 /μl 时，机会性感染的发病风险会升高，免疫受损加重，患者预后不佳。

【课程思政】

2021年12月1日是第34个"世界艾滋病日",主题为"生命至上,终结艾滋,健康平等",强调坚持人民至上、生命至上,共建、共治、共享,携手应对包括艾滋病流行带来的风险与挑战,为实现防治目标、终结艾滋病、终结疾病大流行而努力。远离艾滋病要求我们做到洁身自好、远离毒品。消除对艾滋病感染者的歧视,关心、关爱受艾滋病影响的人群是社会进步的体现。要普及科学知识,拒绝歧视艾滋病感染者,减少因歧视艾滋病感染者而带来的伤害。作为未来的检验工作者,在日后的工作中有可能会接触到艾滋病相关标本,因此要遵纪守法,坚守职业道德,注重保护患者的隐私,不得泄露患者个人信息。

3. 协同刺激分子 T细胞表面表达有众多协同刺激分子(图3-3),其与抗原提呈细胞上的相应配体结合,为T细胞完全活化提供共同刺激信号。T细胞的完全活化需要两种活化信号的协同作用:第一信号由TCR识别抗原提呈细胞提呈的pMHC产生,经CD3转导,CD4或CD8辅助,使T细胞初步活化;第二信号由抗原提呈细胞或靶细胞表面的协同刺激分子与T细胞表面相应的协同刺激分子及配体相互作用而产生,又称协同刺激信号;第二信号使T细胞完全活化,只有完全活化的T细胞才能进一步分泌细胞因子和表达细胞因子受体,进而分化和增殖为效应T细胞,发挥效应(表3-1)。

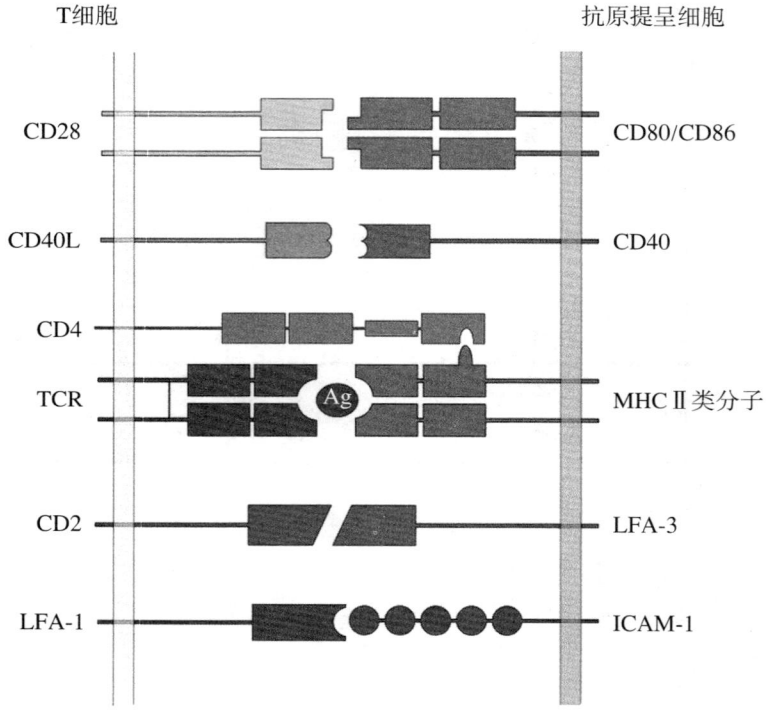

图3-3 T细胞表面的重要协同刺激分子

表3-1 T细胞表面的重要协同刺激分子

协同刺激分子	相应配体	主要作用
CD28	CD80/CD86 (B7分子)	诱导T细胞表达抗细胞凋亡蛋白(Bcl-XL等),防止细胞凋亡 刺激T细胞合成IL-2等细胞因子,促进T细胞增殖、分化
CD40配体 (CD40L)	CD40	促进抗原提呈细胞活化,促进CD80/CD86表达和IL-12等细胞因子分泌 促进T细胞的活化

续表

协同刺激分子	相应配体	主要作用
CD2	LFA-3（CD58）	介导T细胞与抗原提呈细胞或靶细胞之间的黏附 为T细胞提供活化信号
LFA-1	ICAM-1	介导T细胞与抗原提呈细胞的黏附

4. 丝裂原受体 T细胞表面还表达有多种丝裂原受体，如植物血凝素（PHA）受体、刀豆蛋白A（ConA）受体和美洲商陆（PWM）丝裂原受体等。丝裂原可直接诱导静息T细胞活化和增殖，T细胞增殖试验即根据此原理，在体外一定条件下，利用丝裂原刺激T细胞转化为淋巴母细胞，通过计算淋巴母细胞转化率来反映细胞免疫功能状态。

5. 细胞因子受体 T细胞活化后可表达IL-1 R、IL-2 R、IL-4 R、IL-6 R、IL-7 R、IL-12 R、IFN-γ R和趋化因子受体等细胞因子受体，与相应细胞因子结合可诱导T细胞的活化、增殖和分化。

6. MHC分子 所有T细胞表面均表达MHC Ⅰ类分子，活化后的T细胞可表达MHC Ⅱ类分子。

（二）T细胞的分类和功能

1. 根据所处活化阶段 将T细胞分为：①初始T细胞：从未接受过抗原刺激的成熟T细胞。②效应T细胞：表达高亲和力IL-2受体和整合素，是发挥免疫效应的主要细胞。③记忆T细胞：由初始T细胞接受抗原刺激后直接分化而来或由效应T细胞分化而来，其存活期长，可达数年，再次接受相同抗原刺激后可迅速活化，并分化为效应T细胞，发挥免疫效应。

2. 根据是否表达CD4或CD8 将T细胞分为：① $CD4^+$ T细胞：CD4表达于60%~65%的T细胞。$CD4^+$ T细胞识别由13~17个氨基酸残基组成的抗原肽，受自身MHC Ⅱ类分子的限制，活化后主要分化为辅助T细胞。② $CD8^+$ T细胞：CD8表达于30%~35%的T细胞。$CD8^+$ T细胞识别由8~10个氨基酸残基组成的抗原肽，受自身MHC Ⅰ类分子的限制，活化后分化为细胞毒性T细胞，具有细胞毒作用，可特异性杀伤靶细胞。

3. 根据免疫效应功能不同 将T细胞分为：①辅助性T细胞（helper T cell，Th），Th均表达CD4，通常所称的 $CD4^+$ T即指Th。Th主要有Th1和Th2。Th1主要分泌IFN-γ、TNF-α、IL-2等Th1型细胞因子，这些细胞因子能促进Th1的进一步增殖，介导细胞免疫和迟发型超敏反应。Th2主要分泌IL-4、IL-5、IL-6、IL-10及IL-13等Th2型细胞因子，它们能促进Th2的增殖，进而辅助B细胞活化和发挥体液免疫作用。Th2在超敏反应和抗寄生虫感染中也发挥重要作用。②细胞毒性T细胞（cytotoxic T lymphocyte，CTL，Tc），Tc表达CD8，通常所称的 $CD8^+$ T细胞即指Tc。Tc的主要功能是特异性识别内源性抗原肽-MHC Ⅰ类分子复合物，直接杀伤靶细胞，起到抗胞内寄生病原生物感染或抗肿瘤的作用。③调节性T细胞（Treg），通常所称的Treg是 $CD4^+CD25^+Foxp3^+$ 的T细胞。Foxp3是Treg的重要标志，参与Treg的分化和功能。Treg通过直接接触抑制靶细胞活化和分泌TGF-β、IL-10等细胞因子的方式抑制免疫应答，在免疫耐受、自身免疫病、感染性疾病、器官移植等多种疾病中发挥重要作用。

二、B淋巴细胞

B淋巴细胞来源于哺乳动物骨髓或鸟类法氏囊中的淋巴样干细胞，又称骨髓依赖性淋巴细胞或囊依赖性淋巴细胞，简称B淋巴细胞或B细胞。成熟B细胞占外周血淋巴细胞总数的10%~20%。B细胞接受抗原刺激分化为浆细胞并产生特异性抗体，发挥适应性体液免疫应答效应，同时 B 细胞也是重要的抗原提呈细胞，发挥免疫调节作用。

（一）B 细胞的表面分子及其作用

1. B 细胞抗原受体（BCR）复合物 由 B 细胞表面的膜免疫球蛋白（mIg）和与其相连的 Igα/Igβ（CD79a/CD79b）异二聚体组成。

mIg 是 B 细胞的特征性表面标志，能特异性识别和结合抗原，但由于其胞内区很短，不能直接与细胞内的信号转导分子结合传递抗原刺激信号，因此还需要其他膜分子辅助完成 BCR 结合抗原后信号的传递。在抗原刺激下，B 细胞最终分化为浆细胞，浆细胞不再表达 mIg。不同 B 细胞克隆 mIg 的 V 区序列不同，识别抗原的特异性亦不相同。

Igα 和 Igβ 均属于免疫球蛋白超家族，有胞外区、跨膜区和胞内区。Igα 和 Igβ 通过胞外区的二硫键相连，形成二聚体，跨膜区借静电吸引与 mIg 组成稳定的复合体，胞内区含有免疫受体酪氨酸激活基序（ITAM），ITAM 能募集下游信号分子，转导抗原与 BCR 结合所产生的信号（图 3-4）。

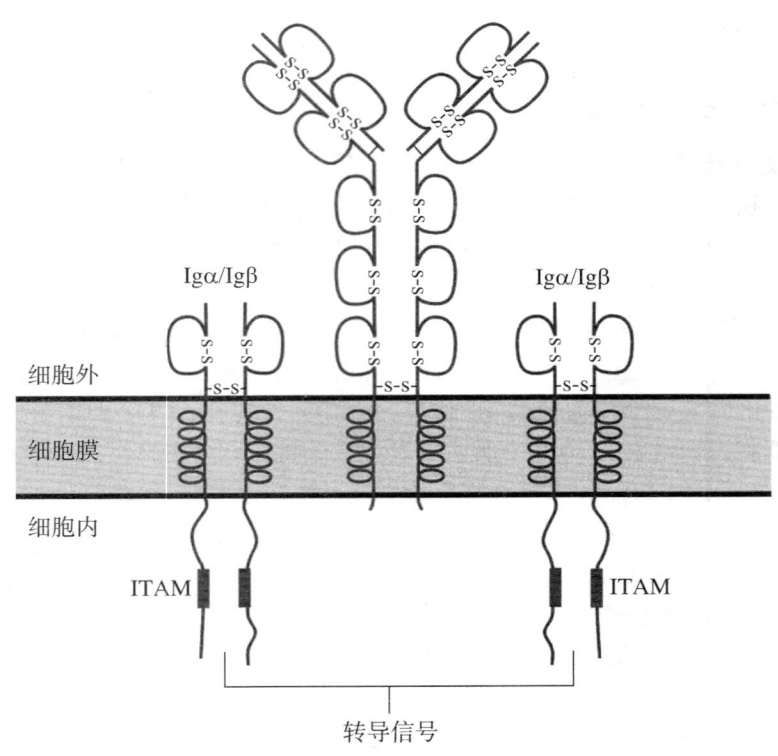

图 3-4　BCR 复合物分子结构模式图

2. B 细胞共受体 由 CD19、CD21（CR2）和 CD81 组成的复合体，功能是增强 BCR 与抗原结合的稳定性，并与 Igα/Igβ 共同传递 B 细胞活化的信号。复合体中的 CD21 可结合补体片段 C3b，形成 CD21-C3b-抗原-BCR 复合物，为 B 细胞提供活化信号；CD19 负责传递活化信号；CD21 还是 EB 病毒受体，与 EB 病毒选择性感染 B 细胞有关。

3. 协同刺激分子 协同刺激分子与其相应配体结合，为 B 细胞完全活化提供共同刺激信号。B 细胞的完全活化需要两种活化信号的协同作用。B 细胞的 BCR 识别抗原，产生的信号经由 Igα/Igβ 和 B 细胞共受体转导至细胞内，此为 B 细胞活化的第一信号。第二信号则由 Th 和 B 细胞表面的协同刺激分子相互作用产生。在协同刺激信号的作用下，B 细胞活化增殖为浆细胞。同时 B 细胞作为抗原提呈细胞，通过协同刺激分子促进 T 细胞的活化与增殖（表 3-2）。

表3-2　B细胞表面的重要协同刺激分子

协同刺激分子	相应配体	主要作用
CD40	CD40L	B细胞活化最重要的第二信号，促进B细胞分化成熟和产生抗体
CD80和CD86（B7分子）	CD28	为T细胞活化提供第二信号
CD80和CD86（B7分子）	CTLA-4	抑制T细胞活化
ICAM-1（CD54）、LFA-1（CD11a/CD18）等黏附分子	ICAM-2、ICAM-3	介导B细胞与T细胞之间的黏附

4. 其他表面分子　B细胞表面还表达CD19、CD20等B细胞特征性表面分子，可作为免疫治疗B细胞白血病的靶点；B细胞表达的CD22、CD32起到负调节B细胞活化的作用。除此之外，B细胞还表达IgG FcR Ⅱ、丝裂原受体及MHC Ⅰ类分子和MHC Ⅱ类分子。

（二）B细胞的分类和功能

根据是否表达CD5分子，成熟B细胞可分为$CD5^+$的B1细胞和$CD5^-$的B2细胞。

1. B1细胞　占B细胞总数的5%～10%，主要定居于腹膜腔、胸膜腔和肠道黏膜固有层中。B1细胞在个体发育胚胎时期即产生，具有自我更新能力。B1细胞抗原受体V区序列相对保守，主要识别病原体表面的糖类等TI-Ag，无需T细胞辅助即可活化。当人体发生微生物感染时，B1细胞可迅速产生IgM抗体，参与固有免疫，构成人体第一道防线。B1细胞产生的低亲和力IgM能与多种不同的抗原表位结合，表现为多反应性。在无明显外来抗原刺激时，B1细胞也能自发分泌针对微生物脂多糖和某些自身抗原的IgM抗体，又称天然抗体。B1细胞产生的多反应性自身抗体有时可能会诱导自身免疫病的发生。

2. B2细胞　主要定居于外周免疫器官的滤泡区，能分泌抗体参与适应性体液免疫应答，即通常所说的B细胞。B2细胞在个体发育中出现相对较晚，由骨髓产生。在抗原的刺激下和Th的辅助下，B2细胞分化成浆细胞，产生高亲和力IgG抗体，发挥体液免疫功能。初次免疫应答后，部分高亲和力细胞分化为记忆B细胞，当再次感染时，记忆B细胞可迅速活化和分化为浆细胞，介导再次免疫应答。除此之外，B2细胞还具有提呈抗原和免疫调节的功能。

知识链接

T细胞和B细胞的发现

T细胞和B细胞的发现者是Max D. Cooper和Jacques Miller。Max D. Cooper最早发现B细胞在鸟类的法氏囊中产生。他用鸡做实验，发现被切除掉法氏囊并接受X射线照射的雏鸡体内完全没有抗体产生。之后通过切除鸡的胸腺，他又发现了胸腺是T细胞的发生场所。Jacques Miller则发现小鼠被切除胸腺之后丧失了对异体器官的排异反应，也由此鉴定出胸腺的功能。此后，他鉴定出淋巴细胞分为T细胞和B细胞两个类群，分别源自小鼠胸腺和骨髓。因对免疫学做出的奠基性贡献，Max D. Cooper和Jacques Miller于2019年9月获得了素有诺贝尔奖"风向标"之称的拉斯克基础医学奖。

三、自然杀伤细胞

自然杀伤（natural killer，NK）细胞来源于骨髓，是一类固有免疫细胞，主要分布于外周血和脾，占外周血淋巴细胞总数的 5%～10%。

（一）NK 细胞的表面分子

1. CD16 即 IgG Fc 受体，当 IgG 与靶细胞表面抗原特异性结合后，其 Fc 段可结合 NK 细胞，从而增强 NK 细胞的杀伤作用，该作用称为抗体依赖性细胞介导的细胞毒作用（ADCC）。

2. KAR 与 KIR 杀伤细胞活化受体（KAR）能广泛识别靶细胞表面的糖类配体，使 NK 细胞活化并产生自然杀伤效应。杀伤细胞抑制受体（KIR）能识别并结合自身组织细胞表面的 MHC Ⅰ类分子，产生抑制信号，保护正常的自身组织细胞不被破坏。

（二）NK 细胞的生物学功能

NK 细胞不表达特异性抗原识别受体，其识别靶细胞无 MHC 限制性，无需抗原致敏便可直接杀伤肿瘤细胞及病毒感染细胞，而对自身正常组织细胞无杀伤作用。NK 细胞被激活后，通过释放颗粒酶、穿孔素及启动细胞凋亡程序发挥效应。

> 【要点提示】
> 重点：免疫细胞的种类，重要的表面分子及其功能。
> 难点：TCR、BCR、ADCC 的功能。
> 高频考点：T 细胞重要的表面分子；NK 细胞的生物学功能。

任务二　抗原提呈细胞

抗原提呈细胞（antigen presenting cell，APC）是指一类能摄取、加工、处理抗原，并将抗原提呈给 T 细胞的免疫细胞。根据 APC 表面膜分子表达和功能，APC 可分为两类：①专职 APC：包括单核/巨噬细胞、树突状细胞和 B 细胞，这类细胞均可表达 MHC Ⅱ类分子和参与 T 细胞活化的共刺激分子；②兼职 APC：包括内皮细胞、上皮细胞和激活的 T 细胞等，这类细胞通常情况下不表达 MHC Ⅱ类分子，但在炎症等刺激下也可表达 MHC Ⅱ类分子，从而具有处理和提呈抗原的功能。此外，人体中所有的有核细胞处理内源性抗原肽，并通过抗原肽-MHC Ⅰ类分子复合物的形式提呈给 $CD8^+T$ 细胞，这些有核细胞亦属于广义上的 APC。

一、单核/巨噬细胞

单核细胞来源于骨髓，从血液移行到全身组织器官，又称为巨噬细胞（$M\phi$）。不同器官组织中的 $M\phi$ 名称各异，比如，在肝中称为库普弗细胞，在中枢神经系统中称为小胶质细胞，在骨组织中称为破骨细胞等。单核/巨噬细胞表达补体受体、Fc 受体、清道夫受体、模式识别受体等多种受体，具有抗感染、抗肿瘤、参与免疫应答和免疫调节等多种功能，是人体内生物学活性最活跃的细胞类型之一，其摄取和加工抗原的能力很强，提呈抗原的能力相对较弱。

二、树突状细胞

树突状细胞（DC）是一大类重要的专职 APC，因其细胞具有许多树突样突起而得名，为人体内功能最强的专职 APC，能刺激初始 T 细胞活化和增殖，是机体免疫应答的启动者。

（一）树突状细胞的来源和分布

DC 由骨髓中的造血干细胞分化而来，经血液进入各种实体器官和上皮组织，成为未成熟 DC。未成熟 DC 主要存在于各组织器官中，它们表达模式识别受体，能有效识别和摄取外源性抗原，具有很强的抗原加工能力，但提呈抗原和激发免疫应答能力较弱。未成熟 DC 在各组织器官中接触和摄取抗原后或受到某些炎性刺激后表达特定趋化因子受体，在趋化因子的作用下发生迁移，进入外周免疫器官成为成熟 DC。成熟 DC 高水平表达 MHC Ⅱ 类分子、共刺激分子和黏附分子，提呈抗原能力和激活 T 细胞的能力很强。

（二）树突状细胞的功能

1. 抗原提呈功能 DC 通过胞饮、吞噬、受体介导的胞吞等方式摄取抗原。抗原被 DC 摄入后，经过加工处理，以抗原肽-MHC Ⅱ 类分子复合物的形式提呈给 T 细胞，激活初始 T 细胞，启动适应性细胞免疫应答。DC 摄取抗原并销毁抗原物质，亦行使固有免疫应答功能。

2. 参与免疫调节 DC 可分泌多种细胞因子参与调节免疫细胞的分化、发育、活化、移行和发挥效应等。

3. 参与免疫耐受 未成熟 DC 参与外周免疫耐受的诱导。

4. 参与 B 细胞的分化、发育、激活和记忆 外周免疫器官中的 DC 对 B 细胞的分化、发育、激活及记忆 B 细胞的形成和维持起重要作用。

三、B 细胞

B 细胞也是一类重要的专职 APC。B 细胞除通过 BCR 识别、浓集和内化抗原，也可通过胞饮作用摄取抗原。B 细胞以抗原肽-MHC Ⅱ 类分子复合物的形式将抗原提呈给 Th，激活 Th 的同时，B 细胞本身在 Th 的辅助下活化为浆细胞产生抗体，发挥适应性体液免疫效应。

【要点提示】

重点：专职 APC 的种类及其功能。

高频考点：APC 的组成；单核/巨噬细胞既具有抗原加工提呈功能，又具有吞噬抗原抗感染功能。

任务三 其他免疫细胞

一、中性粒细胞

中性粒细胞具有很强的趋化作用和吞噬功能。当病原体在机体内局部引发感染时，中性粒细胞可迅速穿越血管内皮细胞进入感染部位，发挥吞噬杀伤和清除病原体的作用。

二、嗜酸性粒细胞

嗜酸性粒细胞具有一定的吞噬杀菌能力，尤其是在抗寄生虫免疫中发挥重要作用。此外，嗜酸性粒细胞也可通过释放组胺等，在超敏反应中发挥调节作用。

三、嗜碱性粒细胞和肥大细胞

嗜碱性粒细胞和肥大细胞表面均表达高亲和力 IgE Fc 受体，在相同的抗原再次刺激时可迅速合成并释放组胺、白三烯等生物学活性介质，介导Ⅰ型超敏反应。

四、血小板

血小板在某些因素的作用下，可释放组胺、5-羟色胺等血管活性物质而参与超敏反应。

五、红细胞

红细胞可通过表面 C3b 受体发挥免疫黏附作用，在清除循环免疫复合物方面起着重要作用。

> 【要点提示】
> 重点：其他免疫细胞包括粒细胞、肥大细胞、血小板、红细胞等。

（姜俊如）

【任务实施】

实训一　免疫细胞的观察

一、能力目标
1. 能使用显微镜正确观察标本片。
2. 能分辨中性粒细胞、巨噬细胞、T细胞、鸡红细胞、绵羊红细胞。

二、标本
显微镜、大吞噬标本片、小吞噬标本片、淋转试验标本片、E花环试验标本片。

三、观察标本片并绘图

1. 大吞噬现象（图3-5）　是巨噬细胞吞噬鸡红细胞的功能测定。

油镜下观察：未被吞噬的鸡红细胞呈椭圆形，其细胞质呈红色，细胞核被染成蓝色。巨噬细胞形态多样，呈圆形或椭圆形，细胞核呈蓝色、较小，着色较深；巨噬细胞数量较多、体积较大，其表面有许多似毛刺状的小突起（伪足），细胞质中有数量不等的蓝色颗粒（为被吞噬的鸡红细胞细胞核，且形态变圆）。

2. 小吞噬现象（图3-6）　是中性粒细胞吞噬细菌的功能测定。

油镜下观察：中性粒细胞的细胞质被染成淡红色，细胞核被染成紫色，呈杆状或2~5叶分叶状，叶与叶间有细丝相连。被吞噬的细菌染成紫色。

3. 淋巴细胞转化试验（淋转试验）结果观察（图3-7）　油镜下观察：淋巴母细胞细胞核的大小、细胞核与细胞质的比例及染色性，细胞核的构造及核仁的有无。

（1）成熟的小淋巴细胞：与未经培养的小淋巴细胞大小一样，直径6~8μm，细胞核染色致密，无核仁，细胞核与细胞质比例大，细胞质染色为轻度嗜碱性。

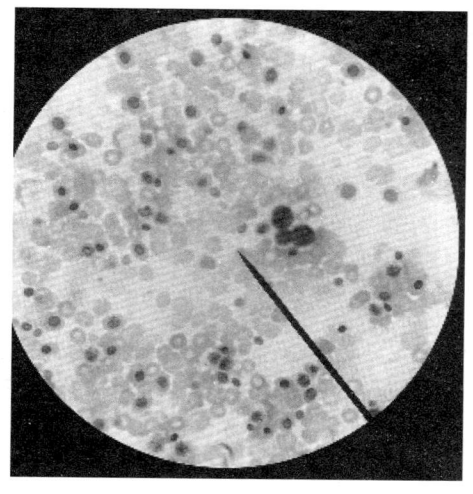

图 3-5　大吞噬现象

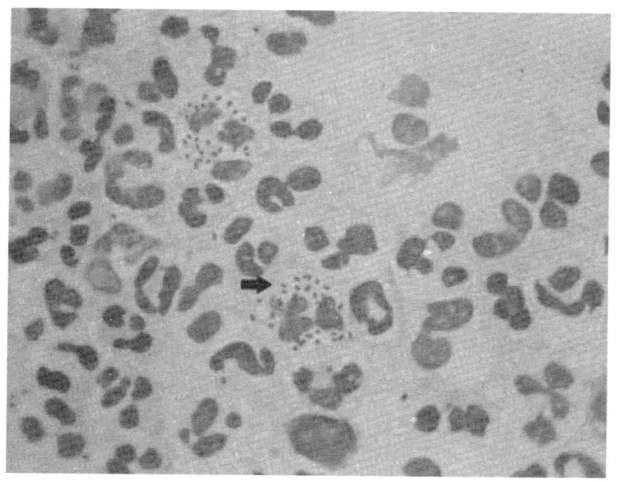

图 3-6　小吞噬现象

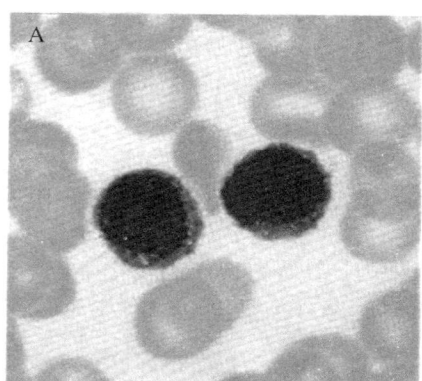

A. 未转化细胞

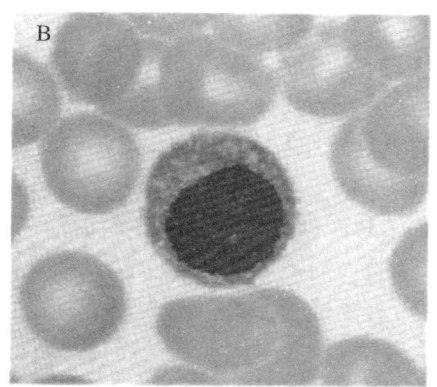

B. 转化细胞

图 3-7　淋转实验结果

（2）过渡型淋巴细胞：比小淋巴细胞大，直径 10～20 μm，细胞核染色致密，但出现核仁，此为与成熟小淋巴细胞的鉴别要点。

（3）淋巴母细胞：细胞体积增大，直径 20～30 μm，形态不整齐，常有小突起，核变大，常偏于一侧，细胞核染色疏松呈细网状，有核仁 1～3 个，细胞质增加，常出现细胞质空泡，有时可见有丝分裂。

4. E 花环试验结果观察（图 3-8）　油镜下观察：淋巴细胞呈蓝色，绵羊红细胞（SRBC）呈红色围绕淋巴细胞形成花环，凡表面黏附有 3 个或 3 个以上 SRBC 者为花环形成细胞（即 E 阳性细胞）。

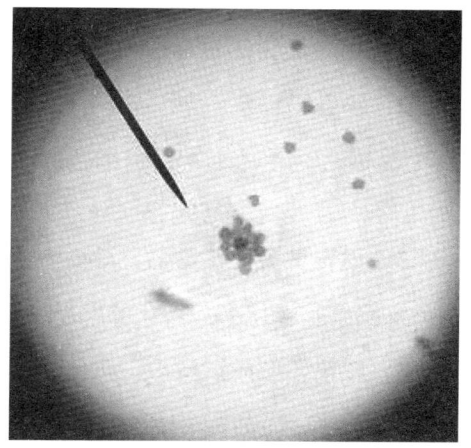

图 3-8　E 花环试验结果

（王世龙）

实训二 吞噬率、吞噬指数、淋转率、E花环形成率的计算

一、能力目标
1. 进一步熟悉中性粒细胞、巨噬细胞、T细胞、淋巴母细胞的形态特点。
2. 学会吞噬率、吞噬指数、淋转率、E花环形成率的计算方法。

二、原理
巨噬细胞吞噬鸡红细胞（摄入抗原）后可形成大吞噬现象；中性粒细胞吞噬细菌（摄入抗原）后可形成小吞噬现象；T细胞受抗原或有丝分裂原刺激后可转化为淋巴母细胞；T细胞表面有绵羊红细胞受体，可结合绵羊红细胞形成玫瑰花环形状。

三、器材
显微镜、大吞噬标本片、小吞噬标本片、淋巴细胞转化标本片、E花环标本片等。

四、操作
1. **大吞噬现象** 油镜下观察并计数200个巨噬细胞，分别计数吞噬鸡红细胞的中性粒细胞数和吞入的鸡红细胞数，计算吞噬率和吞噬指数。
2. **小吞噬现象** 油镜下观察并计数100个中性粒细胞，分别计数吞噬细菌的中性粒细胞数和吞入的细菌数，计算吞噬率和吞噬指数。
3. **淋转试验** 油镜下观察并计数200个淋巴细胞，计算淋巴细胞转化率。
4. **E花环形成试验** 高倍镜或油镜下观察并计数200个淋巴细胞中花环形成细胞的百分数。凡能结合3个以上SRBC者为花环形成细胞。

五、结果判定
1. **大吞噬现象**

   吞噬率 = 吞噬鸡红细胞的巨噬细胞数 / 计数的巨噬细胞数 × 100%

   吞噬指数 = 吞噬的鸡红细胞总数 / 吞噬鸡红细胞的巨噬细胞数

2. **小吞噬现象**

   吞噬率 = 吞噬细菌的中性粒细胞数 / 计数的中性粒细胞数 × 100%

   吞噬指数 = 吞噬的细菌总数 / 吞噬细菌的中性粒细胞数

3. **淋转试验** 正常值：60% ~ 80%。

   淋巴细胞转化率 = 转化的淋巴细胞数 / （转化的淋巴细胞数 + 未转化的淋巴细胞数）× 100%

4. **E花环形成试验** 正常值：60% ~ 80%。

   E花环形成率 = 花环形成细胞总数 / 计数的淋巴细胞数 × 100%

六、注意事项
1. 先用低倍镜找到视野，再使用高倍镜或油镜观察。
2. 观察时按照一定顺序（"城墙垛"或者"弓"字形）进行计数。
3. 观察时最好2人一组，分别观察并计数1次，取平均值更为准确。

4．如果观察并计数整个标本片后，吞噬细胞或者 T 细胞不足标准计数数量，按照实际计数数量进行计算。

（田冬梅）

实训三　中性粒细胞吞噬功能试验

一、能力目标
1．能说出中性粒细胞的吞噬作用原理。
2．学会中性粒细胞吞噬功能试验的操作步骤、结果判读方法。
3．知道中性粒细胞吞噬功能试验的注意事项。

二、原理
中性粒细胞具有吞噬功能，可非特异性吞噬酵母菌、表皮葡萄球菌等颗粒性物质，并将其消化分解。本实验取人（兔）静脉血在体外与酵母菌混合，孵育一段时间后取出制成血涂片，瑞氏染色，观察并计算其吞噬百分率和吞噬指数，可反映机体的非特异性免疫功能。

三、试剂器材
1．安琪高活性干酵母粉（5 g）。
2．带盖抗凝管（内含 3.8% 枸橼酸钠 0.2 ml）。
3．瑞氏染液及磷酸盐缓冲液、蒸馏水。
4．37℃水浴箱、显微镜、载玻片、滴管、试管、采血针、无菌注射器、碘酒、70% 乙醇、无菌棉签、二甲苯、香柏油等。

四、步骤
1．抽取人（兔）静脉血 1 ml，置抗凝管中颠倒混匀。
2．称取 1 g 安琪高活性干酵母粉，用蒸馏水稀释 1.0×10^4 倍。
3．取 3～5 滴酵母菌液加入抗凝血试管中，用吸管混匀。
4．置 37℃水浴箱中水浴 15 min，中途混匀 1 次。
5．取出试管，用吸管将试管中血液打匀后取血半滴于载玻片上，用另一载玻片推成薄血片。
6．待血推片自然干燥后，瑞氏染色：滴加适量瑞氏染液于血推片上，覆盖整个血膜部分，染色 1～2 min，然后滴加等量磷酸盐缓冲液，轻轻晃动玻片混匀，使磷酸盐缓冲液与瑞氏染液充分混匀，室温下静置 3～10 min。
7．用自来水从玻片一端轻轻冲洗（也可用磷酸盐缓冲液等量稀释后，冲洗玻片，时间控制在 30 s 左右）。
8．自然干燥或用吸水纸吸干后镜检。

五、结果判断
1．染色结果
（1）酵母菌、中性粒细胞的细胞核被染成蓝色。
（2）中性粒细胞的细胞质、嗜酸性颗粒被染成粉红或橘红色。
2．计数　油镜下计数 100 个中性粒细胞，分别计数吞噬酵母菌的中性粒细胞数和吞入的酵母菌数，计算吞噬百分率和吞噬指数。

吞噬百分率 = 吞噬酵母菌的中性粒细胞数 / 计数的中性粒细胞数 ×100%

吞噬指数 = 吞噬的酵母菌总数 / 吞噬酵母菌的中性粒细胞数

六、注意事项

1．所用器材要洁净。

2．血涂片应厚薄均匀，不宜太薄或太厚，否则会影响染色效果及细胞计数。

3．涂片染色中，请勿先去除染液或直接对涂片用力冲洗。不能先倒掉染液，以免染料沉积于涂片上。

4．中性粒细胞多分布于血涂片的尾部，计数时应取前、中、后三段计数，以提高准确性。

5．染色液可重复使用，但不能多次重复，若有沉淀物应过滤后再使用。

6．染色过深可用甲醇或乙醇适当脱色，最好不复染。如果染色过深或过浅，应调整染色时间或工作液浓度。

7．为了保证实验人员的安全和健康，请穿实验服并戴一次性手套操作。

（田冬梅）

自测题

一、名词解释

1．免疫细胞　　2．免疫活性细胞　　3．抗原提呈细胞

二、单项选择题

1．B 细胞特异性识别抗原的表面分子是
   A．BCR 复合物　　　　　　　　B．TCR-CD3 复合物
   C．CD5　　　　　　　　　　　D．MHC Ⅱ类分子
   E．B7

2．下列描述中错误的是
   A．B1 细胞主要产生 IgM 类抗体，参与固有免疫应答
   B．B2 细胞主要参与适应性体液免疫应答，具有记忆效应
   C．B 细胞以抗原肽 -MHC Ⅱ类分子复合物的形式将抗原提呈给 Th，属于专职抗原提呈细胞
   D．B 细胞的活化需要 BCR 与抗原结合产生的第一信号和协同刺激分子相互作用产生的第二信号
   E．B 细胞的活化只需要 BCR 与抗原结合产生的信号，不需要协同刺激信号

3．T 细胞结合靶细胞 MHC Ⅰ类分子，辅助 TCR 识别抗原的表面分子是
   A．CD4　　　　　　　　　　　B．CD8
   C．CD2　　　　　　　　　　　D．CD28
   E．CD40L

4．无需抗原致敏即可直接杀伤肿瘤细胞或病毒感染细胞的是
   A．Tc　　　　　　　　　　　　B．NK 细胞
   C．B 细胞　　　　　　　　　　D．树突状细胞

  E．中性粒细胞
5．抗原提呈细胞包括
  A．T 细胞和 B 细胞　　　　　　B．Th、Tc 和 Treg
  C．B1 细胞和 B2 细胞　　　　　D．单核/巨噬细胞、树突状细胞和 B 细胞
  E．粒细胞、肥大细胞和血小板

三、简答题

1．T 细胞表面有哪些重要的表面分子？它们的功能是什么？
2．T 细胞有哪些分类？

项目四

免疫分子

任务一数字资源

任务一　免疫球蛋白与免疫血清

学习目标

通过本任务内容的学习，学生应能够：

识记：
1. 说出抗体、免疫球蛋白和免疫血清的概念。
2. 描述免疫球蛋白的基本结构。

理解：
1. 解释免疫球蛋白的水解片段及意义。
2. 说明免疫球蛋白的抗原特异性。
3. 区分五类免疫球蛋白的特性及功能。

运用：
应用免疫血清进行免疫学检验。

案例导入

患儿，男，18个月，自出生8个月起多次患肺炎、中耳炎和脓疱病，为寻找病因，家长带其到医院就诊。查体时发现患儿扁桃体缺如，血常规正常。

问题：
1. 该患儿最可能的诊断是什么？
2. 为进一步明确诊断，可做哪些相关实验室检查？

一、免疫球蛋白与抗体

抗体（antibody，Ab）是B细胞经抗原刺激后增殖分化为浆细胞所产生的一种能与相应抗原特异性结合的免疫球蛋白，主要存在于血清等体液中，约占血浆蛋白总量的20%。血清蛋白通过电泳分为：白蛋白、α_1球蛋白、α_2球蛋白、β球蛋白及γ球蛋白等组分，具有抗体活性的主要分布在γ球蛋白组分（即丙种球蛋白），因此，抗体曾被称为γ球蛋白。

世界卫生组织及国际免疫学会联合会所属专门委员会先后于1968年和1972年决定，将具有抗体活性或化学结构与抗体相似的球蛋白统称为免疫球蛋白（immunoglobulin，Ig）。因此，免疫球蛋白不一定全是抗体，但抗体一定是免疫球蛋白。

（一）免疫球蛋白的基本结构

免疫球蛋白的基本结构是一个呈"Y"字形的四条多肽链，包括两条相同的轻链和两条相同的重链，各肽链之间有数量不等的二硫键（图4-1，彩图1）。

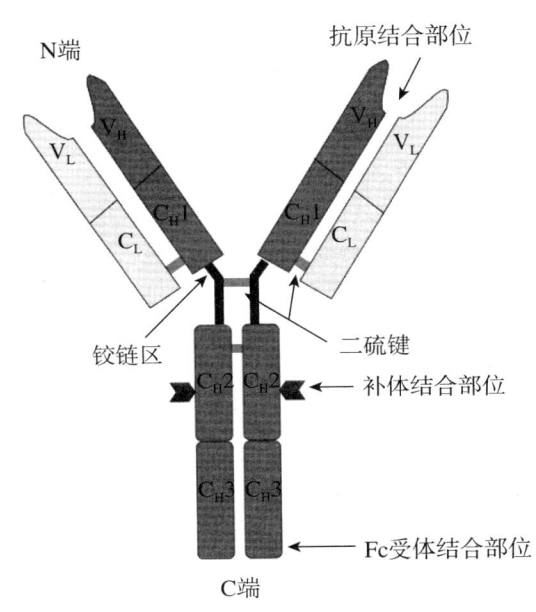

图4-1 抗体基本结构示意图

1. 轻链（L链）

（1）轻链的组成：每条轻链的分子量约为25，约由214个氨基酸残基组成。

（2）轻链的分型：轻链可分为κ链和λ链，分别由第2号和第22号染色体编码。一个天然抗体上的两条轻链是同型的，即κ型或λ型，但同一个体内也可存在分别带有κ链或λ链的抗体分子。正常人血清中κ：λ约为2：1。如果比例异常，可提示免疫系统病变。

2. 重链（H链）

（1）重链的组成：每条重链的分子量为50～75，有450～550个氨基酸，两条重链间以二硫键连接。

（2）重链的分类：免疫球蛋白的重链恒定区，因其氨基酸的组成和排列顺序不同，可将重链分为五类，即α链、γ链、μ链、δ链、ε链，不同类的重链可与轻链组合形成完整的免疫球蛋白分子，分别称为IgA、IgG、IgM、IgD、IgE。同一种Ig根据其连接的铰链区氨基酸组成和重链二硫键的数目和位置的差别，又可分为不同的亚型，已证实的Ig亚型有IgG_1、IgG_2、IgG_3及IgG_4、IgA_1和IgA_2。

（二）免疫球蛋白的其他结构

除了上述基本结构外，某些免疫球蛋白还有一些其他结构，如连接链和分泌片（图4-2）。

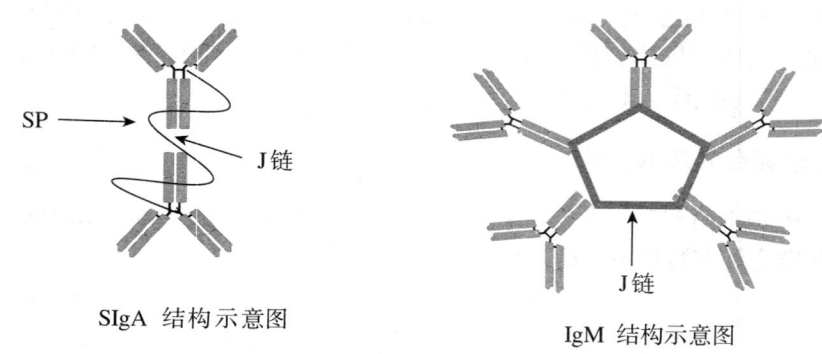

图 4-2　免疫球蛋白的 J 链和分泌片示意图

1. 连接链（J 链）　由 124 个氨基酸组成的酸性糖蛋白，分子量约为 15，是由合成 IgA 或 IgM 的浆细胞产生的一条多肽链，其主要作用是将单体 Ig 分子连接成二聚体、五聚体或多聚体。如：IgM 是由一条 J 链将 5 个单体连接而成，分泌型 IgA（SIgA）是由一条 J 链将 2 个单体连接而成，IgG、IgD、IgE 常为单体形式存在，因此没有 J 链。

2. 分泌片（SP）　是分泌型 IgA（SIgA）的一个辅助成分，是一种含糖的肽链，分子量约为 75，由黏膜上皮细胞合成，结合到 SIgA 分子上，并一同被分泌到黏膜表面。分泌片的作用是保护 SIgA 免受蛋白水解酶的降解，利于 SIgA 在局部黏膜抗感染中发挥作用。

（三）免疫球蛋白的功能区

通过分析不同 Ig 分子轻链和重链的氨基酸序列，发现靠近 N 端的约 110 个氨基酸序列变化很大，其他部位氨基酸序列则相对恒定。因此，靠近多肽链 N 端，氨基酸的种类、排列顺序与构型变化大的结构域称为可变区（V 区），包括 L 链的 1/2 与 H 链的 1/4 或 1/5 区域；靠近多肽链 C 端，氨基酸的种类、排列顺序及构型相对恒定的结构域称为恒定区（C 区），包括 L 链的 1/2 与 H 链的 3/4 或 4/5 区域。

1. 可变区（V 区）　H 链和 L 链的 V 区分别称为 V_H 和 V_L，V 区的功能是特异性识别并结合抗原。因 V 区氨基酸的种类和排列顺序变化较多，所以人体可形成与不同抗原结合的各种特异性抗体。每个 Ig 分子的单体有两个抗原结合部位，可结合两个抗原决定簇，故抗体单体又称为二价分子。

V_H 和 V_L 内各有 3 个区域氨基酸组成和排列顺序高度可变，称为超变区（HVR）或者互补决定区（CDR）。CDR 是抗体与抗原决定簇互补结合的区域，分别用 CDR1、CDR2、CDR3 表示。超变区也是抗体分子独特型决定簇主要存在的部位。V 区中 CDR 之外区域的氨基酸组成和排列顺序相对变化不大，称为骨架区，此区域不与抗原决定簇结合，主要维持 CDR 的空间构型。

2. 恒定区（C 区）　H 链和 L 链的 C 区分别称为 C_H 和 C_L。同种属动物的同型或同类抗体此区域氨基酸的组成和排列比较恒定，免疫原性相同。不同类抗体的长度不同，IgA、IgD、IgG 有 C_H1、C_H2、C_H3 三个结构域，而 IgE 和 IgM 有 C_H1、C_H2、C_H3 和 C_H4 四个结构域。

3. 铰链区　位于 C_H1 与 C_H2 之间，含大量脯氨酸和半胱氨酸，富有弹性及伸展性。此区张合自如，有利于抗体分子与不同距离的抗原决定簇结合，也易被蛋白酶水解。IgM 和 IgE 缺乏铰链区。

4. 各区功能汇总

(1) 可变区（V_H 和 V_L）：抗原结合的部位。

(2) 恒定区功能较为复杂，主要有以下方面。

1) C_L 和 C_H1：具有部分同种异型遗传标志。

2) C_H2（IgG）或 C_H3（IgM）：补体 C1q 结合位点，可参与补体激活的经典途径。

3) C_H3（IgG）可与单核巨噬细胞、中性粒细胞、B 细胞和 NK 细胞表面 IgG 的 Fc 受体结合或者与胎盘滋养层细胞结合；C_H4（IgE）可与肥大细胞和嗜碱性粒细胞的 IgE Fc 受体结合，介导 I 型超敏反应。

（四）免疫球蛋白的水解片段

在一定条件下，为了研究免疫球蛋白的结构与功能，常把抗体分子肽链的某些部分用蛋白酶水解为不同的片段。免疫学研究中常用的蛋白酶是胃蛋白酶和木瓜蛋白酶。以 IgG 为例，水解片段如图 4-3 所示。

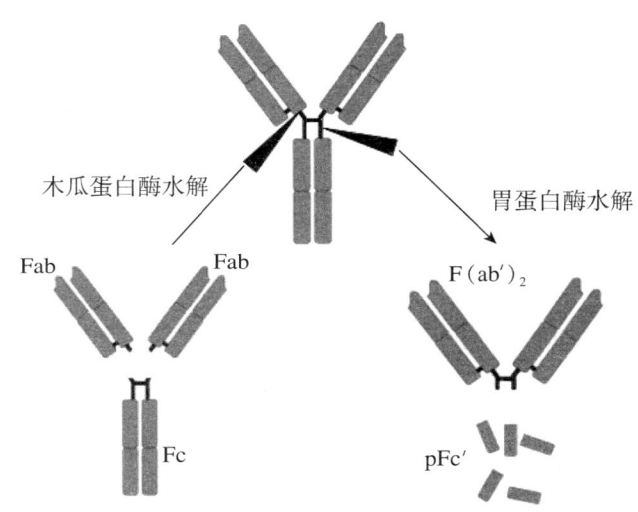

图 4-3 免疫球蛋白的水解片段示意图

1. 胃蛋白酶水解片段 胃蛋白酶水解 IgG 的部位是重链铰链区二硫键近 C 端处，裂解后得到一个大分子 F(ab')$_2$ 和若干小分子片段 pFc'。一个大分子 F(ab')$_2$ 由两个 Fab 及铰链区组成，具有两个抗原结合部位，表现为双价，能发生凝集反应和沉淀反应；小分子多肽碎片（pFc'）无生物学活性。

2. 木瓜蛋白酶水解片段 木瓜蛋白酶水解 IgG 的部位是重链铰链区二硫键近 N 端侧，可将 IgG 裂解为 3 个水解片段。

(1) 2 个完全相同的 Fab：2 个 Fab 相当于抗体分子的两个臂，由一条完整的轻链和部分重链（V_H、V_H 和 C_H1）组成。一个完整的 Fab 片段表现为单价，可与抗原结合但不发生凝集反应和沉淀反应；

(2) 1 个 Fc：Fc 段相当于 IgG 两条重链的 C_H2、C_H3 功能区，不能结合抗原，但有其他生物学活性，是抗体与效应分子或细胞表面的 Fc 受体结合部位。

用酶水解免疫球蛋白的研究，不仅对阐明免疫球蛋白分子结构和功能有重要意义，对制备免疫制剂和医疗实践也有实际意义。如破伤风抗毒素、白喉抗毒素经胃蛋白酶水解后精制提纯的制品，既保留了结合抗原的特性，又避免了 Fc 的免疫原性，从而减少了超敏反应的发生。

【要点提示】
重点：Ig基本结构的组成。
难点：Ig功能区的区别与联系。
高频考点：Ig的结构及不同酶水解Ig后的片段区别。

二、免疫球蛋白的抗原特异性

免疫球蛋白可具有抗体活性，与相应抗原决定簇特异性结合。其本身作为大分子糖蛋白，对异种动物或同种异体，甚至体内其他B细胞来说又是一种抗原。根据其抗原特异性，Ig分为三型：同种型、同种异型、独特型。

（一）同种型

存在于同种Ig中的抗原表位即为同种型，是指同种属内所有个体间的Ig共有的抗原特异性标志。其抗原表位主要存在于Ig的恒定区（即C_H和C_L）。

同种型抗原特异性因种属而异，如人与动物的Ig同种型不同。根据C_H的不同，Ig可以有类和亚类的划分，如可根据C_H的不同分为IgM、IgG、IgD、IgA和IgE五类。其中IgG、IgA又分为若干亚类（$IgG_1 \sim IgG_4$，$IgA_1 \sim IgA_2$）。根据C_L的不同，Ig可以有型和亚型的划分，如IgG有κ型和λ型。

（二）同种异型

存在同一种属不同个体间Ig的抗原表位称为同种异型，是指同一种属内不同个体间的Ig具有不同的抗原特异性，表现在Ig的C区（C_H和C_L）的一个或数个氨基酸的不同。这些差异是由于编码Ig的结构基因发生点突变所致，并被稳定地遗传下来。因此，Ig同种异型可作为一种遗传标志应用于法医学与人类学。

（三）独特型

每个Ig分子所特有的、存在于可变区的抗原特异性标志，其表位被称为独特位，一般位于每个Ig的可变区，Ig每一个Fab有5~6个独特位，它是个体特异性的氨基酸结构。独特型抗原表位可刺激异种、同种异体乃至同一个体产生相应的抗体，即抗独特型Ig。

【要点提示】
重点：Ig抗原特异性的分型。
难点：Ig同种型、同种异型、独特型的原理。
高频考点：5种Ig的分类原理。

三、免疫球蛋白的生物学活性

免疫球蛋白具有多种生物学作用，本部分主要介绍抗体的生物学活性。抗体在机体免疫中主要介导体液免疫应答，其功能与分子结构密切相关。抗体的V区可与相应抗原表位特异性结合；C区可介导一系列生物学效应，包括激活补体、调理作用、NK细胞发挥细胞毒作用和超敏反应等。

(一) 特异性结合抗原

识别并特异性地结合抗原是抗体最主要的功能。抗体以其Fab上V区的高变区与抗原表位发生特异性结合。抗体有单体、二聚体和五聚体,因此结合抗原表位的数目不同。抗体能结合抗原表位的个数称为结合价,单体抗体如IgG、IgD、IgE可结合2个抗原表位,为双价;二聚体SIgA可结合4个抗原表位,为4价;五聚体IgM理论上应为10价,但由于立体构象的空间受阻,一般只有5价。

在体内,抗体分子可介导多种生物学效应。如结合细菌、病毒等病原微生物及其代谢产物,直接发挥中和毒素、阻断病原体入侵等防御功能。在体外,抗体与抗原可发生特异性结合,形成可被识别的现象,如凝集、沉淀等,常用于抗原或抗体的检测和免疫功能的判断。

【课程思政】

1901年获得首个诺贝尔生理学或医学奖的Behring,是血清疗法的创始人之一,其在研究抗毒素血清过程中,在实验室度过了5000多个日夜,历经300多次失败后才获得成功。他在做军医期间就曾立誓,今生都要为减轻人类的痛苦而活,矢志不渝。他的"大医精神"值得我们每一位同学学习。

(二) 活化补体

某些抗体(如$IgG_1 \sim IgG_3$、IgM)可通过经典途径激活补体系统。当抗体与相应抗原结合后,其构型会发生改变,暴露出补体结合位点,补体C1q与之结合后,启动补体的经典途径。

(三) 结合细胞表面的Fc受体

不同细胞表面有不同抗体的Fc受体,当抗体与相应抗原结合后,其Fc段可与具有相应受体的细胞结合,发挥不同的生物学效应。

1. 介导Ⅰ型超敏反应 IgE可介导Ⅰ型超敏反应。变应原首次进入机体刺激产生抗体IgE,IgE可与肥大细胞、嗜碱性粒细胞表面的IgE Fc受体结合,使细胞致敏。当相同的变应原再次进入机体时,即可与致敏细胞结合,引起Ⅰ型超敏反应。

2. 调理吞噬作用 IgG或IgM的Fab与细菌等颗粒性抗原结合后,其Fc段可与中性粒细胞和巨噬细胞表面的Fc受体结合,增强其对细菌的吞噬作用。

3. 抗体依赖细胞介导的细胞毒作用 IgG的Fab与靶细胞(肿瘤细胞、病毒感染的细胞)表面的抗原表位特异性结合后,其Fc段与杀伤细胞(如NK细胞)表面的Fc受体结合,从而杀伤靶细胞,称为抗体依赖的细胞介导的细胞毒作用(ADCC),其中NK细胞是介导ADCC作用的主要细胞。

(四) 结合葡萄球菌A蛋白

IgG的Fc段可以与葡萄球菌A蛋白(SPA)结合,常用于协同凝集试验,可检测多种细菌抗原或抗原-抗体复合物。

(五) 穿过胎盘

IgG是唯一可通过胎盘从母体转移给胎儿的免疫球蛋白。IgG的这种功能与其Fc段结构有关,如切除Fc段后,剩余的Fab并不能通过胎盘。IgG通过胎盘的作用是一种重要的自然被动免疫，对新生儿抗感染有重要作用。

（六）参与黏膜局部免疫

分泌型 IgA（SIgA）主要存在于胃肠道分泌液、支气管分泌液、初乳、唾液和泪液中，是外分泌液中的主要抗体，参与黏膜局部免疫，通过与相应细菌、病毒等结合，阻止病原体黏附到细胞表面，是机体黏膜局部免疫的重要组成部分。

（七）介导超敏反应

多种免疫球蛋白均可介导超敏反应，如 IgE 可介导 I 型超敏反应，IgG、IgM 可介导 II 型超敏反应，IgG、IgM 及少量 IgA 可介导 III 型超敏反应。

> 【要点提示】
> 重点：抗体的生物学活性。
> 难点：Ig 具有不同生物学活性的原理。
> 高频考点：不同 Ig 介导的生物学活性。

四、五类免疫球蛋白的特性和功能

人体常见的五类免疫球蛋白的生物学特性及理化性质的区别，见表4-1。

表4-1　五类免疫球蛋白的生物学特性及理化性质的区别

	IgG	IgA	IgM	IgD	IgE
重链类型	γ链	α链	μ链	δ链	ε链
主要存在形式	单体	单体、二聚体	五聚体	单体	单体
占血清总 Ig 比例（%）	75~80	10~15	5~10	0.3	0.02
开始合成时间	出生后3个月	4~6个月	胚胎晚期	较晚	较晚
半衰期（天）	23	6	5	3	2.5
通过胎盘	+	−	−	−	−
天然血型抗体	−	−	+	−	−
结合 SPA	+	−	−	−	−
介导 ADCC	+	−	−	−	−
其他免疫功能	抗菌、抗病毒作用	黏膜免疫作用	激活补体、早期防御	B 细胞分化成熟标志	介导 I 型超敏反应、抗寄生虫感染

（一）IgG

IgG 是血清中含量最高的 Ig，半衰期最长。出生后3个月开始合成，3~5岁接近成人水平，主要由脾和淋巴结中的浆细胞合成与分泌。IgG 的功能：①机体抗感染的主要抗体，包括抗毒素、抗病毒抗体和大多数抗菌抗体；②发挥重要的免疫学效应，如调理作用、ADCC 作用、激活补体等；③唯一能通过胎盘的 Ig，对新生儿抗感染起主要作用；④IgG 是重要的自身抗体成分，如某些抗核抗体、抗甲状腺抗体，参与自身免疫性疾病；⑤介导 II 型、III 型超敏反应。IgG 出现晚，消失也晚，常用于感染后期或者恢复期的判断。

（二）IgM

IgM 是分子量最大的 Ig，为五聚体，又称为巨球蛋白，主要由脾中的浆细胞合成，一般不能通过血管壁，主要存在于血液中，占血清 Ig 总量的 5%～10%。IgM 于胚胎后期合成，是个体发育中最早合成和分泌的 Ig。IgM 的功能：①机体受抗原刺激后最早产生的抗体，用于传染病的早期诊断；②因母体的 IgM 不能通过胎盘，若脐带血中 IgM 升高，提示胎儿宫内感染；③激活补体，IgM 有很强的结合抗原和激活补体的能力；④膜表面 IgM 是组成 B 细胞受体（BCR）的主要成分；⑤天然的血型抗体、类风湿因子均为 IgM；⑥介导 II 型、III 型超敏反应。

（三）IgA

IgA 分为血清型和分泌型两种。①血清型 IgA：以单体形式存在，占血清量的 10%～15%。在血清中并不显示重要的免疫学功能；②分泌型 IgA（SIgA）：以二聚体形式存在，SIgA 合成和分泌的部位在肠道、呼吸道、乳腺、唾液腺、泪腺。它是肠道黏膜上的第一道特异性防线，通过与相应细菌、病毒等结合，阻止病原体黏附到细胞表面，从而在局部黏膜抗感染中发挥重要作用。婴儿可从母乳中获得 SIgA，属于重要的自然被动免疫，对婴儿抵抗呼吸道和消化道病原微生物感染具有重要作用，所以临床上提倡母乳喂养。

知识链接

母乳喂养

2007 年，卫生部（现国家卫生健康委员会）出台《婴幼儿喂养策略》，其中指出，母乳是婴儿必需的和理想的食物，其所含的各种营养物质最适合婴儿的消化与吸收，且具有最高的生物利用率。母乳是 0～6 个月婴儿最合理的"营养配餐"，能提供 6 个月内婴儿所需的全部营养。母乳中含有丰富的抗感染物质，纯母乳喂养的婴儿发生腹泻、呼吸道及皮肤感染的概率低。母乳中还含有婴儿大脑发育所必需的各种氨基酸。哺乳过程中母亲的声音、拥抱和肌肤接触，能刺激婴儿的大脑反射，促进婴儿早期智力发展，有利于促进心理发育与提高外界适应能力。对母亲而言，母乳喂养还有利于产后恢复。

（四）IgD

IgD 在正常人血清中的浓度低，仅占血清 Ig 总量的 0.3%。IgD 的铰链区较长，易被蛋白酶水解，故半衰期很短（仅 3 天）。IgD 分为两型：①血清型 IgD，其功能尚不清楚；②膜结合型 IgD：存在于 B 细胞表面，是 B 细胞分化发育成熟的标志。未成熟 B 细胞仅表达 mIgM，成熟 B 细胞可同时表达 mIgM 和 mIgD，这种 B 细胞称为初始 B 细胞，活化的 B 细胞或记忆 B 细胞 mIgD 逐渐消失。

（五）IgE

IgE 是血清中合成最晚、半衰期最短、正常人血清中含量最少的 Ig，主要由鼻咽部、支气管胃肠道等黏膜部位的浆细胞产生。IgE 为亲细胞抗体，可与肥大细胞、嗜碱性粒细胞上的 Fc 受体结合引起 I 型超敏反应。在寄生虫感染的患者血清中，特异性 IgE 含量会显著增高。

【要点提示】
重点：5类Ig的功能和生物学特性及理化性质。
难点：不同Ig生成的时间。
高频考点：5类Ig之"最"的区别。

五、免疫血清

将抗原以不同途径免疫人或动物，可从人或动物血清中分离得到抗体，把这类含有抗体的血清称为抗血清或免疫血清。动物免疫血清的制备流程包括：选择免疫动物；制定免疫方案；采集血液标本；血清的分离和纯化；血清的鉴定（包括抗体特异性、效价、纯度及亲和力的鉴定）；血清保存（图4-4）。

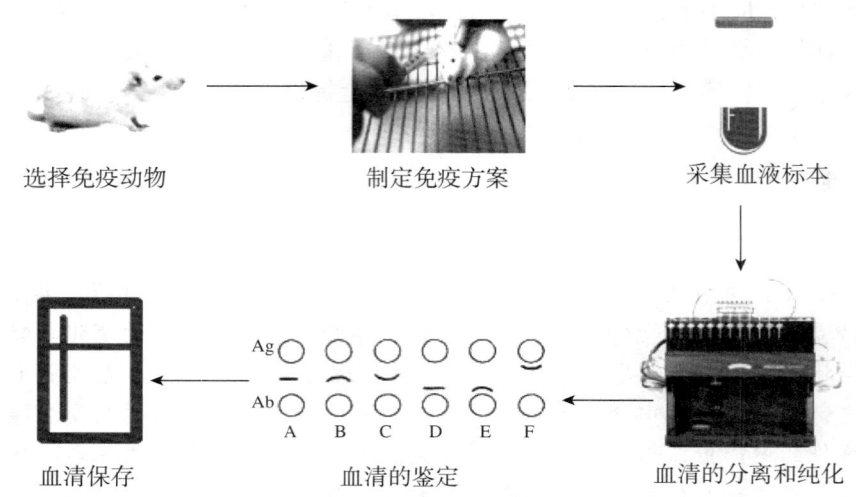

图4-4 动物免疫血清制备流程的示意图

【课程思政】
通过免疫动物来制备免疫血清是很常见的方式，因此，实验动物如马、小鼠、兔等，为人类卫生事业做出了巨大贡献，要珍爱和尊重它们的生命。

（一）免疫血清的分类

免疫血清种类很多，包括抗毒素、抗菌血清、抗病毒血清、抗Rh血清等。

1. 抗毒素 将类毒素多次免疫动物（常用马）后，采取动物的抗血清，经浓缩纯化后制得。主要用于治疗细菌外毒素所致疾病。常用的有白喉抗毒素、破伤风抗毒素。

2. 抗菌血清 指用细菌免疫马或其他动物所取得的免疫血清。目前，抗菌血清一般用于细菌的诊断，又称诊断血清。

根据用于制备血清的抗原类型不同，可将抗菌血清分为：
（1）抗"O"血清：指用细菌菌体抗原（O抗原）免疫动物后所获得的血清。
（2）抗"H"血清：指用细菌鞭毛抗原（H抗原）免疫动物后所获得的血清。
（3）表面抗原血清：指用含有表面抗原的菌体免疫动物后所获得的血清。

根据抗体的特异性又可以分为：

（1）单价诊断血清：只含有一种（型）特异性抗体的血清。

（2）多价诊断血清：含有多种特异性抗体的混合血清，如沙门氏菌O抗原的A-E多价血清。

（3）因子诊断血清：把含有多种抗体的混合免疫血清，用具有共同抗原成分的有关细菌将其共同抗体吸收，只留下一种或几种所需的特异性抗体的血清。

3．抗病毒血清 用病毒免疫动物后，采取动物的血清，经浓缩纯化而成。目前对病毒感染的治疗尚缺乏特效药物。故在某些病毒感染的早期或潜伏期，可考虑用抗病毒血清治疗。如用抗狂犬病毒血清与狂犬疫苗同时对被狂犬严重咬伤者进行注射，可防止狂犬病的发生。

4．抗Rh血清 能作用于Rh阳性（Rh^+）红细胞，临床上常用提纯的抗Rh球蛋白预防Rh新生儿溶血症。

（二）免疫血清的保存

免疫血清在保存前应该先进行分装，分装量不宜过大，以免使用时反复开启而致污染或反复冻融而致抗体破坏。一般情况下，在抗血清中加入0.01%硫柳汞或0.1%叠氮钠，或加入等量甘油，分装成小瓶。

常用的保存方法有3种：①4℃保存，液体状态存放于普通冰箱，可保存3个月至半年；②-70～-20℃低温保存，该法是常用的抗血清保存方法，一般可保存2～3年，但要避免反复冻融；③冷冻真空干燥保存，抗血清用冷冻真空干燥机进行干燥后，制成干粉，封装后可在冰箱中保存4～5年。

【要点提示】

重点：免疫血清的分类。

难点：免疫血清的制备及保存。

高频考点：免疫血清的不同保存方式及年限。

知识链接

抗体的发现

在免疫学发展的早期，研究者们应用细菌或其外毒素给动物注射，注射后一段时间，通过体外实验证明在动物的血清中存在一种可以特异性中和外毒素毒性的组分，人们将其称为抗毒素，或能使细菌发生特异性凝集的组分称之为凝集素。后来，将血清中这种具有特异性反应的组分称为抗体（Ab），而将能刺激机体产生抗体的物质称为抗原（Ag）。由此建立了抗原与抗体的概念。

1890年，德国学者Behring和日本学者北里用白喉杆菌外毒素免疫动物，在该动物血清中发现一种能中和这种外毒素的组分称为抗毒素，这是在血清中发现的第一种抗体。人们把这种含有抗体的血清称为免疫血清。

（杜春艳）

自测题

一、名词解释

1. 抗体　　2. 免疫球蛋白　　3. 免疫血清

二、单项选择题

1. 免疫球蛋白的抗原结合位点是
   A. V_H 和 V_L　　　　　　　B. V_H
   C. V_L　　　　　　　　　　　D. C_H 和 C_L
   E. V区和C区

2. IgG分为几个亚型
   A. 1　　　　　　　　　　　　B. 2
   C. 3　　　　　　　　　　　　D. 4
   E. 5

3. 可将IgG裂解成一个Fc和两个Fab片段的酶是
   A. 木瓜蛋白酶　　　　　　　　B. 胃蛋白酶
   C. β-内酰胺酶　　　　　　　　D. 限制性核酸内切酶
   E. 胰蛋白酶

4. 皮内或皮下免疫时一般选择
   A. 多点注射　　　　　　　　　B. 静脉注射
   C. 皮内接种　　　　　　　　　D. 淋巴结内微量注射法
   E. 肌内注射

5. 实验室中需要制备大量免疫血清时,应选用哪种动物
   A. 马　　　　　　　　　　　　B. 家兔
   C. 豚鼠　　　　　　　　　　　D. 鸡
   E. 小鼠

三、简答题

1. 简述免疫球蛋白的基本结构和功能。
2. 五类免疫球蛋白有什么区别?

项目四 免疫分子 | 59

任务二 补体系统

任务二数字资源

学习目标

通过本任务内容的学习，学生应能够：
识记：
1. 说出补体的概念及补体系统激活的途径。
2. 列举补体的生物学功能。
理解：
1. 说明补体系统的组成。
2. 总结补体系统的命名方法和理化性质。
运用：
学会利用补体来检测抗原抗体能否特异性结合。

案例导入

患者，女，21岁。15天前突感头晕、乏力、尿色深黄，进食减少，睡眠、二便正常，体重无明显变化。既往半年多来有关节疼痛，有时口腔溃疡，无光过敏，月经正常。查体：T 37.6℃，贫血貌，无皮疹及出血点，浅表淋巴结不大，巩膜可疑黄染，咽不红，颊黏膜有一溃疡，心、肺无异常，腹平软，肝肋下 0.5 cm，质软无压痛，脾侧位可及，双膝关节轻压痛，无红肿，下肢不肿。入院后化验肝功能正常，胸部X线检查未见异常。实验室检查：RBC 2.70×10^{12}/L，Hb 85 g/L，网织红细胞 7.5%，Coombs 试验阳性，C3 含量 0.53 g/L（参考值 0.9～1.8 g/L），C4 含量 0.10 g/L（参考值 0.2～0.4 g/L）。临床诊断为"自身免疫性溶血性贫血"。

问题：
1. C3、C4 是什么物质？
2. C3、C4 有什么功能？

一、补体的概念、组成及理化性质

补体是人或动物血清、组织液和细胞膜表面的不耐热、经活化后具有酶活性的蛋白质。由于它是抗体溶菌作用的必要补充，所以被命名为补体（complement，C）。一般情况下，补体通常以酶原或非活化形式存在，在抗原-抗体复合物、各种病原生物组分、其他外源性或内源性物质的作用下，补体可通过经典途径、凝集素途径和旁路途径被激活，补体在活化过程中和活化后所形成的产物，可发挥一系列重要的生物学功能，包括介导细胞溶解、炎症反应、调理吞噬、调节免疫应答和清除免疫复合物等。

知识链接

补体的发现

1898年朱尔·博尔代（Jules Bordet）发现，如果将血清加热到55℃，尽管血清中的抗体不致受到破坏（这可被血清仍能与抗原相互作用所证实），但却丧失了摧毁细菌的能力。由此可以推断，血清中一定含有某种或某组非常脆弱的成分作为抗体的补充，使之能够与细菌发生作用。博尔代把这种成分称为防御素（alexin），而保罗·欧立希（Paul Ehrlich）则将其命名为补体。

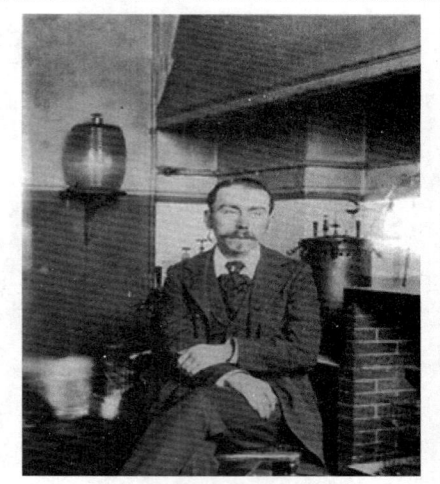

朱尔·博尔代

（一）补体的组成

补体包含30多种组分，因此被称为补体系统。根据补体各组分在活化过程中的生物学功能不同，可将其分为3类。

1. 补体固有成分　指在血清和体液中参与补体激活过程的各种补体成分，主要包括：①参与补体经典激活途径的C1q、C1r、C1s、C4、C2、C3；②参与旁路途径的B因子、D因子、P因子等；③参与凝集素途径的MBL和MBL相关丝氨酸蛋白酶；④补体活化的共同组分C5、C6、C7、C8、C9。

2. 补体调节蛋白　指存在于血浆和细胞膜表面，通过调节补体激活途径中关键酶而控制补体活化强度和范围的蛋白分子。如C1抑制物、I因子、H因子等。

3. 补体受体　指存在于不同细胞膜表面，能与补体激活后所形成的活性片段相结合，介导多种生物学效应的受体分子。如C1q受体、C3受体、过敏毒素受体和调节因子受体等。

（二）补体的命名和理化性质

1. 补体的命名　由于补体系统成分较多，功能较为复杂，补体系统的命名一般遵循的原则为：①通常以大写英文字母"C"表示，参与经典激活途径的补体成分，按其被发现的先后顺序分别被命名为C1（q，r，s）、C2、……C9；补体系统的其他成分以其他英文大写字母表示，如B因子、D因子、P因子、H因子等；②补体调节蛋白多以其功能命名，如C1抑制物、C4结合蛋白、衰变加速因子等；③补体活化后的裂解片段以该成分的符号后面附加小写英文字母命名，如C3a、C3b等，通常a为裂解后的小片段，b为裂解后的大片段（C2例外：C2a是大片段，C2b是小片段），大片段具有酶活性，小片段参与炎症反应；④灭活的补体片段在其符号前加英文字母i表示，如iCa、iCb。

2. 补体的理化性质　补体系统的大多数组分都是糖蛋白，但有不同的蛋白质肽链结构。通过血清蛋白电泳可发现，补体大多位于β球蛋白区，C1q、C8等为γ球蛋白，C1s、C9为α球蛋白。补体的分子量通常在25～550之间，各补体成分分子量变化很大，其中C4结合蛋白的分子量最大，D因子最小。与其他蛋白质相比，补体更不稳定，且对理化因素较为敏感。在加热、紫外线照射、振荡、酸碱、乙醇等理化因素的作用下，补体活性可丧失。经56℃温育30 min即灭活；在室温下很快失活；在0～10℃条件下活性仅能保持3～4天，所以补体

应保存在 -20℃以下。

人体的多种组织细胞都能合成补体蛋白，包括肝细胞、巨噬细胞、肠黏膜上皮细胞等，其中肝细胞、巨噬细胞是合成补体的主要细胞。大约90%的血浆补体是在肝细胞合成的，少数成分除外，如C1由肠黏膜上皮细胞和单核-吞噬细胞合成；D因子由脂肪细胞合成。血清补体蛋白占血清总蛋白的5%~6%，其中以C3含量最高（1~1.3 mg/ml），D因子含量最低（1 μg/ml）。不同种属动物间血清补体含量也不相同，豚鼠血清中含有丰富的补体，故实验室多采用豚鼠血清作为补体的来源。

补体代谢率极快，血浆中的补体每天约有一半被更新。在正常生理情况下，补体含量相对稳定，但在疾病状态下，补体代谢会发生较为复杂的变化。

【要点提示】
重点：补体的概念，补体补充的组成。
难点：补体的命名方式。
高频考点：血清补体蛋白中以C3含量最高（1~1.3 mg/ml），D因子含量最低（1 μg/ml）。

二、补体的激活与调控

补体通常以非活化形式存在于体液中，在某些活化物质的作用下或在特定的固相物表面，各种补体成分才能按照一定的顺序被激活，产生具有生物学活性的产物。

补体的激活一般包括3个阶段，即识别阶段、活化阶段和效应阶段。根据激活物及激活顺序的不同，补体系统的激活可分为3条途径：①经典激活途径：由抗原-抗体复合物结合C1q启动激活的途径；②甘露糖结合凝集素激活途径（即MBL途径）：由人体内MBL结合到细菌表面的糖结构而启动激活的途径；③旁路激活途径：由病原微生物等提供结合表面，直接激活C3的途径。三条激活途径启动方式不同，但在激活过程中存在相互交叉，且在效应阶段具有共同的末端反应过程（图4-5）。

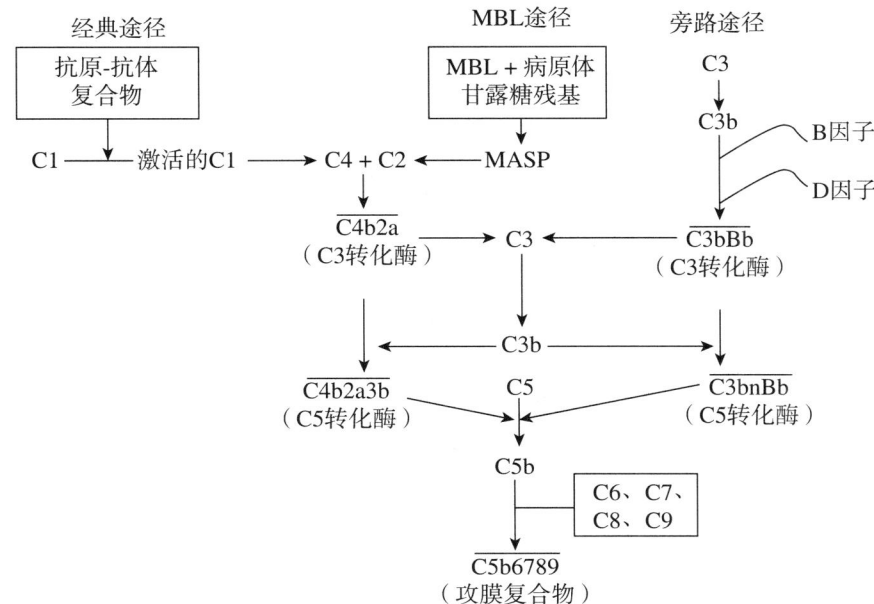

图4-5 补体的三条激活途径

（一）经典激活途径

经典途径（classical pathway，CP）是激活物与C1q结合后启动的，因其最早被人们所认识，故又称第一途径或传统途径，是机体体液免疫应答的主要效应机制。但在机体抗感染免疫早期发挥效应的是旁路途径和MBL途径，最后才是经典途径。

1. 激活物 补体经典途径的激活物主要是与抗原结合的IgG、IgM类抗体，抗原与抗体结合后形成抗原-抗体复合物（IC）。此外，C反应蛋白、多核苷酸、细菌脂多糖、脂质体、心肌线粒体和某些病毒蛋白（如HIV的p120）也可作为经典途径的激活物。

C1q与抗体分子上的补体结合位点相结合，是经典途径的启动环节。游离的抗体分子不能单独激活C1，只有当抗体与抗原结合后，抗体的Fc段空间构象发生改变，暴露出补体结合位点，才能识别C1q。1个C1q分子必须同时与2个以上抗体分子Fc段相结合才能被激活。IgG分子为单体，只有两个以上IgG相互靠拢，才能激活C1q启动经典途径。人类不同类型的抗体活化C1q的能力不同（IgM > IgG_3 > IgG_1 > IgG_2），IgG_4没有激活经典途径的能力。

2. 激活过程

（1）识别阶段：C1q与2个以上抗体Fc段结合可发生构型改变，使与C1q结合的C1r活化，活化的C1r激活C1s的丝氨酸蛋白酶活性。

（2）活化阶段：活化的C1s先催化C4，在Mg^{2+}存在下，活化的C1s使C4裂解为C4a和C4b，其中C4a释放入液相中，C4b与抗原-抗体复合物结合处的细胞或颗粒表面结合。活化的C1s的第二个底物是C2。在Mg^{2+}存在下，C2与C4b形成复合物，被C1s裂解成C2a和C2b，大片段C2a可与C4b结合成C4b2a复合物，即C3转化酶，小片段C2b进入液相中。C3转化酶使C3裂解为C3a和C3b，C3a进入液相，C3b与C3转化酶C4b2a结合，形成C4b2a3b复合物，即C5转化酶，进入补体激活的末端通路（图4-6）。C3的裂解是补体活化的关键步骤。

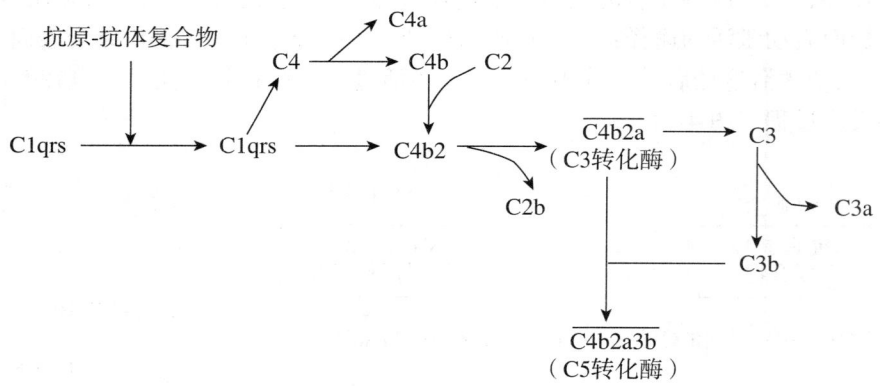

图4-6 经典激活途径示意图

（3）膜攻击阶段：C5转化酶C4b2a3b将C5裂解为C5a、C5b，C5a进入液相，是重要的炎症介质，C5b结合于细胞表面，可与C6稳定结合为C5b6。C5b6自发与C7结合成C5b67，暴露膜结合位点，与附近的细胞膜非特异性结合，并且插入细胞膜的脂质双层中。结合于细胞膜上的C5b67可与C8结合，形成的C5b678牢固附着于细胞表面。C5b678可与多个C9分子聚合，当12～19个C9分子加入后，形成C5b6789n复合物，此即攻膜复合物（MAC）（图4-7）。

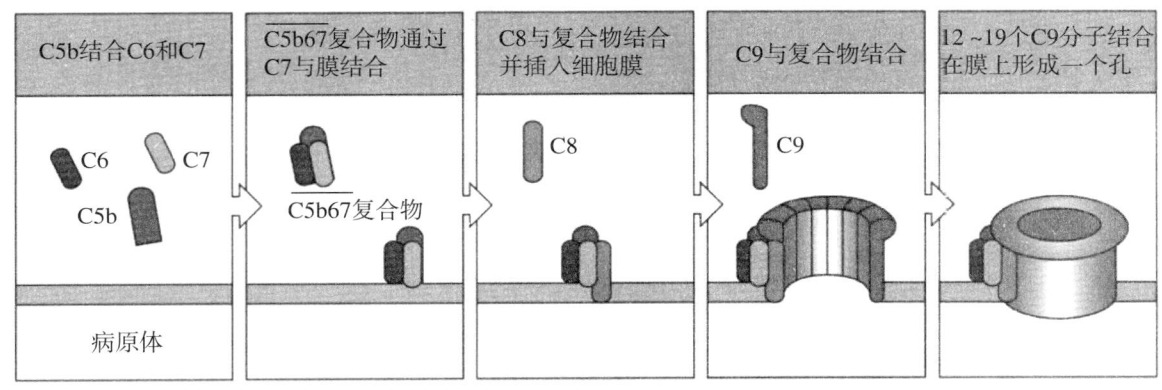

图 4-7　攻膜复合物的形成过程示意图

MAC 有溶解细胞的作用。通过电镜可以发现 MAC 多聚体的结构为：中空的多聚 C9 插入靶细胞膜内，形成管道结构。MAC 可允许水、离子及可溶性小分子等经此孔道自由流动，但不允许蛋白质类大分子通过，由于胞内胶体渗透压较胞外高，故大量水分内流，导致胞内渗透压降低，细胞逐渐肿胀并最终破裂，细胞死亡。

（二）旁路激活途径

旁路途径（AP）又称为替代途径或备解素途径，其不依赖于抗体，也不需要 C1、C4、C2 参与，而是由微生物或外源性异物直接活化 C3，在 B 因子、D 因子和备解素（P 因子）的参与下，形成 C3 转化酶和 C5 转化酶开始的激活途径。因为它被发现于经典途径之后，故又称第二途径。旁路途径是最早出现的补体活化途径，是抵御微生物感染的非特异性防线。

1. 激活物　旁路途径的激活与抗原、抗体复合物（IC）无关。某些病原菌的脂多糖、肽聚糖、酵母多糖、凝聚的 IgG_4 和 IgA 及其他哺乳类动物细胞成分都可成为旁路途径的激活物，这些激活物实际上是为补体活化提供保护性环境和接触表面。这些物质可不通过 C1q 活化而直接激活旁路途径。因此，旁路途径通常在感染早期参与机体的免疫防御。

2. 激活过程　旁路途径从 C3 开始。生理情况下，血清中的 C3 可被血清蛋白酶缓慢而持久地裂解，产生少量 C3b。自发产生的 C3b 大部分在液相中被快速水解灭活，只有少数 C3b 可与细胞表面蛋白或多糖结合。结合于自身组织细胞表面的 C3b，则可被多种调节蛋白（如 H 因子、I 因子等）降解、灭活。结合于"激活物"表面的 C3b，可在 Mg^{2+} 的作用下与 B 因子结合形成 C3bB，B 因子被血清中 D 因子裂解成 Ba 和 Bb，Bb 仍与 C3b 结合形成 C3bBb，即旁路途径中的 C3 转化酶。

旁路途径中，血清中的备解素（P 因子）可结合到细菌表面，与 C3bBb 结合形成复合物 C3bBbP，这使得 C3 转化酶活性更为稳定，防止其被降解。稳定的 C3bBbP 亦可裂解 C3，产生更多的 C3b，部分新生的 C3b 分子又可与 Bb 结合为新的 C3bBb 或 C3bBbP，从而形成更多的 C3 转化酶。由此可见，C3b 既是 C3 转化酶的组成成分，同时也是 C3 转化酶的作用产物。这种反应机制形成了旁路激活的正反馈放大效应。由经典途径产生的 C3b 也能参与激活旁路途径，同时，旁路途径的 C3 转化酶对经典途径补体也能起到活化作用，这是经典途径和旁路途径通过交叉激活方式而形成的一种放大机制。

旁路途径中产生的 C3 转化酶可使 C3 裂解产生大量 C3b，与 C3bBb 和 C3bBbP 结合形成新的复合物 C3bBb3b（或 C3bnBb）和 C3bnBbP，即旁路途径的 C5 转化酶（图 4-8）。C5 转化酶可进一步裂解 C5，其后的终末反应通路与经典途径完全相同。

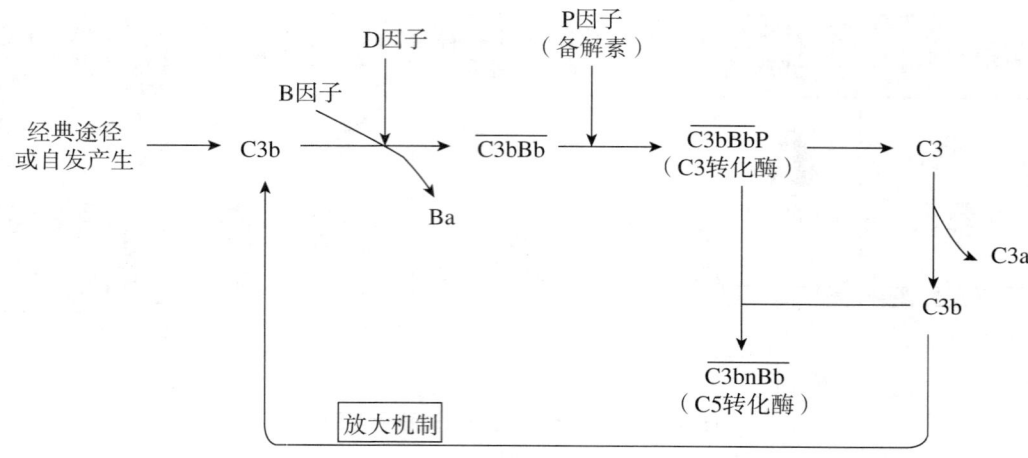

图 4-8　旁路激活途径示意图

（三）MBL 途径

甘露糖结合凝集素途径（即 MBL 途径）又称凝集素途径，指血浆中甘露糖结合凝集素（MBL）直接识别病原体表面的糖结构，依次活化 MBL 相关丝氨酸蛋白酶（MASP）、C4、C2 和 C3，形成与经典途径中相同的 C3 转化酶和 C5 转化酶，发生一系列级联酶促反应过程。MBL 途径与旁路途径均不依赖于抗原-抗体复合物的形成，因而两者均在病原生物感染早期发挥免疫防御作用。

1. 激活物　主要是病原体表面的糖结构，如甘露糖、岩藻糖及 N-乙酰葡糖胺等。这些糖结构在哺乳动物细胞中很少见（或被其他成分覆盖），但却是病原体的常见成分。正因为如此，MBL 途径能够正确识别"自身组织细胞"和"非己病原生物"。

2. 激活过程　正常人血清中 MBL 水平极低，在病原微生物感染的早期，体内的吞噬细胞活化后产生大量的细胞因子介导炎症反应，并可刺激肝细胞合成与分泌急性期反应蛋白（如 MBL 和 C 反应蛋白），使血浆 MBL 水平显著升高。

MBL 的结构及作用类似于 C1q，其与病原生物表面的甘露糖残基和果糖残基结合后，发生空间构象改变，导致与其相连的 MASP 发生活化。MASP 主要包括 MASP-1 和 MASP-2 两类：活化的 MASP-2 可裂解 C4 和 C2（类似于经典途径中的 C1s），形成的 C4b 与 C2a 结合形成与经典途径中相同的 C3 转化酶 C4b2a（图 4-9），其后的级联反应过程与经典途径相同；活

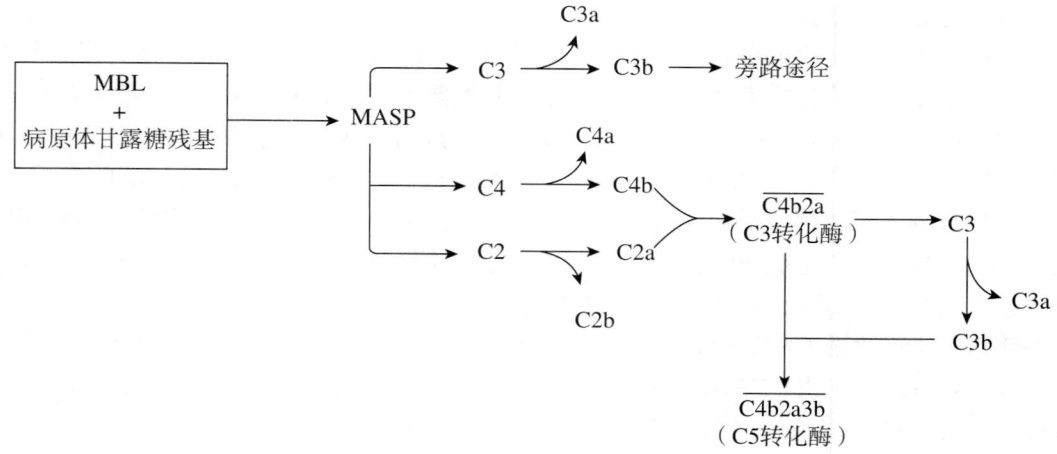

图 4-9　MBL 激活途径示意图

化的 MASP-1 可直接裂解 C3，在 D 因子和 P 因子的参与下，激活旁路途径。因此，MBL 途径对补体经典途径和旁路途径具有交叉促进作用。

以上三条补体激活途径出现的先后顺序是旁路途径 -MBL 途径 - 经典途径。三条途径起点各异，但存在相互交叉，并具有共同的末端通路。旁路途径和 MBL 途径都不依赖于特异性抗体的形成，病原体细胞壁脂多糖或炎症早期急性蛋白可以直接激活补体，当病原体初次感染或处于感染的早期，此时特异性抗体尚未产生或产生量极低，机体可通过旁路途径和 MBL 途径发挥免疫防御作用，从而使机体获得抵抗病原体感染的能力。而对于只有依赖于特异性抗体才能激活的经典途径，则在病原生物感染后期或抵抗相同病原体的第二次入侵时才能有效发挥作用。补体经典途径是人类体液免疫应答的主要效应机制之一（表 4-2）。

表 4-2 补体激活的三条途径特点的比较

	经典途径	旁路途径	MBL 途径
激活物	抗原抗体（$IgG_1 \sim IgG_3$ 或 IgM）复合物	细菌、内毒素、酵母多糖、葡聚糖、凝聚的 IgA 和 IgG_4 等	多种病原微生物表面的 N- 乙酰葡糖胺或甘露糖
起始分子	C1q	C3	MBL
参与成分	C1、C4、C2、C3	C3、B 因子、D 因子、P 因子	MBL、MASP、C4、C2、C3
抗体参与	需要	无需	无需
所需离子	Ca^{2+}、Mg^{2+}	Mg^{2+}	Ca^{2+}
C3 转化酶	C4b2a	C3bBb	C4b2a
C5 转化酶	C4b2a3b	C3bnBb	C4b2a3b
生物学作用及特点	感染后期（或恢复期）发挥作用，或参与抵御相同病原体再次感染机体	在感染早期或初次感染时发挥作用；存在正反馈放大环	在感染早期或对未免疫个体发挥抗感染效应；对经典途径和旁路途径具有交叉促进作用

（四）补体激活的调控

在正常情况下，补体的激活是机体的保护性反应。但如果补体激活失控，则可导致机体大量补体成分被消耗，产生剧烈的炎症反应，造成机体自身组织细胞的病理性损伤。因此补体激活的调控对于维持内环境的稳定非常重要。机体对补体的活化存在着精细的调控机制。

1. 补体自身衰变的调节 大多数补体蛋白主要以酶原或无活性状态存在于体液中，被激活的补体蛋白半衰期极短，一般仅为几秒钟到几分钟，若未及时与靶细胞膜结合，即迅速衰变失活。补体裂解的活性片段 C4b、C2a、C3b、C5b 等必须通过与相应的细胞膜受体结合才能发挥生物学效应，而单独游离存在的补体活性片段会很快衰变失活。

2. 调节蛋白的调节 人体内存在多种可溶性补体调节蛋白，可作用于不同的补体蛋白，使补体的激活与抑制处于平衡状态，如 C1 抑制物能有效抑制 C1 的自发激活，C4BP 可竞争性抑制 C4b 与 C2 结合，进而阻止补体经典途径 C3 转化酶形成。

此外，补体的调节存在同源限制性，即靶细胞与补体若来源于同一种属，则补体溶细胞效应被抑制。参与同源限制效应的调节蛋白称为同源限制性因子（HRF）。同源限制性的生物学意义在于能保护正常组织细胞免受自身补体损伤。

【要点提示】
重点：补体的激活途径。
高频考点：补体的经典激活途径。

三、补体系统的生物学功能

补体的生物学作用主要表现在以下两个方面：①补体活化后在细胞膜上组装形成MAC，介导细胞溶解效应；②补体活化过程中产生的裂解片段可通过与细胞膜上相应受体结合而介导多种生物学效应。

（一）细胞毒作用

补体系统经过三条途径被激活后，最终在靶细胞表面形成MAC，从而使细胞内外渗透压失衡，导致细胞溶破。补体介导的细胞溶解效应参与了机体抗细菌（主要是G^+细菌）、抗病毒（有包膜病毒如流感病毒、HIV）及抗寄生虫等反应，是机体抗感染的重要防御机制之一。补体还参与机体抗肿瘤免疫效应机制，如在某些病理情况下引起机体自身细胞破坏，导致组织损伤与疾病（如血型不合所致输血后的溶血反应以及自身免疫病）。

（二）调理作用

补体激活产生的裂解片段C3b、C4b、iC3b等可直接结合于细菌、病毒或其他颗粒物质表面，通过与吞噬细胞表面相应补体受体结合而促进吞噬细胞对其的吞噬作用，称之为补体的调理作用。这种调理吞噬的作用是机体抵御全身性细菌感染和真菌感染的重要机制之一。

（三）炎症介质作用

某些补体活性片段具有炎症介质作用，主要表现为过敏毒素作用、激肽样作用和趋化作用。

1．过敏毒素作用 补体裂解过程中形成的C5a、C3a和C4a可与肥大细胞或嗜碱性粒细胞表面相应受体结合，促使靶细胞脱颗粒，释放组胺或其他生物活性物质，造成血管扩张、毛细血管通透性增加、平滑肌收缩等局部炎症反应。其中，C5a的作用最强，C4a的作用最弱。

2．激肽样作用 C4a和C2a具有激肽样作用，它们可使血管通透性增加，引起炎性渗出和水肿。

3．趋化作用 C3a、C5a等对中性粒细胞具有强烈的趋化作用，可使中性粒细胞向炎症部位聚集。

（四）清除免疫复合物

血液循环中随时都可能形成少量抗原-抗体聚合物，若形成中等分子量的抗原-抗体聚合物，则可能沉积于血管壁，通过激活补体而导致炎症反应，并造成机体组织细胞损伤。补体参与清除循环中的抗原-抗体聚合物，有利于机体保持自身内环境的稳定。

（五）调节免疫应答

补体可通过以下几个环节调节机体免疫应答：①C3可参与捕捉、固定抗原，通过与抗原提呈细胞（APC）上的CR1和CR2受体结合，使抗原易被APC处理与提呈；②补体成分如C3b可与B细胞表面CR1结合，可促进B细胞增殖分化为浆细胞；③补体也可参与调节多种免疫细胞效应功能，如C3b与自然杀伤细胞结合可增强其对靶细胞的ADCC效应。

【要点提示】
重点：补体能够发挥细胞毒作用、调理作用、炎症介质作用、清除免疫复合物、调节免疫应答的作用。
难点：补体的炎症介质作用。
高频考点：补体的生物学功能。

【任务实施】

实训　补体溶血试验

一、能力目标
能够正确判断溶血试验的结果。

二、原理
抗原与抗体结合后形成抗原-抗体复合物，能通过经典途径激活补体，最终在靶细胞表面形成 MAC，从而使细胞内外渗透压失衡，导致细胞溶破。

三、试剂与器材
（一）试剂
1. 抗原　2%绵羊红细胞悬液（SRBC）。
2. 抗体　溶血素（2个单位）。
3. 补体　取健康豚鼠血清作为补体。
（二）器材
小试管、滴管、生理盐水、水浴箱。

四、步骤
（一）标记
取4支试管，分别标号。
（二）加样
按表4-3加入各试剂。

表4-3　补体溶血试验各试管中加入试剂量（剂量单位：ml）

试管号	溶血素	补体	2%SRBC	生理盐水
1	0.5	0.5	0.5	0.5
2	0.5	—	0.5	1.0
3	—	0.5	0.5	1.0
4	0.5	0.5（灭活）	0.5	0.5

（三）温育
将试管放在37℃水浴箱内温育30 min。

五、结果判断

观察各试管有无溶血现象。

六、注意事项

豚鼠血清必须新鲜且无溶血。

（王玉玲）

自测题

一、名词解释
补体

二、单项选择题
1. 补体系统的激活必须有下列哪种成分参与
   - A. C1q
   - B. C3
   - C. B 因子
   - D. C4
   - E. C2
2. 补体活化替代途径开始于
   - A. C1 的活化
   - B. C2 的活化
   - C. C3 的活化
   - D. C4 的活化
   - E. C2+C3 的活化
3. 下列属于补体固有成分的是
   - A. H 因子
   - B. I 因子
   - C. C3a 因子
   - D. C4 结合蛋白
   - E. C1q
4. 产生补体的主要细胞是
   - A. 淋巴细胞
   - B. 浆细胞
   - C. 中性粒细胞
   - D. 单核细胞
   - E. 巨噬细胞
5. 补体活化的 MBL 途径发生在
   - A. 病原体入侵机体时
   - B. 抗体产生之后
   - C. 炎症反应的急性期
   - D. 感染恢复期
   - E. 脂多糖的激活

三、简答题
1. 简述补体经典激活途径。
2. 补体的生物学功能有哪些？

任务三 细胞因子

任务三数字资源

学习目标

通过本任务内容的学习，学生应能够：

识记：
1. 说出细胞因子的基本概念、特性。
2. 复述细胞因子的生物学功能。

理解：
1. 说明细胞因子的种类。
2. 概括主要细胞因子的功能。

案例导入

患者，女，62岁。乳腺癌根治手术后，应用"紫杉醇＋多柔比星"方案化疗，6 天后出现发热，体温达 38℃。血常规检测显示严重骨髓抑制：白细胞 $0.08×10^9$/L（其中中性粒细胞基本为 0），红细胞 $2.10×10^{12}$/L，血红蛋白 80 g/L，血小板 $9.0×10^9$/L。给予抗生素预防感染治疗，同时皮下注射"立生素" 200 μg/d，2 天后患者发热无明显改善，血常规监测骨髓抑制症状无明显改善，遂静脉滴注"非格司亭" 300 μg/d，每日监测血常规。3 天后体温下降至正常，骨髓抑制症状逐渐好转。

问题：
1. "立生素"和"非格司亭"属于哪种药物？
2. 为何使用上述药物对该患者进行治疗？

细胞因子（CK）是由免疫细胞（如单核细胞、巨噬细胞、T 细胞、B 细胞、NK 细胞等）及组织细胞（如内皮细胞、上皮细胞、成纤维细胞）表达、合成、分泌的具有多种生物学功能的一类小分子多肽或糖蛋白。细胞因子是一类重要的生物应答调节剂，是体为重要的免疫分子，具有调节细胞生长、分化成熟、调节机体免疫应答、参与炎症反应，并与伤口愈合、造血干细胞再生和分化、肿瘤消长等方面密切相关。检测机体细胞因子的水平有助于疾病的诊断、预后判断和疗效观察及对机体免疫状态的评估。

知识链接

细胞因子的研发

对细胞因子的研究始于 20 世纪 50 年代的干扰素研究和 60 年代的集落刺激因子研究，由于基因工程技术的迅速发展，使细胞因子研究发生了突破性的进展。1986 年美国国家食品药品管理局（FDA）批准重组 IFN-α 用于治疗人毛细胞白血病，这是世界上第一个获得临床应用的商品化细胞因子药物。近年来，基因重组的细胞因子作为一种新型的生物应答调节剂，在临床应用上取得了令人瞩目的成就，迄今为止，已有30种以上的细胞因子用于临床治疗。中国的干扰素 α_1 在1991年通过新药审评，已得到较为广泛的应用。目前在国际上已批准生产的细胞因子药物还包括 EPO、IFN-γ、GM-CSF、G-CSF、IL-2 等。细胞因子是人体自身成分，通过调节机体生理过程和提高免疫力治疗疾病，在低剂量即可发挥作用，因而疗效显著、副作用小，是一种全新的生物疗法，未来一定会获得突飞猛进的发展。

【课程思政】

我国细胞因子类药物发展势头迅猛，特别是重组细胞因子占有重要地位。重组细胞因子是利用基因工程技术生产的细胞因子产品，用于治疗肿瘤、感染、造血功能障碍等。目前我国已成为重组细胞因子生产大国，可为世界各国提供药物，为人类健康做出了重大贡献。

一、细胞因子的特点

（一）理化特点

迄今发现的细胞因子有200余种，多为小分子（分子量8～30）多肽或糖蛋白。绝大多数细胞因子的分子量小于25，低者如IL-8分子量仅为8。大多数细胞因子以单体形式存在，少数以多聚体的形式存在，如 IL-5、IL-12、M-CSF 等以双聚体形式存在，TNF 为三聚体。

（二）分泌特点

多数细胞因子只在局部起作用，通常以自分泌或旁分泌方式作用于产生细胞因子的自身分泌细胞或邻近细胞。而少数细胞因子在高剂量时以内分泌方式通过血液循环系统对远处细胞发挥作用。

（三）产生特点

1. 多源性 体内产生细胞因子的细胞有多种，包括：①活化的免疫细胞，如T、B淋巴细胞、NK细胞、单核-吞噬细胞、粒细胞和肥大细胞等；②非免疫细胞，如血管内皮细胞、上皮细胞、成纤维细胞等；③某些肿瘤细胞，如骨髓瘤细胞、宫颈癌细胞等。

2. 多向性 一种细胞可分泌多种细胞因子，几种不同类型的细胞也可产生一种或几种相同的细胞因子。如 T 细胞可分泌 IL-2、IL-4 和 IFN-γ，同时 T 细胞和 NK 细胞均可分泌 IFN-γ。

（四）作用特点

1. 高效性 细胞因子通过结合细胞表面的受体发挥生物学效应。因与其受体结合的亲和力高，因此极少量（pmol/L）的细胞因子就能产生显著的生物学作用。

2. 多效性 即一种细胞因子可作用于多种不同的靶细胞，产生多种不同的生物学作用。

3. 重叠性 即不同的细胞因子对同一靶细胞产生相同或相似的生物学效应的性质。如 IL-1、IL-2、IL-4 等均可促进 T 淋巴细胞的增殖和分化。

4. 拮抗性 即一种细胞因子可以抑制另一种细胞因子的某种生物学作用的性质。如 IFN-γ 可抑制 IL-4 诱导细胞分化的作用，而 IL-4 可抑制 IFN-γ 刺激 Th 细胞向 Th1 细胞分化的功能。

5. 协同性 即一种细胞因子可以增强另一种细胞因子的功能的性质。如 IL-4、IL-6、IL-13、TNF 等协同促进活化的 B 淋巴细胞增殖。

6. 两面性 通常在生理条件下，细胞因子发挥抗感染、抗肿瘤、促进造血和免疫调节等功能。但在一些异常条件下，它又参与炎症反应，诱导自身免疫病、免疫缺陷病和肿瘤等的发生。

7. 非特异性 细胞因子作用于靶细胞，无抗原特异性且不受 MHC 限制，但细胞因子须与其相应受体结合才能发挥明显的生物学作用。

8. 网络性 细胞因子的作用并不是孤立存在的，他们之间通过合成分泌作用的相互调节、受体表达的相互调控、生物学效应的相互影响，从而形成复杂有序的细胞因子网络，达到机体稳态平衡，这种性质称为网络性。

【要点提示】
重点：细胞因子的概念、发挥作用的方式及六大作用特点。
高频考点：细胞因子的作用特点。

二、细胞因子的分类

（一）根据来源分类

1. 单核因子（MK） 主要由单核细胞或巨噬细胞产生，如 IL-1、IL-6、IL-8、TNF-α、G-CSF 和 M-CSF 等。

2. 淋巴因子（LK） 主要由淋巴细胞产生，包括 T 细胞、B 细胞和 NK 细胞等。

3. 其他细胞因子 主要由上皮细胞、骨髓和胸腺中的基质细胞、血管内皮细胞、成纤维细胞等细胞产生。

（二）根据结构和功能分类

目前多采用此分类方法，可分为白细胞介素、干扰素、肿瘤坏死因子、集落刺激因子、生长因子和趋化因子 6 大类。

1. 白细胞介素（interleukin，IL） 简称白介素，是由多种细胞产生并作用于多种细胞的一类细胞因子。最初发现白介素是由白细胞产生，又在白细胞间发挥作用，由此得名，现仍沿用。其他细胞也可产生白介素，现指一类分子结构和生物学功能已基本明确，具有重要调节作用而统一命名的细胞因子，它与血细胞生长因子相互协调，相互作用，共同完成造血和免疫调节功能。白介素在传递信息，激活与调节免疫细胞，介导 T、B 细胞活化、增殖与分化及在炎症反应中起重要作用，目前已发现有 30 多种（表 4-4）。

表4-4　IL的主要种类、来源和主要功能

名称	主要来源	主要功能
IL-1	单核-吞噬细胞 成纤维细胞 血管内皮细胞	①刺激 T、B 细胞活化、增殖 ②介导炎症反应 ③刺激下丘脑体温调节中枢，引起发热 ④增强造血干细胞增殖分化
IL-2	T 细胞、NK 细胞	①诱导活化 T、B 细胞增殖分化 ②促进 Tc、NK 细胞和巨噬细胞杀伤活性

续表

名称	主要来源	主要功能
IL-3	T 细胞	①刺激多能造血干细胞增殖分化 ②促进肥大细胞增殖分化
IL-4	T 细胞、肥大细胞	①促进 T、B 细胞增殖分化 ②诱导 Ig 类别转换，促进 IgE 产生 ③抑制 Th1 细胞，降低细胞免疫应答能力
IL-5	T 细胞	①促进 B 细胞生长与分化，诱导 IgA 合成 ②促进嗜酸性粒细胞增殖分化
IL-6	T 细胞、巨噬细胞	与 IL-1 和 TNF 协同作用
IL-8	单核-吞噬细胞、血管内皮细胞	①趋化中性粒细胞、嗜碱性粒细胞和 T 细胞 ②活化中性粒细胞和嗜碱性粒细胞脱颗粒
IL-10	单核-吞噬细胞、T 细胞、B 细胞	①促进 B 细胞增殖分化，产生抗体 ②抑制 Th1 细胞合成分泌 IFN-γ 等因子，下调细胞免疫 ③抑制巨噬细胞、NK 细胞活化 ④抑制单核-吞噬细胞的功能，降低提呈抗原的能力
IL-12	单核-吞噬细胞、NK 细胞、B 细胞	①促进 T、NK、LAK 细胞增殖分化，增强杀伤能力 ②促进 T 细胞和 NK 细胞产生 IFN-γ，调节免疫功能 ③促进 Th1 细胞生成，增强细胞免疫功能 ④抑制 Th2 细胞生成，降低体液免疫功能
IL-13	T 细胞	促进 B 细胞增殖分化，抑制单核-吞噬细胞产生炎症因子
IL-15	单核-吞噬细胞	抑制 Th1 细胞
IL-18	单核-吞噬细胞	诱导 T 细胞和 NK 细胞产生 IFN-γ

2. 干扰素（interferon，IFN） 免疫细胞通过免疫应答产生的一组结构类似、功能接近的低分子糖蛋白。IFN 是最早被发现的细胞因子，因其具有干扰病毒的感染和复制能力而得名。根据来源和理化性质，可将干扰素分为 I 型干扰素和 II 型干扰素。I 型干扰素包括 IFN-α 和 IFN-β，分别由白细胞和成纤维细胞产生，主要有抗病毒、抗肿瘤、增强 NK 细胞活性和免疫调节作用。II 型干扰素即 IFN-γ，主要由活化的 T 细胞、NK 细胞产生，是一种免疫调节分子，可增强 MHC I 类分子和 MHC II 类分子的表达，促进 T 细胞和 B 细胞活化，增强 NK 细胞的杀伤活性，并可作为一种最强有力的巨噬细胞激活因子，充分激活单核-吞噬细胞。

3. 肿瘤坏死因子（TNF） 1975 年 E.A.Carswell 等人发现为接种过卡介苗的小鼠注射细菌脂多糖后，在其血清中出现一种能使多种肿瘤发生出血性坏死的物质，故将其命名为肿瘤坏死因子（TNF）。根据其来源和结构分为 TNF-α 和 TNF-β。TNF-α 主要由活化的单核-吞噬细胞产生；TNF-β 主要由激活的 T 细胞产生，又称淋巴毒素。TNF 有抗肿瘤、抗病毒、免疫调节作用，可促进细胞增殖和分化，也可引起发热和炎症反应。大剂量 TNF-α 可导致机体代谢紊乱，使患者出现厌食、消瘦、衰弱等恶病质的表现，因而 TNF-α 又名恶病质素。

4. 集落刺激因子（CSF） 能够促进造血干细胞分别向红细胞、血小板、中性粒细胞和单核-吞噬细胞系等分化，并诱导干细胞在体外培养时形成细胞集落的细胞因子称为集落刺激因子（CSF）。目前发现 CSF 有巨噬细胞集落刺激因子（M-CSF）、粒细胞集落刺激因子（G-CSF）、粒细胞-巨噬细胞集落刺激因子（GM-CSF）、干细胞因子（SCF）、红细胞生成素（EPO）及血小板生成素（TPO）等（表 4-5）。

表4-5 集落刺激因子的来源及作用

名称	主要来源	作用
G-CSF	T细胞、单核细胞、成纤维细胞	刺激粒细胞前体细胞的分化成熟
M-CSF	单核-吞噬细胞、淋巴细胞、成纤维细胞、上皮细胞、内皮细胞	诱导单核细胞前体细胞增殖分化
GM-CSF	T细胞、单核细胞、内皮细胞、成纤维细胞	刺激骨髓各系前体细胞生长分化；刺激骨髓前体细胞向粒细胞和单核细胞分化
SCF	骨髓基质细胞	刺激多能造血干细胞发育，刺激肥大细胞增殖
TPO	平滑肌细胞、内皮细胞	刺激骨髓巨核细胞分化成熟为血小板
EPO	肾小管周围间质细胞	刺激骨髓红细胞前体细胞分化为成熟红细胞

知识链接

EPO与兴奋剂

EPO是人体内正常存在的激素，能促进红细胞生成，有助于暂时提高血液的携氧量。EPO平时体内含量很低，缺氧时人体会大量分泌EPO，以帮助机体适应低氧环境。直接注射EPO能使肌肉获得更多氧气，对有氧耐力型运动非常有帮助。因此在很长一段时间内，EPO都是运动员的高级补品，是赛场上争金夺银的必备神器。目前研究者已经通过基因工程的方法实现了体外合成，即重组EPO，用于肾性贫血患者代替内源性的EPO发挥作用，改善肾性贫血患者的红细胞不足状态。如果用在正常人身上，就会不可避免地造成红细胞过多，同时会带来升高血压、增加血液黏稠度两方面的副作用，容易形成血栓。于是经常会出现有运动员因为心脑血管意外而猝死的现象，其死因均与注射重组EPO有关。因此，重组EPO的检测就成为运动赛事上兴奋剂检测的重要内容之一。

5. 生长因子（GF） 一类通过与具有特异性的、高亲和力的细胞膜受体结合，调节细胞生长与其他细胞功能等多效应的多肽类物质。GF是由多种细胞分泌，作用于特定的靶细胞，调节细胞分裂、基质合成与组织分化的细胞因子。根据其功能和作用的细胞不同，可分为转化生长因子（TGF）、表皮细胞生长因子（EGF）、血管内皮细胞生长因子（VEGF）、神经生长因子（NGF）、血小板衍生生长因子（PDGF）、肝细胞生长因子（HGF）和成纤维细胞生长因子（FGF）等。生长因子对人体的免疫、造血调控、肿瘤发生、炎症与感染、创伤愈合、血管形成、细胞分化、细胞凋亡、形态发生、胚胎形成等方面起着重要的调控作用。

6. 趋化因子 一类结构相似、分子量为8~10、具有趋化功能的小细胞因子，目前已知有40余种。趋化因子的主要功能是在炎症和体内平衡过程中管理白细胞向各自位置迁移（归巢），主要趋化和激活单核细胞、中性粒细胞等到达炎症部位并将其激活。

【要点提示】
重点：细胞因子根据结构和功能可分为白细胞介素、干扰素、肿瘤坏死因子、集落刺激因子、生长因子和趋化因子6大类。
高频考点：细胞因子根据结构和功能的分类。

三、细胞因子的主要生物学作用

（一）免疫调节作用

免疫细胞之间存在着错综复杂的调节，而细胞因子是传递这种调节信号必不可少的信息分子。例如，在 T、B 细胞之间，T 细胞产生的 IL-2、4、5、6、10、13 及 IFN-γ 等细胞因子刺激 B 细胞活化、增殖和分化；而 B 细胞又产生 IL-12 调节 Th 和 Tc 细胞的活性。细胞因子可通过细胞因子网络对免疫应答发挥双向调节作用。例如，IFN 能诱导 APC 表达 MHC 分子，促进抗原的提呈；而 IL-10 则降低 APC 表达 MHC 分子及 B7 等协同刺激分子，起到抑制抗原的提呈作用。

（二）抗感染和抗肿瘤作用

免疫细胞针对抗原（尤其颗粒性抗原）行使免疫效应功能时，细胞因子是其中重要的效应分子之一。一些细胞因子可以直接作用于相应的组织细胞或肿瘤细胞，发挥抗感染和抗肿瘤作用。如 TNF 可直接作用于肿瘤细胞，造成肿瘤细胞的凋亡；IFN 可干扰各种病毒在细胞内的复制，从而防止病毒扩散。某些细胞因子也可以通过激活其他效应细胞，间接发挥作用，如 IL-2、IL-12 激活 NK 细胞和 Tc 细胞，发挥杀伤肿瘤细胞的作用。

（三）刺激造血功能

从多能造血干细胞到成熟免疫细胞的分化发育过程中，几乎每一阶段都需要细胞因子的参与，尤其是 CSF 对调控造血细胞的增殖和分化可起到关键作用。如 EPO 能刺激骨髓红细胞前体并使之分化为成熟红细胞，G-CSF 和 M-CSF 则分别促进中性粒细胞生成、单核-吞噬细胞的分化和活化。此外，IL-7 是 T、B 细胞发育过程中的早期促分化因子，IL-15 促进 NK 细胞的分化等。目前已有多种刺激造血功能的细胞因子被成功地用于临床血液病的治疗。

（四）参与和调节炎症反应

许多细胞因子在炎症反应中发挥着重要作用，有些细胞因子直接参与或促进炎症反应的发生，如 IL-1、IL-6、IL-8 及 IFN-α 等可促进中性粒细胞和单核-吞噬细胞的聚集、活化和炎症介质的释放，引起或加重炎症反应。此外，IL-1、IL-6 和 TNF-α 还可直接作用于下丘脑体温调节中枢引起体温升高。

（五）诱导细胞凋亡

细胞凋亡是指为维持内环境稳定，由基因控制的细胞自主、有序的死亡。细胞凋亡广泛参与胚胎发育、形态发生、肿瘤消退、炎症反应及正常细胞更新等。近年发现有些细胞因子可直接或间接参与细胞凋亡，如 IL-2 可诱导抗原活化的 T 细胞发生凋亡，IFN-γ 可直接诱导肿瘤细胞凋亡。

【要点提示】
重点：细胞因子具有参与免疫调节、介导炎症反应、抗感染和抗肿瘤作用、刺激造血等多种生物学功能。
难点：细胞因子的主要生物学作用。

四、细胞因子的医学意义

(一) 细胞因子与疾病的发生

1. 引发高细胞因子血症 当发生创伤、心力衰竭、急性呼吸窘迫综合征和脓毒血症等疾病后,患者体液中迅速产生大量如 IL-1、IL-6、IL-8、IL-12、IL-18、TNF-α、IFN-γ 等多种促炎细胞因子,引发全身炎症反应,故又称"细胞因子风暴"。

2. 与某些免疫相关性疾病的发生有关

(1) 细胞因子表达过高:在炎症反应、自身免疫病、超敏反应性疾病的发生过程中,某些细胞因子表达异常增加,加重了炎症反应。如在类风湿关节炎、强直性脊柱炎、银屑病患者体内存在高水平的 TNF-α,类风湿关节炎患者的滑膜液中可发现 TNF-α、IL-1、IL-6、IL-8 水平明显高于正常人,而这些细胞因子均可促进炎症过程,使病情加重。

(2) 可溶性细胞因子受体水平升高:细胞膜上细胞因子受体可脱落下来成为可溶性细胞因子受体,存在于体液和血清中。在某些疾病发生时,可溶性细胞因子受体增多,这类分子可结合细胞因子,使其不再与细胞膜上细胞因子受体结合,从而封闭了细胞因子的功能。

(3) 细胞因子及其受体的缺陷:某些细胞因子或其受体缺陷可引发免疫缺陷病,包括先天性缺陷和继发性缺陷。例如,先天性缺陷的性联重症联合免疫缺陷病患者,现已发现这种患者的 IL-2 受体 γ 链缺陷,由此导致 IL-2、IL-4、IL-7 的功能障碍,使免疫功能严重受损。而继发性缺陷易发生在感染或肿瘤等疾病后,如人类免疫缺陷病毒(HIV)感染人体后,选择性破坏 $CD4^+$ 细胞,从而导致该细胞产生各种细胞因子缺陷,表现出获得性免疫缺陷综合征的一系列症状。

3. 与某些肿瘤的形成有关 细胞因子或其受体的异常表达与某些肿瘤的形成密切相关,如骨髓瘤、宫颈癌、浆细胞瘤和膀胱癌患者体内均异常分泌大量 IL-6,并通过自分泌作用促使自身生长,形成肿瘤;某些肿瘤细胞可通过分泌大量的 TGF-β 和 IL-10 等细胞因子,抑制巨噬细胞、NK 细胞和 CTL 细胞的杀肿瘤细胞活性,从而有助于肿瘤的形成。

(二) 细胞因子与疾病的诊断

1. 许多疾病过程中均可发生细胞因子及其受体的异常表达,所以一些细胞因子的检测对某些特定疾病的诊断有辅助价值。如活动期结核病患者,外周血单个核细胞经分枝杆菌抗原刺激后,细胞内 IL-4 分泌增加,而 IL-2、IFN-γ 水平则降低;相反,结核性胸膜炎患者,胸腔积液中 IL-2、IFN-γ 水平明显高于外周血,而 IL-4 水平却明显降低。

2. 细胞因子的高表达、低表达或缺陷均可与某些特定疾病相关,还可反映某些疾病的进程。例如,慢性肝炎的急性期和活动期 TNF 和 IL-6 水平显著升高,而恢复期和稳定期时这两种细胞因子又明显降低;哮喘患者外周血单个核细胞分泌 IL-5 的能力增强,而产生 IL-10 的能力降低;溃疡性结肠炎患者肠组织的培养上清液中 IL-15 活性升高。

(三) 细胞因子与疾病的治疗

通过人为调整患者体内的细胞因子水平可达到治疗的目的,人工重组细胞因子已在临床疾病的治疗方面发挥了重要作用。采用现代生物技术研发的重组细胞因子、细胞因子抗体和细胞因子受体拮抗蛋白均已获得了广泛的临床应用,它们是一种全新的生物制剂,已成为治疗肿瘤、病毒性感染、造血功能障碍、创伤等疾病的新一代药物。在治疗过程中,患者选用何种细胞因子及使用多大剂量,应根据患者相关细胞因子水平或免疫状态的检测结果而定。而对于细胞因子过度表达的患者,则应使用相应的细胞因子拮抗剂或抗体,以阻断其作用。因此,对接受细胞因子治疗的患者进行细胞因子水平的监测，对治疗效果的评价及指导用药具有重要意义（表 4-6）。

表4-6　美国FDA批准上市的细胞因子及其受体相关的生物制品

名称	治疗疾病
重组 IFN-α	人毛细胞白血病、Kaposi 肉瘤、慢性髓性白血病、T 淋巴瘤皮肤转移瘤、滤泡性非霍奇金淋巴瘤、肾细胞癌、黑色素瘤、尖锐湿疣、丙型肝炎和乙型肝炎
重组 EPO	慢性肾衰竭所致重度贫血、抗 HIV 药物所致严重贫血
重组 IFN-γ	慢性肉芽肿病
重组 G-CSF	肿瘤化疗后白细胞减少
重组 GM-CSF	肿瘤化疗后白细胞减少
重组 IFN-β	多发性硬化
IL-11	化疗所致血小板减少
TNF-α 嵌合抗体	溃疡性结肠炎、类风湿关节炎、克罗恩病
重组 IL-1 受体拮抗蛋白	类风湿关节炎
人 TNF-α 的单克隆抗体	节段性回肠炎、类风湿关节炎
抗 IL-2Rα 链人源化抗体	肾移植后急性排斥反应
TNF- 受体 -Ig 融合蛋白	类风湿关节炎
抗 EGFR 嵌合抗体	转移性结肠直肠癌、头颈部肿瘤
抗 VEGF 人源抗体	转移性结肠癌、年龄相关的黄斑变性

【要点提示】

重点：细胞因子在疾病的发生、诊断和治疗方面的意义。

难点：细胞因子与疾病的发生。

（杨栋梁）

自测题

一、名词解释

1．细胞因子　　2．集落刺激因子

二、单项选择题

1．细胞因子的共同特征不包括

　　A．特异性发挥作用　　　　　　　　B．局部发挥作用

　　C．相互影响构成网络性　　　　　　D．小分子物质

　　E．超微量物质

2．关于细胞因子的叙述，不正确的是

A. 由免疫细胞产生　　　　　　　　　　B. 一种细胞只产生一种细胞因子
C. 多为糖蛋白　　　　　　　　　　　　D. 具有免疫调节功能
E. 能在细胞间传递信息

3. 细胞因子不具备的作用特点是
A. 高效性　　　　　　　　　　　　　　B. 特异性
C. 多效性　　　　　　　　　　　　　　D. 重叠性
E. 分泌性

4. 诱导 B 细胞发生转换产生 IgE 的是
A. IL-1　　　　　　　　　　　　　　　B. IL-2
C. IL-4　　　　　　　　　　　　　　　D. IL-3
E. IL-6

5. 能直接杀伤肿瘤细胞的细胞因子是
A. IFN-γ　　　　　　　　　　　　　　B. TGF-β
C. TNF　　　　　　　　　　　　　　　D. CSF
E. IL-4

三、简答题

1. 简述细胞因子的作用特点。
2. 简述细胞因子的主要生物学作用。

任务四　主要组织相容性分子

任务四数字资源

学习目标

通过本任务内容的学习，学生应能够：

识记：
1. 说出主要组织相容性复合体及主要组织相容性分子的概念。
2. 复述主要组织相容性分子Ⅰ类和Ⅱ类的分子结构和分布。
3. 列举主要组织相容性分子的主要生物学功能。

理解：
解释主要组织相容性复合体的遗传特点。

运用：
应用主要组织相容性复合体的理论，分析临床相关问题。

> **案例导入**
>
> 王某夫妇有一个儿子叫小明。小明小时候意外走失，从此王某夫妇踏上了艰难的寻子之路。苦心人，天不负，经过13年的苦苦寻找，王某夫妇终于发现了一位叫小军的孩子符合小明的特征。通过HLA复合体基因检测和红细胞血型检测等，确认了小军就是王某夫妇走失多年的孩子。
>
> 问题：
> 1. HLA复合体有什么遗传特点？
> 2. HLA复合体为什么可以用于亲子鉴定？

在不同人或同种不同品系动物个体间进行组织器官移植时，可因两者组织细胞表面同种异型抗原存在差异而发生移植排斥反应。这种代表个体特异性的引起移植排斥反应的同种异型抗原称为组织相容性抗原或移植抗原。人和哺乳动物的组织相容性抗原均十分复杂，其中能够引起迅速而强烈的移植排斥反应的抗原系统，称为主要组织相容性抗原（MHA），其余的称为次要组织相容性抗原。主要组织相容性抗原系统广泛分布于人和动物有核细胞表面，其化学成分是脂蛋白或糖蛋白。

编码MHA的基因是一组呈高度多态性的紧密连锁的基因群，称为主要组织相容性复合体（major histocompatibility complex，MHC），人类的MHC一般称为HLA复合体。MHC编码的蛋白质即MHA，又称为MHC分子。人的MHC分子因最先在外周血白细胞表面被发现，且在白细胞表面含量最高，故被称为人类白细胞抗原（human leucocyte antigen，HLA）。

对MHC的研究和认识是免疫学发展的重要里程碑之一。MHC分子是免疫细胞识别"自我"和"非我"的关键分子，它不仅可以决定免疫应答的类型，也是决定免疫应答结局的关键。同时，MHC的研究也开创了免疫遗传学的新领域。MHC分子在种系中的高度复杂性特征成为人们探索疾病发生发展的重要线索之一。

一、主要组织相容性复合体

（一）HLA复合体基因结构

人的HLA复合体位于第6号染色体的短臂上，长度约为3600 kb，共有224个基因座位，其中128个为功能性基因（有产物表达），其余有些是假基因，有些是功能不明的基因。HLA复合体包括HLA Ⅰ类、Ⅱ类、Ⅲ类基因区（图4-10）。而HLA复合体可分为两种类型：一是经典的HLA Ⅰ类基因和经典的HLA Ⅱ类基因，它们编码的产物具有抗原提呈功能，显示出极为丰富的多态性，直接参与T细胞的激活和分化，参与调控适应性免疫应答等；二是免疫功能相关基因，包括传统的Ⅲ类基因，以及新近确认的多种基因，它们或参与调控固有免疫应答，或参与抗原加工，不显示或仅显示有限的多态性。

1. HLA Ⅰ类基因区 由经典HLA Ⅰ类基因座（HLA Ⅰa）即B、C、A和非经典HLA Ⅰ类基因座（HLA Ⅰb）即E、F、G等组成。经典的HLA Ⅰ类基因座集中在远离着丝点的一端，产物称为HLA Ⅰ类分子。

2. HLA Ⅱ类基因区 由经典的HLA Ⅱ类基因DP、DQ、DR和参与抗原加工提呈的DM、TAP（抗原加工相关转运体）等基因座组成。经典的HLA Ⅱ类基因座在HLA复合体中靠近着丝点一端，依次由DP、DQ和DR三个亚区组成，每个亚区又包括A和B两种功能基因座位，分别编码分子量相近的 HLA Ⅱ类分子的 α 链和 β 链，形成 α/β 异二聚体蛋白，即 HLA Ⅱ类分子。

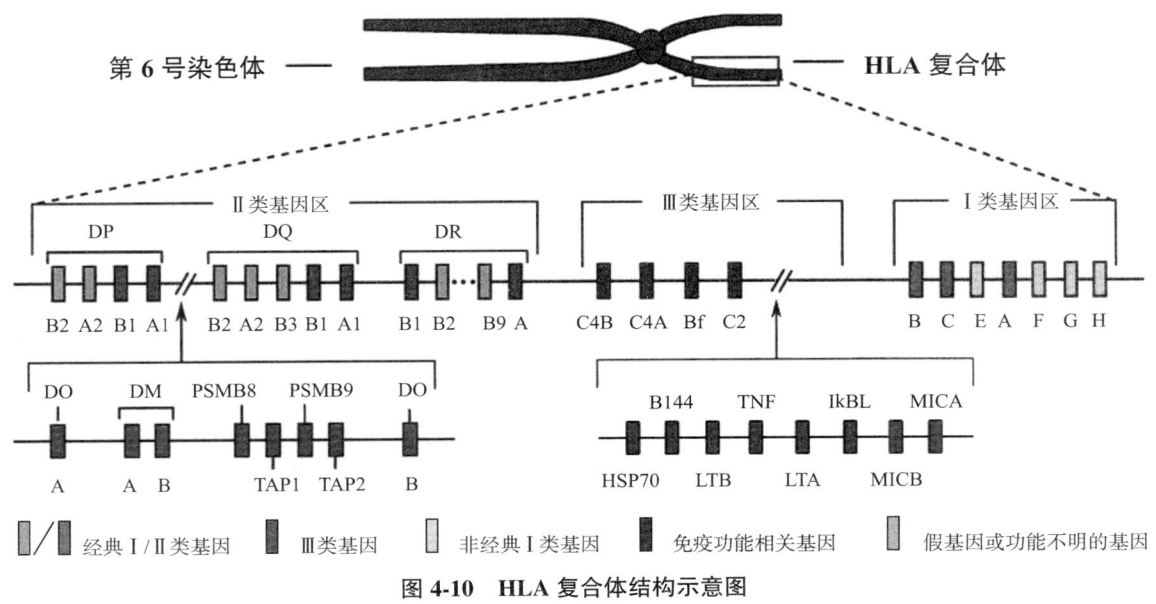

图 4-10 HLA 复合体结构示意图

3. HLA Ⅲ类基因区 HLA Ⅲ类基因区位于Ⅱ类与Ⅰ类基因区之间，是基因分布密度最为集中的一个区域，内含众多编码血清补体成分和其他血清蛋白的基因，主要包括补体基因 C2、B、C4 及参与炎症反应的基因 TNF、HSP 等基因座位，编码相应的产物 C2、B 因子、C4、肿瘤坏死因子及热休克蛋白等。

（二）HLA 复合体的遗传特点

1. 高度多态性 HLA 复合体是迄今为止人体最复杂的基因系统，呈高度多态性。所谓多态性是指在随机婚配的群体中，一个基因座位可存在多个等位基因，编码多种基因产物的现象。对个体而言，一个基因座位只有两个等位基因，分别来自父、母双方。对群体而言，一个基因座位存在着多个等位基因，称为复等位基因。因此，多态性是针对群体而言，反映了群体中不同个体同一基因座位上基因存在的差别。HLA 复合体具有高度多态性的主要原因是该基因群为一个紧密连锁的基因群，具有多基因座位，并且每个基因座位上又具有多个复等位基因。截至 2017 年 9 月，已确定的 HLA 复合体等位基因总数达到 17 331 个，其中等位基因数量最多的座位是 HLAB（4859 个）。因此，不同个体间 HLA 复合体完全相同的概率非常低，进行组织和器官移植时往往会发生程度不一的免疫排斥反应。

知识链接

中国常见及确认的 HLA 等位基因

自 1958 年第一个人类白细胞抗原（HLA）A2 抗原被发现以来，各国科学家多年来通过协作和技术创新，极大地推动了 HLA 领域的发展和应用，在 HLA 结构、功能、多态性、组织器官移植应用、人类群体遗传和进化分析等方面取得了重大成就。目前 HLA 分型技术已广泛应用于多个领域，如造血干细胞捐献者建库、HLA 群体遗传多态性、HLA 生物学功能、实体器官和造血干细胞移植供受者组织相容性配型、与某些疾病的关联、人类遗传进化、药物个性化选择等方面。

HLA系统具有高度遗传多态性，现发现的HLA抗原共有165个，其中HLA-A位点有28个、HLA-B位点有62个、HLA-C位点有10个、HLA-DR位点有24个、HLA-DQ位点有9个、HLA-Dw位点有26个、HLA-DP位点有6个。根据IMGT/HLA数据库3.23版本（2016年1月19日发布），总共发现14 232个HLA等位基因，其中HLA-A位点为3356个、HLA-B位点为4179个、HLA-C位点为2902个、HLA-DRB1位点为1860个、HLA-DQB1位点为900个。

HLA Ⅰ类和Ⅱ类基因座位上的等位基因均为显性基因，均有相应产物的表达，即共显性表达。共显性表达极大地增加了HLA分子的数量和多态性。

HLA复合体及其表型的高度多态性具有重要意义：①使种群具有极大的基因储备，保证在群体水平上能应对环境的变化，抵御各种病原体的侵袭，有利于种群的生存与延续；②HLA复合体的高度多态性决定了HLA分子的高度多态性，从而使不同个体即使对同一种抗原的应答能力也存在差异，控制着机体针对特定抗原的入侵能否应答及应答的强度；③为人类进行器官移植时寻找合适的供者带来困难。因此建立和扩大HLA复合体基因库，有助于在无关人群中发现并筛选出适合的供体，推动器官移植工作的开展；④可以作为个体身份识别的依据，即从大量的HLA复合体等位基因中找出属于该个体的Ⅰ类和Ⅱ类分子编码基因，进行HLA复合体基因分型，在亲子鉴定和法医学鉴定中起着重要作用。

2. 单体型遗传 HLA复合体是一组紧密连锁的基因群，HLA复合体中诸基因在一条染色体上的组合称为单体型。在遗传过程中，HLA复合体是以单体型作为一个完整的遗传单位由亲代传给子代，即单体型遗传。人体细胞为二倍体细胞，子代的两个HLA复合体单体型分别来自父母双方，故在亲代与子代之间必然有一个单体型相同，而同胞兄弟姐妹之间两个单体型完全相同或完全不同的概率均为1/4；一个单体型相同的概率为1/2。这就决定了在进行器官移植时应该首先从直系亲属中选择移植供体，并且通过检测HLA复合体基因型别可以作为亲子鉴定的依据。

3. 连锁不平衡 HLA复合体具有多个基因座位，如果各基因座位的基因随机组合构成单体型，则该单体型出现的频率应等于各基因频率（基因频率是指某等位基因与该座位中全部等位基因的比例）的乘积，但实际上HLA复合体各基因并不完全随机地组成单体型，而是某些基因较多地连锁在一起，则另一些基因在一起的概率就较小，这种单体型非随机分布的现象称为连锁不平衡。某些基因或单体型在不同种族或地区人群的频率分布有明显差异，因此HLA复合体基因型可作为人种种群基因结构的一个重要特征，在人类学研究中可为探讨人类的起源和迁移提供有用的资料，也为某些疾病的发病、诊断和治疗提供新的研究方向。

【要点提示】
重点：人的HLA复合体在染色体的定位及其遗传特点。
难点：HLA复合体及其表型的高度多态性具有重要的意义。

二、主要组织相容性分子

HLA Ⅰ类分子和Ⅱ类分子的结构、组织分布及识别提呈抗原肽情况各有特点（表4-7）。

表4-7 HLA Ⅰ类分子和Ⅱ类分子的结构、组织分布和识别提呈抗原肽情况

HLA分子类别	分子结构和分子量	结合抗原肽的结构域	表达特点	组织分布	识别提呈抗原肽
Ⅰ类分子（B、C、A）	α链，45 $\beta_2 m$，12	$\alpha_1 + \alpha_2$	共显性，多态性	所有有核细胞表面	识别和提呈内源性抗原肽，与共受体CD8结合，对CTL识别抗原肽起MHC限制作用
Ⅱ类分子（DP、DQ、DR）	α链，35 β链，28	$\alpha_1 + \beta_1$	共显性，多态性	APC、活化的T细胞等	识别和提呈外源性抗原肽，与共受体CD4结合，对Th识别抗原肽起MHC限制作用

（一）HLA Ⅰ类分子

1. HLA Ⅰ类分子的结构 HLA Ⅰ类分子是由轻链、重链两条多肽链借非共价键连接组成的异二聚体糖蛋白（图4-11）。重链即α链，是经典的 HLA Ⅰ类基因B、C、A编码的产物，为多态性跨膜糖蛋白，由胞外区、跨膜区和胞质区组成，其胞外区含有 α_1、α_2 和 α_3 三个结构域。轻链即非多态性 β_2 微球蛋白（$\beta_2 m$），由人第15号染色体上的基因编码。

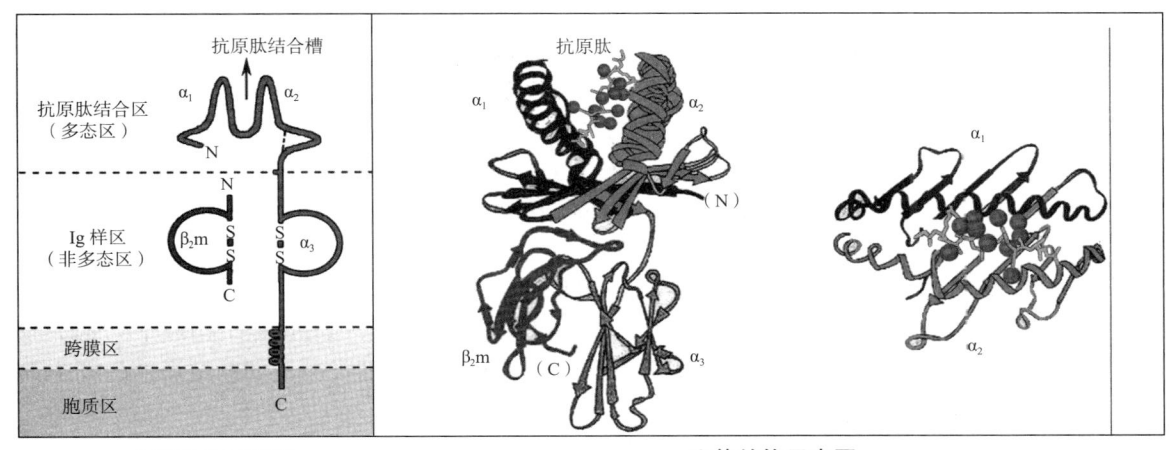

图4-11 HLA Ⅰ类分子及其结构示意图

（1）抗原肽结合区：由 α_1 和 α_2 结构域共同构成一个两端封闭的抗原肽结合槽，是HLA Ⅰ类分子与内源性抗原肽结合的区域。不同的 HLA Ⅰ类分子，α_1 和 α_2 结构域中的氨基酸种类、排列不同，决定了HLA Ⅰ类分子的多态性。但其容纳的抗原肽长度有限，为 8～10 个氨基酸残基。

（2）Ig样区：由重链 α_3 结构域和 $\beta_2 m$ 组成，两者氨基酸组成和序列与免疫球蛋白恒定区具有高度同源性，且氨基酸序列很少发生变异，均属于免疫球蛋白超家族，故称为免疫球蛋白样区（Ig样区）。α_3 是与T细胞表面的CD8分子结合的部位，对 $CD8^+$ T细胞的抗原识别起辅助作用。$\beta_2 m$ 不穿过细胞膜，也不与细胞膜接触，其功能主要是维持 HLA Ⅰ类分子结构的稳定。$\beta_2 m$ 无同种异型特异性，但具有种属特异性。

（3）跨膜区：可将 HLA Ⅰ类分子锚定在细胞膜上。

（4）胞质区：参与细胞内外跨膜信号的传递。

2. HLA Ⅰ类分子的分布 广泛分布于人体所有有核细胞表面，包括网织红细胞和血小板，

但不同组织细胞的表达水平差异很大,以淋巴细胞表达水平最高,肝、肾、肺、心及皮肤次之,肌细胞和内分泌细胞上最少,而成熟红细胞、神经细胞、成熟的胎盘滋养层细胞上尚未检出 HLA Ⅰ 类分子表达。

(二)HLA Ⅱ 类分子

1. HLA Ⅱ 类分子的结构　HLA Ⅱ 类分子是由 α、β 两条多肽链通过非共价键形式组成的异二聚体糖蛋白。两条肽链均为跨膜蛋白,包括胞外区、跨膜区和胞质区三部分,其胞外部分各有两个结构域(α_1、α_2、β_1、β_2)(图 4-12)。

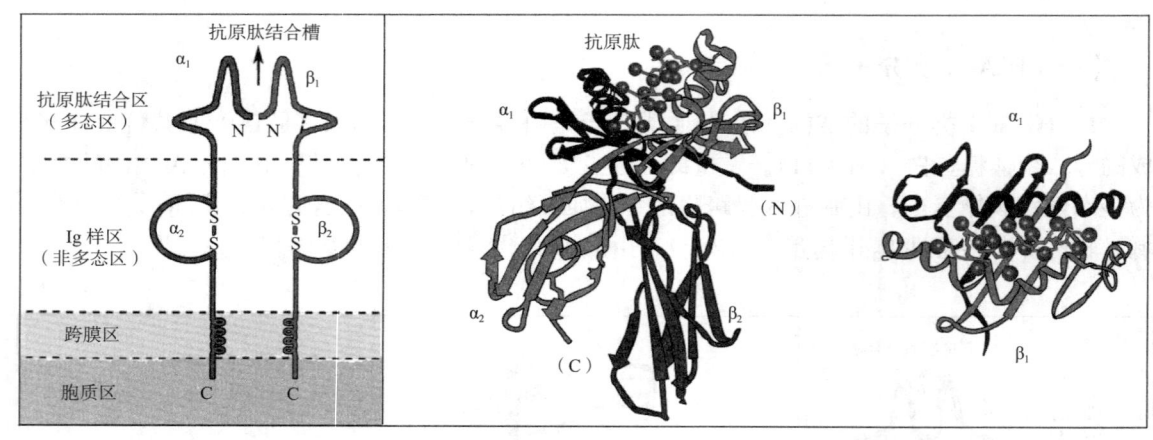

图 4-12　HLA Ⅱ 类分子及其结构示意图

(1)抗原肽结合区:由 α_1 和 β_1 两个结构域构成的两端开放的抗原肽结合槽,该区是 HLA Ⅱ 类分子与外源性抗原肽结合的区域。不同 HLA Ⅱ 类分子,α_1 和 β_1 结构域中的氨基酸种类、排列也不同,从而决定了 HLA Ⅱ 类分子的多态性。HLA Ⅱ 类分子的肽结合槽两端是开放的,可结合由 13~17 个甚至更多氨基酸残基组成的抗原肽。

(2)Ig 样区:由 α_2 和 β_2 结构域组成,β_2 是与辅助性 T 细胞(Th)的 CD4 分子结合的部位,借此对 $CD4^+$ T 细胞的抗原识别起辅助作用。

(3)跨膜区:是将 HLA Ⅱ 类分子锚定在细胞膜上的结构。

(4)胞质区:其作用与细胞内外信号传递有关。

2. HLA Ⅱ 类分子的分布　HLA Ⅱ 类分子的分布比较局限,仅表达于淋巴组织中一些特定的细胞表面,如专职抗原提呈细胞(包括 B 细胞、巨噬细胞、树突状细胞等)、胸腺上皮细胞和某些活化的 T 细胞等。

HLA Ⅰ 类和 Ⅱ 类分子亦可出现于血清、唾液、尿液、精液及乳汁等体液中,称为分泌型或可溶型 HLA 分子。

(三)MHC 分子的功能

1. 参与抗原的加工提呈　在特异性免疫应答中,结合与提呈抗原肽是 HLA Ⅰ 类和 Ⅱ 类分子的主要生理功能之一。内源性/外源性抗原在抗原提呈细胞内被加工处理后,与相应 HLA 分子结合,形成抗原肽 -HLA Ⅰ 类/Ⅱ 类分子复合物,并被转运至抗原提呈细胞表面,才能被 $CD8^+$ T 细胞/$CD4^+$ T 细胞识别,启动特异性免疫应答。

2. 制约免疫细胞间的相互作用——MHC 限制性　T 细胞表面的 TCR 在识别抗原提呈细

胞（或靶细胞）表面抗原肽的同时，还必须识别与抗原肽结合的 MHC 分子，这一现象称为 MHC 限制性。CD4⁺T 细胞只能识别 MHC Ⅱ类分子提呈的外源性抗原肽，对 CD4⁺T 细胞识别抗原起限制作用；而 CD8⁺T 细胞只能识别 MHC Ⅰ类分子提呈的内源性抗原肽，对 CD8⁺T 细胞识别抗原起限制作用。

3. 参与免疫应答的调节　由于 HLA 复合体具有高度多态性，人群中不同个体携带的 HLA 复合体基因型别不同，编码的 HLA 分子不同，造成 HLA 分子与抗原肽结合的亲和力不同，由此决定不同个体对特定抗原是否产生免疫应答及免疫应答发生的强弱程度不同。如某个个体 HLA 分子的肽结合区与抗原肽的亲和力弱，则该个体对该抗原的刺激呈低应答或不应答状态；相反，则个体对该抗原的刺激呈高应答状态。

4. 参与 T 细胞的分化发育　胸腺上皮细胞表达的 HLA Ⅰ类、Ⅱ类分子与胸腺中树突状细胞、巨噬细胞表面的 HLA-自身抗原复合物相互作用，分别参与对 T 细胞的阳性选择（CD4⁺CD8⁺ 双阳性 T 细胞与 HLA Ⅰ类分子结合分化为单阳性 CD8⁺T 细胞；与 HLA Ⅱ类分子结合分化为单阳性 CD4⁺T 细胞）和阴性选择（单阳性 T 细胞与 HLA 自身抗原复合物结合发生凋亡，没结合的继续发育），从而使成熟的 T 细胞获得 MHC 限制性和自身免疫耐受性。

5. 诱导移植排斥反应　在进行同种异体器官移植时，MHC Ⅰ类分子和Ⅱ类分子不符均可诱导迅速而强烈的移植排斥反应，因此 MHC 分子是人类的主要组织相容性抗原。

【要点提示】

重点：主要组织相容性分子Ⅰ类和Ⅱ类的分子结构、分布及其主要功能。

难点：MHC 限制性。

高频考点：HLA 分子的结构及分布。

三、主要组织相容性分子在医学上的意义

（一）HLA 与器官移植

器官移植的成败主要取决于供、受者间的组织相容性，其中 HLA 复合体等位基因的匹配尤为重要。因此，器官移植前的 HLA 复合体组织配型检测十分重要，选择与受者 HLA 分子尽量相同的供者，以避免或减轻移植排斥反应。

知识链接

移植排斥反应

自 1954 年 Joseph Murry 在世界上首次成功进行同卵双胞胎间肾移植至今，移植已成为当代医学治疗细胞、组织、器官功能丧失或衰竭的重要手段之一。而移植排斥反应往往决定着移植成功与否。移植排斥反应主要是由于供受者间组织不相容，移植物与受者免疫系统相互作用引起免疫应答，导致移植物或受者组织损伤反应。此外，移植排斥反应亦可影响体内凝血系统、纤溶系统、激肽系统的反应，导致一系列的病理损伤过程。因此在进行器官移植前，必须进行严格的供受者 MHC 交叉配型，选择 HLA 复合体基因型相同或相近的个体作为供者。

(二) HLA与输血反应

临床发现多次接受输血的患者,有时会发生非溶血性输血反应,主要表现为发热、白细胞减少和荨麻疹等。其发生原因主要与患者血液中存在的抗白细胞、抗血小板 HLA 抗体有关。因此,对多次接受输血的患者应注意选择 HLA 相同和不含抗 HLA 抗体的血液,以避免此类输血反应的发生。

(三) HLA与疾病的关联

HLA 复合体等位基因是决定人体对疾病易感程度的重要基因。HLA 与疾病的关联主要是指带有某些特定 HLA 型别的个体易患某一疾病(阳性关联)或对该疾病有较强的抵抗力(阴性关联)。这一关联可通过对患病人群和健康人群进行 HLA 分型后用统计学方法加以判别。如强直性脊柱炎患者 HLAB27 抗原阳性率高达 58%～97%,而在健康人群中仅为 1%～8%,由此认为携带 HLAB27 等位基因的个体易患强直性脊柱炎。迄今已发现 500 余种疾病与 HLA 有关联,多属自身免疫病(表4-8)。

表4-8 与HLA相关的疾病

疾病名称	HLA分子	相对风险率(RR)
强直性脊柱炎	B27	55～376
胰岛素依赖型糖尿病	DR3/DR4	25.0
肾小球性肾炎咯血综合征	DR2	15.9
寻常天疱疮	DR4	14.4
乳糜泻	DR3	10.8
急性前葡萄膜炎	B27	10.0
系统性红斑狼疮	DR3	5.8
多发性硬化症	DR2	4.8
类风湿关节炎	DR4	4.2

(四) HLA分子的异常表达和临床疾病

某些疾病如传染病、自身免疫性疾病、肿瘤、血液病均可影响 HLA 抗原的表达。所有有核细胞表面均表达 HLA I 类分子,但肿瘤细胞 HLA I 类分子的表达往往减弱甚至缺如,以致不能有效地激活特异性 CTL,造成肿瘤免疫逃逸。另外,正常情况下不表达 HLA II 类分子的某些细胞,可能由于感染等因素的影响而异常表达 HLA II 类分子,则可导致自身免疫病,如胰岛素依赖型糖尿病中的胰岛 β 细胞、乳糜泻中的肠道细胞、萎缩性胃炎中的胃壁细胞等,可被诱导表达 HLA II 类分子,促进免疫细胞的过度活化。

(五) HLA与亲子鉴定和法医学

由于 HLA 复合体具有单体型遗传和高度多态性,意味着两个无亲缘关系的个体之间,在所有 HLA 复合体基因座位上出现相同等位基因的概率几乎为零。而且,每个人所拥有的 HLA 复合体等位基因型别一般终生不变,这意味着特定等位基因及其以共显性形式表达的 HLA 分子,可以被看作是一种伴随个体终生的特异性遗传标志。据此,HLA 复合体基因分型已在法医学上被用于亲子鉴定及个体识别。

【要点提示】

重点：HLA与器官移植、输血反应、某些疾病及亲子鉴定和法医学有密切相关性。携带HLAB27等位基因的个体易患强直性脊柱炎。

（张佳伦）

自测题

一、名词解释
HLA复合体

二、单项选择题
1. 下列不是由HLA复合体基因编码的是
   A. HLA Ⅰ类分子α链
   B. HLA Ⅰ类分子β链
   C. HLA Ⅱ类分子α链
   D. HLA Ⅱ类分子β链
   E. 补体C4
2. 不表达HLA Ⅰ类抗原的细胞是
   A. 单核细胞
   B. B淋巴细胞
   C. 皮肤细胞
   D. T淋巴细胞
   E. 红细胞
3. HLA Ⅰ类分子肽结合区的组成是
   A. α_1，β_1
   B. α_1，α_2
   C. β_1，β_2
   D. α_2，α_3
   E. α_1，β_2微球蛋白
4. CD8分子识别的HLA Ⅰ类分子功能区是
   A. α_1
   B. α_2
   C. α_3
   D. α_4
   E. β_2微球蛋白

三、简答题
简述HLA类分子的分布。

项目五 固有免疫

学习目标

通过本项目内容的学习，学生应能够：

识记：
1. 说出固有免疫的概念和特点。
2. 列举参与固有免疫的组分、效应机制。

理解：
1. 解释固有免疫的识别机制。
2. 说明固有免疫的生物学意义。

案例导入

患儿，男，4个月，反复发热伴呕吐13天。入院时查体：T 38.4℃，P 140次/分，R 44次/分，精神差，前囟 0.8 cm×0.8 cm，张力稍高，眼神欠灵活。WBC $29.6×10^9$/L，中性粒细胞77%，脑脊液混浊，脑脊液细菌培养阳性，细菌鉴定为脑膜炎球菌。

诊断：化脓性细菌性脑脊髓膜炎（脑膜炎球菌感染所致）。

问题：
1. 人体的免疫屏障有哪些？各有何特点？
2. 为什么婴幼儿较成人容易发生中枢神经系统感染？

任务一　固有免疫的概念及特点

一、固有免疫的概念

固有免疫亦称固有免疫应答、天然免疫或非特异性免疫，是指机体屏障结构、固有免疫细胞和固有免疫分子在识别抗原性异物后，迅速活化，产生非特异性免疫效应的过程，是人类在长期的种系发育和进化过程中，逐渐建立起来的一系列防御病原体等抗原的功能，构成了机体抵御病原生物入侵的第一道防线。

二、固有免疫的特点

固有免疫的特点：①无特异性、无记忆性，作用范围广，不针对某一特定抗原；②反应出现快，抗原物质一旦接触机体，立即遭到机体的排斥和清除，但作用强度较弱；③有相对的稳定性，既不受入侵抗原物质的影响，也不因入侵抗原物质的强弱或次数而有所增减；④生来就有，受遗传控制，可稳定地传给下一代；⑤是适应性免疫发生的基础。从种系发育来看，无脊椎动物的免疫都是固有免疫，脊椎动物除固有免疫外，还发育出适应性免疫，两者紧密结合，不能截然分开。从个体发育来看，当抗原物质入侵机体以后，首先发挥作用的是固有免疫，而后产生适应性免疫。因此，固有免疫是一切免疫防护能力的基础。

【要点提示】
重点：固有免疫的概念。
高频考点：固有免疫的特点。

任务二 固有免疫系统组成

一、屏障结构

覆盖在体表的皮肤及与外界相通的腔道内覆盖的黏膜共同构成皮肤黏膜屏障，将全身各组织器官封闭在内，成为机体抵御病原体入侵的第一道防线。

（一）皮肤黏膜屏障

1. 物理作用 皮肤表面覆盖多层鳞状上皮细胞，构成阻挡病原体的有效屏障；黏膜上皮细胞的屏障作用较弱，但肠蠕动、呼吸道上皮纤毛的定向摆动、某些分泌液和尿液的冲洗作用等均有助于排除入侵黏膜表面的病原体。

2. 化学作用 黏膜和皮肤的附属器可产生分泌液，其内含有多种杀菌和抑菌物质。例如，汗腺分泌的乳酸和皮脂腺分泌的不饱和脂肪酸等均具有一定的抑菌作用；呼吸道、消化道分泌的黏液中含有溶菌酶、抗菌肽、天然抗体等抗菌物质；胃酸有很强的杀菌力，对防止肠道病原菌感染起重要作用。这些抗菌物质可在皮肤黏膜表面形成抵御病原体的化学屏障。

3. 拮抗作用 虽然皮肤和黏膜有一定的抑菌和杀菌能力，但在皮肤和某些部位的黏膜上仍有一定数量的正常菌群。这类正常菌群可通过与病原体竞争结合上皮细胞、竞争吸收营养物质和分泌某些杀菌、抑菌物质等方式抵御病原体的感染。例如，正常菌群对局部病原菌的生长具有拮抗作用，口腔中的某些细菌可产生过氧化氢，能杀死白喉棒状杆菌、脑膜炎球菌等；肠道中的大肠埃希菌产生的细菌素可抑制和杀死某些病原菌。临床上不适当地大量或长期应用广谱抗生素，可因消化道正常菌群被抑杀，导致耐药性金黄色葡萄球菌和白念珠菌大量生长，从而引发葡萄球菌性肠炎和白念珠菌性肠炎。

（二）体内屏障

病原体突破局部固有免疫细胞和分子防御体系进入血液循环时，体内血脑屏障或血胎屏障可阻止病原体进入中枢神经系统或胎儿体内，从而使机体重要器官或胎儿得到保护。

1. 血脑屏障 由软脑膜、脉络丛的脑毛细血管壁和包绕在壁外的星形胶质细胞形成的胶质膜所组成。其结构致密，能阻挡血液中病原生物及其他大分子物质进入脑组织及脑室，从而保护中枢神经系统。因此，血脑屏障是防止中枢神经系统发生感染的重要防御结构。它是随个体发育而逐步成熟的，婴幼儿血脑屏障尚未发育完善，故易发生中枢神经系统感染。

2. 血胎屏障 由母体子宫内膜的基蜕膜和胎儿的绒毛膜滋养层细胞共同构成。此屏障不妨碍母子间的物质交换，但可防止母体内病原生物进入胎儿体内，保护胎儿免受感染，保证胎儿的正常发育。妊娠早期（前3个月内）此屏障尚不完善，此时孕妇若感染某些病毒（风疹病毒、巨细胞病毒等）可致胎儿畸形、流产或死胎等。

3. 血胸腺屏障 位于胸腺皮质，由连续的毛细血管内皮、上皮网状细胞及内皮外完整基膜、血管周隙和巨噬细胞等组成。该屏障的主要功能是限制大分子抗原物质进入胸腺，以免影响胸腺功能。

二、固有免疫细胞

固有免疫细胞是执行固有免疫的主要成分，包括单核吞噬细胞、树突状细胞、NK细胞、γδT细胞、B1细胞、中性粒细胞、嗜酸性粒细胞、嗜碱性粒细胞和肥大细胞等，这类细胞不表达特异性抗原识别受体，可通过模式识别受体或有限多样性抗原识别受体对病原体及其感染细胞或衰老损伤和畸变细胞表面某些共有特定表位分子的识别结合，产生非特异性抗感染抗肿瘤等免疫保护作用，同时参与适应性免疫应答的启动和效应过程。

（一）吞噬细胞

机体内具有吞噬功能的细胞称为吞噬细胞。可分为两大类：一类是小吞噬细胞，即血液中的中性粒细胞；另一类是大吞噬细胞，包括血液中的单核细胞和组织中的巨噬细胞。单核细胞由骨髓单核系干细胞发育分化而成，占血液中白细胞总数的3%~8%。在血液中仅停留12~24 h，随即移行至组织器官或表皮层，在表皮棘层发育分化为朗汉斯巨细胞（未成熟树突状细胞）；进入结缔组织或器官，发育成熟为巨噬细胞，其体积数倍于单核细胞，寿命较长，在组织中可存活数月以上。病原体突破屏障结构侵入机体后，吞噬细胞首先发挥吞噬杀伤作用，清除病原体。

中性粒细胞来源于骨髓，产生速率高，每分钟约产生1×10^7个，但存活期短，为2~3天。中性粒细胞占血液白细胞总数的60%~70%。胞质中含有初级和次级两种颗粒：初级颗粒较大，即溶酶体颗粒，内含髓过氧化物酶、酸性磷酸酶和溶菌酶等；次级（特殊）颗粒较小，内含碱性磷酸酶、溶菌酶、防御素和杀菌渗透增强蛋白等。中性粒细胞具有很强的趋化作用和吞噬功能，当病原体在局部引发感染时，它们可迅速穿越血管内皮细胞进入感染部位，对侵入的病原体发挥吞噬杀伤和清除作用。另外，中性粒细胞表面还表达IgG Fc受体和补体C3b受体，通过调理作用促进和增强中性粒细胞的吞噬、杀菌作用。

【课程思政】

Metchnikoff提出的吞噬细胞学说，在起初的几十年里一直不被接受，但在他和继承者的不懈努力下，最终获得了1908年的诺贝尔生理学或医学奖。如今该学说已发展成为与体液免疫同样重要的细胞免疫学说。科学都是在不断证伪、不断坚持中前行的，我们要学习这些科学家求真务实、勇于探索，并坚持真理的科学精神。

1. 吞噬细胞的吞噬和杀菌过程 一般分为3个阶段。

（1）吞噬细胞与病原体的接触：可以是偶然相遇，也可在趋化因子（如补体 C3a、C5a 和某些淋巴因子等）的作用下向病原体定向移动。吞噬细胞通过其表面受体（如甘露糖受体）识别病原菌相应的配体并与之结合，也可通过其 IgG Fc 受体、C3b 受体识别并结合病原体。

（2）吞入病原体：对于较大的病原体，吞噬细胞可伸出伪足将其包围并摄入细胞内，形成吞噬体，这种方式称为吞噬；对于较小的病原体，如病毒等微小物质，吞噬细胞与其接触后细胞膜内陷，将其吞入，这种方式称为吞饮。

（3）杀死、破坏病原体：细胞内的吞噬体与溶酶体靠近并接触时，两者融合成吞噬溶酶体。此时溶酶体内的溶菌酶、过氧化物酶等即可杀灭病原体，并将其消化降解，最后把不能消化的残渣排出胞外。

2. 吞噬的结果

（1）完全吞噬：大多数病原体被吞噬后可完全消化，并被彻底杀灭。

（2）不完全吞噬：有些病原体如结核分枝杆菌、伤寒杆菌、麻风杆菌等细胞内寄生菌，虽被吞噬却不能被完全杀灭，并可在吞噬细胞内生长繁殖，导致吞噬细胞的死亡；也可随吞噬细胞游走，经血液、淋巴至全身的其他部位，造成扩散或引起更广泛的感染。

（3）造成组织损伤：吞噬细胞在吞噬和杀菌过程中可向胞外释放多种溶酶体，破坏邻近正常组织细胞，如损伤肾小球基底膜，引起肾小球肾炎。

（二）NK 细胞

自然杀伤（natural killer，NK）细胞来源于骨髓淋巴样干细胞，其分化、发育依赖于骨髓或胸腺微环境，主要分布于外周血和脾，在淋巴结和其他组织中也有少量存在。NK 细胞是不同于 T、B 淋巴细胞的第三类淋巴细胞。目前将人 TCR^-、mIg^-、$CD56^+$、$CD16^+$ 淋巴样细胞鉴定为 NK 细胞。

1. 直接杀伤作用 NK 细胞不表达特异性抗原识别受体，他们可通过表面杀伤细胞活化受体（KAR）和抑制性受体（KIR）对"自身"与"非己"的识别机制，直接杀伤某些肿瘤和病毒感染等靶细胞，在机体早期抗肿瘤、抗病毒或胞内寄生菌感染的应答中发挥重要的免疫监视作用。

2. ADCC NK 细胞表面表达 IgG Fc 受体，也可借助 ADCC 作用杀伤细胞。NK 细胞与靶细胞密切接触，释放穿孔素和颗粒酶，穿孔素可在细胞膜上形成通道，使水、电解质迅速进入胞内，导致靶细胞崩解死亡。颗粒酶是一类丝氨酸蛋白酶，可循穿孔素在靶细胞膜上所形成的通道进入胞内，诱导靶细胞凋亡。

3. 趋化和活化作用 NK 细胞表达多种与其趋化和活化相关的细胞因子受体，在相应趋化因子作用下可被招募到肿瘤和病毒感染部位发挥细胞毒作用。在 IFN、IL-2 和 IL-18 等细胞因子作用下，NK 细胞抗肿瘤、抗病毒作用显著增强。活化的 NK 细胞还可通过分泌 IFN-γ 和 TNF-α 等细胞因子参与免疫调节，增强机体抗感染、抗肿瘤作用。

（三）树突状细胞

树突状细胞（dendritic cell，DC）是功能最强的抗原提呈细胞。其功能包括：①识别、提取和加工抗原，参与固有免疫：DC 表达多种免疫识别受体识别入侵的病原生物，通过吞噬和快速地释放大量细胞因子参与固有免疫应答，同时将抗原加工成抗原肽，以便提呈给 T 细胞，故 DC 是连接适应性免疫和固有免疫的桥梁。②抗原提呈与免疫激活作用：这是 DC 最重要的功能。DC 最大的特点是能刺激初始化 T 细胞增殖，是适应性细胞免疫应答的始动者。DC 加工处理的抗原与 MHC Ⅱ 类分子结合，形成抗原-MHC Ⅱ 类分子复合物，表达于细胞表面，供 $CD4^+$ T 细胞识别；DC 也可以形成抗原肽-MHC Ⅰ 类分子复合物，供 $CD8^+$ T 细胞识别。③免疫调节作用：DC 能够分泌多种细胞因子和趋化因子，通过细胞间直接接触或者可溶性因子间接作用的方式，调节其他免疫细胞的功能。④免疫耐受的维持与诱导：现已证实，未成熟 DC 参与外周免疫耐受的诱导。

> **知识链接**
>
> ### 朗汉斯巨细胞
>
> 朗汉斯巨细胞（Langerhans' cells），又称郎格罕细胞、郎格罕氏细胞、兰格罕细胞等，是一种不成熟的树突状细胞，主要分布在表皮组织和某些上皮层。胞质中包含大量柱状或球拍状的颗粒，被称作伯贝克颗粒（Birbeck granules）。当某部位皮肤发生感染时，朗汉斯巨细胞将识别、捕捉和处理微生物抗原，然后迁移到引流淋巴结皮质的 T 细胞区域，并成熟为专职抗原提呈细胞。临床上可见朗汉斯巨细胞组织细胞增生症（LCH），原称组织细胞增生症 X。

【课程思政】

免疫学家 Ralph M.Steinman 在研究巨噬细胞的实验室工作时，发现了树突状细胞。他在学术界普遍不认同树突状细胞的大环境下，坚持对树突状细胞的性质和功能开展深入研究，最后使树突状细胞得到了学术界的认可，并成为人体免疫系统军团中最为重要的一个"兵种"。他的研究历程体现了不被过去认知所束缚、不断创新、坚持不懈的精神，为我们将来在职业发展道路上的思想认知成长树立了榜样。

（四）肥大细胞

肥大细胞广泛分布于皮肤、淋巴组织、子宫、膀胱以及呼吸道和消化道黏膜下层结缔组织中的毛细血管及淋巴管周围，其分布特点决定了它可以时刻监视病原体的入侵，并启动针对病原体的免疫反应。肥大细胞表面具有模式识别受体（PRR）、过敏毒素 C3a/C5a 受体和高亲和力 IgE Fc 受体。通过这些识别受体与相应配体结合而被激活或处于致敏状态，脱颗粒释放或合成炎性介质（组胺、白三烯、前列腺素 D_2 等）和促炎细胞因子（IL-1、IL-4、IL-8 和 TNF 等），引发炎症反应，从而在机体抗感染、抗肿瘤和免疫调节中发挥重要作用。变应原与致敏肥大细胞表面特异性 IgE 抗体结合，通过介导高亲和力 IgE Fc 受体交联使肥大细胞脱颗粒，引发 I 型超敏反应。

> **知识链接**
>
> ### 嗜酸性粒细胞
>
> 嗜酸性粒细胞是白细胞的组成部分，也是固有免疫细胞之一，来源于骨髓的造血干细胞。嗜酸性粒细胞具有杀伤细菌、寄生虫的功能，也是免疫反应和超敏反应过程中极为重要的细胞。嗜酸性粒细胞可以释放颗粒中的内容物，引起组织损伤，促进炎症进展。血液中嗜酸性粒细胞的数量表现为昼夜周期性波动。清晨细胞减少，午夜时细胞增多。这种细胞数的周期性变化是与肾上腺皮质释放糖皮质激素量的昼夜波动有关的。当血液中皮质激素浓度增高时，嗜酸性粒细胞减少；而当皮质激素浓度降低时，嗜酸性粒细胞增多。

三、固有免疫分子

（一）溶菌酶

溶菌酶是体液、外分泌液和吞噬细胞溶酶体中的一种不耐热碱性蛋白质，能破坏革兰氏阳性菌细胞壁肽聚糖，导致细菌裂解死亡。而革兰氏阴性菌细胞壁肽聚糖外还有外膜包裹，所以对溶菌酶不敏感，但在特异性抗体和补体存在条件下，也可被溶菌酶裂解破坏。

（二）C反应蛋白

C反应蛋白（C-reactive protein，CRP）是指在机体受到感染或组织损伤时血浆中一些急剧上升的蛋白质（急性期蛋白）。CRP可以激活补体和加强吞噬细胞的吞噬而发挥调理作用，从而清除入侵机体的病原生物和损伤、坏死、凋亡的组织细胞，在机体的固有免疫应答过程中发挥重要的保护作用。

（三）补体系统

补体是参与固有免疫应答的重要免疫效应分子，在感染早期可通过旁路途径和MBL途径激活并产生各种裂解产物：① C3b、C4b具有调理作用和免疫黏附作用，可促进吞噬细胞对病原体和抗原-抗体复合物的清除；② C3a、C5a具有趋化作用，可吸引中性粒细胞到达感染部位，并使之活化，发挥抗感染免疫作用。

（四）细胞因子

病原体感染机体后，可刺激免疫细胞和感染的组织细胞产生多种细胞因子。细胞因子可发挥强大的非特异性效应，包括致炎、致热、引发急性期反应、激活免疫细胞、趋化炎症细胞、抑制病毒复制和细胞毒作用等。

【要点提示】
重点：固有免疫的组成。
难点：固有免疫细胞的功能。
高频考点：固有免疫系统的组成及其作用。

任务三　固有免疫的识别机制

固有免疫的发生及其效应也涉及复杂的识别机制，这是近年来人们在天然免疫认识上的一个飞跃，固有免疫细胞并不表达TCR、BCR类似的特异性抗原识别受体，而是通过表面的模式识别受体识别病原体（及其产物）表面的病原相关分子模式，从而发挥免疫效应。

一、病原相关分子模式

病原体相关分子模式（pathogen associated molecular pattern，PAMP）是指一类或一群特定病原体及其产物共有的某些非特异性、高度保守、且对其生存和致病性必要的分子结构，可被固有免疫细胞所识别。PAMP种类有限，在病原生物中广泛分布，主要包括G^-菌的脂多糖、G^+菌的肽聚糖和脂磷壁酸、分枝杆菌和螺旋体的脂蛋白和脂肽、细菌和真菌的甘露糖、以游离形式存在的细菌或病毒非甲基化CPG DNA、病毒双股/单股RNA等。PAMP只表达于病原体，而不表达于正常宿主细胞。借此，固有免疫细胞可通过模式识别受体（PRR）区别"自身"与"非己"，并对病原体及其产物产生应答。另外，相对于PAMP这类外源性危险信号而言，体内组织细胞所产生的某些物质，如热休克蛋白、IL-1α和尿酸等内源性危险信号（又称为损伤相关分子模式或警报素），也可被固有免疫细胞受体所识别。

二、模式识别受体

模式识别受体（pattern recognition receptor，PRR）主要指存在于吞噬细胞和树突状细胞等多种免疫细胞表面、细胞内细胞器（内质网、溶酶体、高尔基体等）的膜上和血清中固有免疫细胞表面的一类能够直接识别结合病原生物或宿主凋亡细胞表面某些共有的特定分子结构的受体。膜型PRR主要包括甘露糖受体、清道夫受体、Toll样受体等。分泌性PRR存在于血清中，主要包括甘露糖结合凝集素（MBL）和C反应蛋白（CRP）等急性期蛋白。

【要点提示】
难点：模式识别受体的类型。

任务四　固有免疫的生物学功能

一、机体抗感染的第一道防线

固有免疫是机体抗感染的第一道防线。组成固有免疫的细胞和分子在体内分布广泛，反应速度较快，固有免疫的细胞通过PRR对病原体的PAMP直接识别或某些固有免疫分子直接识别病原体相关成分，如补体分子可快速反应，在防御细菌、病毒、寄生虫感染的免疫中具有重要作用，尤其是在感染早期、机体尚未形成适应性免疫的情况下，固有性免疫应答尤为重要。

二、参与维持机体自稳

死亡或受损细胞所释放的损伤相关分子模式（DAMP）可诱发炎症反应，有助于清除体内产生的细胞碎片，并可诱导、促进组织修复。一旦DAMP相关的炎症失控或转为慢性炎症，则可能参与自身免疫病、代谢性疾病及肿瘤的发生、发展。

三、抗肿瘤作用

肿瘤细胞能激活NK细胞，发挥细胞毒作用，杀死或诱导肿瘤细胞凋亡。NK细胞可监视肿瘤细胞的出现。活化的巨噬细胞可分泌TNF、蛋白水解酶、IFN和活性氧等细胞毒性分子，直接杀伤肿瘤细胞。此外，中性粒细胞和多种细胞因子也参与肿瘤的固有免疫。

四、参与和促进炎症反应作用

在固有免疫的早期，组织中的巨噬细胞、肥大细胞能分泌多种促炎症细胞因子，最主要的炎性细胞因子是 TNF、IL-1 和 IL-6。同时还能分泌 IL-8 等多种趋化因子，募集、活化更多巨噬细胞、中性粒细胞和淋巴细胞，参与免疫应答。

五、参与适应性免疫

（一）参与适应性免疫的启动

抗原特异性细胞的激活有赖于双信号刺激，APC（主要为 DC）等固有免疫细胞可将经加工处理的抗原肽提呈给 T 细胞，从而提供 T 细胞活化的第一信号；同时，激活的 APC 高表达共刺激分子（如 B7 分子），可提供 T 细胞激活的第二信号。

（二）影响适应性免疫的类型和强度

固有免疫的细胞通过表面 PRR 对不同种类病原体的识别，可产生不同的细胞因子，进而可诱导初始 T 细胞分化为不同亚群，影响适应性免疫的类型。例如，胞内菌感染时，APC 分泌 IL-12 诱导 T 细胞分化为 Th1，发生以细胞免疫为主的反应；蠕虫感染时，活化的肥大细胞释放 IL-4，促进 T 细胞分化为 Th2，发生以体液免疫为主的反应。固有免疫产生的细胞因子也可刺激适应性免疫中淋巴细胞的增殖和分化，如 IL-6 促进活化的 B 细胞产生抗体。

（三）参与适应性免疫的效应

大多适应性免疫的效应细胞和分子并无直接杀伤病原体的作用，需依赖固有免疫细胞和分子协同发挥作用。例如，B 细胞增殖分泌的抗体只有在固有免疫细胞（如吞噬细胞和 NK 细胞）以及补体等固有免疫分子参与下，通过调理吞噬、ADCC 等机制，才能有效杀伤清除病原体等异物。$CD4^+$ 效应 Th1 细胞通过分泌 IL-2、IFN-γ、TNF-β 等细胞因子，主要可通过活化吞噬细胞和 NK 细胞等，增强后者的吞噬杀伤作用，从而扩大适应性免疫清除入侵的病原体的效应。

【要点提示】
重点：固有免疫的生物学作用。

（朱 梦）

自测题

一、名词解释
固有免疫

二、单项选择题
1. 皮肤黏膜的屏障作用不包括
   A．机械阻挡作用 B．正常菌群的拮抗作用
   C．分泌杀菌作用 D．排除作用
   E．阻止病原体特异性吸附作用

2. 参与固有免疫应答的 T 细胞是
   A．Th1 细胞　　　　　　　　　B．Th2 细胞
   C．γδT 细胞、NKT 细胞　　　　D．CTL 细胞
   E．Th1 细胞、CTL 细胞
3. 巨噬细胞对抗原的识别作用不包括
   A．特异性识别抗原表位
   B．可识别病原体相关分子模式
   C．识别后立刻发挥杀伤作用
   D．通过表面的补体受体识别补体结合的抗原
   E．通过表面的 FcγR 识别与抗体结合的抗原
4. 下列说法错误的是
   A．固有免疫启动适应性免疫应答
   B．固有免疫协助适应性免疫发挥作用
   C．固有免疫和适应性免疫均具有识别非己的能力
   D．固有免疫可影响适应性免疫的类型
   E．固有免疫效应发生的潜伏期比适应性免疫长
5. 既有强大的吞噬杀菌能力，又有抗原提呈功能的细胞是
   A．NK 细胞　　　　　　　　　B．树突状细胞
   C．巨噬细胞　　　　　　　　　D．中性粒细胞
   E．肥大细胞

三、简答题

1. 简述固有免疫应答的特点。
2. 简述固有免疫的生物学作用。

项目六

适应性免疫

本项目数字资源

学习目标

通过本项目内容的学习，学生应能够：

识记：
1. 说出适应性免疫、细胞免疫、体液免疫及免疫耐受的概念。
2. 复述适应性免疫的基本过程及抗体产生的一般规律。
3. 列举适应性免疫的生物学意义。

理解：
1. 概括适应性免疫的特点及适应性免疫的功能检测。
2. 分析免疫耐受和免疫调节。

运用：
1. 运用所学知识解释机体抗感染、抗肿瘤免疫机制。
2. 运用所学知识解读免疫功能检测结果并进行临床分析。

案例导入

患者，女，20岁。自述2周前开始乏力，厌油食，恶心，呕吐，3天前出现眼黄、尿黄入院。患者脸色黄，巩膜轻度黄染，肝肋下2 cm，有触痛，脾肋下未触及。实验室检查：抗HAV IgM（+），抗HAV IgG（-）。

临床诊断为甲型肝炎。经用"肝泰乐"、维生素类保肝和中药对症治疗好转，于1个月后出院。患者出院后2个月复查：抗HAV IgM（-），抗HAV IgG（+）。

问题：
1. 该患者发病初期抗HAV IgM（+）有何意义？
2. 请解释患者出院后复查抗HAV IgM（-），但抗HAV IgG（+）的原因。

适应性免疫又称适应性免疫应答、特异性免疫应答、获得性免疫应答，是指机体接受抗原刺激后，T、B细胞活化、增殖、分化为效应细胞并产生一系列免疫效应分子，发挥生物学效应的过程。

任务一　适应性免疫的类型

一、按参与细胞分类

根据参与的淋巴细胞种类及免疫效应机制的不同，适应性免疫应答可分为 T 细胞介导的细胞免疫应答和 B 细胞介导的体液免疫应答两种类型。

二、按机体反应状态分类

根据机体受抗原刺激后的反应状态不同，分为正免疫应答和负免疫应答。正常情况下，机体对非己抗原产生正免疫应答，发挥抗感染、抗肿瘤等免疫功能。而对自身组织则产生免疫不应答，即负免疫应答，亦称免疫耐受。以上均属生理性免疫应答。若免疫应答发生异常，对机体造成损伤，则为病理性免疫应答，如超敏反应、自身免疫病等。

三、按抗原刺激机体次数分类

抗原初次刺激机体与一定时期内再次或多次刺激可产生不同的应答效果，据此可分为初次免疫应答和再次免疫应答两类。一般情况下初次应答比较缓慢，再次应答则较快速、激烈。

【要点提示】
重点：适应性免疫应答的概念及分类。
高频考点：T 细胞介导细胞免疫应答，B 细胞介导体液免疫应答。

任务二　适应性免疫的发生部位、基本过程与特点

一、适应性免疫的发生部位

适应性免疫主要发生于淋巴结、脾等外周免疫器官。抗原经皮肤或黏膜进入机体以后，一般在入侵部位即被 APC 捕获处理，并提呈给附近的淋巴细胞，受抗原刺激的淋巴细胞都会迁移到附近淋巴组织，并通过归巢受体定居于各自相应的区域，在那里分裂增殖、产生抗体或细胞因子。在局部发生的免疫应答，可循一定的途径扩展到身体的其他部位甚至全身各处。抗体可直接进入血液循环，很容易地遍布全身；T 细胞则从增殖区进入淋巴细胞再循环，也可以很快遍及全身。在黏膜诱导的局部免疫应答，SIgA 不能通过血液循环向全身扩散，但产生 SIgA 的淋巴细胞可经由再循环的途径，通过特殊的归巢受体选择性地定居于其他部位的黏膜组织，定向地转移局部免疫性。

二、适应性免疫的基本过程

适应性免疫是一个复杂但又规律有序的生理过程，可将其分为三个阶段。

1. 抗原识别阶段 抗原提呈细胞摄取、加工处理、提呈抗原，以及 T、B 细胞通过 TCR/BCR 特异性识别抗原的阶段。

2. 活化和增殖分化阶段 受抗原刺激的 T、B 细胞在共刺激分子信号和细胞因子作用下活化、增殖、分化为效应性 T 细胞和浆细胞，并分泌各种细胞因子和抗体等免疫效应分子。同时部分 T、B 细胞形成记忆性 T 细胞（Tm）和记忆性 B 细胞（Bm）。

3. 效应阶段 在免疫效应细胞和效应分子的共同作用下，将抗原灭活并从体内清除，发挥免疫效应，维持内环境稳定。

三、适应性免疫的特点

1. 特异性 即机体接受某种抗原刺激后，只能产生对该种抗原特异性的免疫应答，相应的免疫应答产物（抗体和效应 T 细胞）只能对相应抗原发挥作用。

2. 记忆性 当机体再次接触相同抗原时，记忆性淋巴细胞可迅速增殖分化为免疫效应细胞，产生较初次应答更为强烈的免疫效应。

3. MHC 限制性 T 细胞在识别 APC 提呈的抗原同时，还需识别提呈抗原的 MHC 分子。只有结合 MHC 分子后免疫应答才能发生。

4. 放大性 少量的抗原可激活免疫活性细胞增殖为大量的效应细胞，局部的免疫刺激也可以通过再循环遍布全身。

【要点提示】
重点：适应性免疫应答的发生场所及特点。
高频考点：适应性免疫应答的发生场所。

任务三　细胞免疫

T 细胞介导的细胞免疫应答，简称细胞免疫，是指 T 细胞接受抗原刺激之后，活化、增殖分化为效应 Th 细胞或效应 CTL 细胞，并参与清除抗原的过程。可分为三个阶段：① T 细胞特异性识别抗原；② T 细胞活化和增殖分化；③效应 T 细胞执行免疫效应。

一、T 细胞对抗原的识别

初始 T 细胞可特异性识别 APC 表面提呈的抗原肽 -MHC 复合物并与之结合。T 细胞通过其表面 TCR 特异性识别 APC 提呈的抗原肽，同时还需 T 细胞表面的 CD4 或 CD8 分子分别识别 APC 提呈的 MHC Ⅱ类或 MHC Ⅰ类分子。

1. T 细胞对内源性抗原的识别 在 APC 内合成的内源性抗原（肿瘤细胞或病毒感染细胞合成的蛋白质）由胞质进入蛋白酶体，被降解为抗原肽，抗原肽进入内质网后，与内质网中的 MHC Ⅰ类分子结合后形成抗原肽 -MHC Ⅰ类分子复合物，该复合物被转运到 APC 表面后，供 CD8$^+$ T 细胞识别（图 6-1）。

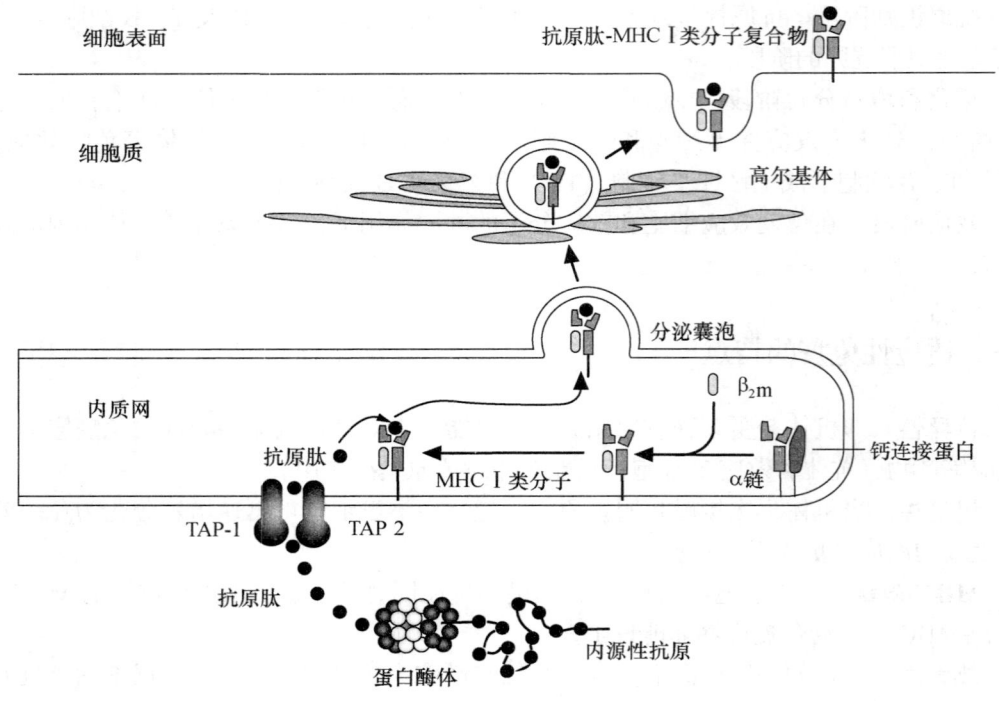

图 6-1 内源性抗原的加工处理与提呈

2. T细胞对外源性抗原的识别 外源性抗原被 APC 摄取后,进入胞质中被降解为小分子抗原肽后,与内质网中合成的 MHC Ⅱ 类分子结合,形成抗原肽-MHC Ⅱ 类分子复合物表达于 APC 表面,供 $CD4^+$ T 细胞识别(图 6-2)。

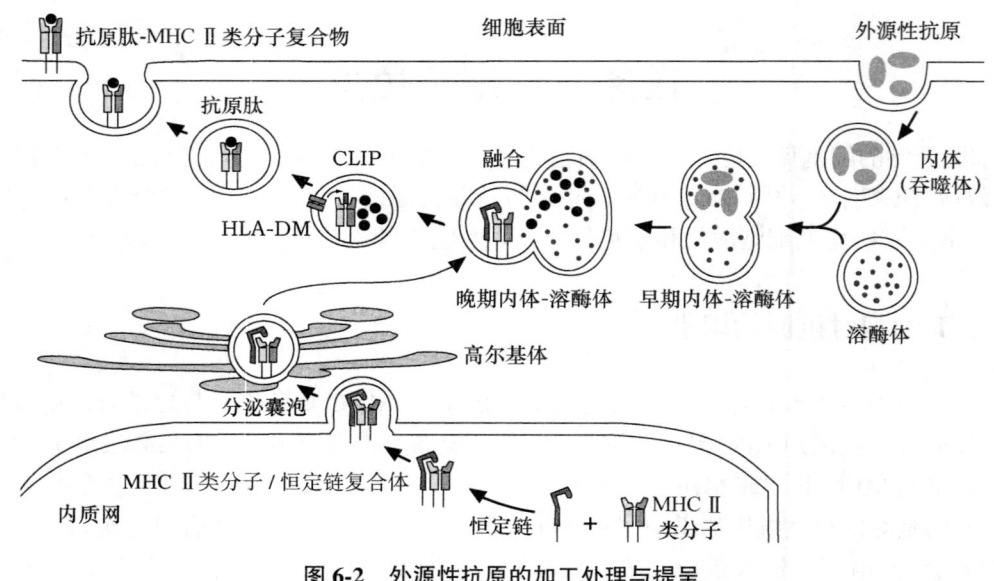

图 6-2 外源性抗原的加工处理与提呈

二、T 细胞的活化和增殖分化

1. T 细胞活化 T 细胞的完全活化需要双信号刺激(图 6-3)。

（1）T细胞活化第一信号：T细胞表面TCR与APC提呈的抗原肽识别结合，其表面的CD4/CD8识别提呈抗原肽的MHC-Ⅱ/Ⅰ类分子的非多态区，导致T细胞CD3与CD4/CD8分子胞质段尾部聚集，进而启动信号转导途径，获得T细胞活化的第一信号。

（2）T细胞活化第二信号：T细胞与APC表面的多对协同刺激分子相互识别黏附，启动胞内信号转导机制，获得T细胞完全活化的第二信号。其中CD28与B7分子结合最为重要。同时协同刺激信号亦能受到调节，如活化的T细胞可表达CTLA-4，其亦可与B7结合，抑制协同刺激信号传递，从而起到免疫调节作用。

T细胞活化的双信号缺一不可，仅当具备双信号后T细胞才能完全活化，否则表现为T细胞无能。

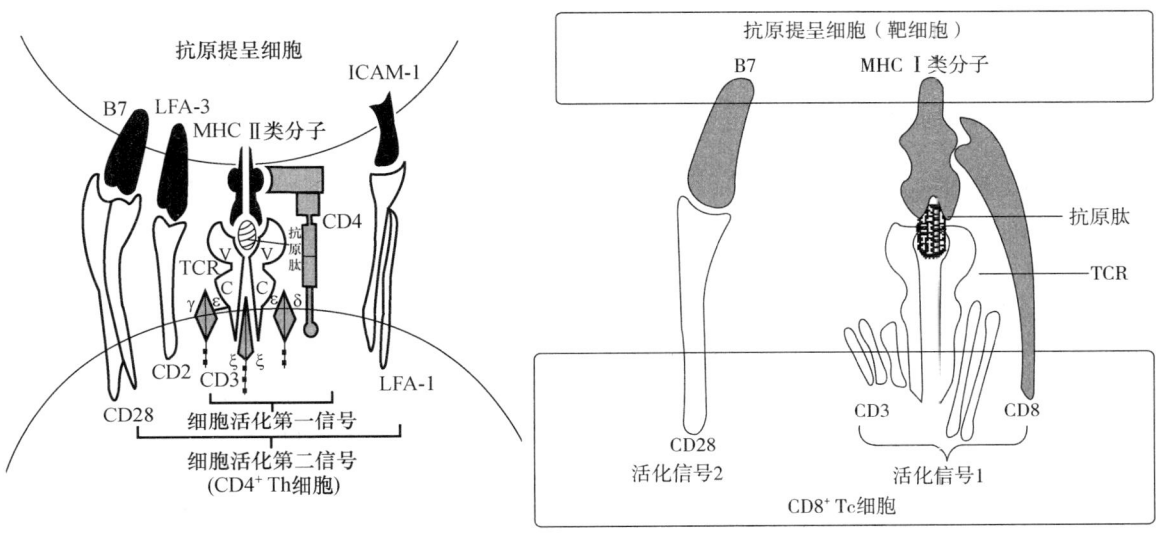

图 6-3　T 细胞活化相关信号分子示意图

知识链接

T 细胞无能

T细胞的活化需要双信号，除T细胞膜上的抗原受体同抗原多肽-MHC分子复合物结合作为第一信号外，还需要细胞表面黏附分子相互作用的协同刺激信号和细胞因子信号，否则T细胞不能被激活，而是处于无应答状态，即克隆无能。

T细胞无能原因在于某些自身反应性T细胞在胸腺逃避阴性选择进入外周免疫器官。但由于某些器官特异性自身抗原表达于不携带MHCⅡ类分子的细胞表面，不能形成抗原-MHC分子复合物，T细胞就不能被激活而呈现无能。

此外，某些自身抗原虽然与MHC分子结合成复合物，但若无协同刺激因子，仍可使T细胞处于无能状态。

2. T 细胞增殖分化　T细胞经双信号活化后，在多种细胞因子、局部微环境等多种因素影响下，增殖分化为效应T细胞。

（1）CD4$^+$T 细胞的分化：初始CD4$^+$T细胞（Th0）在IL-12等作用下可分化为Th1细胞，主要介导细胞免疫应答；在IL-4等作用下则分化为Th2细胞，主要辅助体液免疫应答。此外，

Th0 也可被诱导为调节性 T 细胞（Treg），发挥免疫调节作用，并在免疫耐受中发挥作用。另外，部分 T 细胞可分化为 Tm，形成免疫记忆。

（2）$CD8^+$ T 细胞的分化：$CD8^+$ T 细胞可以经 Th 细胞的辅助或无需 Th 细胞辅助两种方式，增殖分化为 CTL。① Th 细胞非依赖性：如病毒感染时，由于成熟的 DC 高表达共刺激分子，可直接向 $CD8^+$ T 细胞提供双信号，刺激其合成 IL-2，促使本身增殖，并分化为 CTL，该活化过程无需 Th 细胞辅助；② Th 细胞依赖性：多数情况下，APC 不能表达足够的共刺激信号，故 $CD8^+$ T 细胞激活有赖于 $CD4^+$ Th 细胞辅助。此种情况下，$CD4^+$ T 细胞和 $CD8^+$ T 细胞须识别同一 APC 所提呈的特异性抗原，效应性 $CD4^+$ Th 细胞识别 APC 提呈的特异性 MHC Ⅱ类分子复合物，Th 细胞表面的 CD40L 与 APC 表面的 CD40 结合，可上调 APC 表达更多共刺激分子，从而向 $CD8^+$ T 细胞提供足够的共刺激分子信号，或 Th 细胞直接分泌 IL-2，诱导 $CD8^+$ T 细胞活化、增殖和分化。

三、T 细胞的效应阶段

1. Th 细胞的效应

（1）效应 Th1 介导炎症反应：效应 Th1 细胞可通过释放 IL-2、IL-3、IFN-γ、TNF-β 等多种细胞因子发挥下列作用：①诱生、募集、活化巨噬细胞至感染部位发挥效应；激活中性粒细胞，增强其吞噬杀菌能力；②促进淋巴细胞的增殖和募集，形成单个核细胞浸润为主的炎症；③诱导 CTL 细胞的分化，扩大免疫效应。

（2）效应 Th2 调节体液免疫：Th2 主要通过释放 IL-4、IL-5、IL-10、IL-13 等细胞因子，促进 B 细胞增殖、分化为浆细胞产生抗体，辅助体液免疫应答（图 6-4）。

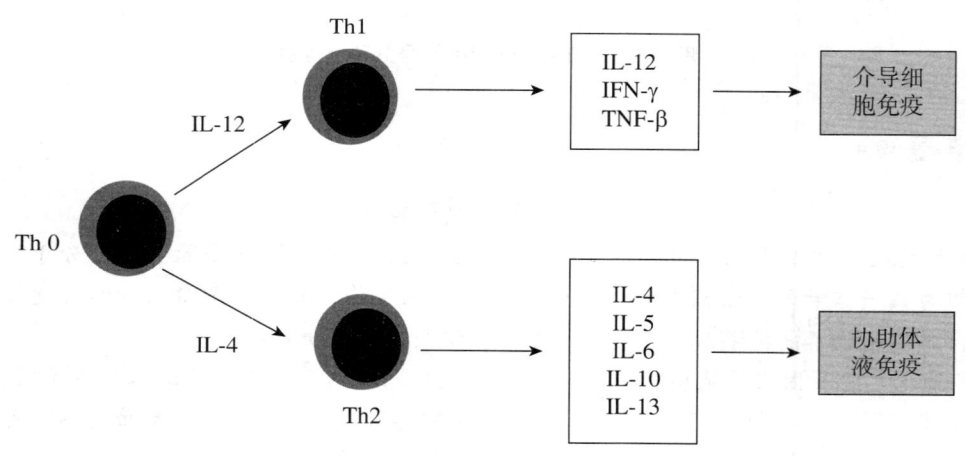

图 6-4 Th1 和 Th2 的分化及效应

2. 效应 CTL 发挥细胞毒作用 CTL 通过识别靶细胞表面 MHC Ⅰ类分子提呈的特异性抗原肽并与之结合，通过以下途径杀伤靶细胞，发挥细胞毒作用（图 6-5）。

（1）释放细胞毒素：即穿孔素/颗粒酶途径，CTL 的胞质颗粒中储存有穿孔素及颗粒酶。CTL 活化后释放多个穿孔素插入靶细胞膜中，聚合成内径为 16 nm 的孔道，颗粒酶等细胞毒蛋白通过穿孔素形成的孔道进入靶细胞内，激活凋亡相关酶系统，诱导靶细胞凋亡。

（2）细胞因子与膜分子结合：① Fas/FasL 途径：CTL 可表达 FasL，与靶细胞表达的 Fas 结合，启动凋亡程序，最终诱导靶细胞凋亡；② CTL 可分泌 TNF-α、TNF-β 与靶细胞表面 Ⅰ

型 TNF 受体（TNFR-Ⅰ）结合，介导细胞凋亡；③CTL 通过分泌 IFN-γ，抑制病毒复制，诱导感染细胞表达 MHC 分子，提高靶细胞对 CTL 攻击的敏感性。

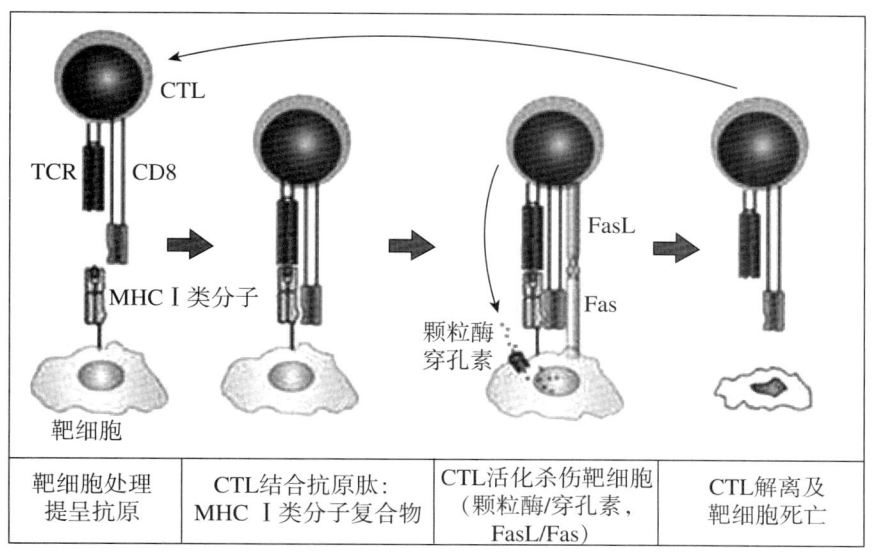

图 6-5　CTL 杀伤靶细胞过程

【要点提示】
重点：细胞免疫主要由 T 细胞介导，通过双信号刺激活化为效应 Th 和效应 CTL 细胞，发挥抗感染、抗肿瘤等免疫效应。
难点：内源性抗原和外源性抗原加工处理和提呈；细胞免疫应答的效应机制。
高频考点：T 细胞活化的双信号；细胞免疫应答效应性 T 细胞的类型；细胞免疫应答的效应。

任务四　体液免疫

B 细胞介导的体液免疫应答，是指成熟 B 细胞识别特异性抗原后，活化、增殖、分化为浆细胞，合成、分泌抗体并结合抗原性异物，以发挥特异性免疫效应的过程。由于抗体主要存在于体液中，故将此类应答称为体液免疫应答，简称体液免疫。体液免疫应答包括 B 细胞对胸腺依赖性抗原（TDAg）和胸腺非依赖性抗原（TIAg）的免疫应答。其基本过程也可分为：识别阶段、活化和增殖分化阶段、效应阶段。

一、B 细胞对胸腺依赖性抗原的应答

B 细胞针对 TD-Ag 的应答有赖于 $CD4^+$ Th2 细胞的辅助。

（一）识别阶段

与 TCR 不同，BCR 能直接识别抗原表位，亦无 MHC 限制性。其识别机制为：
1. B 细胞通过 BCR 特异识别 TD-Ag 表位，并由 Igα/Igβ 将活化的第一信号传入细胞内。

2. B 细胞将与其结合的抗原内吞，加工处理后形成抗原肽-MHC Ⅱ 类分子复合物，提呈给 CD4⁺Th2 细胞识别，诱导其特异性活化（详见细胞免疫应答相关内容）。

（二）活化、增殖、分化阶段

1. B 细胞活化 与 T 细胞相似，初始 B 细胞的活化也需双信号和细胞因子的参与，B 细胞活化有赖于 CD4⁺ Th2 细胞的辅助。① BCR 特异性识别抗原表位，产生 B 细胞活化的第一信号；②活化 Th 细胞上调表达 CD40L，与 B 细胞上 CD40 结合，提供 B 细胞活化的第二信号；Th 细胞分泌的细胞因子如 IL-4 提供 B 细胞活化的细胞因子信号（图 6-6）。

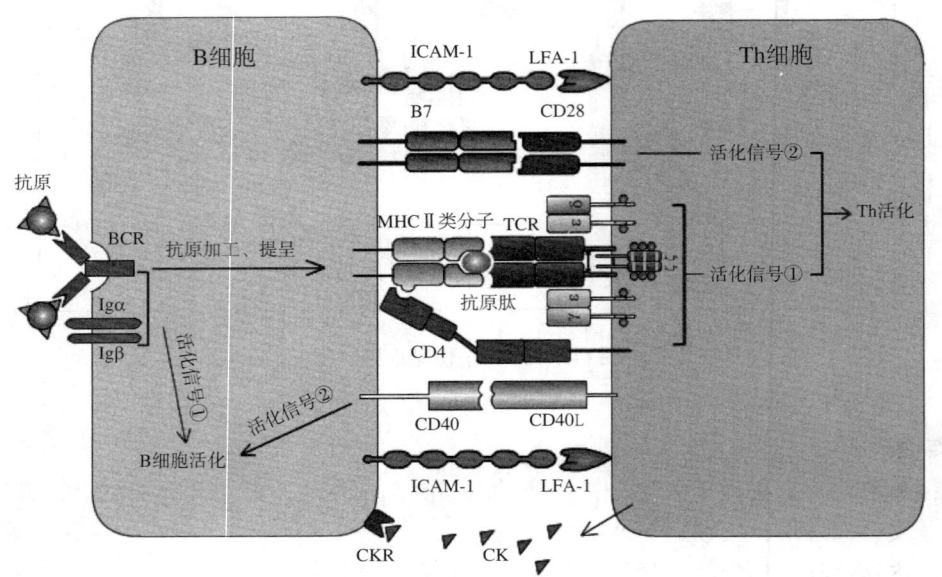

图 6-6 B 细胞活化的双信号

2. B 细胞增殖、分化 B 细胞活化后表达多种细胞因子受体，与 Th2 产生的细胞因子结合后，在多方面复杂因素的影响下，增殖分化为能产生不同类型抗体的浆细胞。同时有部分 B 细胞成为 Bm，Bm 再次与相同抗原接触后，能迅速增殖分化为浆细胞产生抗体（图 6-7）。

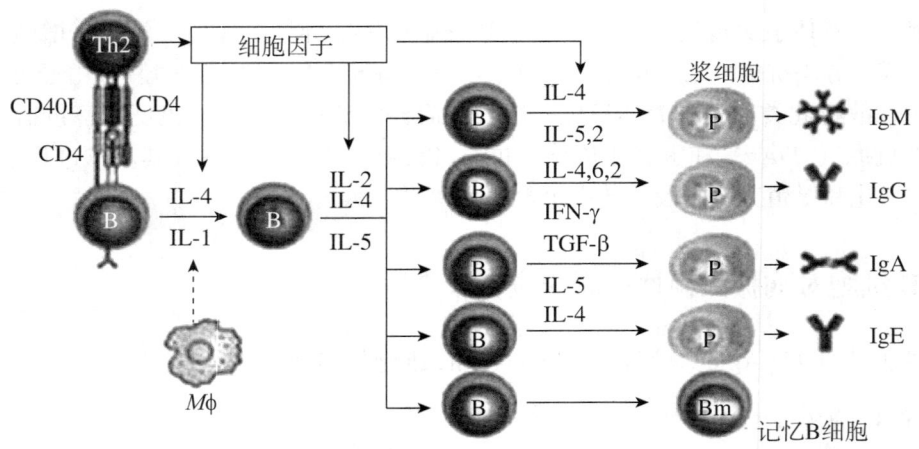

图 6-7 Th2 细胞调节 B 细胞增殖分化及抗体的产生

（三）效应阶段

不同类型的浆细胞产生不同类型的抗体，抗体在其他免疫系统成分的协助下发挥中和作用和调理作用，激活补体、ADCC 及免疫病理损伤等体液免疫效应。

二、B 细胞对胸腺非依赖性抗原的应答

B 细胞对 TI-Ag 的应答不需 Th2 细胞的辅助，应答迅速，只产生 IgM 类抗体，也不产生免疫记忆。TI-Ag 分为 TI-1 抗原和 TI-2 抗原两类，以不同机制激活 B 细胞：① TI-1 抗原（如细菌脂多糖）分子中有 B 细胞丝裂原，高浓度时可直接诱导 B 细胞增殖和分化；低浓度时可通过 BCR 聚集足够浓度的抗原，激活 B 细胞；② TI-2 抗原（如荚膜多糖）具有高度复杂的重复表位，通过与 BCR 的广泛交流，激活 B 细胞。但如果 TI-2 抗原浓度过高，BCR 过度交联，则可导致 B 细胞无能。

三、抗体产生的一般规律及意义

抗原初次刺激机体时由静息 B 细胞所介导的应答称为初次免疫应答。当相同抗原再次刺激机体时，由记忆 B 细胞迅速、高效、特异介导的免疫应答为再次免疫应答。

（一）抗体产生的一般规律

1. 初次免疫应答产生抗体的特点　①诱导期长：抗原刺激后通常需要经过 1~2 周的时间，血清中才出现特异性抗体，然后抗体呈指数增长，进入对数期，随后维持在平台期；②维持时间较短：抗体浓度维持在平台期约数天或数周之后即进入下降期，抗体合成速度减慢，降解速度增加，最长维持数周；③抗体类别：先产生 IgM，后产生 IgG，其中以 IgM 为主；④抗体效价低；⑤抗体亲和力低。因此，初次应答免疫效果较差。

2. 再次免疫应答产生抗体的特点　①诱导期短：一般为 3~5 天；②维持时间较长：抗体浓度可维持在平台期数月至数年甚至数十年，下降期持久、缓慢；③抗体类别：先产生 IgM，后产生 IgG，但以 IgG 类抗体为主；④抗体效价高；⑤抗体亲和力高。因而，再次应答免疫效果较好。机体再次应答的强弱取决于抗原免疫原性的强弱及两次抗原刺激间隔时间的长短（图 6-8，彩图 2）。

（二）抗体产生规律的意义

抗体产生的规律在疾病的预防和诊断中具有重要意义。临床上利用这一规律指导制订最佳的免疫接种方案。例如，接种疫苗用于预防疾病，一般应接种 2 次以上，以强化免疫效果。利用这一规律，亦可通过检测机体抗体含量变化用于疾病的辅助诊断，如检查血清中特异性的 IgM 抗体，可作为传染病早期感染依据；在疾病辅助诊断中，在疾病初期和恢复期采集两份血清，动态检测 IgG，抗体效价增长 4 倍以上者才有诊断意义。

【要点提示】
重点：B 细胞对胸腺依赖性抗原的免疫应答；抗体产生的一般规律。
高频考点：B 细胞活化的双信号；初次应答和再次应答抗体产生的一般规律。

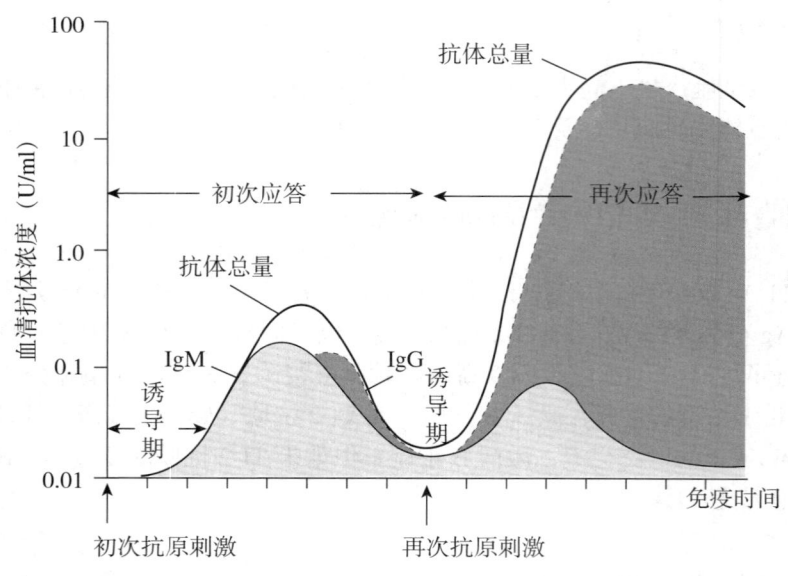

图 6-8 抗体产生的一般规律

任务五 适应性免疫的生物学意义及其检测

一、适应性免疫的生物学意义

适应性免疫具有免疫效应强、免疫效应放大等特点，在效应性 T 细胞、抗体及细胞因子等的参与下，清除或者结合抗原，发挥重要的免疫保护作用，但若发生免疫应答异常，也可对机体造成免疫损伤。

（一）细胞免疫应答的生物学意义

1. 抗感染 细胞免疫在抗胞内病原体感染中具有重要作用。效应 Th1 通过释放细胞因子募集和活化单核细胞、巨噬细胞，单核细胞和巨噬细胞浸润感染部位，并增强其对靶细胞的吞噬作用；效应 CTL 可通过诱导靶细胞凋亡而起到抗胞内感染的作用。

2. 抗肿瘤 主要依赖效应 CTL 对肿瘤细胞直接的特异杀伤效应。另外，效应 Th1 亦可通过释放细胞因子活化巨噬细胞、NK 细胞而间接发挥抗肿瘤效应。

3. 免疫调节 效应 Th2 可调节 B 细胞增殖分化为浆细胞，并参与 Ig 的类别转换。

4. 免疫损伤 效应 T 细胞可参与迟发型变态反应、移植排斥反应以及自身免疫病的形成，造成免疫损伤。

（二）体液免疫应答的生物学意义

1. 抗感染 体液免疫的效应分子特异性抗体可通过以下途径发挥抗感染作用：①通过中和作用中和病原体或外毒素，阻止其入侵易感细胞；②通过激活补体、调理吞噬作用发挥对胞外感染病原体的溶解、吞噬作用，在细胞外抗感染中发挥重要作用；③通过 ADCC 效应杀伤胞内病原体感染的细胞。

2. 抗肿瘤 通过激活补体、调理吞噬、ADCC 效应等发挥抗肿瘤作用。

3. 免疫损伤 在某些情况下，抗体可参与Ⅰ、Ⅱ、Ⅲ型超敏反应及某些自身免疫性疾病的发生。

【课程思政】

因抗体具有抗感染等免疫学保护效应，临床常用新冠感染康复者恢复期血浆作为救治新冠感染重症患者的有力武器，其可大幅降低危重患者的病死率。2020年2月14日，中国红十字基金会联合爱心捐赠人，为首批19名康复血浆捐献志愿者颁发致敬状，以褒扬他们"以坚韧战胜病魔，以博爱奉出血浆，为拯救更多新冠感染危重患者的生命做出无与伦比的贡献"。

二、适应性免疫的功能检测

对机体适应性免疫的功能检测主要包括T、B细胞数量和功能检测。

1. T、B细胞数量检测 可通过直接或间接荧光免疫技术、免疫组织化学技术等进行T、B细胞数量检测。

2. T细胞功能检测 可通过T细胞增殖试验、T细胞介导的细胞毒试验、淋巴细胞内细胞因子检测等体外试验及结核菌素试验等体内试验进行T细胞相关功能检测。

3. B细胞功能检测 可通过B细胞增殖试验、经典溶血空斑试验及酶联免疫斑点试验进行B细胞相关功能检测。

【要点提示】
重点：适应性免疫应答的生物学意义。
难点：适应性免疫的功能检测。
高频考点：适应性免疫应答的生物学意义。

任务六　免疫耐受及免疫调节

一、免疫耐受

免疫耐受是指机体免疫系统接受某种抗原刺激后产生的特异性免疫无应答状态，亦称为负免疫应答。其与正免疫应答相反，但两者均是免疫系统的重要功能组成。正常情况下，免疫系统的功能源于免疫耐受与免疫应答的平衡。引起免疫耐受的抗原称为耐受原。

（一）免疫耐受的形成条件

免疫耐受的形成，主要取决于抗原和机体两方面因素。

1. 抗原因素 抗原的性质、剂量、抗原入侵途径等因素与免疫耐受的形成有关。一般情况下：①小分子可溶性、非聚合状态的抗原，易诱发免疫耐受；②抗原剂量过低或抗原剂量过高，均不能诱导免疫应答，导致低带耐受或高带耐受；③抗原经鼻内、口服、静脉注射最易诱导耐受。另外，抗原与机体亲缘关系越近，越易导致免疫耐受。

2. 机体因素 免疫系统分化发育早期较易诱导免疫耐受，而当免疫系统发育成熟后则较难诱导免疫耐受。但若机体患消耗性疾病或机体免疫力低下，则较易诱导免疫耐受。

> **知识链接**
>
> **免疫耐受的机制**
>
> 免疫耐受按形成时期不同分为中枢耐受和外周耐受。
>
> 1. 中枢耐受　是指T、B细胞在中枢免疫器官分化成熟过程中形成的耐受。T细胞在胸腺中通过阴性选择，而B细胞在骨髓通过"克隆排除"和"克隆无能"形成自身耐受。
>
> 2. 外周耐受　是指成熟的T、B细胞在外周免疫器官中对某些抗原形成的免疫不应答状态。具体机制有：①免疫忽视：眼晶状体蛋白、精子等隐蔽的自身抗原先天与免疫细胞不接触；②克隆无能：组织细胞缺乏MHC-Ⅱ类分子或缺乏B7和CD40L，导致克隆无能；③诱导凋亡：通过诱导自身反应性免疫细胞凋亡，形成自身免疫耐受；④免疫调节细胞通过分泌抑制性细胞因子等机制诱导免疫耐受。

（二）研究免疫耐受的意义

免疫耐受的研究对疾病的预防和治疗有重要意义。防治Ⅰ型超敏反应、自身免疫性疾病和器官移植排斥反应，可通过建立免疫耐受的途径来解决；而某些传染性疾病和肿瘤等，则可通过打破免疫耐受，激发免疫应答来促进和加强机体对病原体、肿瘤的清除。

二、免疫调节

免疫调节是指在免疫应答过程中，免疫系统内部各免疫细胞间、免疫细胞与免疫分子间以及免疫系统与神经内分泌系统间的相互作用与协调，使免疫应答维持合适的强度，以维持机体内环境的稳定。

（一）分子水平的免疫调节

MHC分子参与T细胞在胸腺分化中的阳性选择和阴性选择，从而保证免疫系统对自身抗原产生中枢耐受；抗原进入机体的剂量和途径可影响免疫应答的性质和强度；抗体本身对适应性免疫具有负反馈调节作用；细胞因子在既相互协同又相互抑制过程中形成极其复杂的正负调节免疫应答的网络；补体通过与细胞表面相应补体受体结合而实现其免疫调节作用。

（二）细胞水平的免疫调节

成熟APC高表达MHC-Ⅱ类分子及协同刺激分子，可有效提呈抗原，启动免疫应答；Th1和Th2可通过自身分泌细胞因子相互制约分化而调节免疫应答；调节性T细胞抑制自身反应性T细胞介导的局部应答；NK细胞可显著抑制B细胞分化及抗体产生，也可通过释放IL-2、IFN-γ、TNF-α和GM-CSF等细胞因子增强T细胞功能，从而调节机体免疫应答。

（三）整体水平的免疫调节

神经-内分泌-免疫系统间相互协调发挥免疫调节功能。神经、内分泌系统可通过免疫细胞表面的神经介质受体和激素受体调节免疫细胞的发育、成熟及效应。免疫应答过程中产生的免疫活性分子，可作用于神经、内分泌系统，影响和调节神经、内分泌系统功能。例如

IL-2 可抑制乙酰胆碱（ACh）的释放；许多细胞因子可通过与相应受体结合而上调或下调激素的合成。

【要点提示】
重点：免疫耐受的概念。
难点：免疫耐受形成条件；免疫调节。

（王海凤）

自测题

一、单项选择题

1．CTL 细胞活化所需的双信号之一是
　A．TCR 与 MHC Ⅰ类分子 - 抗原肽的复合物结合
　B．TCR 与 MHC Ⅱ类分子 - 抗原肽的复合物结合
　C．TCR 与 MHC Ⅲ类分子 - 抗原肽的复合物结合
　D．CD40 和 CD40L 分子结合
　E．SIg 与抗原肽结合

2．APC 上 B7 的配体是
　A．CD2　　　　　　　　　　B．CD4
　C．CD8　　　　　　　　　　D．CD28
　E．CD16

3．特异性细胞免疫的效应细胞是
　A．Th1 和 Th2 细胞　　　　　B．Th1 和 Th0 细胞
　C．Th1 和 CTL 细胞　　　　　D．Th2 和 CTL 细胞
　E．Th2 和 Th0 细胞

4．Th1 细胞在炎症反应中最重要的作用是
　A．活化 NK 细胞　　　　　　B．活化 Th2 细胞
　C．活化巨噬细胞　　　　　　D．活化嗜酸性粒细胞
　E．活化肥大细胞

5．B 细胞具有识别特异性抗原的功能，因其表面有
　A．E 受体　　　　　　　　　B．mIg
　C．SIgA　　　　　　　　　　D．C3 受体
　E．FC 受体

6．再次应答的抗体类别主要是
　A．IgA　　　　　　　　　　B．IgG
　C．IgM　　　　　　　　　　D．IgE
　E．IgD

7．免疫应答过程不包括
　A．T 细胞在胸腺内分化成熟
　B．B 细胞对抗原的特异性识别
　C．巨噬细胞对抗原的处理和提呈

D. T细胞和B细胞的活化、增殖和分化

E. 效应细胞和效应分子的产生和作用

8. 机体参与肿瘤免疫应答最重要的淋巴细胞是
   - A. 浆细胞
   - B. T细胞
   - B. B细胞
   - D. NK细胞
   - E. 肥大细胞

9. 为B细胞活化提供第二信号的协同刺激分子是
   - A. B7与CD28
   - B. CD4与MHC-Ⅱ类分子
   - C. CD40L与CD40
   - D. IL-2与IL-2R
   - E. BCR-CD79复合物与抗原

10. 肿瘤的免疫治疗需要
    - A. 诱导和维持免疫耐受
    - B. 解除免疫耐受
    - C. 两者均是
    - D. 两者均不是
    - E. 与免疫耐受无关

二、简答题

1. 简述细胞免疫应答的生物学意义。

2. 乙型肝炎疫苗全程按照0、1、6个月方案进行免疫接种三针，请根据所学知识解释其理论依据，并阐明机体全程免疫接种后产生的抗乙肝病毒主要保护性抗体类型。

项目七

免疫学防治

本项目数字资源

学习目标

通过本项目内容的学习，学生应能够：

识记：
1. 说出人工主动免疫和人工被动免疫的概念。
2. 列举现今计划免疫的类型及临床意义。

理解：
1. 解释主动免疫治疗和被动免疫治疗、免疫增强和免疫抑制治疗。
2. 举例说明新的疫苗制剂及其发展。

运用：
学会应用免疫学知识对疾病进行预防和治疗。

案例导入

患儿，男，4岁，在小区和其他儿童嬉戏打闹时，被路边的狗咬伤，伤口破皮出血。

问题：
1. 对该患儿需要立即进行什么处理？
2. 患儿应接种什么类型的疫苗？属于人工主动免疫还是人工被动免疫？

免疫学防治是指应用免疫制剂或免疫调节剂调节机体免疫功能，对疾病进行预防和治疗。包括免疫预防与免疫治疗。

任务一 免疫预防

机体适应性免疫的获得方式包括自然获得和人工获得两种，即自然免疫和人工免疫（图7-1）。

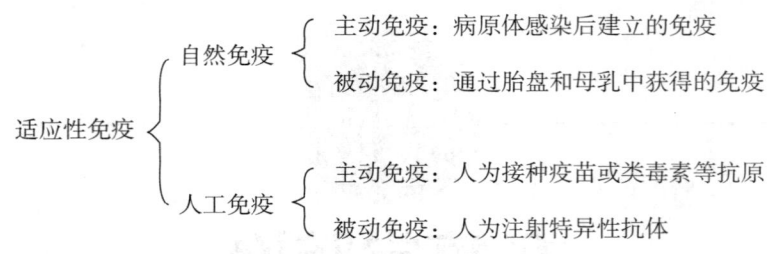

图 7-1 适应性免疫应答的获得方式

免疫预防即通过人工刺激机体产生或直接输入免疫活性物质，从而特异性清除致病因子，达到预防疾病的目的。其主要方式是通过人工主动免疫（即接种疫苗），但在紧急的情况下，可应用人工被动免疫（即直接输入抗体），亦称紧急预防。

一、疫苗

用于人工接种的物质被称为生物制品，而在用于免疫预防的生物制品中，最常见的是疫苗。人们习惯上将细菌性制剂、病毒性制剂以及类毒素等人工主动免疫制剂统称为疫苗。

> **知识链接**
>
> **牛痘苗的发现者：爱德华·詹纳**
>
> 爱德华·詹纳（Edward Jenner，1749—1823 年）是英国著名的医生、科学家以及现代免疫学的奠基者。詹纳从小就对大自然有浓厚的兴趣和好奇心，后来立志学习医学的他考虑到自己家庭无法负担高昂学费，因此，以学徒身份跟随一名药剂师学习了 7 年，随后前往伦敦求学。
>
> 他通过对自然现象的仔细观察，发现了牛痘与天花之间微妙的联系，通过严谨而艰难的科学求证，证明了接种牛痘苗对天花的预防作用，并因此拯救了数百万人的生命。此外，他还开创了"疫苗"和"病毒"等医学专有名词，其定义被后人不断完善并沿用至今。

接种疫苗是预防和控制传染病最经济、有效的公共卫生干预措施，对于家庭来说也是减少成员患病、减少医疗费用的有效手段。

我国用于预防接种的疫苗分为两类：第一类是免费疫苗，指政府免费向公民提供，公民应依照政府规定接种的疫苗。包括国家免疫规划确定的疫苗，省（直辖市）、自治区人民政府在执行国家免疫规划时增加的疫苗，以及县级以上人民政府或者其卫生主管部门组织的应急接种或者群体性预防接种所使用的疫苗；第二类是自费疫苗，指由公民自费并且自愿受种的其他疫苗。

【课程思政】

新冠灭活疫苗的制备，从"孕育"到"出生"，需要经过培养、灭活、纯化、配比、灌装、包装等步骤，更是无数科研工作者夜以继日、攻坚克难的成果。通过免费接种新冠灭活疫苗，才有了今日我国人群特异性免疫力提高的大好局面。我们要向科研工作者致敬，向所有奋战在一线的医护人员致敬！

我国计划免疫程序见表 7-1 所列。

表7-1　我国计划免疫程序

疫苗名称	出生	1月	2月	3月	4月	5月	6月	8月	9月	18月	2岁	3岁	4岁	5岁	6岁
乙肝疫苗（HepB）	✓	✓					✓								
卡介苗（BCG）	✓														
脊灰灭活疫苗（IPV）			✓												
脊灰减毒活疫苗（OPV）				✓	✓								✓		
百白破疫苗（DTaP）				✓	✓	✓				✓					
白破疫苗（DT）															✓
麻风疫苗（MR）								✓							
麻腮风疫苗（MMR）										✓					
乙脑减毒活疫苗（JE-L）								✓			✓				
A群流脑疫苗（MPSV-A）							✓		✓	（6～18月龄接种，第二针与第一针间隔3个月）					
A+C群流脑疫苗（MPSV-AC）												✓			✓
甲肝疫苗（HePA）										✓					

二、人工主动免疫

人工主动免疫是用疫苗接种机体，使之产生特异性免疫，从而预防感染的措施。常用的疫苗有：灭活疫苗、减毒活疫苗、组分疫苗、DNA 疫苗。

1. 灭活疫苗　亦称为死疫苗，是将培养增殖的微生物标准株杀死后制备而成。灭活疫苗具有安全、易于保存与运输等优点。目前得到应用的这类疫苗常见的有：霍乱疫苗、伤寒疫苗、钩端螺旋体疫苗、百日咳疫苗、狂犬病疫苗、乙型脑炎疫苗、新冠病毒灭活疫苗等。

2. 减毒活疫苗 指由无毒或弱毒的病原微生物制成的疫苗，但该微生物的免疫原性及在体内的增殖活性仍然存在。与灭活疫苗相比，减毒活疫苗的特点为：由于可在体内增殖，所需接种剂量小，且仅需一次接种；接种过程类似隐性或轻度感染，接种局部及全身反应较轻；免疫效果较灭活疫苗好。目前应用的减毒活疫苗常见的有卡介苗、麻疹疫苗、腮腺炎疫苗、脊髓灰质炎（Sabin）疫苗、风疹疫苗、甲型肝炎疫苗及水痘疫苗等。

3. 类毒素 将细菌外毒素用0.3%～0.4%甲醛脱毒而制成。类毒素不具有外毒素毒性，但可保存其免疫原性，可诱导机体产生针对外毒素的抗体（即抗毒素）。常用的类毒素主要有破伤风类毒素与白喉类毒素。

4. 组分疫苗 亦称第二代疫苗，此类疫苗不再采用完整病原体，而是主要以能诱导机体产生有效保护性反应的抗原成分来制备疫苗。

（1）亚单位疫苗：例如用乙肝表面抗原制备的乙肝疫苗，用流感病毒的血凝素和神经氨酸酶制备的流感疫苗。

（2）多糖交联疫苗：细菌荚膜多糖抗原与载体连接，可显著提高免疫效果，常用的有脑膜炎球菌疫苗、肺炎球菌疫苗等。

5. DNA疫苗 亦称第三代疫苗、基因疫苗或核酸疫苗，是将编码免疫原的基因插入细菌质粒，通过注射或其他途径，在体内转染宿主细胞并表达可诱导免疫保护应答的抗原。其优点为：操作简便，无需在体外表达纯化抗原，也可在体内持续表达，从而可持续刺激机体，免疫效果较好。如已经应用的新冠病毒重组蛋白疫苗以及已进入临床试验的HIV DNA疫苗等。

知识链接

HPV预防优胜于治疗

世界卫生组织提出，要实现全球消除子宫颈癌的目标，接种HPV疫苗将发挥重要作用。因此提倡每个国家都应继续提高HPV疫苗覆盖率，为全面消除子宫颈癌做好充分准备。

根据2020年的相关报道，从目前接种的2亿多支HPV疫苗的监测数据显示，HPV疫苗对9～45岁的女性均有预防效果，已经大大降低了子宫颈癌及癌前病变的发生，具有良好的保护效果。在著名的《柳叶刀》（The Lancet）杂志发表的关于HPV疫苗的研究中，有多个国家就HPV疫苗接种对子宫颈癌前病变人群的影响进行了综合评估。研究发现，HPV疫苗接种后5～9年内，子宫颈癌前病变显著减少。可见，通过注射疫苗，提前干预，可以有效预防子宫颈癌的发生。

三、人工被动免疫

人工被动免疫是指采用人工方法向机体输入由他人或动物产生的具有免疫效应的物质，如免疫血清、淋巴因子等，使机体立即获得免疫力，达到防治某种疾病的目的。其特点是产生作用快，输入后立即发挥作用。但由于该免疫力非自身免疫系统产生，易被清除，故免疫作用维持时间较短，一般只有2～3周。主要用于治疗和应急预防。

1. 抗毒素 是利用类毒素免疫动物（通常选用马）制备的免疫血清，因能中和外毒素的毒性作用故称为抗毒素。常用的抗毒素有白喉抗毒素、破伤风抗毒素等。

2. 人免疫球蛋白制剂 一般从健康产妇胎盘血中或正常人血清中提取。由于多数成年人隐性或显性感染过如麻疹病毒、甲型肝炎病毒和脊髓灰质炎病毒等多种病原体，其血清中含有相应的抗体，所以这种血清能用于相应疾病的治疗或紧急预防。由于不同地区和人群的免疫状况的差异，这种免疫球蛋白制剂所含抗体的种类和效价亦不尽相同。

3. 抗病毒血清 由病毒免疫产生的血清，如狂犬病免疫血清、抗乙型脑炎免疫血清、抗麻疹免疫血清等。该类试剂具有显著的预防作用，但由于这类血清不能进入细胞内杀灭病毒，故治疗效果较差。

人工主动免疫和人工被动免疫的区别见表 7-2 所列。

表7-2 人工主动免疫和人工被动免疫的区别

类别	人工被动免疫	人工主动免疫
接种物质	抗体	抗原
接种次数	1次	1~3次
起效时间	立即	2~3周
维持时间	2~3周	可维持数月至数年
常见用途	治疗和紧急预防	预防

四、免疫接种效果监测

疫苗接种效果的评价，主要指相对于未接种疫苗人群，已接种疫苗人群减少疾病发生的程度。

疫苗接种后可诱导机体产生特异性免疫应答，从而获得相应的免疫保护，降低疾病的发生率。因此，可通过监测疫苗诱导的体液免疫和细胞免疫水平的变化来评价疫苗效果。下面以检测接种疫苗后诱导产生的特异性抗体为例，其监测程序如图 7-2 所示。

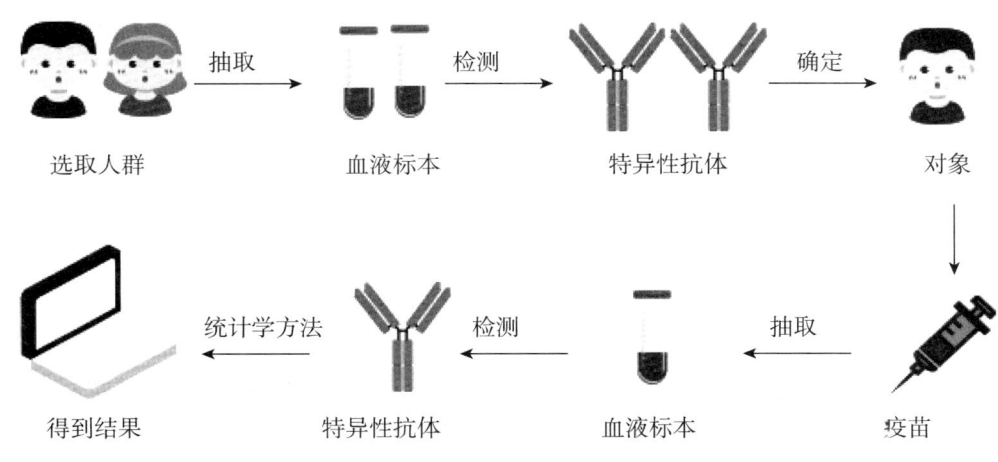

图 7-2 疫苗接种效果的评价程序示意图

1. 体液免疫效果监测 疫苗接种后的体液免疫的效果监测，主要评价的是疫苗诱导机体产生的特异性抗体情况。监测方法包括体内检测和体外检测。

（1）体内检测方法：常见的包括速发型超敏反应皮肤试验和毒素皮肤试验。

（2）体外检测方法：常见的包括抗原抗体反应及可溶性免疫分子的测定，主要有凝集反应、免疫标记技术等。

2．细胞免疫效果监测 疫苗接种后的细胞免疫的效果监测，其主要检测的是T细胞的活化情况。

（1）体内试验：指抗原诱导的迟发型超敏反应。

（2）体外试验：是疫苗接种后监测细胞免疫应答效果最常用的方法。常见的包括T细胞增殖试验、T细胞介导的细胞毒试验和细胞因子检测等方法。

【要点提示】
重点：人工主动免疫和人工被动免疫的概念与区别。
难点：免疫效果监测的方法。
高频考点：主动免疫和被动免疫的区别。

任务二 免疫治疗

免疫治疗是指利用免疫学原理，针对疾病的发生机制，人为地调整机体的免疫功能，以达到治疗目的所采取的措施。

传统的免疫治疗方法可分为免疫增强或免疫抑制治疗，主动或被动免疫治疗，特异或非特异免疫治疗，各类之间有交叉。现在多将其分为分子治疗和细胞治疗等。

一、分子治疗

分子治疗指给机体输入分子制剂，以调节机体的特异性免疫应答，例如用抗体、细胞因子以及微生物制剂等。

1．分子疫苗 主要有合成肽疫苗、重组载体疫苗和DNA疫苗，用于抗感染、抗肿瘤。例如，人工合成的HBsAg多肽疫苗可用于乙肝病毒感染的治疗；分子疫苗能通过激活特异性T细胞，诱导细胞毒性T淋巴细胞（CTL）的抗肿瘤效应。

2．抗体 免疫治疗中，抗体分子主要发挥抗感染、抗肿瘤作用。目前常用于临床治疗的抗体包括多克隆抗体、单克隆抗体和基因工程抗体。

（1）多克隆抗体：指用多价抗原免疫动物所得到的免疫血清，可用于治疗和紧急预防。

（2）单克隆抗体：单克隆抗体特异性高、均一性好。将单克隆抗体作为载体与毒性物质连接在一起，通过靶向引导至肿瘤局部病灶，可特异性杀死肿瘤细胞，减少对正常细胞的损害。

（3）基因工程抗体：是通过基因重组和蛋白质工程技术，在基因水平对免疫球蛋白进行拼切或修饰，重新组成新型抗体。该技术的应用，既保留了抗体的特异性和生物学特性，又减少或去除了不相关的结构，重组后的基因抗体具有特异性强、免疫原性低等特点。

3．细胞因子 细胞因子具有广泛的生物学功能，如外源性细胞因子可用于治疗肿瘤、感染、自身免疫病。应用粒细胞集落刺激因子（G-CSF）和粒细胞-巨噬细胞集落刺激因子（GM-CSF）可治疗各种粒细胞低下疾病。

二、细胞治疗

细胞治疗指给机体输入细胞制剂，以激活或增强机体的免疫应答，例如应用细胞疫苗、造血干细胞移植、过继免疫治疗等。

三、免疫调节剂

某些可非特异性增强或抑制免疫功能的制剂成为免疫调节剂，常分为免疫增强剂与免疫抑制剂。

1．免疫增强剂　指具有促进或调节免疫功能的制剂，通常对免疫功能正常者无影响，而对免疫功能异常，特别是免疫功能低下者有促进或调节作用。该制剂包括治疗性疫苗、单克隆抗体、细胞因子、微生物及其产物等。

2．免疫抑制剂　指在可接受范围内产生明显抑制效应的药物，常用于移植排斥反应的发生和自身免疫病的治疗。

【要点提示】
重点：免疫治疗常用的制剂。
难点：分子治疗和细胞治疗的区别与联系。
高频考点：免疫治疗的常见分类。

（杜春艳）

 自测题

一、名词解释
1．免疫预防　　2．疫苗　　3．免疫治疗

二、单项选择题
1．抗毒素的特性是
　　A．是抗体，不是抗原　　　　　　　　B．是抗原，不是抗体
　　C．既是抗原，又是抗体　　　　　　　D．既非抗原，又非抗体
　　E．是异嗜性抗原
2．人工被动免疫效果为
　　A．1～4周　　　　　　　　　　　　　B．2～3周
　　C．2～8周　　　　　　　　　　　　　D．1～2周
　　E．1～3个月
3．下列正确的搭配是
　　A．隐性传染——自然被动免疫　　　　B．接种疫苗——人工主动免疫
　　C．接种类毒素——人工被动免疫　　　D．注射抗毒素——人工主动免疫
　　E．从初乳中获得sIgA——人工被动免疫
4．以下属于人工被动免疫的是

A．注射菌苗 B．口服糖丸
C．接种 BCG D．注射免疫球蛋白
E．注射类毒素

5．下列属于自然被动免疫的是
A．注射丙种球蛋白 B．注射抗毒素血清
C．从母体经胎盘得到的抗体 D．接种类毒素产生的抗体
E．接种疫苗产生的抗体

三、简答题

1．简述人工主动免疫和被动免疫的区别。
2．列举人工被动免疫常用的生物制剂。

第二单元

免疫学检验常用技术

项目八

抗原抗体反应

本项目数字资源

学习目标

通过本项目内容的学习,学生应能够:

识记:
1. 说出抗原抗体反应、效价的概念。
2. 列举抗原抗体反应的类型。

理解:
1. 概述抗原抗体反应的特点。
2. 区分亲和性、亲和力的概念。

案例导入

患者,男,20岁,因"高热、寒战2周"入院。患者于1周前在校园内义务劳作回寝室后开始出现发热,体温最高39~40℃,伴有寒战、乏力、食欲减退、全身肌肉酸痛、咳嗽、颈部淋巴结肿大、双眼结膜充血,精神状态一般,睡眠差,胃纳差,二便正常。患者既往体健,家族史无特殊。

辅助检查:血常规 WBC $3.5×10^9$/L,Hb 109 g/L,NE% 72%。血 AST 253 U/L,ALT 290 U/L。肥达反应阴性,外斐反应 OXK 为 1:160,血培养无细菌生长。X 线胸片示右下肺纹理稍多,粗乱。B 超示肝、脾大。外周血细胞形态、肾功能等检查未见明显异常。

明确诊断:恙虫病。

问题:
1. 该患者被诊断为恙虫病的主要依据是什么?
2. 外斐反应的基本原理是什么?

任务一　抗原抗体反应的概念及原理

一、抗原抗体反应的概念

抗原抗体反应是指抗原与抗体在体内或体外发生的特异性结合反应。在体内，抗原抗体反应为体液免疫应答的效应，具有中和毒素、溶菌、杀菌和促进吞噬等作用。在体外，由于抗体主要存在于血清中，所以抗原抗体反应又称为血清学反应。血清学反应一般用已知的一方来检测未知一方的存在，既可定性，又可定量。可用已知抗体来检测未知抗原，如鉴定病原微生物；也可用已知抗原来检测未知抗体，如协助诊断某种疾病。本项目仅介绍体外的抗原抗体反应。

二、抗原抗体反应的原理

抗原抗体之间虽是特异性互补结合，但并不形成牢固的共价键，而是以非共价键结合。因此，除抗原抗体空间构象高度互补外，抗原表位与抗体超变区必须紧密接触才能形成足够的结合力。

（一）抗原抗体反应的结合力

抗原抗体反应的结合力包括疏水作用力等多个方面，其中疏水作用力最强，对维持抗原抗体的结合所起到的作用最大。疏水作用力是指在水溶液中抗原和抗体中的两个疏水基团相互接触，由于对水分子的排斥而趋向聚合的力。当抗原抗体相互靠近时，相互间正负极性消失，静电引力形成的亲水层也消失，从而排斥两分子间的水分子，促进抗原抗体相互吸引而结合。

> **知识链接**
>
> **参与抗原抗体反应的4种分子间引力**
>
> 1. 静电引力：是抗原抗体分子带有相反电荷的氨基和羧基基团之间相互吸引的力，又称为库伦引力。这种引力的大小与两电荷间的距离的平方成反比。
> 2. 范德华引力：是抗原与抗体两个大分子外层轨道上电子之间相互作用时，因两者电子云中的偶极摆动而产生的吸引力。这种引力的能量小于静电引力。
> 3. 氢键结合力：抗体上亲水基团与相应抗原彼此接近时，相互间可形成氢键，使抗原抗体相互结合。氢键结合力较范德华引力强。
> 4. 疏水作用力：是抗原表位与抗体超变区靠近时，相互间正、负极性消失，亲水层也立即消失，排斥了两者之间的水分子，使抗原抗体进一步相互吸引，促进其结合。

（二）抗原抗体反应的亲和性和亲和力

亲和性是抗体分子上的一个Fab段与相对应的抗原表位之间的结合强度，其大小与抗原抗体之间空间构型的互补程度有关，互补程度越高，亲和性越高，抗原抗体结合越牢固；反之，抗原抗体复合物越容易解离（图8-1）。

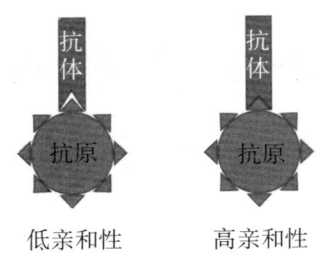

图 8-1 抗原抗体的亲和性示意图

亲和性用亲和常数 K 表示，K 值越大，抗原抗体间的亲和性越高，二者结合的稳定性越高，其反应灵敏度也越高；K 值越小，则二者的亲和性越低，稳定性越低，反应灵敏度越低。

亲和力是指一个完整的抗体分子与抗原之间的结合强度。亲和力与亲和性、抗体的结合价、抗原的有效表位数量有关。如 IgG 为两价，亲和力是一个 Fab 段亲和性的 10^3 倍；IgM 为五价，其亲和力是一个 Fab 段亲和性的 10^7 倍（图 8-2）。

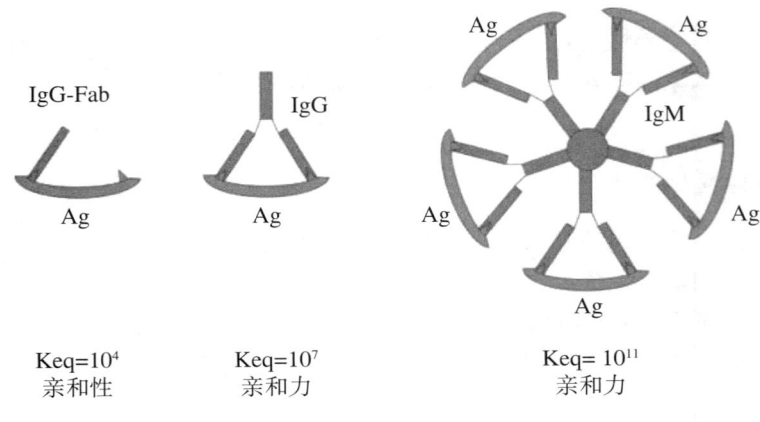

图 8-2 抗原抗体的亲和性和亲和力示意图

Keq. 结合常数

（三）亲水胶体转化为疏水胶体

抗体与大多数抗原的化学本质均是蛋白质，在通常的血清学反应条件下，抗原抗体均带有负电荷，能使极化的水分子在周围形成水化层，成为亲水胶体，避免抗原抗体相互靠拢导致发生相互凝集或沉淀的现象。当抗原抗体结合后，表面电荷减少，水化层变薄，失去亲水性能，变为疏水胶体。此时再加入一定浓度的电解质（如 NaCl），则可以中和胶体粒子表面的电荷，进一步使疏水胶体相互靠拢，形成可见的抗原抗体复合物（图 8-3）。

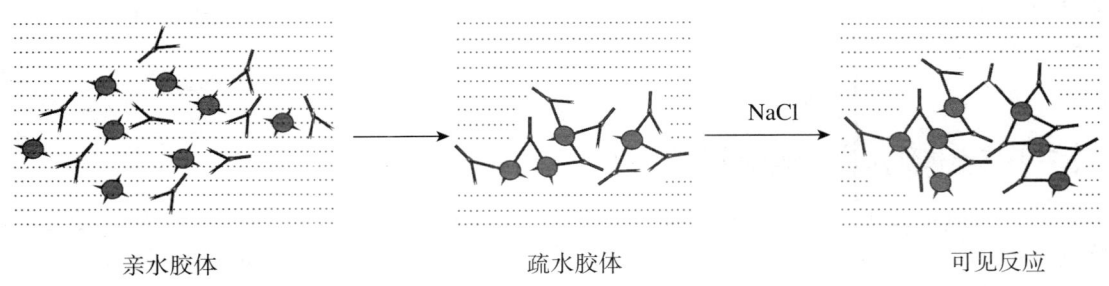

图 8-3 亲水胶体转化为疏水胶体示意图

> 【要点提示】
> 重点：抗原抗体结合反应的原理。
> 难点：亲和性和亲和力的概念。

任务二　抗原抗体反应的特点

抗原抗体反应具有特异性、比例性、可逆性和阶段性的特点。

一、特异性

特异性是由抗原表位与抗体超变区的互补结合所决定的。大多数天然抗原分子结构复杂，表面含有多种抗原表位，可刺激机体产生多种特异性抗体，若两种抗原分子之间存在相同或相似的抗原表位，则可与彼此相对应的血清出现交叉反应。交叉反应可影响血清学诊断的准确性，采用单克隆抗体是克服交叉反应发生的有效方法之一。此外，在临床检验中也可利用交叉反应对某些疾病进行诊断，如可用与立克次体具有相同抗原表位的变形杆菌的某些菌株代替立克次体与斑疹伤寒患者血清进行凝集实验，协助斑疹伤寒的诊断，称为外斐反应。

二、比例性

比例性是指抗原与抗体必须按照一定的比例关系才能发生可见反应。抗体（或抗原）与一定量的对应物产生可见反应所需要的最小量，称为效价（或滴度）。一般以仍能与对应物发生可见反应的最高稀释倍数来表示。

以沉淀反应为例，在含有固定含量抗体的一组试管中依次加入浓度递增的相应可溶性抗原，结果发现沉淀从无到有逐渐增加，但当可溶性抗原浓度超过一定数值后，沉淀不再增加，反而逐渐减少。根据形成的沉淀物及抗原抗体的比例关系绘制出反应曲线图（图8-4），图中曲线的高峰部分是抗原与抗体比例最合适的范围，称抗原抗体反应的等价带。在等价带的两侧，抗体过剩为前带，抗原过剩为后带。只有抗原抗体比例合适时，才能出现可见的反应。因此，进行凝集和沉淀反应时，抗原抗体反应的比例十分重要。在用免疫学方法检测抗原或抗体时，由于前带、后带的干扰，可导致假阴性的结果。

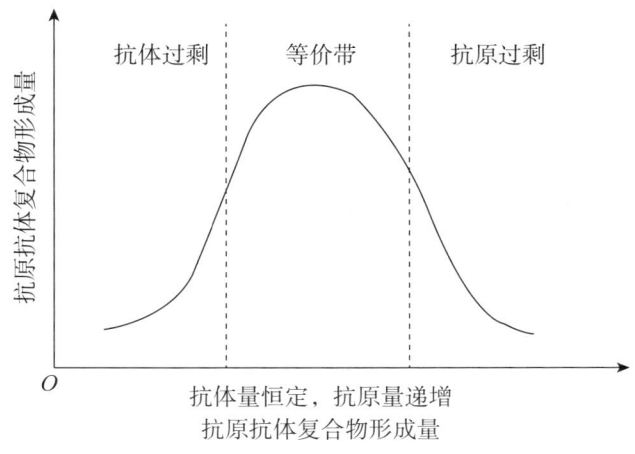

图 8-4　抗原抗体复合物形成量与二者的比例关系

Marrack 的网格学说合理解释了抗原抗体反应比例的机制。天然抗原大多是多价，抗体多是两价，当抗原抗体在等价带结合时，抗体分子的两个 Fab 段分别与两个抗原表位结合，相互交叉连接成具有立体结构的网格状复合物，形成肉眼可见的沉淀物，基本不存在游离的抗原或抗体。当抗原或抗体过剩时，由于过剩方的结合价得不到饱和，形成小网格复合物，存在较多的游离抗原或抗体。

三、可逆性

可逆性是指抗原抗体的结合是分子表面的非共价键结合，是一种不牢固的结合方式，在一定条件下可发生解离，恢复抗原、抗体的游离状态的特性。解离后的抗原或抗体分子仍保持原来的理化特性和生物学活性。

抗原抗体亲和力以及抗原抗体结合反应的环境因素共同决定了抗原抗体复合物发生解离的难易程度。抗原抗体亲和力越高，解离度越低；亲和力越低，则解离度越高。环境因素对复合物的影响主要是通过改变 pH 值、温度和离子强度来影响抗原抗体的结合反应。例如，pH 值过高或过低可破坏离子间的静电引力，使抗原抗体结合力下降；增加离子强度也可使静电消失，降低结合力；增加温度可增加分子间的热动能，加速复合物的解离，但温度过高易导致蛋白质变性。免疫学中的亲和层析法就是根据抗原抗体结合的可逆性，通过改变 pH 值和离子强度促进抗原抗体解离，以达到纯化抗原或抗体的目的。

四、阶段性

抗原抗体反应可分为两个阶段：第一阶段是抗原抗体特异结合阶段，其特点是反应快，数秒至数分钟即可完成，但一般肉眼不可见；第二阶段为可见反应阶段，时间较长，根据抗原物理性状不同，可出现凝集、沉淀和细胞溶解等现象。此阶段易受电解质、温度和 pH 值等外界因素影响。

【要点提示】
重点：抗原抗体反应的特点，效价的概念。
高频考点：抗原抗体反应的特点。

任务三 抗原抗体反应的影响因素

影响抗原抗体反应的因素主要有两个方面：一是抗原抗体自身因素；二是环境因素。

一、抗原抗体自身因素

（一）抗原

抗原的理化特性、抗原表位种类和数量均可影响抗原抗体反应的结果。例如，可溶性抗原与相应抗体反应出现沉淀现象，颗粒性抗原与相应抗体反应出现凝集现象，单价抗原与相应抗体结合不出现可见反应。

（二）抗体

抗体来源及性质不同，其反应结果也有所不同。例如，家兔、羊等大多数动物的免疫血清具有较宽的等价带，与相应抗原结合易出现可见反应。马、驴等大型动物的免疫血清等价带窄，易出现前带和后带现象。多克隆抗体特异性差，易发生交叉反应，造成假阳性结果；单克隆抗体特异性强，但其与单一抗原表位结合形成的抗原抗体复合物小，一般不出现可见反应，导致假阴性结果。

（三）抗原抗体的比例

由于等价带的存在，使得抗原抗体的比例适当时才会出现可见反应，所以在试验前应先进行预试验，滴定抗原抗体最佳反应浓度。

二、环境因素

（一）电解质

抗原抗体形成复合物后，在适当电解质存在下，会出现可见的抗原抗体复合物。若无电解质的存在，则不出现可见反应。若电解质浓度过高，引起非特异性蛋白质沉淀，则会出现盐析现象。因此，实验中常用 0.85% NaCl 作为抗原或抗体的稀释液。

（二）酸碱度

抗原抗体结合反应的最适 pH 值一般是 6～9。pH 值过高或过低均会影响抗原、抗体的理化性质，导致不发生反应或发生非特异性凝集，出现假阴性或假阳性。有补体参与的反应最适 pH 为 7.2～7.4，超过此范围，补体的酶反应活性均会不同程度地降低。

（三）温度

抗原抗体结合反应最常用的温度为 37℃ 和室温（18～25℃），其次是 43℃ 和 2～8℃。在一定范围内，温度越高，分子运动速度越快，抗原抗体接触的机会越多，反应速度越快。但温度超过 56℃ 时，易导致抗原抗体复合物解离甚至变性；温度过低，抗原抗体结合速度减慢，但复合物结合牢固，更易于观察。某些特殊的抗原抗体反应对温度有特殊要求，如冷凝集素在 4℃ 左右与红细胞结合最好，超过 20℃ 反而解离。

此外，适当的振荡或搅拌有利于抗原抗体分子的充分接触，提高抗原抗体结合的速度。反应体系中存在的无关蛋白质、多糖等与分析物无关的非特异性物质，会抑制结合反应的进行或引起非特异性结合。

> 【要点提示】
> 重点：影响抗原抗体结合反应的因素。
> 难点：不同类型的抗原与抗体结合产生不同的现象。

任务四　抗原抗体反应的类型

根据抗原和抗体性质的不同和反应条件的差异，抗原抗体反应表现为各种不同的形式。蛋白质、多糖和类脂等可溶性抗原与相应抗体结合表现为沉淀反应，细菌、细胞等颗粒性抗原与相应抗体结合表现为凝集反应，补体参与下细胞抗原或细菌与相应抗体结合后表现为溶血反应或溶菌反应，病毒或细胞外毒素与相应抗体结合表现为中和反应等。用标记物标记抗原或抗体之后与相应的抗体或抗原结合的标记技术从定性到定量，方法的特异性、敏感性和稳定性，都有不同程度的提高。抗原抗体反应的基本类型见表8-1。

表8-1　抗原抗体反应的基本类型

反应类型	实验技术	结果判断
凝集反应	直接凝集试验 间接凝集试验 抗球蛋白试验 其他凝集技术	观察凝集现象
沉淀反应	液相内沉淀试验 凝胶内沉淀试验 免疫电泳技术	观察沉淀、检测浊度 观察沉淀线或沉淀环 观察沉淀峰、沉淀线和沉淀弧
补体参与的反应	补体溶血试验 补体结合试验	观察溶血、溶菌现象
中和反应	病毒中和试验 毒素中和试验	检测病毒感染性 检测外毒素毒性
免疫标记技术	放射免疫技术 荧光免疫技术 酶免疫技术 化学发光免疫技术 金免疫技术	检测放射性强度 检测荧光现象 检测酶底物显色 检测发光强度 检测金颗粒聚集

【要点提示】

重点：抗原抗体结合反应的基本类型。

（何万里）

自测题

一、名词解释

1．抗原抗体反应　2．亲和性　3．亲和力　4．效价

二、单项选择题

1. 抗原抗体反应分为几个阶段
   - A. 2
   - B. 3
   - C. 4
   - D. 5
   - E. 6

2. 抗原抗体反应时适当振荡可
   - A. 抑制抗原抗体的结合
   - B. 加速抗原抗体的反应
   - C. 加速抗原抗体复合物的解离
   - D. 降低抗原抗体反应的特异性
   - E. 抑制抗原抗体分子的接触

3. 辅助诊断伤寒病的试验是
   - A. 肥达试验
   - B. 汹涌发酵试验
   - C. 抗溶血素"O"试验
   - D. 外斐反应
   - E. 锡克试验

4. 抗原抗体结合发生交叉反应的原因是
   - A. 抗原与抗体结构相似
   - B. 不同的抗原具有相同或相似的抗原表位
   - C. 抗原与抗体的比例不合适
   - D. 抗原分子量过小
   - E. 抗体为多聚体

5. 抗原抗体结合时,所起作用最大的力是
   - A. 范德华引力
   - B. 氢键结合力
   - C. 静电引力
   - D. 共价键
   - E. 疏水作用力

三、简答题

1. 简述抗原抗体反应的特点。
2. 影响抗原抗体反应的因素包括哪些?

项目九

凝集反应

本项目数字资源

学习目标

通过本项目内容的学习，学生应能够：

识记：
1. 说出凝集反应的概念。
2. 列举凝集反应的类型。

理解：
1. 解释凝集反应的基本原理。
2. 概括凝集反应的临床应用范围。

运用：
1. 演示常见凝集反应的操作方法，能根据所学知识解释凝集反应结果。
2. 操作规范，能正确处理医疗废物，有生物安全意识的职业素养。

案例导入

患者，男，28岁。因发热6天入院，主诉乏力，食欲不振，腹胀，每天4~5次排稀便。查体：体温40℃，相对缓脉，肝、脾略大，腹部可见玫瑰疹。化验：WBC 6.5×10^9/L，血培养、便培养均未发现致病菌。两次取血做肥达反应，结果如下：入院时伤寒 H 1：80，伤寒 O 1：80，甲型副伤寒 H 1：40，乙型副伤寒 H 1：40，丙型副伤寒 H 1：40；住院12天后，伤寒 H 1：320，伤寒 O 1：320，甲型副伤寒 H 1：40，乙型副伤寒 H 1：40，丙型副伤寒 H 1：20。

问题：
1. 根据此结果可初步诊断该患者患了什么疾病？
2. 在分析肥达反应结果时要注意哪些问题？

任务一 凝集反应的概念、特点及类型

一、凝集反应的概念

凝集反应是指红细胞、细菌等颗粒性抗原或表面包被可溶性抗原（或抗体）的颗粒性物质，与相应抗体（或抗原）发生特异性结合，在适当电解质存在下，出现肉眼可见的凝集现象。

二、凝集反应的特点

凝集反应为经典的免疫测定技术。早在1896年，Widal发现在一定浓度的伤寒杆菌菌液中加入伤寒患者的血清后可发生特异的凝集现象，即著名的肥达试验（Widal test），这是最早用于诊断病原微生物感染的凝集反应。凝集反应可以定性检测，即根据是否出现凝集现象判定结果阳性或阴性；也可半定量检测，即将抗体（或抗原）系列稀释再进行反应，以出现阳性反应的最高稀释度作为效价。因其方法简便、敏感性高，在临床检验中被广泛应用。

凝集反应的发生分为两个阶段：①抗原抗体特异性结合阶段：这一阶段抗原抗体结合形成复合物，反应快，数秒到数分钟发生，不出现肉眼可见的反应；②可见的凝集阶段：此阶段抗原抗体复合物在适当电解质和离子强度下，发生进一步聚集和交联，出现肉眼可见的凝集现象，反应慢，往往需要数分钟到数小时。这两个阶段难以严格区分，所需反应时间亦受多种因素的影响。

三、凝集反应的类型

凝集反应根据反应原理不同可分为直接凝集反应和间接凝集反应。间接凝集反应还可根据所用载体不同进行命名。

> 【要点提示】
> 重点：凝集反应的定义、类型。
> 难点：颗粒性抗原。
> 高频考点：凝集反应的定义、反应类型。

任务二 直接凝集反应

直接凝集反应是指红细胞、细菌等颗粒性抗原与相应抗体发生特异性结合，在适当电解质存在下，出现肉眼可见的凝集现象。直接凝集反应中的抗原称为凝集原，抗体称为凝集素。常用的直接凝集反应类型有玻片法、试管法、微量法、微柱凝集法等。

一、玻片法

玻片法又称玻片凝集法，为载玻片上发生的直接凝集反应。常用于定性试验。常用已知抗体作为诊断血清，与待测菌液或红细胞悬液于载玻片上各加一滴，混匀，数分钟后通过肉眼观察是否出现凝集现象，出现凝集则为阳性反应，反之为阴性反应。

此法简便快速，但敏感性较低。常用于菌种鉴定或分型，也可用于 ABO 血型鉴定等。

> **知识链接**
>
> **人类 ABO 血型的发现**
>
> 人类血型的发现，使得早期的盲目输血实现质的飞跃，进展为现代的安全输血。1900 年，奥地利病理学家 Karl Landsteiner（1868—1943 年）采集了他自己及其 5 名健康同事的血液，并分别混合其红细胞和血清，发现每个个体的血清不与自身红细胞发生凝集反应，但同事 Pletsching 的血清可与同事 Sturly 的红细胞发生凝集反应，而 Sturly 的血清可以凝集同事 Pletsching 的红细胞。自此，Landsteiner 揭开了人类 ABO 血型的奥秘，奠定了临床输血的基础，为安全输血提供了保障，不仅为临床医学的发展做出了重大贡献，也大大推动了遗传学和法医学的发展。1930 年，Landsteiner 被授予诺贝尔生理学或医学奖。

二、试管法

试管法又称试管凝集法，为试管内发生的直接凝集反应，常用于半定量试验。一般将待测血清在试管内进行系列稀释，分别加入细菌悬液或红细胞悬液的已知颗粒性抗原，混匀 37℃孵育后观察每管内凝集程度，以产生明显凝集现象的血清最高稀释度作为待测血清的效价（或滴度）。

此法操作简单，敏感性低，易受抗原非特异性凝集影响，出现假阳性反应，因此必须设生理盐水稀释的细菌悬液或红细胞悬液作对照组。常用于诊断伤寒和副伤寒的肥达试验、诊断立克次体感染的外斐反应、诊断布鲁氏菌感染的瑞特试验、输血前交叉配血试验等均属于试管凝集法。

三、微量法

微量法又称反应板法，是颗粒性抗原与相应抗体在微量反应板上发生特异性结合出现肉眼可见的凝集现象。操作与试管法相似，亦属于半定量试验方法，临床应用同试管法。

四、微柱凝集法

微柱凝集法是指在微柱凝集卡内颗粒性抗原与凝胶柱中相应抗体发生特异性结合出现凝集现象。先加已知抗体于凝胶柱中，再加入待测颗粒性抗原，用专用离心机进行离心后观察，凝集的红细胞悬浮于凝胶微柱中，此为阳性；未与抗体结合的红细胞则沉于凝胶微柱底部，此为阴性。

此法易于标准化自动化操作，易于判断结果。常用于血型鉴定、交叉配血等。

【要点提示】
重点：直接凝集反应的类型、特点和应用。
难点：试管法直接凝集反应里倍比稀释的操作及最终效价的确定。
高频考点：直接凝集反应中的玻片凝集反应与试管凝集反应的区别和应用。

任务三　间接凝集反应

将可溶性抗原或抗体吸附于颗粒性物质表面作为诊断试剂，然后与相应的抗体或抗原在电解质的参与下进行反应，出现肉眼可见的凝集现象，称为间接凝集反应，亦称被动凝集反应。其中颗粒性物质称为载体，将可溶性抗原或抗体吸附于颗粒性物质表面的过程称为致敏，吸附有可溶性抗原或抗体的载体物质称为致敏载体。此反应操作简便，不需特殊实验设备，快速，敏感性高。目前该反应广泛用于抗原或抗体的测定，以诊断疾病、判定药物治疗效果及进行疾病的预后判断等。

一、间接凝集反应的类型

根据致敏载体使用抗原还是抗体及其反应方式，可将间接凝集反应分为正向间接凝集反应、反向间接凝集反应、间接凝集抑制反应及协同凝集反应4类。

（一）正向间接凝集反应

用已知可溶性抗原致敏载体，检测标本中有无对应抗体（图9-1）。

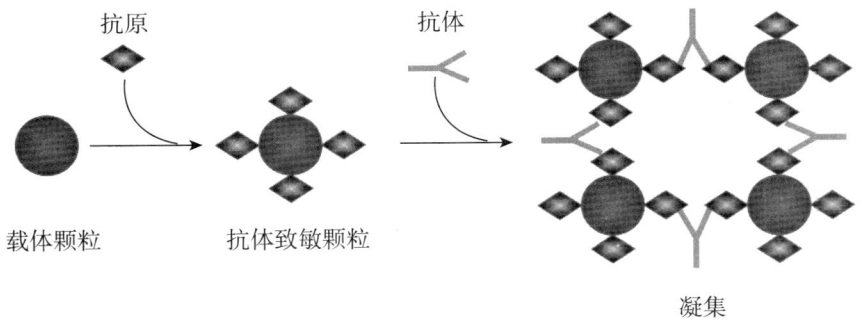

图9-1　正向间接凝集反应原理

（二）反向间接凝集反应

用已知抗体致敏载体，检测标本中有无对应抗原（图9-2）。

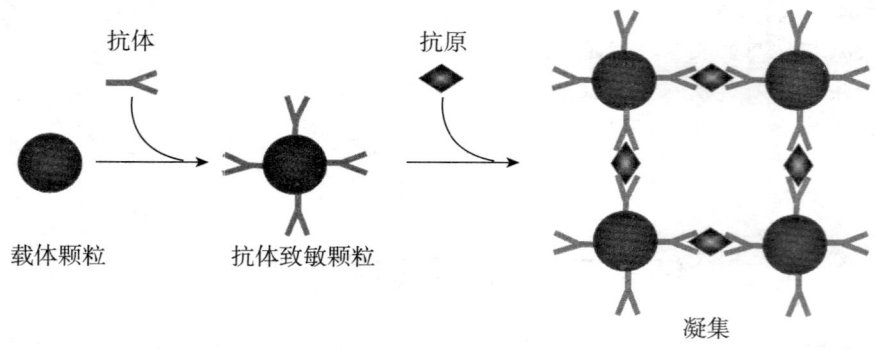

图 9-2　反向间接凝集反应原理

(三) 间接凝集抑制反应

以已知抗原致敏的颗粒载体及相应的抗体为诊断试剂，检测标本中是否存在和致敏抗原相同的抗原。先将标本中加入抗体试剂，然后加入抗原致敏的颗粒载体，若出现凝集，说明标本中不存在相同抗原，抗体试剂未被结合，因此仍与载体上的抗原作用而发生凝集。如标本中存在相同抗原，则先将抗体试剂结合，后续加入的致敏颗粒无相应抗体与之反应，凝集现象被抑制（图 9-3）。同理，如用已知抗体致敏的载体及相应的抗原作为诊断试剂，则可检测标本中的抗体。

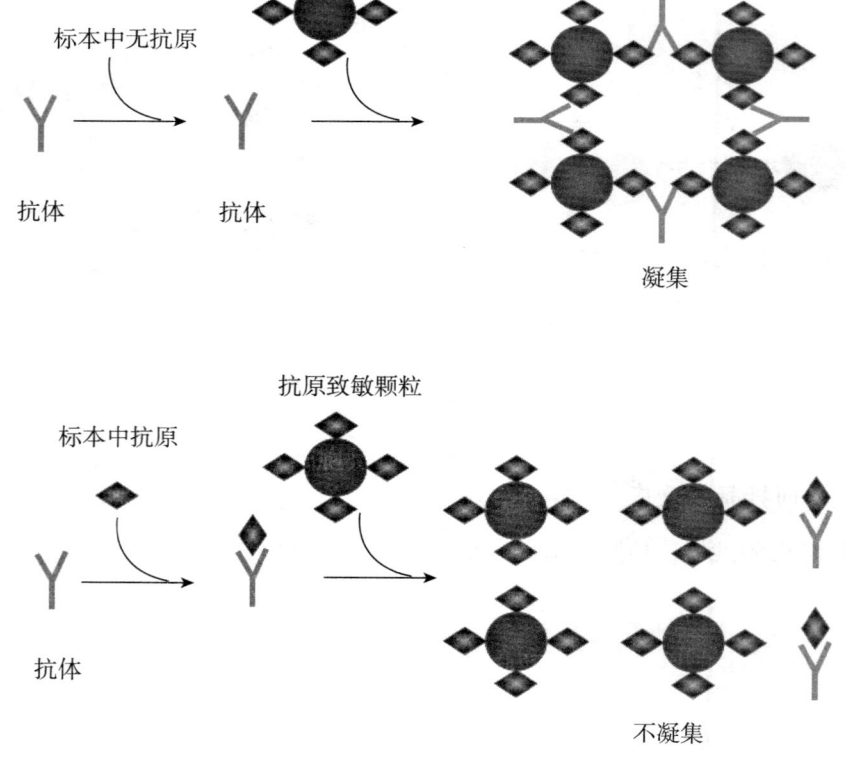

图 9-3　间接凝集抑制反应原理

（四）协同凝集反应

协同凝集反应所用载体是金黄色葡萄球菌。金黄色葡萄球菌细胞壁中的葡萄球菌 A 蛋白（SPA）能与人及多种哺乳动物（猪、兔、羊、鼠等）血清中 IgG 类抗体 Fc 结合，二者结合使抗体 Fab 暴露在菌体表面，故葡萄球菌就成为抗体致敏的颗粒载体。当其与相应抗原接触时，出现特异凝集（图9-4）。本试验特异性及敏感性均较高，可用于细菌、病毒、毒素及可溶性抗原的检测。

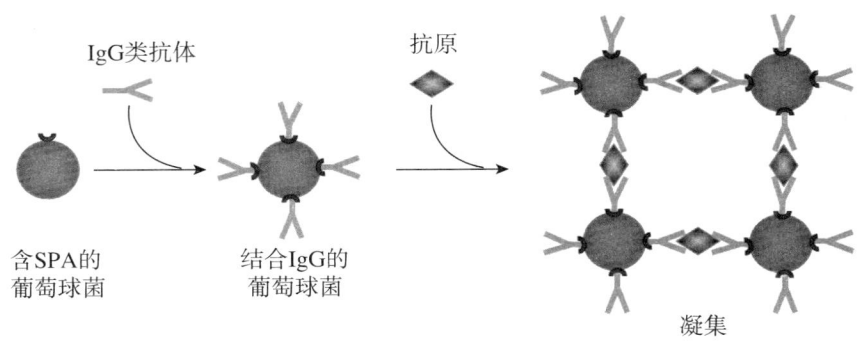

图 9-4　协同凝集反应原理

二、间接凝集反应常用试验

间接凝集反应中，载体种类很多，常用的有动物或人的红细胞、细菌、聚苯乙烯颗粒、明胶颗粒、活性炭颗粒、皂土颗粒、火棉胶颗粒等。最常用的为红细胞作为载体的间接血凝试验、聚苯乙烯胶乳颗粒作为载体的胶乳凝集试验、甲苯胺红颗粒作为载体的甲苯胺红凝集试验。

（一）间接血凝试验

用已知抗原或抗体致敏红细胞，再与待检标本中相应的抗体或抗原在适当条件下反应，红细胞凝集为阳性。根据红细胞凝集的程度判定阳性反应的强弱。红细胞是大小均一的载体颗粒，最常用的是羊、鸡的红细胞和人 O 型红细胞。一般采用醛化红细胞为载体颗粒。将抗原或抗体吸附或偶联于红细胞上制成致敏颗粒。

在微量滴定板或试管中将标本作倍比稀释，同时设不含标本的稀释液作对照孔。在含有稀释标本的板孔（或试管）中加入致敏红细胞悬液，充分混匀，在室温（23～29℃）静置一定时间，观察结果。若抗原抗体对应，则红细胞凝集，为阳性；反之，红细胞沉积于孔底，集中呈边缘光滑的圆点，为阴性。根据红细胞凝集的程度可判断阳性反应的强弱，以出现明显凝集的孔为滴度终点。

（二）胶乳凝集试验

所用的载体为聚苯乙烯胶乳颗粒。可将抗原（或抗体）直接吸附或化学交联于胶乳颗粒上，制成致敏胶乳试剂。胶乳为人工合成的载体，其性能比生物来源的红细胞稳定，均一性更好。但其与蛋白质结合的能力以及凝集性能不如红细胞，因而胶乳试验的敏感性不如血凝试验。

胶乳颗粒凝集试验分试管法与玻片法。试管法先将待检标本在试管中以缓冲液作倍比稀释，然后加入致敏胶乳试剂，充分混匀后观察胶乳凝集情况。玻片法操作简便，一滴受检标本和一滴致敏的胶乳试剂在玻片（或反应板）上混匀后，连续摇动2～3 min即可观察结果。出现凝集大颗粒者为阳性，保持均匀乳液状者为阴性。

（三）甲苯胺红凝集试验

所用的载体为甲苯胺红颗粒。临床上常用甲苯胺红凝集试验检测受检血清中可能存在的、能与性病研究实验室（VDRL）抗原发生凝集反应的反应素。甲苯胺红凝集试验又称为甲苯胺红不加热血清试验（toluidine red unheated serum test，TRUST）。采用纯化的心磷脂、卵磷脂、胆固醇配制的VDRL抗原重悬于含甲苯胺红的特制溶液中，制成致敏甲苯胺红颗粒，与待检血清混合，如血清中有反应素存在，则可与其发生凝集，出现肉眼可见的粉红色凝块。本试验可用于献血员的筛选及对梅毒患者的辅助诊断和疗效检测。

【要点提示】
重点：间接凝集反应的类型及常用试验。
难点：间接凝集反应的类型和结果判断。各类型需识别与颗粒性物质结合的是抗原还是抗体，最终检测的是抗原还是抗体。
高频考点：间接凝集试验中常用的颗粒性载体；间接凝集反应的类型与区别。

任务四　抗球蛋白试验

抗球蛋白试验是抗球蛋白参与的间接血凝试验，1945年由Coombs建立，故又称为Coombs试验，用于检测抗红细胞不完全抗体。不完全抗体多为IgG类抗体，能与相应的抗原牢固结合，但因其分子量较小、体积小，不能起到桥联作用，一般条件下不出现可见反应。Coombs利用抗球蛋白抗体作为第二抗体发挥桥联作用，连接与红细胞表面抗原结合的特异抗体，使红细胞凝集。抗球蛋白试验除可以测定不完全抗体外，也可以测定补体组分（C3、C4）。所谓多特异性抗人球蛋白，即包括抗-IgG和抗-C3抗体。

抗球蛋白试验有直接抗球蛋白试验和间接抗球蛋白试验两类。

一、直接抗球蛋白试验

用于检测已结合于红细胞表面的不完全抗体。将抗人球蛋白试剂加到表面结合有抗体的受检红细胞中，即可见红细胞凝集（图9-5）。可用玻片法定性测定，也可用试管法作半定量

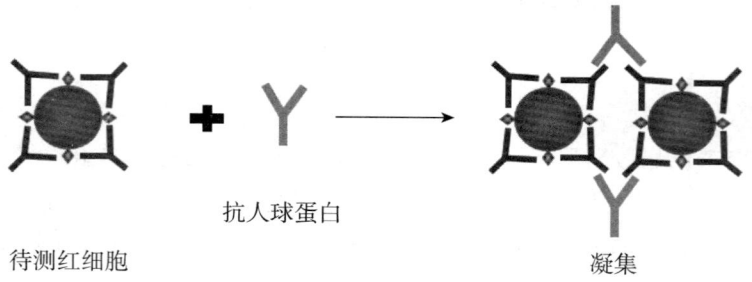

图9-5　直接抗球蛋白试验原理

分析。直接抗球蛋白试验常用于检测新生儿溶血症、自身免疫性溶血性贫血、医源性溶血性贫血、溶血性输血反应等。

二、间接抗球蛋白试验

用于检测血清中游离的不完全抗体。将待检血清和具有相应抗原的红细胞混合，再加入抗人球蛋白抗体，当待检血清中含有相应不完全抗体时，会出现红细胞凝集（图 9-6）。间接抗球蛋白试验用于检测母体 Rh（D）抗体，以避免和尽早发现新生儿溶血症；因红细胞不相容输血所产生的血型抗体，可对某些细菌、立克次体等感染后产生的不完全抗体进行检测；还可用于血型鉴定、输血前交叉配血等。

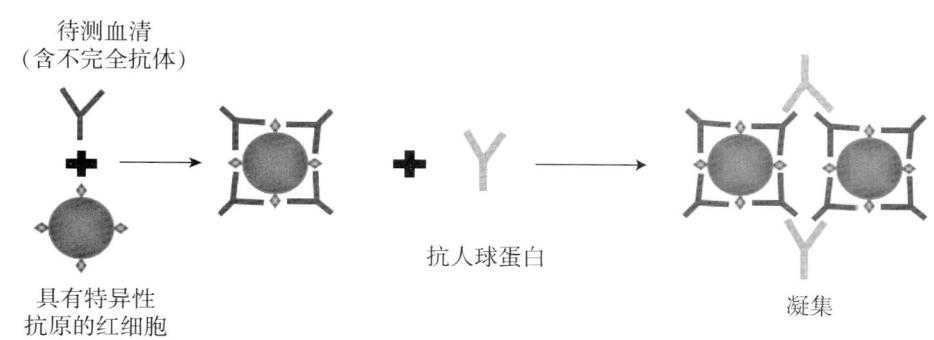

图 9-6　间接抗球蛋白试验原理

【要点提示】
重点：抗球蛋白试验是抗球蛋白参与的间接血凝试验，又称 Coombs 试验。有直接抗球蛋白试验和间接抗球蛋白试验两类。主要用于不完全抗体的测定。
高频考点：抗人球蛋白试验的方法及用途。

知识链接

你了解"冷凝集"吗？

当做交叉配血时发现主侧盐水法和凝聚胺介质法均出现凝集的情况，首先怀疑该患者体内存在不规则抗体，进行不规则抗体筛查试验，但结果却为阴性。此时应考虑冷凝集反应。

为了验证这个猜想，要同时进行双份交叉配血：一份将试管置于 37℃ 水浴箱中孵育 30 s 后在显微镜下观察，另一份置 4℃ 冰箱 30 s 后观察。果然，前者凝集消失了，然而后者的凝集现象加重了。显然，这个"凝集反应"并非是抗原抗体特异性的结合。这种情况下应及时与临床医护进行沟通，提示护士在给患者输血前注意将血袋充分恢复室温，并在输注过程中注意保暖并减慢速度。

（杨晨涛）

【任务实施】

实训一　细菌菌种鉴定

一、能力目标
1．学会观察细菌在玻片上与其相应抗体结合所出现的凝集现象。
2．学会根据凝集现象判断细菌种类。

二、原理
当颗粒性抗原（细菌）与其相应抗血清在载玻片上混合时，在一定浓度的电解质环境中，可凝集成大小不等的凝集块，即直接凝集反应（玻片法）。

三、标本与器材
1．标本　伤寒沙门菌培养物、大肠埃希菌培养物。
2．试剂及器材　伤寒诊断血清、生理盐水、吸管、载玻片、蜡笔、试管、滴管、接种环。

四、步骤
1．取载玻片1张，用蜡笔划分为三等份，左侧加生理盐水1滴，中间及右侧各加伤寒沙门菌诊断血清1滴。
2．用接种环无菌操作取等量的伤寒沙门菌培养物，分别与左侧盐水及中间伤寒沙门菌诊断血清混匀。同法取大肠埃希菌培养物与右侧伤寒沙门菌诊断血清混匀。

五、结果判断及记录
肉眼观察判定细菌是否凝集，也可在显微镜下用低倍镜观察予以确认。首先观察对照，如果是阴性结果，则继续观察其他。
阴性：呈均匀混浊状。
阳性：呈细小颗粒状凝集，液体略显澄清。

六、注意事项
1．每一待检菌均需作生理盐水对照，以排除当细菌发生S-R变异（细菌菌落由光滑型到粗糙型的变异）时的细菌自凝，保证试验结果的准确性。
2．取细菌培养物时不宜过多，与免疫血清混合时，必须将细菌涂散、涂均匀，但不宜将面积涂得过大，以免很快干涸而影响结果观察。
3．在载玻片两端涂布细菌时，应先涂生理盐水一侧，后涂诊断血清一侧，以免将血清误带入生理盐水一侧。
4．试验后的细菌仍有传染性，应将载玻片放入消毒缸内。
5．严格无菌操作。

（杨晨涛　郑　峰）

实训二 ABO 血型、Rh（D）血型的测定

一、能力目标
1. 学会血型的鉴定方法。
2. 学会根据凝集现象判断 ABO 血型、Rh（D）血型。

二、原理
用已知的标准抗血清检查红细胞上未知的抗原，依据红细胞表面血型抗原存在的情况判定血型。当一定浓度的颗粒性抗原（红细胞）与其相应抗血清混合后，红细胞与抗血清特异性结合出现凝集现象，根据凝集与否判断血型。

三、标本与器材
1. 标本　全血。
2. 试剂及器材　抗 A 试剂与抗 B 试剂各 1 支 / 盒（塑料瓶，抗 A 为蓝色，抗 B 为黄色）、抗 Rh（D）试剂 1 支 / 盒（塑料瓶，无色）、6% 小牛血清白蛋白、离心机、小试管、载玻片或双凹片、微量采血管、牙签、聚维酮碘或医用酒精、无菌棉签、生理盐水、试管架、标记笔、采血针、滴管。

四、步骤
（一）配制红细胞悬液
配制 5%、10% 和 50% 红细胞生理盐水悬液各至少 4 ml（参考项目一实训）。
（二）ABO 血型鉴定
1. 玻片法
(1) 取洁净载玻片 1 张，用标记笔在中央划线分区，标明"抗 A""抗 B"。
(2) 在"抗 A""抗 B"区分别滴加抗 A 试剂、抗 B 试剂各 1 滴。
(3) 用吸管吸取待检的 10% 红细胞悬液，分别在抗 A 试剂、抗 B 试剂中滴入 1 滴。
(4) 用牙签两端分别搅拌"抗 A"区、"抗 B"区的液滴，然后将载玻片平持手中，前后左右转动，使之充分混匀。
(5) 室温放置 10～15 min 后观察结果。
(6) 结果判定及记录：肉眼观察，根据有无凝集现象判定 ABO 血型（表9-1），也可在显微镜下用低倍镜观察予以确认。

阴性：红细胞呈均匀分布，无凝集颗粒，镜下红细胞分散。
阳性：红细胞呈聚集状，有凝集颗粒或凝集团块，镜下红细胞聚集。
低倍镜下凝集程度强弱判断标准：
1）呈一片或几片凝块，仅有少数单个游离红细胞，为（++++）。
2）呈数个大颗粒状凝块，有少数单个游离红细胞，为（+++）。
3）数个小凝集颗粒和一部分微细凝集颗粒，游离红细胞约占 1/2，为（++）。
4）肉眼可见无数细沙状小凝集颗粒。于镜下观察，每凝集团中有 5～8 个以上红细胞凝集，为（+）。
5）可见数个红细胞凝集在一起，周围有很多的游离红细胞，为（±）。大多数红细胞仍呈散在分布，为混合凝集。
6）镜下未见细胞凝集，红细胞均匀分布为（-）。

表9-1　ABO血型判定

血型	抗A试剂	抗B试剂
A	+	-
B	-	+
AB	+	+
O	-	-

注：凝集（+），不凝集（-）

2．试管法

(1) 取 2 支小试管，分别标记为"抗 A""抗 B"。

(2) 在"抗 A""抗 B"管中分别滴加抗 A 试剂、抗 B 试剂各 1 滴。

(3) 用吸管吸取待检的 5% 红细胞悬液，分别滴入抗 A、抗 B 试管中，摇匀。

(4) 1000 r/min 离心 1 min。

(5) 结果判定及记录：肉眼观察，根据有无凝集现象判定 ABO 血型（表 9-1）。

(三) Rh 血型鉴定

1．玻片法

(1) 试验前，将洁净载玻片预热到 40 ~ 50℃。

(2) 取已预热载玻片 1 张，用标记笔在中央划线分区，标明"抗 D""对照"。

(2) 在"抗 D""对照"区分别滴加抗 Rh（D）试剂、6% 小牛血清各 1 滴。

(3) 用吸管吸取待检的 50% 红细胞悬液，分别在抗 Rh（D）试剂、6% 小牛血清中滴入 1 滴。

(4) 用牙签两端分别搅拌"抗 D"区、"对照"区的液滴，然后将玻片平持手中，前后左右转动，使之充分混匀，持续大约 2 min。

(5) 室温放置 10 ~ 15 min 后观察结果。

(6) 结果判定及记录：肉眼观察，根据有无凝集现象判定 Rh（D）血型。

Rh（D）阴性：红细胞呈均匀分布，无凝集颗粒，镜下红细胞分散，与对照相似。

Rh（D）阳性：红细胞呈聚集状，有凝集颗粒或凝集团块，镜下红细胞聚集。

1）抗 D 区表现凝集，而对照区不凝集，表明待检红细胞是 Rh（D）阳性。

2）抗 D 区与对照区均不凝集，表明待检红细胞可能是 Rh（D）阴性，进一步使用试管法间接抗球蛋白试验可以检出玻片法检测不到的弱 Rh（D）表型。

3）如果对照区凝集，在没有进一步试验之前，不能解释为 Rh（D）阳性。

2．试管法

(1) 取 2 支小试管，分别标记为"抗 D""对照"。

(2) 在"抗 D""对照"试管中分别滴加抗 Rh（D）试剂、6% 小牛血清各 1 滴。

(3) 用吸管吸取待检的 5% 红细胞悬液分别滴入"抗 D""对照"试管中，轻轻摇匀。

(4) 2500 r/min 离心 15 s（或 1000 r/min 离心 1 min）。

(5) 结果判定及记录：按照有无凝集判定 Rh（D）血型。

轻轻重悬细胞扣，肉眼观察判定是否凝集，记录试验管和对照管的试验结果。

1）对照管凝集则试验无效。

2）抗 D 管凝集，对照管不凝集，表明待检红细胞是 Rh（D）阳性。

3）对照管和抗 D 管均不凝集，说明待检红细胞是 Rh（D）阴性。

五、注意事项

1. 严格无菌操作。
2. 试验后的标本片可能仍有传染性，应将载玻片放入消毒缸内。
3. 若进行 ABO 血型鉴定，室温过低（-10℃以下）时可出现冷凝集，造成假阳性结果。
4. 用玻片法进行 Rh（D）定型时，待检红细胞悬液的浓度是 40%～50%。

知识链接

唾液中 AB 血型物质测定

人类约 78% 的个体带有 Se 基因，可分泌水溶性 ABH 抗原至除脑脊液外的体液中。这种分泌型抗原可通过 ABH 抗血清对唾液的抑制试验来检测。①倍比稀释人（多克隆）抗 A 或抗 B。②每 1 滴稀释的分型试剂，分别加入对应的 2%～5% 红细胞（A、B）生理盐水悬液 1 滴。1000 g 离心 15 s，肉眼观察，选择凝集强度为（++）的最高稀释度。③在 2 支标记"盐水"和"待检"试管中各加 1 滴正确稀释的定型试剂。④分别加入 1 滴待检唾液或 1 滴生理盐水。⑤混匀，室温孵育 8～10 min。⑥根据检测的目标抗原，每管中加 1 滴 2%～5% 洗涤过的指示红细胞悬液（A、B）。⑦混匀，室温孵育 30～60 min。⑧（900～1000）g 离心 15 s，肉眼观察细胞扣凝集情况。指示红细胞被抗体凝集，为阴性；不被抗体凝集，为阳性。对照管中的抗体不被凝集，说明实验无效。

（郑 峰）

实训三 肥达反应

一、能力目标

1. 学会试管凝集反应方法。
2. 学会试管凝集反应凝集效价的判定。

二、原理

当颗粒性抗原（细菌）与其相应抗血清在试管内混合时，在一定浓度的电解质环境中，凝集成大小不等的凝集块，即直接凝集反应（试管法）。凝集反应现已被广泛应用于疾病的诊断和各种抗原性质的分析。既可用已知免疫血清来检测未知抗原，亦可用已知抗原检测特异性抗体。

三、标本与器材

1. 标本　待检血清 1∶20 稀释。
2. 试剂及器材　伤寒诊断血清、生理盐水、吸管，伤寒杆菌"H"菌液，伤寒杆菌"O"菌液，甲型副伤寒杆菌"H"菌液，乙型副伤寒杆菌"H"菌液，丙型副伤寒杆菌"H"菌液，试管、滴管。

四、步骤

1. 取洁净小试管 8 只，分两排排列于试管架上，依次编号并做好标记。

2．向各试管中加入生理盐水 0.5 ml。

3．在第 1 排 1 管中加入 1：20 稀释待检血清 0.5 ml，于管内连续吹吸 3 次，使血清与盐水充分混合，然后吸出 0.5 ml 注入第 2 管，同样吹吸混匀后吸出 0.5 ml 注入第 3 管……依次类推，至稀释到第 7 管，自第 7 管吸出 0.5 ml 弃去；第 8 管不加血清作为对照。此即为倍比稀释法（表 9-2）。

表9-2　倍比稀释法操作步骤

试管	1	2	3	4	5	6	7	8
1：20 稀释血清	0.5							
生理盐水	0.5	0.5	0.5	0.5	0.5	0.5	0.5	0.5
		→0.5						
			→0.5					
				→0.5				
					→0.5			
						→0.5		
							→0.5	
								→弃去
诊断菌液	0.5	0.5	0.5	0.5	0.5	0.5	0.5	0.5
最终稀释度	1：40	1：80	1：160	1：320	1：640	1：1280	1：2560	—

4．用移液管吸取伤寒杆菌 "H" 菌液，加入第 1 排各管中，每管 0.5 ml（由盐水对照管开始，依次由后向前加入），将各管振荡混匀。

5．其他诊断菌液也依此添加。

五、结果判断

先观察生理盐水对照管（第 7 管），应不发生凝集，液体混浊，管底沉淀呈圆形，边缘整齐。此沉淀物为红细胞悬液静置时因重力作用自然下沉形成。然后自第 6 管开始依次观察管内液体的混浊程度及管底凝集块的大小。常以能与一定量的抗原发生肉眼可见的明显凝集（++）的血清最高稀释度为血清凝集效价。

（杨晨涛）

实训四　血型抗体效价测定

一、能力目标

学会血型抗体效价测定方法。

二、原理

血型抗体效价测定（又称效价滴定）是一种半定量方法，用来确定血清中抗体的浓度。大分子颗粒性抗原（红细胞）与其相应的抗体相结合，在适量的电解质存在及一定的温度下，经过一定的时间，可出现肉眼可见的凝集团块，属于凝集反应。试管凝集试验的应用，一般均以标准抗原（已知抗原）测定免疫血清或患者血清中抗体的效价。血型抗体效价滴定常用于发生胎儿母体红细胞同种免疫时，检测孕妇体内抗体的活性或者判断自身抗体特异性。

三、试剂与器材

1. 待滴定抗 A 或抗 B 血型定型试剂。
2. 表达相应抗原的 2% 人红细胞生理盐水悬液。
3. 生理盐水、试管及 1 ml 刻度吸管、试管架及吸液橡皮乳头、记号笔、离心机。

四、操作

1. 取试管 10 支，排列于试管架上并做好标记。根据血清稀释度标记 10 支试管（比如 1：1、1：2 等）。1：1 代表 1 体积未稀释血清；1：2 代表 1 体积血清被稀释至 2 体积或 50% 的血清稀释液。
2. 除第 1 管（未稀释，1：1）外，每支试管中各加入生理盐水 100 μl。
3. 前两管（未稀释和 1：2）中，各加 100 μl 血清。
4. 用干净的吸管，混匀 1：2 中的液体数次，转移 100 μl 至下一支试管（1：4）。
5. 重复相同的步骤，直至完成所有稀释，每次使用干净的吸管混匀并转移液体。从第 9 管中吸出 100 μl 稀释过的血清并留存，以备后续稀释使用。此时 1~9 管所含免疫血清（抗体）的稀释度分别为 1：1、1：2、1：4、1：8、1：16、1：32、1：64、1：128、1：256，第 10 管不加免疫血清作为对照。
6. 1~10 管每管各加 100 μl 2% 红细胞悬液（抗原）（注意：加入前必须将红细胞悬液充分混匀）。此时第 1~9 管的血清（抗体）最终稀释度为 1：2，1：4，1：8，1：16，1：32、1：64、1：128、1：256、1：512。
7. 摇匀后，静置于 37℃下，1 h 后观察结果。
8. 肉眼观察结果，打分并记录。前带效应可能会造成稀释度低的血清反应比稀释度高的血清弱。如果要避免结果误读，最好先观察稀释度最高的试管，依次判读，直至未稀释样本管。

五、结果判定

首先应观察对照管，该管因无相对应的免疫血清故不应有凝集现象，红细胞应全部沉于试管底部呈规则圆盘状。如出现凝集现象，则说明实验操作有误或血细胞本身有自凝现象，试验结果不能成立。观察肉眼凝集"+"的最高稀释度。效价用稀释度的倒数表示。如果稀释度最高的血清仍有凝集，说明还未到达反应终点，应继续稀释并检测。结果以"++++""+++""++""+"分别表示凝集强度，不凝集者记以"-"。

++++：完全凝集，呈厚膜状铺于管底，边缘呈锯齿状。
+++：红细胞呈薄层贴于管底，边缘不齐。
++：中央呈较小圆盘状沉淀，边缘凝集呈颗粒状。
+：红细胞呈较大的圆盘状沉淀，边缘有少量凝集颗粒。
-：无凝集，红细胞沉于管底呈圆盘状。

以血清最高稀释度仍能出现"++"凝集现象者，作为该免疫血清的效价（滴度）。

六、注意事项

1. 观察前切勿摇动试管，以免凝集分散。
2. 移液很关键。推荐使用可更换吸头的移液器。

3. 检测用红细胞的年龄、表型和浓度会影响结果。

4. 孵育的最适时间和温度、离心的时间和转速都要保持一致。

5. 免疫血清在实验前须经 56℃ 30 min 灭活，是指对免疫血清中所含补体活性的灭活，如不灭活处理则会直接影响凝集结果。例如在本次实验中高浓度的免疫血清可使血细胞出现溶解现象。

（郑 峰）

实训五　类风湿因子检测（胶乳凝集法）

一、能力目标

1. 能说出间接凝集试验的原理。
2. 学会间接凝集试验的操作步骤、结果判读方法及用途。
3. 知道间接凝集试验的注意事项。

二、原理

类风湿因子（RF）是一种主要出现于类风湿关节炎患者体内的抗人变性 IgG 的抗体，可与 IgG 的 Fc 结合。将变性 IgG 包被于聚乙苯烯胶乳颗粒上，此致敏胶乳在与待测血清中的 RF 相遇时，即发生肉眼可见的凝集现象。

三、标本与器材

1. 标本　全血或经离心获得新鲜待检血清。
2. 试剂及器材　生理盐水、吸管、RF 诊断试剂盒、加样器。

四、步骤

（一）定性试验

1. 将试剂盒各组分别取出，平衡至室温至少 30 min。
2. 核对阴性和阳性对照，颠倒混匀 3 次，分别滴加 1 滴（约 50 μl）阳性对照和阴性对照血清，滴加在黑色反应板的第 1、2 黑色反应孔中心偏左处。
3. 吸取 20 μl 待测血清滴加在反应板的黑色反应孔第 3 孔中心偏左处。
4. 颠倒混匀胶乳试剂 3 次，分别滴加 1 滴胶乳液在第 1、2、3 孔中心偏右处。
5. 将胶乳液与样本等分别使用一次性搅拌棒在黑色反应区内搅匀并摊开，轻轻水平旋转摇动反应片，使样本与胶乳液充分混合，2 min 内观察结果，在明亮光线下，摇动并用肉眼观察。
6. 结果判断，出现明显凝集者为阳性。

（二）半定量试验

1. 另取两个反应板，标记"一""二"。
2. 在第一个反应板的第 1、2、3、4 反应孔内，参照表 9-3 操作，将待检阳性血清以生理盐水作倍比稀释。同时在第二个反应板的第 1、2、3、4 孔中心偏左处分别滴加 1：2、1：4、1：8、1：16 稀释的待检阳性血清 20 μl。

表9-3 半定量实验操作步骤及结果

稀释倍数	1∶2	1∶4	1∶8	1∶16
血清	100 μl			
生理盐水	100 μl	100 μl	100 μl	100 μl
	→100 μl			
		→100 μl		
			→100 μl	
标本量	20 μl	20 μl	20 μl	20 μl
IU/ml	>40	>80	>160	>320

3. 颠倒混匀胶乳试剂3次，在第二个反应板的第1、2、3、4孔中心偏右处分别滴加胶乳液1滴。

4. 将胶乳液与稀释的待检阳性血清分别使用一次性搅拌棒在黑色反应区内搅匀并摊开，轻轻水平旋转摇动反应片，使样本与胶乳液充分混合，2 min内观察结果，在明亮光线下，摇动并用肉眼观察。

五、结果判断

正常参考范围：成人 RF < 20 IU/ml。

1. 定性试验　出现明显凝集者为阳性，有凝集出现可判断样本中 RF > 20 IU/ml，为阳性；无凝集出现可判断样本中 RF < 20 IU/ml，为阴性。

2. 半定量试验　肉眼观察判定，以能与稀释的待检阳性血清发生肉眼可见的明显凝集的血清最高稀释度为血清凝集效价，对照表9-3判断结果。

六、注意事项

1. 加试剂和阴性、阳性对照，保证液滴大小一致。
2. 若阴性和阳性对照结果出现异常，则试剂不可使用。
3. 本试剂样本血清加样量为20 μl，阴性和阳性对照加样量是对照瓶中的1滴（约50 μl）。
4. 试剂在大于10℃的室温条件下使用。使用前必须充分混匀。
5. 应在2 min内判读结果。
6. 必要时阳性标本可进一步作对倍稀释，测定RF滴度。
7. 不同批号试剂盒中的胶乳液、阳性对照和阴性对照不能混用。

（郑　峰）

实训六　抗链球菌溶血素"O"（ASO）测定（胶乳凝集法）

一、能力目标

1. 能说出间接凝集试验的原理。
2. 学会间接凝集试验的操作步骤、结果判读方法及用途。
3. 知道凝集试验的注意事项。

二、原理

将溶血素"O"包被于聚乙苯烯胶乳颗粒上,此致敏胶乳在与待测血清中的抗"O"抗体(ASO)相遇时,如果 ASO 含量超过 200 IU/ml,即出现肉眼可见的凝集颗粒。

三、标本与器材

1. 标本　全血或经离心获得新鲜待检血清。
2. 试剂及器材　生理盐水、吸管、ASO 诊断试剂盒、加样器。

四、步骤

(一) 定性试验

1. 将试剂盒各组分别取出,平衡至室温至少 30 min。
2. 核对阴性和阳性对照,颠倒混匀 3 次,分别滴加 1 滴(约 50 μl)阳性对照和阴性对照血清,滴加在黑色反应板的第 1、2 黑色反应孔中心偏左处。
3. 吸取 50μl 待测血清,滴加在反应板的黑色反应孔第 3 孔中心偏左处。
4. 颠倒混匀胶乳试剂 3 次,分别滴加 1 滴胶乳液在第 1、2、3 孔中心偏右处。
5. 将胶乳液与样本等分别使用一次性搅拌棒在黑色反应区内搅匀并摊开,轻轻水平旋转摇动反应片,使样本与胶乳液充分混合,2 min 内观察结果,在明亮光线下,摇动并用肉眼观察。

(二) 半定量试验

1. 另取一个反应板,在第 1、2、3 反应孔内,参照表 9-4 操作,将待检阳性血清以生理盐水作倍比稀释,同时分别在第 4、5、6 孔中心偏左处滴加 1 : 2、1 : 4、1 : 8 稀释的待检阳性血清 50μl。

表9-4　半定量试验操作步骤及结果

稀释倍数	1 : 2	1 : 4	1 : 8
血清	100 μl		
生理盐水	100 μl	100 μl	100 μl
		→ 100 μl	
			→ 100 μl
加标本量	50 μl	50 μl	50 μl
IU/ml	> 400	> 800	> 1600

2. 颠倒混匀胶乳试剂 3 次,分别滴加 1 滴胶乳液在第 4、5、6 孔中心偏右处。
3. 将胶乳液与稀释的待检阳性血清分别使用一次性搅拌棒在黑色反应区内搅匀并摊开,轻轻水平旋转摇动反应片,使样本与胶乳液充分混合,2 min 内观察结果,在明亮光线下,摇动并用肉眼观察。

五、结果判断

正常参考范围:成人 ASO < 200 IU/ml。

1. 定性试验　出现明显凝集者为阳性,凝集出现可判断样本中 ASO ≥ 200 IU/ml,为阳性;无凝集出现可判断样本中 ASO < 200 IU/ml,为阴性。
2. 半定量试验　肉眼观察判定,以能与稀释的待检阳性血清发生肉眼可见的明显凝集的血清最高稀释度为血清凝集效价,对照表 9-4 判断结果。

六、注意事项

1. 加试剂和阴性、阳性对照时,保证液滴大小一致。
2. 若阴性和阳性对照结果出现异常,则试剂不可使用。
3. 本试剂样本血清加样量为 50 μl,阴性和阳性对照加样量是对照瓶中的 1 滴(约 50 μl)。
4. 试剂在大于 10℃的室温条件下使用。使用前必须充分混匀。
5. 应在 2 min 内判读结果。
6. 必要时阳性标本可进一步作倍比稀释,测定 RF 滴度。
7. 不同批号试剂盒中的胶乳液、阳性对照和阴性对照不能混用。

(郑 峰)

实训七 抗球蛋白试验

一、能力目标

1. 学会抗球蛋白试验手工操作方法。
2. 能够正确判定抗球蛋白试验结果。

二、原理

血液中一些 IgG 类抗体或补体 C3d(主要是免疫性抗体)与红细胞表面相应抗原结合后,在盐水介质中不出现肉眼可见的凝集反应,但在加入抗 -IgG 或抗 -C3d 抗体后,使红细胞表面的 IgG 类抗体或补体 C3d 与抗 -IgG 或抗 -C3d 抗体发生特异性结合,形成红细胞凝集,称为抗球蛋白试验,也称 Coombs Test。包括直接抗球蛋白试验(DAT)和间接抗球蛋白试验(IAT)。

三、试剂与器材

1. 抗人球蛋白(AHG)试剂 多特异性抗球蛋白试剂(单克隆抗 -IgG、单克隆抗 -C3d、抗 -IgG+ C3d)。
2. 对照试剂 生理盐水。
3. 阳性对照 IgG 致敏的红细胞试剂。
3. O 型混合红细胞悬液 2 人以上份混合 O 型血洗涤红细胞悬液。
4. 待测标本 EDTA 抗凝血。
5. 离心机、塑料软试管、塑料硬质试管、试管架、一次性塑料滴管、记号笔。

四、步骤

(一)直接抗球蛋白试验

1. 将 EDTA 抗凝的待测血样用生理盐水配制成 2% ~ 5% 的红细胞悬液。
2. 向测定管和对照管中分别加入 1 滴 2% ~ 5% 红细胞悬液。
3. 生理盐水洗涤 3 ~ 4 次,最后一次洗涤,弃去上清液。
4. 立即向测定管中加入抗人球蛋白试剂 1 滴,向对照管中加入 1 滴生理盐水,振荡混匀。
5. 1000 g 离心 15 s。
6. 观察凝集情况,并记录结果。

7. 若测定管中未观察到凝集，向含有抗球蛋白试剂的试管中加入 IgG 致敏红细胞，1000 g 离心 15 s，观察并记录结果，若凝集，则确认此阴性结果有效。

（二）间接抗球蛋白试验

1. 向正确标记的试管中加 2 滴待测血清或血浆。
2. 每管中加 2%～5% O 型混合红细胞悬液或待测者红细胞悬液 1 滴，混匀。
3. 1000 g 离心 15 s，观察溶血和凝集情况，并记录结果。
4. 37℃孵育 30～60 min。
5. 1000 g 离心 15 s，观察溶血和凝集情况，并记录结果。
6. 用生理盐水洗涤红细胞 3～4 次，最后一次洗涤尽量移除上清。
7. 向红细胞扣里加 AHG，充分振荡混匀。
8. 1000 g 离心 15 s，观察凝集，并记录结果。
9. 加入 IgG 致敏的红细胞，若凝集，则确认此阴性结果有效。

五、结果判断

（一）直接抗球蛋白试验

1. 立即离心测定管出现凝集，而生理盐水或 6% 白蛋白对照管未出现凝集，直接抗球蛋白试验（DAT）为阳性。
2. 如果生理盐水对照管在离心后出现凝集，则实验结果无效。
3. 如果实验过程中未观察到凝集，加入 IgG 致敏红细胞后发生凝集，则 DAT 为阴性。如果 IgG 致敏细胞不凝集，阴性结果无效，需重复试验。

（二）间接抗球蛋白试验

1. 37℃孵育后，出现凝集／溶血为阳性结果。
2. 加 AHG 后，出现凝集为阳性结果。
3. 初次离心未观察到凝集，加 IgG 致敏红细胞后，离心出现凝集为阴性结果。
4. 如果加入的 IgG 致敏的红细胞离心后未凝集，阴性结果无效，需重复试验。

六、注意事项

（一）直接抗球蛋白试验

1. 在有激活的补体存在的情况下，可使用单特异性 AHG 试剂。
2. 进一步确认在被检红细胞上致敏的是 IgG 或是补体，可采用单特异性抗-IgG 和抗-C3d。
3. DAT 阴性不一定证明红细胞上没有结合球蛋白分子，多特异性和单特异性抗-IgG 试剂的检测灵敏度可达 150～500 个 IgG 分子／红细胞，但患者体内红细胞上 IgG 包被数即使低于此水平，仍会发生自身免疫性溶血性贫血。
4. 生理盐水对照管出现凝集，提示可能存在冷自身凝集素或温反应性 IgM/IgG 抗体导致的自发凝集。37℃孵育红细胞或用温（37℃）盐水洗涤，可消除冷自身抗体的反应。自身凝集需要用二硫苏糖醇（DTT）或 2-氨乙基异硫脲溴化物（AET）处理红细胞。
5. 初检可只用多特异性抗球蛋白试剂。如果 DAT 阴性，不需要后续试验；如果 DAT 阳性，再用单特异性试剂（抗-IgG 和抗-补体）做 DAT，以确定是何种球蛋白。
6. 脐血标本中含有华通胶，可能需要增加洗涤次数。

（二）间接抗球蛋白试验

1. 输血前对不规则抗体的检测试验，需每日使用弱抗体进行质控。质控血清可用 6% 牛白蛋白稀释定型用抗血清试剂，也可用人源 IgG 抗体。

2．在间接抗球蛋白试验中，可使用白蛋白、低离子强度溶液（LISS）、PEG 来加快并增强抗原抗体反应。加 22% 牛白蛋白后，37℃孵育时间为 15～30 min；加 LISS 后，孵育时间为 10～15 min；加 4 滴 20%PEG 后，孵育时间为 15 min。

3．可使用单特异性抗 IgG 试剂替代多特异性 AHG，以避免结合 C3 的自身抗体造成不必要的阳性反应。

4．使用 PEG 时，由于血清球蛋白浓度升高，会出现血清蛋白沉淀现象。当 IgG 致敏红细胞不反应或反应很弱时，这一问题会很明显。在 AHG 介质中，至少洗涤红细胞 4 次，并充分摇匀、重悬红细胞，通常可防止此问题的发生，或者用不加 PEG 的方法重复试验 1 次。

5．操作步骤需连续完成，不可中断。

（杨晨涛）

自测题

一、名词解释

1．凝集反应　　2．抗球蛋白试验

二、单项选择题

1．试管凝集试验常用于
   A．抗原定性　　　　　　　　B．抗体定性
   C．抗原定量　　　　　　　　D．抗体半定量
   E．抗体定量

2．能产生凝集反应的抗原是
   A．载体　　　　　　　　　　B．可溶性抗原
   C．明胶　　　　　　　　　　D．抗原或抗体致敏的载体颗粒
   E．胶乳

3．下列属于凝集试验的是
   A．WB 试验　　　　　　　　B．免疫电泳试验
   C．RA 试验　　　　　　　　D．ELISA 试验
   E．肥达反应

4．玻片法血清凝集反应的主要优点是
   A．省钱　　　　　　　　　　B．易操作
   C．反应简单　　　　　　　　D．报告结果快
   E．省抗原

5．外斐反应的原理是
   A．沉淀反应　　　　　　　　B．间接凝集反应
   C．交叉凝集反应　　　　　　D．反向间接血凝反应
   E．直接凝集反应

6．不能产生凝集反应的抗原是
   A．细菌　　　　　　　　　　B．螺旋体
   C．可溶性抗原　　　　　　　D．绵羊红细胞

E. 抗原致敏的载体颗粒

7. 反向间接血凝是检测标本中的
   A. 抗体
   B. 抗原
   C. CIC
   D. 不完全抗体
   E. 凝集素

8. SPA 协同凝集试验中的抗体类别是
   A. IgM
   B. IgG
   C. IgA
   D. IgE
   E. IgD

9. 关于间接血凝试验，正确的是
   A. 红细胞沉积于管底集中呈圆点为凝集
   B. 红细胞呈"＋＋"，凝集为滴定终点
   C. 凝血程度越高，阳性反应越弱
   D. 实验载体可以是红细胞及其他颗粒
   E. 红细胞不沉于管底为未凝集

10. 溶血性贫血患者抗红细胞抗体的检测可采用
    A. RAST
    B. 直接免疫荧光
    C. 间接免疫荧光
    D. 乳胶凝集试验
    E. 间接乳胶凝集试验

11. Coombs 试验不可用于下列哪种疾病的检测
    A. 自身免疫性溶血性贫血
    B. 药物诱导的贫血
    C. 新生儿溶血症
    D. 输血反应
    E. 巨幼细胞贫血

12. 间接血凝试验阳性表现为
    A. 红细胞溶解
    B. 红细胞不溶解
    C. 红细胞凝集
    D. 红细胞不凝集
    E. 乳胶颗粒不凝集

13. 直接 Coombs 试验和间接 Coombs 试验的主要区别是
    A. 前者是检测完全抗体，后者是检测不完全抗体
    B. 前者是凝集反应，后者是沉淀反应
    C. 两者判断结果的方法不同
    D. 前者检测的是 IgM 型抗体，后者检测的是 IgG 型抗体
    E. 前者是检测体内已致敏的红细胞上的不完全抗体，后者是检测游离在血清中的不完全抗体

14. 以下不能作为载体颗粒的红细胞是
    A. 绵羊红细胞
    B. 家兔红细胞
    C. 鸡红细胞
    D. AB 型人红细胞
    E. O 型人红细胞

15. 适用于细菌直接检测的反应是
    A. 协同凝集反应
    B. 反向间接凝集反应
    C. 正向间接凝集反应
    D. 间接凝集抑制反应
    E. 直接凝集反应

16. 嗜异性凝集试验使用的红细胞是

A．O 型红细胞 B．AB 型红细胞
C．A 型红细胞 D．B 型红细胞
E．绵羊红细胞

17．不可用间接凝集抑制试验检测的是
A．抗原 B．抗体
C．自身抗体 D．补体
E．变态反应性抗体

18．将红细胞悬液分别加到血型卡的两个区域内，再分别加入抗"A"和抗"B"血清，检测结果：血"AB"型。错误的描述是
A．属于直接凝集反应 B．属于间接凝集反应
C．红细胞为颗粒性抗原 D．红细胞是凝集原
E．抗血清是凝集素

（19～22 题共用备选答案）
A．协同凝集试验 B．正向间接血凝试验
C．反向间接血凝试验 D．正向间接血凝抑制试验
E．反向间接血凝抑制试验

19．先将可溶性抗原和相应的抗体混合，再加入致敏红细胞的是
20．先将可溶性抗体和相应的抗原混合，再加入致敏红细胞的是
21．用红细胞包被抗原检测抗体的是
22．用红细胞包被抗体检测抗原的是

（23～24 题共用备选答案）
A．玻片凝集法 B．试管凝集法（肥达试验）
C．抗球蛋白试验（Coombs 试验） D．碳素凝集试验
E．免疫比浊法

23．ABO 血型鉴定采用
24．新生儿溶血症（Rh 溶血）的诊断采用

三、简答题

1．简述间接凝集反应的类型和反应原理。
2．直接 Coombs 试验与间接 Coombs 试验在临床应用中有何异同？

项目十

沉淀反应

本项目数字资源

学习目标

通过本项目内容的学习，学生应能够：

识记：
1. 说出沉淀反应的概念、特点、分类。
2. 说出免疫浊度测定法的方法以及分类。
3. 列举免疫固定电泳的临床应用。

理解：
1. 总结液相内沉淀试验、凝胶内沉淀试验、免疫电泳的技术要点以及影响因素。
2. 总结免疫浊度测定法的检测原理及其临床应用。
3. 总结凝胶内沉淀试验、免疫电泳技术的检测原理及其临床应用。
4. 解释免疫固定电泳的原理。

运用：
学会单向琼脂扩散试验、双向琼脂扩散试验、透射免疫比浊法的操作步骤。

案例导入

通过检测部分特定蛋白质，对比免疫散射比浊法与免疫透射比浊法检测的灵敏度与检测范围。比对结果显示，在23个特定蛋白项目中，免疫散射比浊法有14个项目检测范围下限等于或低于免疫透射比浊法检测下限，19个项目检测上限等于或高于免疫透射比浊法检测上限。这两种方法检测的结果如下表所列。最终得出的结论是，用免疫散射比浊法检测的灵敏度与检测范围比免疫透射比浊法检测更有优势。

项目	白蛋白(g/L)	抗胰蛋白酶(g/L)	α_1-糖蛋白(g/L)	α_1-微球蛋白(mg/L)	载脂蛋白A1(g/L)	载脂蛋白B(g/L)	抗链球菌溶血O(IU/ml)	β_2-微球蛋白(mg/L)	CRP(乳胶法)(mg/L)	铜蓝蛋白(g/L)	结合珠蛋白(g/L)
免疫透射比浊法	3~101	0.2~6.0	0.1~4.0	5~200	0.2~4.0	0.2~4.0	20~600	0.1~8.0	1~250	0.03~1.40	0.1~5.7
免疫散射比浊法	4~130	0.2~5.0	0.2~5.0	3~220	0.2~4.5	0.2~5.5	35~650	0.32~36.00	0.5~385.0	0.05~3.00	0.1~7.5

续表

项目	C3(g/L)	C4(g/L)	IgA(g/L)	IgG(g/L)	IgM(g/L)	脂蛋白(a)(g/L)	微量白蛋白(mg/L)	前白蛋白(g/L)	类风湿因子(IU/ml)	转铁蛋白(g/L)	κ轻链(g/L)	λ轻链(g/L)
免疫透射比浊法	0.04~5.00	0.02~1.00	0.5~8.0	3~50	0.24~6.50	0.03~1.80	3~400	0.03~0.80	10~130	0.1~5.2	1.0~12.0	0.5~7.5
免疫散射比浊法	0.15~5.50	0.05~2.50	0.2~8.0	1.5~30.0	0.1~6.5	0.03~1.5	5~350	0.02~1.50	10~350	0.2~7.0	0.5~14.0	0.3~8.0

问题：
1. 为什么免疫散射比浊法一般会比免疫透射比浊法更有优势？
2. 免疫比浊法测定的特定蛋白包括哪些常见的免疫分子？

任务一 沉淀反应的概念、特点及分类

一、沉淀反应的概念

沉淀反应指在适当条件下，可溶性抗原（如细菌的外毒素、内毒素、菌体裂解液、病毒、血清、组织浸出液等）与相应的抗体特异性结合，出现肉眼可见的不透明沉淀物的现象（图10-1）。

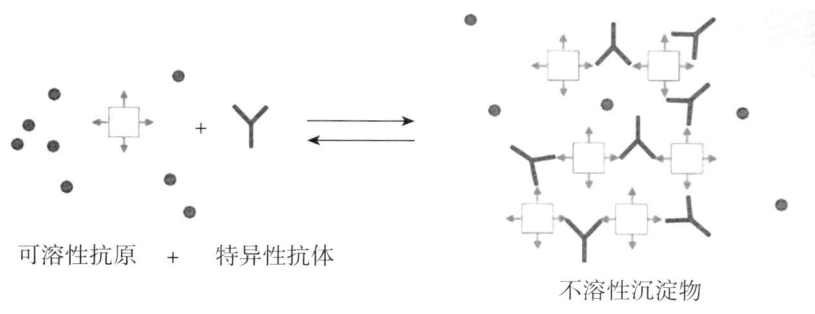

可溶性抗原 ＋ 特异性抗体　　　　　　　　不溶性沉淀物

图 10-1　沉淀反应原理示意图

知识链接

沉淀反应的发展史

1897年，Kraus 发现细菌培养液与相应抗血清混合时可出现沉淀现象。1905年，Bechhold 将抗体放在明胶中，在其上加入抗原，发现沉淀反应可在凝胶中进行。1946年，Oudin 报告了试管免疫扩散技术。1965年，Mancini 建立了单向免疫扩散技术，使得定性免疫试验逐步向定量化发展。

20世纪70年代，免疫浊度法的出现使沉淀反应满足了现代测定快速、简便和自动化的要求，开创了免疫化学定量检测的新纪元。

二、沉淀反应的特点

沉淀反应中抗原抗体结合的特性与经典的抗原抗体反应相同。沉淀反应分两个阶段，第一阶段为抗原抗体特异性结合，在几秒钟到几十秒钟内可以完成并出现可溶性复合物，快速但不可见。免疫比浊法中的速率法就是测定此阶段免疫复合物形成的速率。第二阶段则形成可见的免疫复合物，需几十分钟到数小时，经典的沉淀反应就是观察此阶段形成的沉淀线或沉淀环来判断结果。免疫比浊法中的终点法是测定此阶段形成的免疫复合物总量。

抗原抗体特异性结合阶段主要受抗原抗体特异性和结合力的影响，而免疫复合物阶段受抗原抗体比例、分子大小、绝对浓度、亲和力及电解质浓度和反应温度的影响。

三、沉淀反应的分类

根据沉淀反应介质和检测方法的不同，可将沉淀反应分为液相内沉淀试验、凝胶内沉淀试验和免疫电泳试验三大基本类型（图 10-2）。

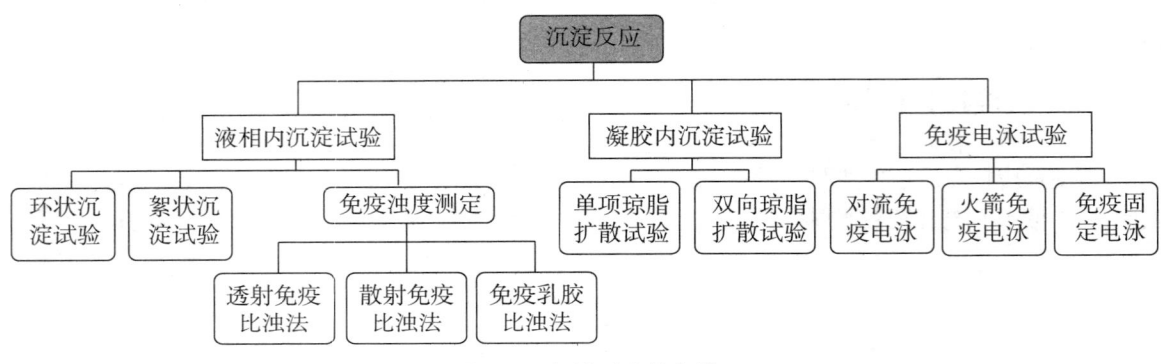

图 10-2　沉淀反应的分类

【要点提示】
重点：沉淀反应的概念、特点及其分类。
高频考点：沉淀反应的概念、特点及其分类。

任务二　液相内沉淀试验及其应用

液相内沉淀试验是指以缓冲液为反应介质，在其中进行的抗原-抗体特异性结合反应。常用的液相内沉淀试验有免疫浊度测定、絮状沉淀试验和环状沉淀试验。

一、免疫浊度测定

（一）基本原理

免疫浊度测定属于液相沉淀反应，是将现代光学测定仪与自动化分析检测系统相结合应用于沉淀反应。抗原抗体在特殊缓冲液中快速形成抗原抗体复合物，使反应液出现浊度。当反应液中保持抗体过量时，形成的复合物随抗原量增加而增加，反应液的浊度亦随之增加，与一系列的标准品对照，即可计算出待测物的含量。用此方法可对各种液体介质中的微量抗原、抗体和药物及其他小分子半抗原物质进行定量测定。

（二）影响因素

1. 抗原抗体的比例 抗原抗体的比例是免疫浊度形成的关键因素，当两者比例适当时，两者全部结合，此时免疫复合物的形成和解离相平衡；当抗原过量时，形成的免疫复合物分子小，而且会发生再解离，使得反应体系浊度下降；当抗体过量时，免疫复合物随着抗原递增而增加，在抗原、抗体最适比例处达最高峰。因此要保持反应体系中抗体过量。

2. 抗体的质量 要求抗体的特异性强、效价高、亲和力强，并且应使用 R 型抗体。

> **知识链接**
>
> **R 型抗体**
>
> R 型抗体是以家兔为代表的小型动物被注射抗原免疫后制备的抗血清，此类抗血清的亲和力较强，与抗原结合后不易解离。另外，抗体类型也有很大区别，如用兔抗血清（R 型抗体），抗体过量亦可形成复合物，因而沉淀带宽而界线不清；如用马抗血清（H 型抗体），抗原或抗体过量皆不形成复合物，因而只在比例合适处形成界线清晰的沉淀物。

3. 抗原抗体反应溶液的酸碱度 最适 pH 为 6.5～8.5，因此常用磷酸盐缓冲液作为免疫比浊法的反应液。

4. 增浊剂 某些非离子型亲水剂对免疫复合物的形成有促进作用。

（三）临床应用

免疫浊度测定法稳定性好、敏感性高、精确度高、简便快速、易于自动化。目前临床常用的免疫浊度测定方法有透射比浊法、散射比浊法、免疫乳胶比浊法三种。

1. 透射比浊法

（1）基本原理：检测光源被可溶性抗原抗体复合物影响后，通过透射光衰减变化来定量测定抗原含量的方法。透射光减少的量与免疫复合物呈正相关，抗体量固定时，与待测抗原的量呈正比。通过与已知浓度的标准品比较，可测定标本中抗原的量。测定透射光减少量可用吸光度表示（图 10-3）。

（2）临床应用：透射比浊法可以测定免疫球蛋白、C 反应蛋白、尿微量白蛋白、转铁蛋白、C3、C4 等多种物质。但其灵敏度不高，已被其他技术取代。

2. 散射比浊法

（1）基本原理：将一定波长的光水平通过可溶性抗原抗体复合物时，免疫复合物通过对光线的衍射和折射而产生散射光，通过检测散射光的强度来测定待测抗原含量的方法。散射光的强度与免疫复合物的量成正比，免疫复合物越多，散射光就越强（图 10-3）。

（2）临床应用：散射比浊法分为终点散射比浊法和速率散射比浊法。此方法具有速度快、敏感性高（达 μg/L 水平）、可自动化、精密度高、稳定性好的优点。因此临床检测工作中终点散射比浊法已替代透射比浊法。

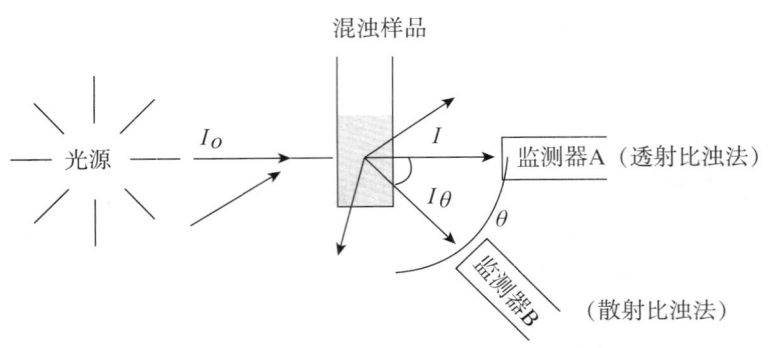

图 10-3　透射比浊法和散射比浊法工作原理示意图

3. 免疫乳胶比浊法

（1）基本原理：免疫乳胶比浊法是一种带载体的免疫比浊法。少量的小分子免疫复合物不易形成浊度，为了提高免疫测定的灵敏度，致敏乳胶颗粒作为载体与抗体结合之后，与相应抗原特异性结合，导致乳胶颗粒凝聚。乳胶颗粒聚集时透过光减少，其减少程度与乳胶颗粒凝聚程度成正比，即与待测抗原的量成正比，由此可以检测出样本中特定抗原含量。

（2）临床应用：该方法精确度和灵敏度达到了放射免疫测定的要求，操作简单、稳定性好、试剂费用低廉，且所用仪器可以通用。

各种免疫浊度测定方法的比较见表 10-1。

表10-1　各种免疫浊度测定方法的比较

	透射比浊法	散射比浊法	免疫乳胶比浊法
检测光	检测透射光的减少量（用吸光度表示）	检测散射光的强度	检测透射光的减少量
优点	敏感性高于单向琼脂扩散 5~10 倍，重复性好，操作简便	检测速度快，敏感性高，可自动化，精密度和稳定性好	精确度与灵敏度较高，稳定性好，操作简便
缺点	反应时间长，易造成测定误差，灵敏度不如散射比浊法	需要特定的分析仪器，试剂价格高	
临床应用	测定 Ig、CRP、微量白蛋白等	测定 Ig、C3、C4、B 因子、RF、微量蛋白、载脂蛋白、CRP 等	测定 Ig、补体单个成分 C3、C4、B 因子、RF、尿微量白蛋白

二、絮状沉淀试验

可溶性抗原、抗体在电解质存在下发生特异性结合，形成肉眼可见的絮状沉淀物，这种絮状沉淀容易受抗原和抗体比例的直接影响，因此常用此法测定抗原抗体反应的最适比例。常见类型有抗原稀释法、抗体稀释法、方阵滴定法。

三、环状沉淀试验

环状沉淀试验是将抗血清加入内径 1.5~2 mm 的小试管中，装至约 1/3 高度，再用细长滴管沿管壁叠加抗原溶液。因抗血清蛋白浓度高，比重较抗原大，所以两液交界处可形成清晰的界面，此处抗原抗体反应生成的沉淀在一定时间内不下沉。一般在室温放置 10 min 至数小时，在两液交界处呈现白色环状沉淀则为阳性反应。环状沉淀试验中抗原、抗体溶液须澄清。

环状沉淀试验标本需要量大、灵敏度低、分辨力差,只能定性检测,因此现已少用。

> 【要点提示】
> 重点:免疫浊度测定法的检测原理及其临床应用。
> 难点:免疫浊度测定法的检测原理。
> 高频考点:免疫透射比浊法、散射比浊法的测定原理、临床应用。

任务三 凝胶内沉淀试验及其应用

凝胶内沉淀试验是指可溶性抗原和相应抗体在含电解质的凝胶内自由扩散,扩散过程中抗原抗体相遇会发生特异性结合,并在比例适当的位置形成肉眼可见的沉淀线或沉淀环,又称为凝胶扩散试验。凝胶扩散试验可分为单向琼脂扩散试验和双向琼脂扩散试验。

一、单向琼脂扩散试验

(一)基本原理

在琼脂凝胶中混入一定量的已知抗体制成琼脂平板,在平板上打孔并加入待测抗原,待测抗原溶液在琼脂内自由扩散,在比例合适部位,形成以抗原孔为中心的沉淀环。沉淀环的直径与抗原的量呈正相关。根据试验形式可分为平板法和试管法(图10-4)。

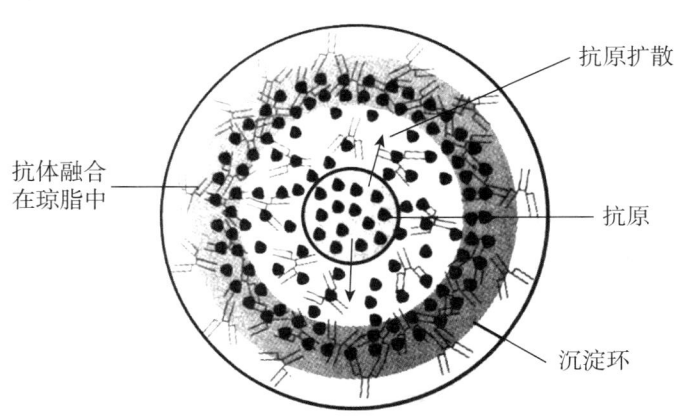

图 10-4 单向琼脂扩散试验工作原理示意图

(二)方法评价

1. **优点** 检测结果稳定,方法简便,不需要仪器设备,重复性好。
2. **缺点** 灵敏度较差,抗原成分不纯、扩散速率不同等原因可导致出现双重沉淀环。

(三)临床应用

早期常用于测定免疫球蛋白、补体,但因其灵敏度低、影响因素多、反应时间长,现在较少使用该方法,多已被免疫浊度测定技术替代。

二、双向琼脂扩散试验

（一）基本原理

将抗原和抗体溶液分别置于凝胶不同的对应孔中，使双方都在琼脂中自由扩散，当抗原和抗体相遇而发生特异性结合时，在比例合适处形成肉眼可见的白色沉淀线（图10-5）。

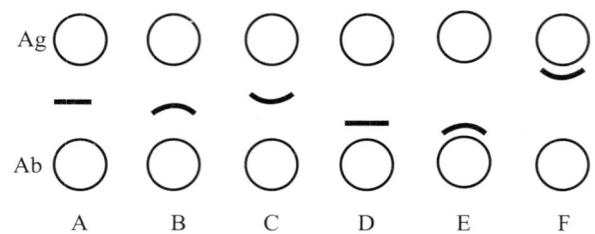

图 10-5　沉淀线形状、位置、抗原抗体相对分子质量与浓度的关系
A：抗原抗体相对分子质量相似　B：抗原抗体浓度相似，相对分子质量 Ag < Ab
C：抗原抗体浓度近似，相对分子质量 Ag > Ab　D：抗原抗体相对分子质量近似，浓度 Ag > Ab
E：抗原抗体浓度 Ag > Ab，相对分子质量 Ag < Ab　F：抗原抗体浓度 Ag < Ab，相对分子质量 Ag > Ab

（二）方法评价

该法操作简便，无需特殊设备，特异性高，结果可靠，但其灵敏度较低，结果出现晚，不能精确定量。

（三）临床应用

主要用于检测抗原或抗体、进行抗原性质分析、抗体效价测定、抗原抗体纯度鉴定。但目前临床上已逐渐被其他技术替代。

> 【要点提示】
> 重点：单向琼脂扩散试验、双向琼脂扩散试验的临床应用。
> 难点：单向琼脂扩散试验、双向琼脂扩散试验的原理。
> 高频考点：双向琼脂扩散试验的临床应用。

任务四　凝胶免疫电泳及其应用

免疫电泳技术是电泳分析与沉淀反应的结合产物。该技术的优点一是加快了沉淀反应的速度；二是电场规定了抗原抗体的扩散方向，提高了灵敏度；三是可将某些蛋白质组分根据其所带电荷的不同而将其分开后再与抗体反应，使该技术更微量化、多样化。

现阶段免疫电泳技术已发展为免疫电泳、对流免疫电泳、火箭免疫电泳和免疫固定电泳等。

一、对流免疫电泳

（一）基本原理

对流免疫电泳是双向免疫扩散与定向加速电泳相结合的一种免疫扩散技术。在 pH 值为

8.6 的缓冲液中，大部分蛋白质抗原成分常带较强的负电荷，在电场中向正极移动；而抗体球蛋白因其等电点偏高（pH 值为 6～7），带负电荷少，且分子较大，故电泳力小，同时，凝胶的电渗作用较大，使其向负极移动。在电场中带负电荷的蛋白质（抗原）和带少量负电荷的抗体球蛋白相向移动而迅速相遇结合，在比例适宜处形成沉淀线（图 10-6）。

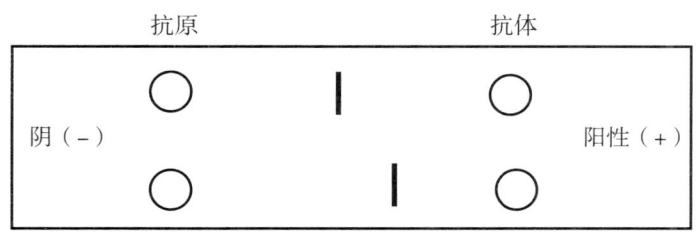

图 10-6　对流免疫电泳示意图

（二）技术要点

1．制备琼脂凝胶板并在琼脂板上打两排孔。
2．将待检标本和阳性抗原对照分别加入阴极侧孔中，在阳极侧孔中加入抗体。
3．在 3～4 mA 的条件下，电泳 30 min，然后观察结果。

（三）临床应用

本试验操作简便、快速、特异性高、灵敏度较高。主要用于可溶性抗原、抗体分子的检测，可短时间内出现结果，用于快速诊断。

二、火箭免疫电泳

（一）基本原理

火箭免疫电泳的本质是单向免疫扩散与电泳相结合的定量检测技术。将抗体混合于琼脂中，抗原作为样品置于负极端，电泳开始时抗体不动，抗原向正极泳动，在电场作用下，抗原在琼脂凝胶内扩散而产生浓度梯度，并在比例合适处与抗体发生特异性结合，生成沉淀物。随着抗原量的逐渐递减，与凝胶内抗体结合生成的不溶性免疫复合物也减少，致使沉淀带越来越窄，形成火箭样的沉淀带（图 10-7）。

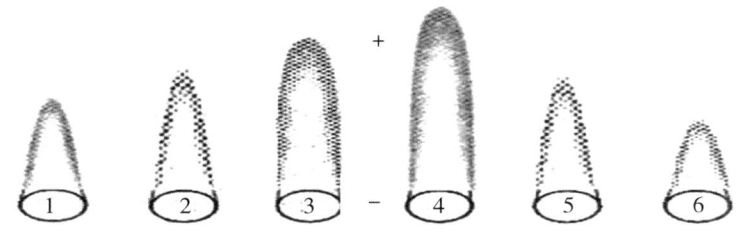

图 10-7　火箭免疫电泳示意图
①②③④为标准抗原；⑤⑥为标本

（二）技术要点

将抗体混合于琼脂中制成平板，在平板的一侧打孔，孔径 3 mm，孔距 2 mm。然后将琼脂板置于电泳槽内，其中样品孔位于负极端。在样品孔中用微量注射器准确加样 10 μl，3～5 mA/cm 电泳 6 h，观察沉淀峰并测量从孔中心到峰尖的高度。根据标准曲线求出待测样品中的抗原含量。

（三）临床应用

该法操作简便、省时，重复性好，灵敏度高。可用于抗原蛋白定量检测，如 IgA、IgG、IgM、C3、C4 和甲胎蛋白的检测等。

三、免疫电泳和免疫固定电泳

（一）免疫电泳

免疫电泳是区带电泳与免疫双向扩散相结合的一种免疫扩散技术。用区带电泳技术将抗原按其电荷、相对分子量、结构的不同分成若干区带，在电泳同方向上挖一条槽，槽内加入与抗原相对应的抗血清，室温下进行双向扩散，在琼脂内抗体与抗原比例适合处形成弧形沉淀线。根据沉淀线的数量、形状、位置分析待测样品中抗原的种类、性质。

（二）免疫固定电泳

免疫固定电泳与免疫电泳技术类似，不同之处在于前者将抗体直接加在电泳之后的蛋白质区带表面，或者将浸有抗体的薄膜贴于蛋白质区带表面，使抗原被固定。先将待测样品在琼脂平板上电泳，将各种蛋白质分成几个区带，然后再用抗血清覆盖，抗血清与区带上蛋白质结合，形成免疫复合物而出现沉淀。免疫固定电泳分辨率强、敏感性高、操作周期短、结果易分析。可用于 M 蛋白、免疫球蛋白、微量蛋白、补体裂解产物等的检测和鉴定。

> **知识链接**
>
> **血清蛋白电泳与免疫固定电泳**
>
> 血清蛋白电泳（serum protein electrophoresis，SPEP）是通过电泳分离血清蛋白，能发现血液中的 M 蛋白并进行量化。
>
> 免疫固定电泳是利用电泳将血清蛋白分离后，将每份样品与一种针对特定重链或轻链的特异性抗体进行反应，常用的抗体包括抗 γ、α、μ 及抗 κ、λ 的抗体，与抗体发生免疫沉淀反应的条带会被染色。免疫固定电泳的敏感性高于血清蛋白电泳，但它并不能反映 M 蛋白在血清中的浓度，因此需要与血清蛋白电泳配合使用。
>
>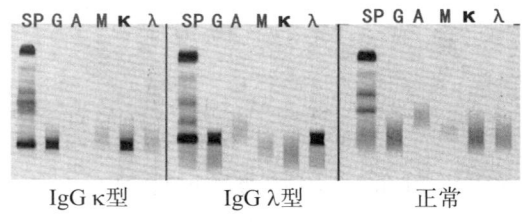
>
> IgG κ型　　　IgG λ型　　　正常

四、自动化免疫电泳

随着先进的电泳仪和电泳技术的不断发展，临床上已经开始应用半干式无需缓冲液的水平电泳系统。全自动免疫电泳仪根据检测项目选择程序后，电泳分离由仪器自动进行，然后加入抗血清进行免疫固定，染色和脱色部分也完全由仪器进行操作。

自动化免疫电泳结合了蛋白质电泳的高分辨率和抗原抗体反应的特异性，为基因、蛋白质研究提供了强有力的分析工具。在许多实验室中，自动化免疫电泳技术已经取代传统的免疫电泳技术，成为单克隆抗体定性和分型的首选方法。

【要点提示】
重点：凝胶内沉淀试验、免疫电泳技术的检测原理及其临床应用。
难点：对流免疫电泳、火箭免疫电泳检测原理。
高频考点：免疫电泳技术的检测原理及其临床应用。

【任务实施】

实训一 定量检测 IgG（单向琼脂扩散试验）

（一）能力目标
学会单向琼脂扩散试验的操作步骤，及其结果的判断。

（二）原理
单向免疫扩散是抗原或抗体两种成分中只有一种扩散。通常将已知抗体与琼脂混合，将抗原置于凝胶孔中，抗原则呈辐射状扩散，在孔的周围与抗体结合，在比例合适处形成肉眼可见的沉淀环。当抗体的浓度一定时，抗原的浓度与形成沉淀环的直径成正比。

（三）器材
载玻片、凝胶打孔器（直径 3 mm）、湿盒、恒温箱、三角烧瓶、移液管、微量移液器、1.2% 琼脂、已知抗体、标准抗原、待测抗原。

（四）步骤
1. 制备琼脂平板　将 1.2% 琼脂加热熔化，放到 56℃水浴中保温，加入适量的抗体充分混匀。取一张洁净干燥的载玻片，用移液管吸取 3～4 ml 琼脂，迅速倾在载玻片上。
2. 待凝胶凝固后用打孔器打孔。
3. 将系列稀释的标准抗原和待检抗原分别加到凝胶孔中。
4. 将凝胶板置于湿盒内，室温过夜（24 h 以上）后观察结果。根据标准抗原沉淀环绘制标准曲线，测定待测抗原的沉淀环直径，计算待测抗原的含量。

（五）结果判断
本试验主要用于检查血清中 IgG、IgA、IgM 以及补体成分 C3、C4 等的含量。IgG 扩散最快，形成的沉淀环直径最大；IgM 的分子量最大，扩散速度慢，形成的沉淀环较小。

（六）注意事项
检测前应先调整抗体和抗原各自的最适浓度，抗体的最适浓度应使免疫扩散后的沉淀环边缘清晰，且能测出血清中的免疫球蛋白的正常值和最大限度的异常值。

实训二　双向琼脂扩散试验

（一）能力目标

学会双向琼脂扩散试验的操作步骤，及其结果的判断。

（二）原理

双向免疫扩散是指抗原和抗体在同一凝胶中同时自由扩散，当两种特异性抗原抗体扩散时在比例适当处特异性结合，将会形成沉淀，该沉淀可在琼脂中呈现为一条不透明的白色沉淀线。

（三）器材

载玻片、凝胶打孔器（直径3 mm）、湿盒、恒温箱、三角烧瓶、移液管、微量移液器、1.2%琼脂、生理盐水、抗原及相应免疫血清（抗原为人IgG，抗体为羊抗人IgG免疫血清）。

（四）步骤

1．制备琼脂平板　将已加热熔化的1.2%琼脂3～4 ml，迅速倾入洁净干燥的载玻片上，室温自然冷却凝固。

2．打孔　在凝固的琼脂胶上用打孔器打梅花孔（孔径约3 mm，孔距4 mm），用针头小心挑去琼脂。为便于识别加样方向或区分不同的组，可在琼脂胶边缘打上小孔或切角标记。

3．封底　将载玻片在酒精灯火焰上方通过3次，可防止漏液。

4．加样　以上方孔为第1孔，按顺时针方向分别称为2、3、4、5和6孔。将抗原加入中心孔，抗体加入周围孔，留1孔加生理盐水，以作空白对照。每孔加样10μl。

5．温育　将琼脂胶置于湿盒（在饭盒中垫上纱布，加蒸馏水润湿）中，37℃温育12～24 h。

6．结果观察　观察抗原抗体产生的白色沉淀线。免疫血清的滴度以一定抗原浓度下出现白色沉淀线的最高稀释度来表示。

（五）结果判断

1．阳性结果为在抗原孔与抗体孔之间出现沉淀线。若出现几条沉淀线，表明抗原与抗体均不是单一组分。

2．此法可用来比较两个抗原的相关性。当两种抗原的决定簇完全相同时，则与抗体形成的沉淀线相吻合；当两种抗原的决定簇完全不同时，则与抗体形成的沉淀线呈不相关的交叉线；当两种抗原有部分决定簇相同时，则与抗体形成部分交叉的沉淀线。

（六）注意事项

1．制备琼脂玻片过程中，用移液管向载玻片加琼脂时，要一次性迅速完成。

2．打孔时，其他六个孔要尽量以中间孔为中心呈圆形均匀分布。

实训三　补体C3、C4的检测（免疫浊度测定）

一、能力目标

学会免疫浊度测定的操作方法。

二、原理

速率散射比浊分析是一种动力学测定方法，在一定条件下，抗原和相应的抗体很快结合成抗原抗体免疫复合物颗粒，速率比浊法就是在一定时间内抗原抗体结合过程中，测定二者结合的最大反应速度，即反应达顶峰时的峰值。抗原（C3、C4）与抗体（抗C3、抗C4）在液相中可快速反应，形成的免疫复合物（又称抗原抗体复合物）颗粒具有特殊的光学特性，使反应液出现浊度。随着时间的延长，免疫复合物总量是逐渐增加的，而速率变化为慢—快—慢，其反应速率最快的某一时间称为速率峰。当反应体系中的抗体量过剩时，速率峰的高低只与C3、C4含量成正比，仪器将测得的速率峰值通过对应的标准曲线转换成相应的C3、C4浓度。

三、器材
免疫比浊仪，C3、C4试剂盒，足量待测静脉血，全自动特种蛋白分析仪，离心机。

四、步骤
1. 标本离心10 min。
2. 根据特种蛋白分析仪标准操作程序进行样品测定。

五、结果判断
正常参考范围：C3（0.8～1.55）g/L；C4（0.12～0.36）g/L。

六、注意事项
（一）标本
1. 待测血清在室温（20～25℃）放置不得超过6 h，2～8℃不得超过24 h，避免反复冻融标本。
2. 血清中若含有脂类，应高速离心分离脂质，防止假浊度产生。轻度溶血、黄疸的标本不影响本法的检测结果。
（二）试剂及仪器
1. 试剂盒从冷藏环境中取出时应先置于室温环境中平衡。
2. 不同厂家、不同批号的试剂不得混用，且要保证试剂在有效期内。
（三）操作
必须严格按照试剂使用说明书以及特种蛋白分析仪标准操作程序进行样品测定。

（米合热古丽·库尔班）

自测题

一、名词解释
1. 沉淀反应　　2. 免疫浊度测定

二、单项选择题
1. 下列不是与免疫浊度法测定密切相关的因素是
   A. 佐剂的应用　　　　　　　　　B. 抗原抗体的比例
   C. 抗原抗体反应的溶液　　　　　D. 增浊剂的应用
   E. 抗体的质量
2. 对流免疫电泳中，抗体向阴极移动的原因是
   A. 抗体带正电　　　　　　　　　B. 电渗作用
   C. 抗体带负电　　　　　　　　　D. 电泳作用
   E. 抗原带正电

3. 单向琼脂扩散法是
   A. 将相应的补体均匀地混入琼脂糖凝胶内制板
   B. 将相应的抗原均匀地混入琼脂糖凝胶内制板
   C. 将相应的抗体均匀地混入琼脂糖凝胶内制板
   D. 将相应的抗原抗体复合物均匀地混入琼脂糖凝胶内制板
   E. 将相应的抗原抗体同时均匀地混入琼脂糖凝胶内制板
4. 单向琼脂扩散试验，抗体与融化琼脂混合的温度是
   A. 约 37℃   B. 约 45℃
   C. 约 60℃   D. 约 50℃
   E. 室温
5. 单向琼脂扩散法可用于
   A. 抗原定量   B. 抗体定量
   C. 抗原定性   D. 抗体定性
   E. 抗体效价滴定
6. 双向琼脂扩散试验出现多条沉淀线的原因是
   A. 抗原抗体过剩   B. 抗原抗体不纯
   C. 抗原抗体缺乏   D. 抗原抗体相等
   E. 抗原抗体相对分子质量不等
7. 双向琼脂扩散试验中，抗原含量较大，反应沉淀线应
   A. 靠近抗原孔   B. 在两孔之间
   C. 靠近抗体孔   D. 沉淀线弯向抗原孔
   E. 呈多条沉淀线
8. 免疫电泳是
   A. 区带电泳与免疫沉淀反应相结合的技术
   B. 电泳与单向免疫扩散相结合的技术
   C. 电泳与双向免疫扩散相结合的技术
   D. 区带电泳与双向免疫扩散相结合的技术
   E. 电泳与环状沉淀反应相结合的技术
9. 免疫电泳法常用于
   A. IgG 定量测定   B. 抗体效价测定
   C. IgG 类别鉴定   D. 抗原相对分子质量测定
   E. 抗原组分鉴定
10. 免疫电泳的结果，主要是观察
    A. 沉淀环的直径   B. 沉淀弧的长短
    C. 沉淀峰的高低   D. 沉淀弧的方向
    E. 沉淀线的数目、形状和位置

三、简答题

免疫浊度测定的反应体系中，为什么必须始终保持抗体过量？

项目十一

补体测定技术

本项目数字资源

学习目标

通过本项目的学习,学生应能够:

识记:
1. 复述 CH50 的试验原理。
2. 陈述单个补体成分的测定项目及其方法。

理解:
1. 分析 CH50 试验的结果。
2. 解释补体测定的临床意义。

运用:
学会 CH50 试验检测补体活性的操作方法。

案例导入

患者,男,43岁,间歇性腰痛2年,脊柱活动受限半年。患者于2年前无明显诱因开始出现腰部、两侧臀部间歇性疼痛,左侧为重,伴腰骶部僵硬感,疼痛多发于夜间,休息后加重,活动后减轻。曾经间断服用"吡罗昔康""布洛芬"等对症治疗,症状减轻。近半年来腰痛加重,腰部后伸、侧弯活动受限,再次服用"吡罗昔康",效果不佳。到医院就诊,门诊查以"强直性脊柱炎"收入。为进一步确诊,医院建议检测补体含量和补体活性。

问题:
1. 补体有什么功能?
2. 检测补体含量的方法有哪些?

任务一 血清总补体活性测定

总补体活性的测定,是检测补体被激活后最终效应的一种方法,可用于了解补体的整体功能。目前已建立的血清总补体活性的测定方法,通常以红细胞溶解为指示,以50%溶血(CH50)为判断终点。

一、基本原理

CH50用来检测血清中补体经典激活途径的溶血活性,与补体C1~C9各组分的量及活性均有关。其原理是利用绵羊红细胞(SRBC)与相应抗体(溶血素)结合形成复合物后,可激活血清中的补体(C1~C9),导致SRBC发生溶解(即溶血)。

当SRBC和溶血素量一定时,在规定反应的时间内,溶血程度与补体量及活性呈一定的线性关系。以溶血百分率为纵坐标,补体含量(相应血清量)为横坐标作图,可得到特殊的"S"形曲线(图11-1)。从曲线图可见,在30%~70%溶血率之间几乎呈直线,即溶血程度与补体的活性呈正相关。

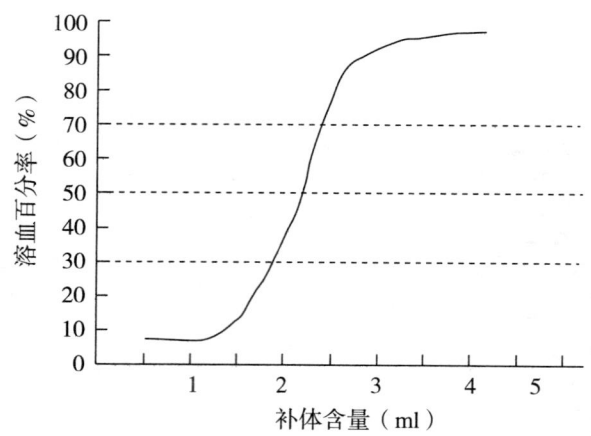

图11-1 溶血程度与补体含量的关系

试验常以50%溶血作为判定终点。引起50%溶血所需要的最小补体量为一个CH50单位(U),通过计算可测定出待测血清中总的补体溶血活性,以CH50 U/ml表示。

二、技术要点

(一)缓冲液准备

常用pH 7.2~7.4的巴比妥缓冲液或磷酸盐缓冲液作为稀释液。

(二)2%绵羊红细胞悬液制备

采集新鲜绵羊脱纤维血制成2% SRBC悬液。

(三)溶血素制备

一般使用商品销售的抗绵羊红细胞溶血素。按说明书所标效价以缓冲液稀释至2 U(如效价为200,使用时稀释至效价100)。

(四)致敏绵羊红细胞制备

2%SRBC悬液加入等量2 U溶血素,混匀,37℃水浴10 min。

(五)50%溶血标准管制备

取致敏红细胞悬液0.2 ml,加入1:20稀释血清(补体)0.2 ml、缓冲液0.6 ml,充分混匀，即为 50% 溶血标准管。

（六）加样

按照表 11-1 所列，依次将各成分加入各试管中，充分混匀，置 37℃ 水浴 30 min。10 号管为非溶血对照管。

表11-1　补体溶血活性的测定（剂量单位：ml）

试管号	缓冲液（BBS）	1:20稀释血清	致敏红细胞		补体溶血活性
1	1.40	0.10	1.0		200
2	1.35	0.15	1.0		133
3	1.30	0.20	1.0		100
4	1.25	0.25	1.0		80
5	1.20	0.30	1.0	放置 37℃	66.6
6	1.15	0.35	1.0	水浴 30 min	57.1
7	1.10	0.40	1.0		50
8	1.05	0.45	1.0		44.4
9	1.00	0.50	1.0		40
10	1.50	0.00	1.0		—

（七）结果判断

将各反应管经 2500 r/min 离心 5 min，先用目测法观察其溶血程度，选择与 50% 溶血标准管接近的两管，再通过分光光度计测量吸光度值（A），以最接近 50% 溶血标准管的测定管为终点，按公式（1/ 血清用量 × 稀释倍数）计算 CH50 值（U/ml）。

不同的 CH50 测定法，其 CH50 活性参考范围不一，一般以反应总体积 2.5 ml 为常用，参考范围一般为 50 ~ 100 U/ml。各实验室应根据所使用的检测系统，检测一定数量的健康人群，建立自己的参考区间。若引用文献或说明书参考区间，使用前应该进行验证。

三、方法评价

（一）应用

CH50 测定试验为补体活性初筛试验，主要检测补体经典途径的溶血活性，反映补体 C1 ~ C9 共 9 种成分的综合水平。CH50 降低仅反映补体系统 C1 ~ C9 的活性下降，但不能具体提示为哪一种或哪几种成分活性下降。

（二）优缺点

该方法简便、快速，但是敏感性较低，影响因素较多，包括反应所用的缓冲液、SRBC 的状态、待测血清的新鲜程度、反应温度、pH 值、离子强度以及反应容器的洁净程度等。因此，缓冲液和 SRBC 均应现配现用，反应容器应该洁净。

（三）注意事项

由于补体对热不稳定，故待测血清必须为新鲜、无溶血标本。

【课程思政】

CH50 测定试验对反应的要求比较多，容易受多种因素的影响，做此试验时必须严谨认真。这就要求实验者具备一丝不苟、严谨求是，对试验结果严格把关、反复推敲，对科学问题深度挖掘、追根究底的品质。

四、临床意义

（一）CH50 活性降低

1. 合成减少　见于严重肝病或营养不良（如肝炎、肝硬化、肝癌等）、先天性补体缺陷症、免疫功能不全等。

2. 消耗增加　见于系统性红斑狼疮（SLE）、类风湿关节炎和强直性脊柱炎等自身免疫病活动期。

3. 丢失过多　见于大面积烧伤、肾病综合征等。

（二）CH50 活性增高

CH50 活性增高见于急性炎症、组织损伤、感染、肿瘤、自身免疫性疾病（如类风湿关节炎、SLE）恢复期。

【要点提示】

重点：CH50 的原理及应用。
难点：血清总补体活性的计算方法。
高频考点：CH50 试验的临床应用。

任务二　单个补体成分的测定

补体系统由 30 多种成分组成，各成分的含量和活性与机体的免疫功能以及某些疾病的发生有关。因此，可通过检测补体系统的某一单个成分，对机体的免疫功能状态以及某些疾病进行评价和诊断。测定的方法包括免疫溶血法（活性测定）和免疫化学法（含量测定）两种。

一、免疫溶血法

（一）基本原理

免疫溶血法主要是利用 SRBC（抗原）与溶血素（兔或马抗 SRBC 的 IgG、IgM 类抗体）结合后激活补体经典途径，导致 SRBC 溶解，发生溶血现象。SRBC 和溶血素在反应体系中称为指示系统。参与反应的补体有两组：一组是缺少待测补体成分的血清（如某些人先天缺乏 C2、豚鼠缺乏 C4、小鼠缺乏 C5、家兔缺乏 C6），或用化学试剂灭活某一补体成分的正常动物血清（如用氨或肼处理可破坏豚鼠血清 C4、用酵母多糖可灭活 C3）；另一组是待测血清中的补体。将指示系统与缺乏某一补体成分的血清作用不发生溶血，此时加入待测血清，使原来缺乏的补体成分得到补偿，补体激活的级联反应完成，即可发生溶血。溶血程度与待测补体成分活性相关，仍以 50% 溶血为终点。

(二)方法评价

该法无需特殊仪器与设备,试验快速简便,但敏感性较低,影响因素较多,仅能测定某一种补体成分的活性,而不能测定其含量。

(三)临床应用

本方法可用于辅助诊断某一补体成分缺失或其含量正常但无溶血活性而引起的先天性补体缺陷病。

二、免疫化学法

以往应用单向免疫扩散和火箭免疫电泳方法进行测定,因手工操作影响因素多,结果重复性差,已趋于淘汰。目前已被免疫比浊法(包括透射比浊法和散射比浊法)所代替。目前多应用自动化免疫比浊法,可准确测定 C3、C4、C1q、B 因子等多个单一的补体成分。

(一)基本原理

根据补体与相应抗体结合形成的复合物,通过仪器对复合物产生的光散射或透射信号进行自动检测,并换算成所测补体的浓度。

(二)方法评价

1. 优点 此方法简单,重复性和特异性好,可反映所测补体成分的含量,并能进行标准化流程管理,进行质量控制,因此在临床中应用广泛。自动免疫比浊法可反映所测补体成分的绝对含量,是目前国内外临床免疫学检测补体组分的主要方法。

2. 缺点 由于该法只检测单一补体成分的含量,不能代表其生物学功能和活性。某些个体中某一补体成分含量正常,但其免疫学活性可能降低或无免疫学活性。

(三)临床应用

多种疾病可导致体内血清补体含量出现变化。如血清 C3 含量降低见于严重肝病、先天性补体缺陷症、系统性红斑狼疮(SLE)、类风湿关节炎、强直性脊柱炎、肾病综合征等,含量增高见于急性炎症、感染、肿瘤等;血清 C4 含量降低见于自身免疫性慢性活动性肝炎、类风湿关节炎、系统性红斑狼疮等,含量升高见于风湿热的急性期、结节性周围动脉炎、皮肌炎等;血清 C1q 含量降低见于活动性混合性结缔组织病,含量增高见于骨髓炎、血管炎、活动期过敏性紫癜等。

> 【要点提示】
> 重点:单个补体成分测定的方法。
> 难点:免疫溶血法和免疫化学法的基本原理。

任务三 补体测定的临床意义

在机体的生理与病理状态下,补体系统及其单个成分均可发挥重要的生物学作用。因此,检测血清总补体活性和补体系统单个成分的含量及其活性,具有非常重要的临床应用价值,有助于了解机体内补体系统的状况，对疾病的诊断、鉴别、疗效观察以及发病机制的研究等具有重要的意义。

一、补体活性与含量增高

补体活性与含量增高多见于各种传染病、组织损伤、急性炎症和某些肿瘤患者。这些患者血清补体活性与含量可较正常人明显增高，并可有个别补体成分的增高，常见有 C2、C3、C4 和 C9 的增高。此外，心肌梗死、糖尿病和妊娠等也可出现补体增高。但当病情危重时，其总补体活性常呈下降趋势。

二、补体活性与含量降低或缺陷

补体活性与含量降低或缺陷可分为先天性和后天获得性两种。

（一）先天性某些补体成分缺陷

某些补体成分先天性缺陷可导致的疾病有：① C1 酯酶抑制剂（C1INH）缺陷可致遗传性血管神经性水肿；② C2、C3 缺陷可导致严重的感染；③ 衰变加速因子（DAF，CDS5）和膜反应性溶破抑制物（CD59）缺陷可导致阵发性睡眠性血红蛋白尿；④ 细胞表面补体受体 1（CR1）缺陷可导致循环免疫复合物的清除障碍等。

> **知识链接**
>
> **C1 酯酶抑制剂缺陷**
>
> C1 酯酶抑制剂（C1INH）缺陷所致的血管神经性水肿可能是先天性常染色体显性遗传所致，也可能是获得性的；二者都分为缺乏 C1INH 的 1 型和无功能性 C1INH 的 2 型。患者的 C1 酯酶活性抑制失控，C4、C2 等成分大量消耗而裂解产物明显增多，加上缓激肽等血管活性肽被激活，导致血管性水肿。伴随血清病或特发性皮肤坏死性血管炎而出现的荨麻疹和血管性水肿，与免疫复合物激活补体系统有关。

（二）后天获得性补体活性与含量降低

后天获得性补体活性与含量降低又称为继发性补体降低。常见导致血清补体活性与补体成分水平继发性降低的情况有下列 3 种。

1. 补体消耗增多 如系统性红斑狼疮（SLE）、Ⅱ 型与 Ⅲ 型超敏反应（急性肾小球肾炎）、自身免疫性溶血性贫血、冷球蛋白血症、类风湿关节炎、强直性脊柱炎、移植排斥反应等，因大量免疫复合物形成，结合并活化补体，补体消耗增多，从而使血清补体活性与含量降低。细菌感染尤其是革兰氏阴性菌感染时，常因补体旁路激活途径的活化而使补体水平暂时降低。血清补体水平降低的程度常随病情而发生变化，尤其是 SLE、自身免疫性溶血性贫血、类风湿关节炎、强直性脊柱炎等疾病的活动期补体活化过度，血清补体水平明显下降，病情稳定后补体水平可恢复，甚至可发生反应性增高。因此，血清补体活性与含量的检测为自身免疫病的诊断、有无疾病的活动以及疾病的进程和疗效的判断等提供了重要的依据。

> **知识链接**
>
> **补体与系统性红斑狼疮**
>
> 补体测定是监测系统性红斑狼疮是否处于活动期的一个标志。系统性红斑狼疮是自身免疫病,可以产生各种自身抗体,包括抗 Sm 抗体、抗核小体抗体、抗双链 DNA 抗体等。也可以产生免疫复合物,免疫复合物激活补体,使血清中的补体下降,一般来说,补体 C3、C4 都可以下降,而且在血液中可以查到抗补体 C1q 的抗体。

【课程思政】

众所周知,中国中医科学院终身研究员、国家最高科学技术奖获得者、诺贝尔生理学或医学奖获得者屠呦呦及其团队发现了青蒿素,为世界带来了一种全新的抗疟药,在全世界范围内挽救了数百万人的生命。另外,根据现有临床研究,青蒿素对盘状红斑狼疮和系统性红斑狼疮也有明显疗效。青蒿素是从中国传统医药学这一伟大宝库中发掘出来的,是中国传统医药献给世界的一份礼物。

2. 补体大量丢失 如大面积烧伤、大出血和肾病综合征等,大量体液和蛋白质(包括补体成分)丢失,导致补体活性与含量降低。此外,大面积烧伤或局部缺血时,机体可释放各种蛋白水解酶裂解补体蛋白,也可使补体活性与含量进一步降低。

3. 补体合成不足 补体主要由肝细胞合成,当肝细胞受损或大量破坏时,补体的合成就会减少,导致血清补体活性与含量降低。在各种肝病中,血清补体活性与含量降低的顺序依次为:慢性肝炎、肝细胞癌、肝硬化和重症肝炎,其中重症肝炎时血清补体水平降低最为明显。在急性病毒性肝炎的初期,血清补体成分可在正常范围或有增高现象。此外,营养不良也可导致补体合成不足。

【要点提示】

重点:补体变化的临床意义。

难点:补体活性与含量改变常见的疾病。

【任务实施】

实训 血清总补体溶血活性的测定

一、能力目标

能够独立完成血清总补体溶血活性的测定及结果计算。

二、原理

人红细胞与相应抗体(溶血素)结合成复合物后,可激活血清中的补体($C_1 \sim C_9$),导致红细胞发生溶解(即溶血)。当红细胞和溶血素量一定时,在规定的反应时间内,溶血程度与补体量及活性呈一定的线性关系。试验常以 50% 溶血作为判定终点,引起 50% 溶血所需要的最小补体量为一个 CH50 单位(U)。通过计算可测定出待测血清中总的补体溶血活性,以 CH50 U/ml 表示。

三、试剂与器材

（一）试剂

1. 稀释液　巴比妥缓冲液（pH7.4）。
2. 抗原　A 血型人 2% 红细胞。
3. 抗体　溶血素（2 个单位），使用抗 A 血型定型试剂。
4. 补体　取健康 AB 血型人血清作为补体。

（二）器材

小试管、滴管、蒸馏水、生理盐水、水浴箱、分光光度计、离心机。

四、步骤

（一）样品的准备

1. A 血型人 2% 红细胞的制备　用生理盐水将 A 血型人红细胞稀释至 2%（至少 5 ml）。
2. 稀释 AB 血型人血清　用蒸馏水将 AB 血型人血清按 1∶20 比例稀释（至少 3 ml）。
3. 制备 2U 溶血素　将抗 A 血型定型试剂稀释至 2U（至少 5 ml）。
4. 致敏红细胞的制备　在 2% A 血型人红细胞悬液中加入等量 2 U 溶血素，配制致敏红细胞悬液至少 10 ml，混匀，37℃水浴 10 min。
5. 制备 50% 溶血标准管　取致敏红细胞悬液 0.4 ml，加入 1∶20 稀释的 AB 血型人血清（补体）0.4 ml、缓冲液 1.2 ml，充分混匀，即为 50% 溶血标准管。目测少有红细胞沉于管底或为悬液，上清呈明显溶血颜色。

（二）加样

参照表 11-1 所列，依次将各成分加入各试管中，充分混匀，10 号管为非溶血对照管。

（三）温育

将各管置 37℃水浴 30 min。

（四）离心

将各反应管经 2500 r/min 离心 5 min。

五、结果判断

先用目测法观察各管的溶血程度，选择与 50% 溶血标准管接近的两管，再通过分光光度计测量吸光度值（A），以最接近 50% 溶血标准管的测定管为终点，按下面公式计算 CH_{50} 值（U/ml）。

血清补体 CH_{50}（U/ml）=（1/ 血清用量 × 稀释倍数）

六、注意事项

1. 由于补体对热不稳定，故待测血清必须为新鲜、无溶血标本。
2. 缓冲液和人红细胞悬液均应现配现用，反应容器应该洁净。
3. 人血清在 56～58℃ 30 min 可灭活。
4. 根据分光光度计的比色皿大小，可适量增加或减少缓冲液的量。

（王玉玲）

自测题

一、单项选择题

1. 在总补体活性测定时，所测定的是
   - A. 红细胞与补体结合的能力
   - B. 补体溶解致敏红细胞的活性
   - C. 特异性抗体与红细胞结合的能力
   - D. 补体溶解红细胞的活性
   - E. 溶血素与补体结合的能力

2. 补体 C3 缺陷会导致
   - A. 发热
   - B. 水肿
   - C. 红斑狼疮
   - D. 严重感染
   - E. 肾小球肾炎

3. 实验室多采用何种动物血清作为补体来源
   - A. 小鼠
   - B. 豚鼠
   - C. 家兔
   - D. 绵羊
   - E. 马

4. 参与免疫溶血反应的成分是
   - A. 红细胞、抗红细胞抗体、补体
   - B. 白细胞、抗白细胞抗体、补体
   - C. 红细胞、抗红细胞抗体
   - D. 红细胞、补体
   - E. 抗红细胞抗体、补体

5. 补体升高见于
   - A. 急慢性肝炎
   - B. 大面积烧伤
   - C. 感染的恢复期
   - D. 肝细胞癌
   - E. 营养不良

二、简答题

1. 简述 CH50 试验的原理。
2. 补体降低常见于哪些疾病？

本项目数字资源

项目十二

酶免疫技术

学习目标

通过本项目内容的学习，学生应能够：

识记：
1. 说出酶联免疫吸附试验的原理及注意事项。
2. 列举酶联免疫吸附试验的方法类型和应用。

理解：
1. 比较酶免疫分析技术的分类。
2. 概括常用的酶及底物。

运用：
1. 学会酶联免疫吸附试验的操作及结果的判断。
2. 学会应用酶标仪及洗板机。

案例导入

患者，男，21岁，发热、恶心、呕吐、腹胀伴乏力1周入院。3天前出现皮肤黄染，尿色加深。既往体健，无肝炎病史，无输血史，无疫区接触史。查体：T 37.5℃，R 20次/分，P 78次/分，BP 120/78 mmHg。全身皮肤黄染，无出血点，巩膜重度黄染，浅表淋巴结无肿大，心肺无异常，腹平坦，无胃肠型及蠕动波，右上腹轻压痛，无反跳痛，Murphy征（-），麦氏征（-），肝肋下2 cm，脾肋下未触及，肝区、脾区轻叩痛，双肾区无叩痛，双下肢无水肿。实验室检查：ALT 825.2 U/L，AST 746.3 U/L，TBIL 410.2 μmol/L，DBIL 310.4 μmol/L，抗HAV-IgM（-），HBsAg（+），HBeAg（+），抗HBc-IgM（+），HBV-DNA（+），抗HCV（-），抗HDV（-），抗HEV-IgM（-）。

明确诊断：急性乙型病毒性肝炎。

问题：
1. 诊断的依据是什么？
2. 该病的病原体是什么？此病原体的感染途径有哪些？如何预防？

酶免疫分析技术创立于20世纪70年代，它是以酶标记的抗体或抗原作为主要试剂，将抗原抗体反应的特异性与酶高效催化反应的敏感性、专一性相结合的一种免疫检测技术，具有特异性强和敏感性高的特点。酶免疫技术、荧光免疫技术和放射免疫技术共称三大经典免疫标记技术。这些将标记技术与抗原抗体反应结合起来的免疫学检测技术，以其敏感性高、准确性好、操作简便、易于商品化和自动化等特点逐渐替代了凝集反应、沉淀反应等比较经典的免疫学检验技术，可以说一切具有免疫原性或免疫反应性的物质原则上均可利用现代免疫检验技术进行检测。目前，免疫学检验已经渗透到医学的各个领域。其中酶标记技术中的酶标记物稳定性好，试剂价格低廉，操作简单，而且容易与其他技术结合，现已建立许多适用范围更广泛的新方法。随着单克隆抗体技术、生物素-亲和素放大系统等在酶免疫技术中的应用，进一步提高了其灵敏度、特异性等，也使该技术在医学、生物学等领域的应用更加广泛。

任务一 酶免疫技术的分类

酶免疫技术按实际应用可分为两大类，包括酶免疫测定（EIA）和酶免疫组织化学技术（EIHCT）。酶免疫测定主要是对液体标本中的抗原或抗体进行定性和定量分析。酶免疫组织化学技术则是利用标记的特异性抗体（抗原）与组织细胞内抗原（抗体）进行的抗原抗体反应和组织化学的呈色反应，对组织和细胞抗原进行定性、定位和定量测定的方法。该法在细胞、亚细胞水平检测各种抗原或抗体，在肿瘤的诊断、鉴别中发挥了尤其重要的作用。

酶免疫测定又根据抗原抗体反应是否需要将游离的或者与抗原（抗体）结合的酶标记物进行分离，而分为均相酶免疫分析和异相酶免疫分析两种类型。

一、均相酶免疫分析

均相酶免疫分析是利用酶结合物与相应的抗原或抗体结合后，标记酶的活性将被减弱或增强，可以在不分离结合和游离的酶标记物的情况下，通过测定标记酶活性的变化来确定被测样品中抗原或抗体的含量。此法主要用于小分子激素和药物等半抗原的测定。优点是适合于自动化测定，缺点是易受样品中非特异性的内源性酶和酶抑制剂等的干扰，而且采用的是竞争性结合分析原理，灵敏度不及异相酶免疫技术。最早取得临床实际应用的均相酶免疫分析是酶放大免疫分析技术，随着新的均相酶免疫试验的发展，目前最为成功的是克隆酶供体免疫分析技术。

二、异相酶免疫分析

相对于均相酶免疫分析，异相酶免疫分析的应用更为广泛。异相酶免疫分析的基本原理是抗原抗体反应平衡后，需采用适当的方法分离游离酶标记物和结合酶标记物，然后加入底物，测定底物的显色程度，以此推算出样品中待测抗原或抗体的含量。根据测定方法是否使用固相支持物，又可分为液相酶免疫分析和固相酶免疫分析。液相酶免疫分析是由于游离的和结合的标记物都存在于液相中，故需用分离剂将二者分开后才能测定结合状态的酶标记物的活性。而固相酶免疫分析是通过载体将结合状态的酶标记物吸附在固相支持物上，只需洗涤就可将游离的酶标记物去除。以聚苯乙烯及其他固相支持物为载体的固相酶免疫测定称为酶联免疫吸附试验（enzyme linked immunosorbent assay，ELISA）。

（一）液相酶免疫分析

液相酶免疫分析是非均相酶免疫技术的方法之一，因抗原抗体反应在液相中进行而得名。其依据样品抗原加样顺序和温育反应时相不同，可分为平衡法和非平衡法两种类型。平衡法是将待测抗原、酶标抗原和特异性抗体相继加入反应体系后，进行温育，待反应达到平衡后，再加入二抗，经离心沉淀后测定沉淀物（酶标抗原-抗体-二抗复合物）中的酶活性，沉淀物中酶活性与待测抗原的量呈负相关。非平衡法是将待测抗原和特异性抗体混合温育，待反应达到平衡时再加入酶标抗原，第二次温育后，再进行分离测定。一般来说，非平衡法的灵敏度更高一些。

（二）固相酶免疫分析

固相酶免疫分析（SPEIA）是利用固相支持物为载体预先吸附抗原或抗体，使测定时的免疫反应在其表面进行并形成抗原抗体的复合物，洗涤去除反应液中无关的成分后加入底物，通过测定固相载体上的酶标记物催化底物所形成的有色产物，来推算待测样品中抗原或抗体的含量。其特点是将抗原或抗体预先包被，再与标本中的抗体或抗原发生反应后，只需洗涤固相载体，就可直接分离抗原抗体复合物与其他成分，大大简化了操作步骤。目前最常应用的是以聚苯乙烯等材料为固相载体的酶联免疫吸附试验（ELISA）。

综上所述，酶免疫技术的分类可概括如图12-1所示。

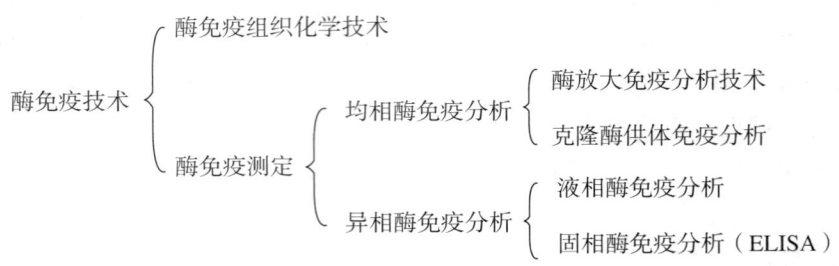

图12-1 酶免疫技术的分类

【要点提示】
重点：酶免疫技术的类型；酶免疫测定的分类。

任务二 酶免疫技术常用的物质

一、常用标记酶

（一）辣根过氧化物酶（horseradish peroxidase，HRP）

HRP因来源于植物辣根而得名，分子量为44，它是由无色的糖蛋白（主酶）和亚铁血红素（辅酶）结合而成的复合物。主酶与酶活性无关，在波长275 nm处有最高吸收峰，辅酶在波长403 nm处有最高吸收峰。

HRP是目前在ELISA中应用最为广泛的标记酶，主要是因为其易于提取，价格相对低廉。另外，其性质稳定，易于保存，与抗原或抗体偶联后活性很少受影响。

（二）碱性磷酸酶（alkaline phosphatase，ALP）

ALP是一种磷酸酯的水解酶，可从小牛肠黏膜或大肠埃希菌中提取，分子量为80～100。在酶免疫技术中应用ALP系统，其灵敏度一般高于HRP系统，空白值也较低，但是由于ALP存在稳定性差、获取困难等缺点，使其应用受到一定的限制，不如HRP应用广泛。

二、底物

（一）HRP 的底物

在 ELISA 中 HRP 的底物为过氧化物和供氢体（DH_2），目前常用的过氧化物是过氧化氢，常用的供氢体为四甲基联苯胺（TMB）和邻苯二胺（OPD）。

1．四甲基联苯胺（TMB） 作为供氢体，经酶作用后显蓝色，目测对比度鲜明，加酸终止酶反应后变黄色（最大吸收峰波长为 450 nm），易比色，且具有稳定性好、成色反应无需避光、无致癌作用等优点，是目前 ELISA 中应用最广泛的底物，缺点是水溶性较差。

2．邻苯二胺（OPD） ELISA 技术中应用较多的供氢体，酶作用后显黄色（最大吸收峰波长为 492 nm），其灵敏度高，测定方便。但其配成应用液后不稳定，常在数小时内自然产生黄色，且具有致癌性，使用时要注意。

（二）ALP 的底物

ALP 也有多种底物，最常用的为对-硝酸苯磷酸酯（PNP），其反应产物为黄色的对硝基酚，最大吸收峰波长为 405 nm。由于碱性条件下对硝基酚的光吸收增强，且可使 ALP 失活，因此常用 NaOH 作为反应终止液。

三、固相载体

将抗原或抗体结合到固相载体表面的过程，称为包被。固相载体的主要种类有：

1．塑料制品 一般有聚苯乙烯和聚氯乙烯等。聚苯乙烯具有较强的吸附蛋白质的性能，抗体或蛋白质抗原吸附其上后保留原来的免疫活性。作为载体，聚苯乙烯在 ELISA 测定过程中不参与化学反应，加之其价格低廉，可制成各种形状，故被普遍采用。最常用的固相载体是微量反应板，国际上标准的是 96 孔微量反应板。微量反应板的特点是可以同时进行大量标本的检测，并可在酶标仪上迅速读出结果。现在已有多种自动化仪器用于微量反应板型的 ELISA 检测，包括加样、洗涤、孵育、比色等步骤，对操作的标准化极为有利。

2．微粒 由聚苯乙烯高分子单体聚合成的微球或颗粒，直径多为微米或纳米。微粒带有能与蛋白质结合的功能基团，易与抗体或抗原形成化学偶联，且结合容量大。此外，微粒在反应时，可均匀地分散于整个反应溶液中，反应速度快。近年来出现了新型的含铁的磁性微球，可与抗体或抗原偶联，形成免疫磁性微球，已普遍应用于自动化程序较高的荧光酶免疫测定和化学发光酶免疫测定中。

3．膜载体 一种微孔滤膜材料，常用的有硝酸纤维素膜（NC）、玻璃纤维素膜和尼龙膜等。它是通过非共价键吸附抗原或抗体，吸附能力强，当样品量较少时也能完全吸附，故已广泛应用于斑点金免疫渗滤试验和免疫印迹技术等。

【要点提示】
重点：酶免疫技术中常用的酶、底物、固相载体。
高频考点：酶免疫技术常用的标记酶、底物、固相载体。

任务三 酶联免疫吸附试验

酶联免疫吸附试验（ELISA）是1971年由瑞典学者Engvall和Perlmann及荷兰学者VanWeemen和Schuurs建立的，该技术一经问世便迅速发展成可进行液体样本中微量物质测定的最简便易行的实验方法，并迅速地应用于各种生物活性物质及标志物的临床检测，逐步取代了放射免疫分析技术。目前，酶联免疫吸附试验已成为酶免疫技术中发展最快、应用最广的技术。

一、基本原理

将已知抗体（抗原）包被于固相载体上，通过抗原抗体反应使酶标记抗体（抗原）结合到载体上，用洗涤的方法使固相载体上形成的抗原抗体复合物与其他物质分开，最后结合在固相载体上的酶量与标本中受检物质的量成一定的比例。加入酶反应的底物后，底物被酶催化变为有色产物，可根据颜色反应的深浅来对受检物质进行定性或定量分析。

二、常用方法

ELISA既可用于测定抗原，也可用于测定抗体。在ELISA中有三种必要的试剂，主要包括固相的抗原或抗体、酶标记的抗原或抗体和酶的底物。根据检测目的的不同而采取不同的测定方法，其中最常用的方法包括双抗体夹心法、双位点一步法、间接法、竞争法、捕获法和双抗原夹心法等。

（一）双抗体夹心法

双抗体夹心法是检测抗原最常用的方法，适用于含有至少两个抗原决定簇的较大分子抗原的测定。

该方法使用的固相载体上包被的是特异性抗体，其操作主要包括加入受检标本、加酶标抗体和加入底物显色等步骤：①加入待测标本并温育，使标本中的抗原与固相载体上的抗体结合，形成固相抗原抗体复合物，洗涤除去其他未结合的物质。②加入酶标抗体，使固相免疫复合物上的抗原与酶标抗体结合。彻底洗涤未结合的酶标抗体。此时固相载体上带有的酶量与标本中待测物质的量成正相关。③加入底物，夹心式复合物中的酶催化底物成为有色产物，根据颜色反应的程度进行该抗原的定性或定量（图12-2）。

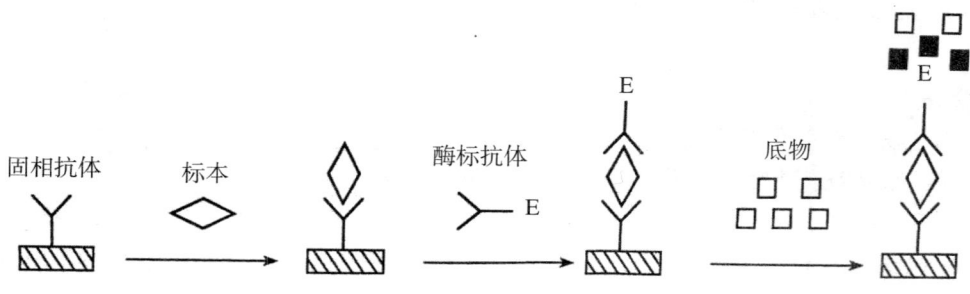

图12-2 双抗体夹心法测定抗原示意图

经典的双抗体夹心法，均采用两步法，即将待测标本和酶标抗体分开加，两步温育。如果血清标本中含有类风湿因子（RF），则可出现假阳性反应。因为类风湿因子是一种抗变性 IgG 的自身抗体，可同时与固相抗体和酶标抗体的 Fc 发生结合，导致假阳性的出现。双抗体夹心法只适用于二价或二价以上的较大分子抗原的测定，不能用于小分子半抗原的检测。双抗体夹心法在临床上常用于乙型肝炎表面抗原、甲胎蛋白、HCG 等项目的检测。

（二）双位点一步法

在双抗体夹心法的基础上，进一步发展了双位点一步法。测定抗原时，如应用针对抗原分子上两个不同抗原决定簇的单克隆抗体分别作为固相抗体和酶标抗体，则在测定时可使标本的加入和酶标抗体的加入两步并作一步（图 12-3）。

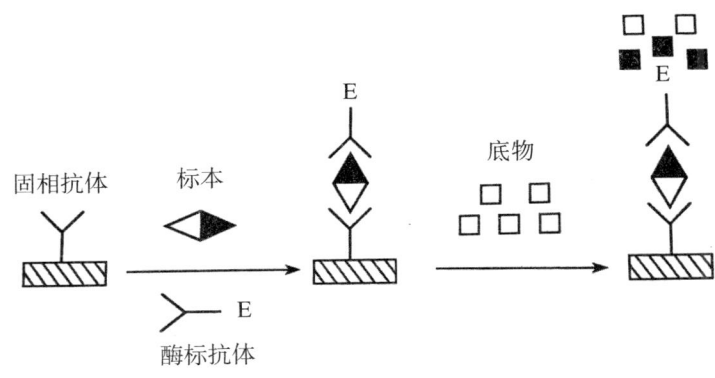

图 12-3　双位点一步法测抗原示意图

此方法不但简化了操作，还缩短了反应时间。如应用高亲和力的单克隆抗体，测定的敏感性和特异性也显著提高。单克隆抗体的应用使测定抗原的 ELISA 的特异性和敏感性提高到新水平。在双位点一步法测定中，应注意钩状效应，即当标本中待测抗原浓度过高时，过量抗原分别与固相抗体及酶标抗体结合，而不再形成夹心复合物，所得结果将低于实际含量。钩状效应严重时，甚至会导致假阴性结果。必要时可将标本稀释后再测定。

（三）间接法

间接法是检测抗体最常用的方法，其原理为利用酶标记的抗抗体（亦称为酶标二抗）来检测已与固相载体结合的待测抗体。

此方法中使用的固相载体上包被的是特异性抗原，其操作主要包括加入稀释的待测血清、加酶标抗抗体和加入底物显色等步骤。①加入待测血清并温育，待测血清中的特异性抗体与抗原结合，形成固相抗原抗体复合物。经洗涤后，固相载体上只留下抗原-特异性抗体复合物。②加入酶标二抗，与固相复合物中的抗体结合，从而使该抗体间接地标记上酶。洗涤后，固相载体上的酶量就代表特异性抗体的量。临床上常用羊抗人 IgG 作为酶标抗抗体。③加底物显色，颜色越深，代表标本中待测抗体的量越多（图 12-4）。

本法只要更换不同的固相抗原，就可以用一种酶标抗抗体检测各种与抗原相应的抗体，具有更好的通用性。但此法由于受血清中高浓度非特异性 IgG 的干扰，通常要将待测标本进行一定稀释后才能测定。间接法在目前可用于丙型肝炎病毒抗体、HIV 抗体和梅毒螺旋体抗体等的检测。

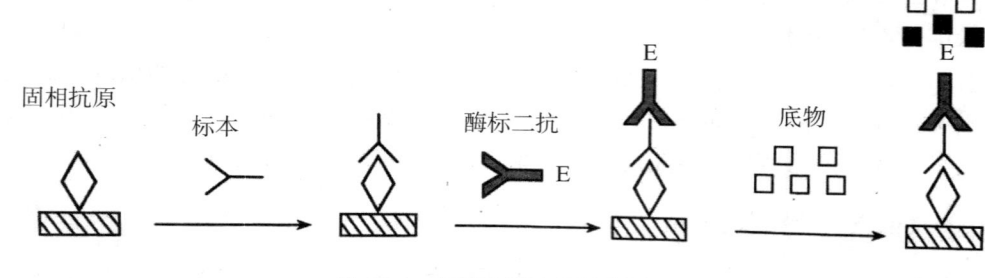

图 12-4 间接法测抗体示意图

(四)竞争法

竞争法主要用于小分子抗原或半抗原的定量测定,抗体的测定一般不使用竞争法。但当抗原中杂质难以去除,不易得到足够的纯化抗原或抗原的性质不稳定时,可采用这种方法测定抗体。

1. 竞争法检测抗原 待测抗原和酶标抗原竞争与固相抗体结合,因此结合于固相的酶标抗原量与待测抗原的量成反比,待测抗原越多,其结合特异性抗体越多,而酶标抗原与特异性抗体结合就减少,底物显色反应浅;显色越深,则待测抗原量越少。

该方法中使用的固相载体上包被的是特异性抗体,其操作步骤如下:①在待测管中加待测标本和一定量酶标抗原的混合溶液,使之与固相抗体反应。如受检标本中无抗原,则酶标抗原能顺利地与固相抗体结合;如受检标本中含有抗原,则与酶标抗原以同样的机会与固相抗体结合,竞争酶标抗原与固相载体结合的机会,使酶标抗原与固相载体的结合量减少。参考孔中只加酶标抗原,保温后,酶标抗原与固相抗体可充分结合。②加入底物显色,显色的强弱与待测抗原的含量成反比。参考孔中由于结合的酶标抗原最多,故颜色最深。待测孔颜色越浅,表示标本中抗原含量越多(图 12-5)。

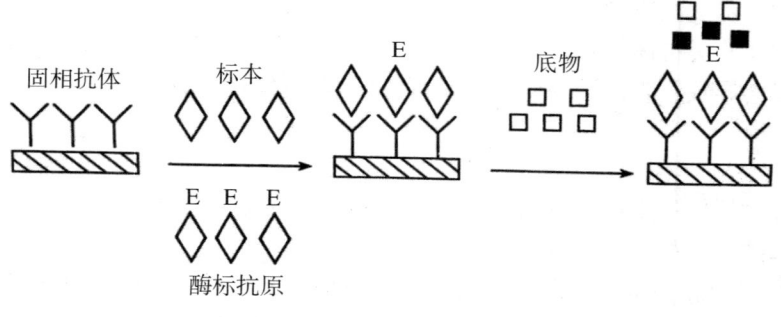

图 12-5 竞争法检测抗原示意图

竞争法主要用于检测小分子抗原,因小分子抗原只有一个抗原决定簇,因此只能用竞争法检测。小分子激素、药物等用 ELISA 法测定时多用此法。

2. 竞争法检测抗体 目前临床上用竞争法检测抗体多用于乙型肝炎病毒核心抗体(HBcAb)和乙型肝炎病毒 e 抗体(HBeAb)的检测,由于 e 抗原较核心抗原仅多 29 个氨基酸,因此 e 抗原很容易转变为核心抗原,所以,HBcAb 和 HBeAb 的测定均采用竞争法。但其测定的具体模式有所不同。

(1)测定 HBcAb 的竞争法:该法中固相载体上包被的是 HBcAg,加入待测样本和酶标的特异抗体,待测样本的抗体将与酶标抗体竞争与固相载体上的特异抗原结合,温育后洗涤,加入酶底物显色，显色的强弱与待测抗体的含量成反比（图12-6）。

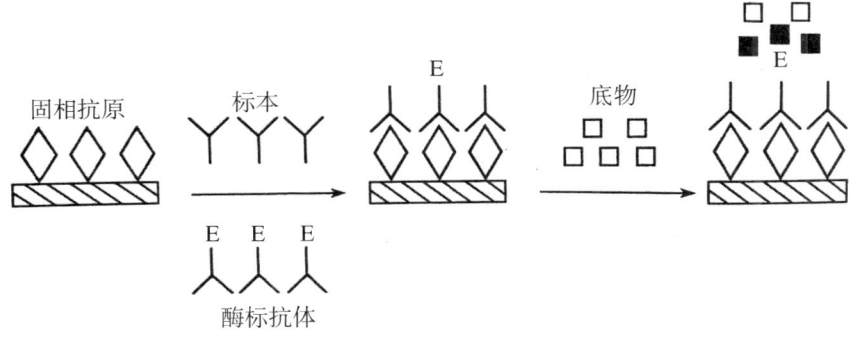

图 12-6　竞争法检测 HBcAb 示意图

（2）测定 HBeAb 的竞争法：该法中固相载体上包被的是 HBeAb，同时加入待测样本和中和抗原 HBeAg，待测样本的抗体将与固相抗体竞争与中和抗原 HBeAg 结合，待测样本中 HBeAb 浓度越高，则与固相 HBeAb 结合的 HBeAg 越少，反之亦然。加入酶标的特异抗体，酶标抗体将与结合于固相抗体上的特异抗原结合；加入酶底物，则显色的强弱与待测样本中的相应抗体的含量成反比（图12-7）。

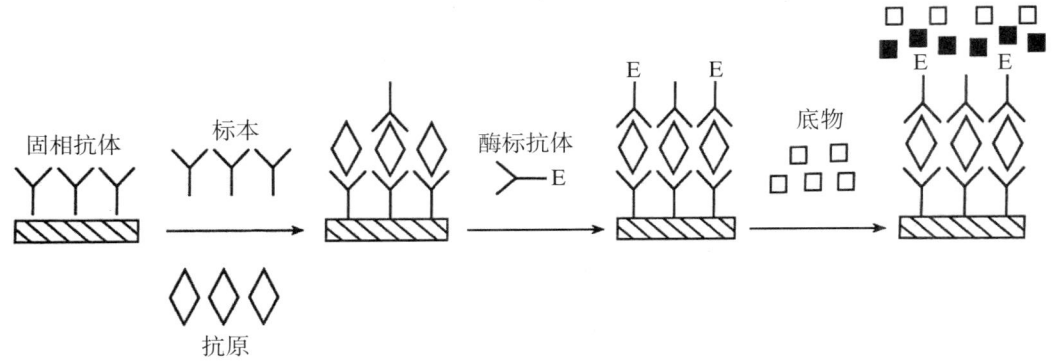

图 12-7　竞争法检测 HBeAb 示意图

HBeAb 之所以要采用此种模式测定，主要是 HBeAg 的不稳定所致，如在固相载体上直接包被 HBeAg，则会因为 HBeAg 向 HBcAg 的易转变性，而导致测定误差。抗体的竞争法测定不同于具有单个抗原决定簇的小分子抗原竞争法，其测定的可靠性主要受竞争抗体的特异性和亲和力影响，竞争抗体与待测抗体的特异性及亲和力越接近，则测定的可靠性越高。

【课程思政】
竞争法的结果判断和其他方法有所不同，所以检验工作者在观察结果时一定要细心认真，保证结果的准确性，不能因为自己的失误而影响患者的诊断和治疗。

（五）捕获法
主要用于血清中特定抗体 Ig 类别的测定，目前最常用于病原体急性感染诊断中的 IgM 型抗体检测。由于血清中针对某些抗原的特异性 IgM 常与特异性 IgG 同时存在，后者会干扰 IgM 抗体的测定，因此测定 IgM 类抗体多用捕获法。

在捕获法中固相载体上连接的是 IgM 的第二抗体（羊抗人 IgM 的抗体），先将标本中的 IgM（包括特异性 IgM 和非特异性 IgM）类抗体捕获，防止 IgG 类抗体对 IgM 测定的干扰，此步骤也是其称为捕获法的原因所在。然后再分别加入特异抗原和酶标抗体（动物源性 IgG），形成抗人 IgM-IgM-特异抗原-酶标抗体的复合物，复合物含量与待测 IgM 呈正相关。最后加入底物，依据显色程度来确定待测血清中 IgM 的含量（图 12-8）。

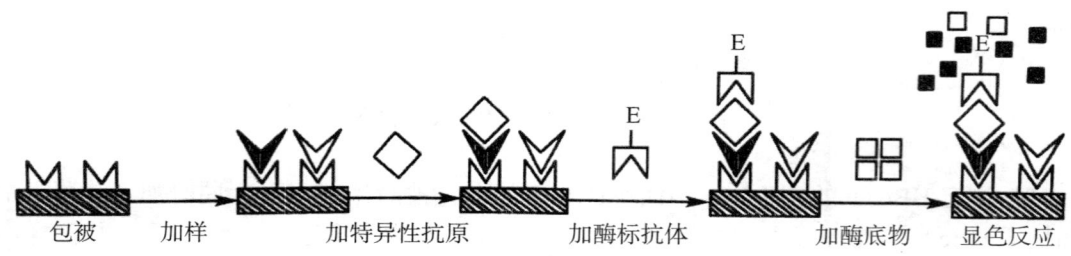

图 12-8 捕获法检测 IgM 类抗体示意图

此法在临床上常用于病原体急性感染的实验室诊断，如急性甲型肝炎时可检测患者血清中的抗 HAV-IgM，急性乙型肝炎时可检测抗 HBc-IgM 以及 TORCH 系列的 IgM 检测等。在应用此法时需注意 RF（IgM 类）及其他非特异 IgM 的干扰。RF（IgM 类）既能与固相载体上的 IgM 第二抗体结合，又能与随后加入的酶标抗体结合，从而导致假阳性结果。另外，非特异性 IgM 在第一步温育时可与特异性 IgM 竞争结合固相抗体，从而影响检测的灵敏度。所以在使用此法检测 IgM 时，必须对待测血清进行适当稀释。

（六）双抗原夹心法

双抗原夹心法与双抗体夹心法类似，是用已知抗原检测样本中的未知抗体。此法在临床上常用于检测 HBsAb，其原理与双抗体夹心法类似。固相载体上包被了已知抗原，待测标本中的相应抗体可分别与固相抗原和酶标抗原结合，形成固相抗原-抗体-酶标抗原的复合物，加入底物后依据显色程度来确定待测抗体的含量（图 12-9）。

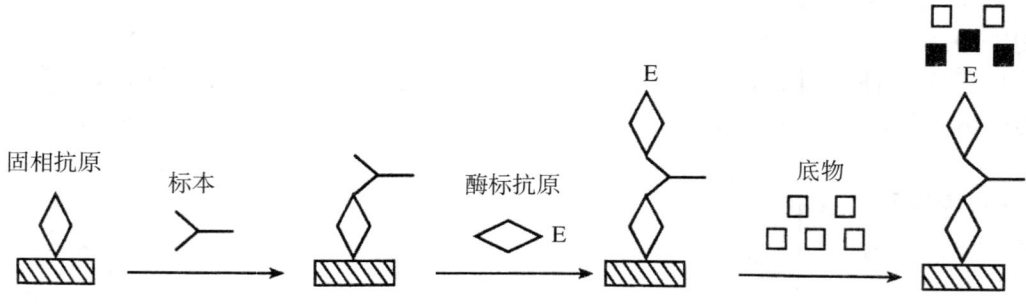

图 12-9 双抗原夹心法检测抗体示意图

【要点提示】
重点：ELISA 的主要方法类型及操作步骤。

任务四　其他酶免疫技术

一、斑点酶免疫吸附试验

斑点酶免疫吸附试验（Dot-ELISA）与常规 ELISA 的原理和反应类型基本相同，不同之处主要有：①用吸附蛋白质能力很强的硝酸纤维素膜（NC 膜）作为固相载体；②酶作用底物后形成有色的沉淀物，使 NC 膜染色。Dot-ELISA 常用的检测方法有间接法、夹心法等。

（一）间接法

首先加少量抗原于 NC 膜上，干燥后封闭，之后滴加待测标本，其中的待测抗体即与膜上的抗原结合，洗涤后再滴加酶标二抗，最后滴加底物。阳性者即可在膜上出现肉眼可见的有色斑点。试验的结果可通过有色斑点的出现与否和色泽深度进行判定。

（二）夹心法

将少量特异性抗体（或抗原）加于膜上，干燥后经封闭液处理，滴加待检血清，待检血清中的抗原（或抗体）即与 NC 膜上的抗体（或抗原）结合，洗涤后加酶标亢体（或抗原），再次洗涤后滴加底物，形成不溶性有色沉淀物，NC 膜上出现肉眼可见的染色斑点，即为阳性反应。

> **知识链接**
>
> **Dot-ELISA 的优点**
>
> Dot-ELISA 的优点包括：①吸附蛋白能力强，微量抗原吸附完全，故检出灵敏度比一般的 ELISA 高出 6～8 倍；②同时可测几种抗体（抗原），把几种抗原或不同血清型的几种抗原包被在一条薄膜上，便可同时测定一份样品中的几种抗体；③酶标板体积大，包被后需 4℃保存，而包被好的膜如同 pH 试纸，体积微小，携带方便，操作简便；④试剂用量比 ELISA 节约 10 倍；⑤ NC 膜上的结果可长期保存。Dot-ELISA 的缺点则是操作费事，洗涤的操作很不方便。临床检验常应用这一系统进行各种蛋白质、激素、药物和抗生素的定量测定。

二、酶免疫渗滤试验

酶免疫渗滤试验（immunoenzyme filtration assay，IEFA）是将 NC 膜封于塑料小盒中，NC 膜为一种微孔滤膜，在膜下垫吸水纸，使反应和洗涤均通过渗滤完成。其操作流程与 Dot-ELISA 相同，下面以双抗体夹心测抗原为例进行介绍：先在塑料小盒 NC 膜中滴加已知抗体，干燥后封闭,再依次加入待测标本、酶标抗体,最后加入底物,阳性时可在膜上出现有色斑点。该法的优点是操作灵活,简便快速,结果易于观察,敏感性和特异性高。此法可在受孕后10天左右检出尿中HCG。另外,在此基础上建立了以胶体金代替酶作为标记物的斑点金免疫渗滤试验,用于检测尿液中HCG的金标早孕诊断试剂应用广泛。

三、免疫印迹试验

免疫印迹试验(IBT)亦称酶联免疫电转移印迹试验(EITB),因其与Southern早先建立的检测核酸的印迹方法Southern-blot相类似,因此亦被称为Western-blot。它是一种将蛋白质电泳和酶免疫测定相结合的技术,是检测蛋白质特性、表达与分布的一种最常用的方法。

免疫印迹法综合了SDS-PAGE的高分辨力和ELISA法的高特异性和敏感性,广泛应用于分析抗原组分及其免疫活性,并可用于疾病的诊断。此法可作为艾滋病病毒感染的确证试验,以及抗ENA抗体的检测等。

知识链接

免疫印迹试验的三个阶段

1. SDS-聚丙烯酰胺凝胶电泳(SDS-PAGE) 抗原等蛋白样品经SDS处理后带有负电荷,在聚丙烯酰胺凝胶中从阴极向阳极泳动,分子量越小,泳动速度就越快。此阶段分离效果肉眼不可见,只有在染色后才显出电泳区带。

2. 电转移 将在凝胶中已经分离的条带转移至硝酸纤维素膜上,此阶段分离的蛋白质条带肉眼仍不可见。

3. 酶免疫定位 将印有蛋白质条带的NC膜依次与特异性抗体和酶标二抗作用后,加入能形成不溶性显色物的酶反应底物,使区带染色,阳性反应的条带清晰可辨。

四、生物素-亲和素系统酶联免疫吸附试验

生物素-亲和素系统(BAS)是20世纪70年代末发展起来的一种生物反应系统,亲和素与生物素具有极强的亲和力,结合迅速,且极其稳定,并具有多级放大效应,将BAS和ELISA偶联起来,建立的一种新型检测系统,即生物素-亲和素系统酶联免疫吸附试验(BAS-ELISA)。此法可大大提高ELISA测定的敏感性,在现代生物免疫学领域中已得到广泛应用。

(一)生物素和亲和素

1. 生物素(biotin,B) 一种小分子生长因子,又称维生素H,广泛分布于动物、植物组织中,常从含量较高的卵黄和肝组织中提取,其分子量为244.3。生物素分子有两个环状结构,其中Ⅰ环为咪唑酮环,是与亲和素结合的主要部位;Ⅱ环为噻吩环,C_2上有一个戊酸侧链,其末端羧基是结合抗体和其他生物大分子的唯一结构。经化学修饰后,生物素可成为带有多种活性基团的衍生物——活化生物素。活化生物素可以与各种蛋白质、多肽、多糖、荧光素、胶体金等结合。这些物质与活化生物素结合后被称为生物素化。

2. 亲和素(avidin,A) 亦称抗生物素蛋白、卵白素,是从卵白蛋白中提取的一种由4个相同亚基组成的碱性糖蛋白,分子量为68,耐热并耐受多种蛋白水解酶的作用,尤其是与

生物素结合后，稳定性更好。每个亲和素能结合 4 个分子的生物素，二者之间的亲和力极强，比抗原与抗体的亲和力至少高 1 万倍，且具有高度特异性和稳定性。

3. 链霉亲和素（streptavidin，SA） 由链霉菌分泌的一种蛋白质，分子量为 65。链霉亲和素分子由 4 条相同的肽链组成，每条肽链都能结合一个生物素，因此与亲和素一样，一个链霉亲和素分子也能结合 4 个生物素分子。因链霉亲和素中酸性氨基酸含量多，且不带任何糖基，在检测中发生的非特异性结合远较亲和素低，因此日渐受到重视，已有取代亲和素之势。

（二）BAS-ELISA 原理

生物素和亲和素的结合具有很强的特异性，其亲和力远远大于抗原抗体反应，且结合后极其稳定。1 个亲和素分子有 4 个生物素分子的结合位点，可以连接多个生物素化分子，形成一种类似晶体的复合体，这样形成的多级放大作用极大程度地提高了检测方法的灵敏度。

（三）BAS-ELISA 的技术类型

BAS-ELISA 可分为桥联亲和素-生物素法和酶标亲和素-生物素法两种类型。两者均以生物素标记的抗体或抗原代替经典 ELISA 系统中的酶标抗体或抗原。

1. BA 法 即直接以酶标亲和素联接生物素化抗体、检测抗原的方法。该法具有相当高的灵敏度，操作也较简便。

2. BAB 法 即以游离的亲和素分别桥联生物素化抗体和生物素化酶的检测方法。目前最常用的是本法的改良版 ABC 法，先使亲和素与生物素化酶形成复合物，再使其与生物素化抗体反应，此法既提高了灵敏度，又简化了反应步骤。一个标记了生物素的酶连接多个亲和素，一个亲和素又桥联多个酶标生物素，经过依次作用连接，就形成了多级放大系统，加入底物后，酶促反应会比传统 ELISA 具有更高的灵敏度。

由于 BAS-ELISA 较普通 ELISA 既多用了两种试剂，又增加了操作步骤，所以在临床检验中应用并不多，常用于检测可溶性抗原及其相应抗体（如流感嗜血杆菌和轮状病毒等），在免疫组织化学技术、肿瘤的免疫诊断等方面应用较广泛。

> 【要点提示】
> 重点：其他酶免疫技术的方法类型。

任务五　酶免疫技术的应用

酶免疫技术具有敏感性和特异性强、操作简单、试剂稳定、无污染等优点，现已在临床中被广泛应用，目前几乎所有可溶性抗原（包括抗体）均可以使用酶免疫技术进行测定。随着医学及科技的发展，各种各样的检测试剂盒，全自动和半自动酶标仪应运而生，更推进了酶免疫技术的发展和应用。

均相酶免疫测定主要用于药物等小分子的检测。异相酶免疫测定中的 ELISA 的应用则更为广泛，除了可用于病毒（如各种肝炎病毒、风疹病毒、疱疹病毒、轮状病毒等）、细菌（如幽门螺杆菌、结核分枝杆菌等）等病原微生物的检测，多种肿瘤标志物（如甲胎蛋白、癌胚抗原等）的检测，各种免疫球蛋白、补体等蛋白质的检测外，也可用于血吸虫、弓形虫等寄生虫所致疾病的诊断。

酶免疫技术是基于抗原抗体的反应，因此也存在着一定的局限性。抗原抗体反应的特异性，取决于单克隆抗体所针对的抗原决定簇，所以试剂中用于包被的抗原抗体的纯度、抗体的特异性、酶标记物的纯度、特异性和稳定性等均能影响其反应的特异性，因此实验中有可能出现假阴性或假阳性的结果。但随着酶免疫技术的不断发展和进步，可以将这些方法学上的不足降至最低程度。总之，随着科学发展和技术创新，酶免疫技术必将越来越完善，特别是与现代化技术的融合发展，自动化程度越来越高，准确度和精密度也越来越好，势必为临床医学做出更大的贡献。

【要点提示】

重点：ELISA 的临床应用。

（董　乐）

【任务实施】

实训一　ELISA 双抗体夹心法测乙型肝炎病毒表面抗原（HBsAg）

【能力目标】

1. 能熟练进行 ELISA（双抗体夹心法）的操作。
2. 能正确判断实验结果。

【检验原理】

采用抗-HBs 包被反应板，加入待测样本，经孵育后，加入抗-HBs-HRP，当样本中存在 HBsAg 时，该 HBsAg 与包被抗-HBs 结合，并与抗-HBs-HRP 结合，形成抗-HBs-HBsAg-抗-HBs-HRP 复合物，加入 TMB 底物产生显色反应；反之，则无显色反应。

【试剂、器材】

乙肝表面抗原诊断试剂盒（含微孔反应板、酶结合物、阳性对照、阴性对照、洗液、显色剂 A、显色剂 B、终止液和封片）、微量加样器、微孔振荡器、37℃恒温箱或水浴箱、酶标仪、洗板机或洗瓶。

【检验步骤】

1. 配制工作浓度洗涤液（以纯化水做 25 倍稀释）。
2. 根据实验要求，选择一定量的反应板条，并在反应支架上标记 1 个空白对照、3 个阴性对照、1 个阳性对照。
3. 阴性、阳性对照每孔分别加入阴性对照或阳性对照 50 μl（或 1 滴），空白对照孔不加任何试剂，其余每孔加入待测样本 50 μl。
4. 用封片纸覆盖反应板后，将反应板置 37℃孵育 60 min。
5. 取出反应板，撕去封片，在已加入待测样本和阴性、阳性对照的孔中加入 50 μl 酶结合物。
6. 在微孔振荡器上振荡 10 s，或手工轻轻振荡 10 s。
7. 用封片纸覆盖反应板后，将反应板置 37℃孵育 30 min。
8. 取出反应板，撕去封片纸，洗涤反应板 5 次。

（1）手工洗板：弃去孔内液体，用步骤 1 配制的工作浓度洗涤液注满各孔，静置 30~60 s，甩干，重复 5 次后，在干净的吸水纸上拍干。

（2）洗板机洗板：选择洗涤 5 次程序，用步骤 1 配制的工作浓度洗涤液注满各孔，每次工作浓度洗涤液在反应板微孔中的停留时间为 30~60 s，并确保每次吸净无残留，洗完后在干净的吸水纸上拍干。

9. 洗涤结束后立即在所有孔内加入显色剂 A、显色剂 B 各 50 μl，混匀。

10. 在微孔振荡器上振荡 10 s，或手工轻轻振荡 10 s。

11. 用封片纸覆盖反应板后，将反应板置 37℃ 孵育 30 min。

12. 在所有孔内加入 50 μl 终止液，振荡反应板 5 s，使之充分混匀。

13. 用酶标仪读数，取波长 450 nm（如有条件建议使用双波长的酶标仪比色，参考波长 630 nm 或相近的波长）。若需扣除显色剂空白，则先用显色剂空白对照孔校零，然后读取各孔 OD 值。

【结果判断】

1. 计算 Cut-Off Value（COV）参考值

    NCx：阴性对照平均 OD 值

    NCn：阴性对照 OD 值 n = 3

    PC：阳性对照 OD 值

2. 计算 NCx

$$NCx = (NC1 + NC2 + NC3) \div 3$$

若 NCx < 0，则按 0 计算。

3. 检测有效性

若 NCx ≤ 0.100、PC ≥ 1.000，则检测结果有效。

4. 显色剂空白 双波长读数，显色剂空白 ≤ 0.040；单波长读数，显色剂空白 ≤ 0.080，则检测结果有效。

5. 计算 COV

$$COV = NCx + 0.100$$

6. 检验结果的解释 S：待测样本的 OD 值

当 S/COV ≥ 1.0，说明该待测样本 HBsAg 结果为阳性。

当 S/COV < 1.0，说明该待测样本 HBsAg 结果为阴性。

【参考区间】

未感染 HBV 者，HBsAg 应为阴性。

【注意事项】

1. 从冷藏环境中取出的试剂盒需平衡至室温后方可使用，余者应按前述方法保存和使用。在平衡试剂的同时，待测样本需平衡至室温后再行测试。

2. 使用前试剂应摇匀。

3. 显色过程必须封片。所有封片纸不能重复使用。

4. 结果判断须在反应终止后 10 min 内完成。

5. 不同批号的试剂不可混用；对照也可设为阴性对照和阳性对照各 2 孔，空白对照 1 孔，具体须严格按照试剂盒说明书设置。孵育时间及洗板机参数等均须严格按照试剂盒说明书设置。

6. 洗板机洗板时应时常检查加液头，确保其畅通无堵塞。洗板时所用的吸水纸请勿反复使用。洗板机的管路用纯化水冲洗，以防堵塞和腐蚀。

7. 待测样本不可用 NaN_3 防腐。

8. 本试剂盒应视为有传染性物质，请按传染病实验室检查规程处理。

（姜俊如）

实训二 ELISA 竞争法测乙型肝炎病毒核心抗体（HBcAb）

【能力目标】

1. 能熟练进行 ELISA（竞争法）的操作。
2. 能正确判断实验结果。

【检验原理】

采用基因工程 HBcAg 包被反应板，加入待测标本，同时加入抗 -HBc-HRP，与抗原形成竞争结合，如待测标本中抗 -HBc 含量高，则抗 -HBc-HRP 与 HBcAg 结合少，加入 TMB 底物时显色淡；反之则显色深。

【试剂、器材】

乙肝抗体诊断试剂盒（含微孔反应板、酶结合物、阳性对照、阴性对照、洗液、显色剂 A、显色剂 B、终止液和封片）、微量加样器、微孔振荡器、37℃恒温箱或水浴箱、酶标仪、洗板机或洗瓶。

【检验步骤】

1. 配制工作浓度洗涤液（以纯化水做 25 倍稀释）。
2. 根据实验要求，选择一定量的反应板条，并在反应支架上标记 1 个空白对照、2 个阴性对照、2 个阳性对照。
3. 阴性、阳性对照每孔分别加入阴性对照或阳性对照 50 μl（或 1 滴），空白对照孔不加任何试剂，其余每孔加入待测样本 50 μl。
4. 每孔加入酶结合物 50 μl（或 1 滴）（空白对照孔除外），充分混匀，封板，置 37℃孵育 30 min。
5. 手工洗板或洗板机洗板

（1）手工洗板：弃去孔内液体，用洗涤液注满各孔，静置 5 s，甩干，重复 5 次后拍干。

（2）洗板机洗板：选择洗涤 5 次程序洗板后拍干。

6. 每孔加显色剂 A 液、显色剂 B 液各 50 μl（或 1 滴），充分混匀，封板，置 37℃孵育 15 min。
7. 每孔加入终止液 50 μl（或 1 滴），混匀。
8. 用酶标仪读数，取波长 450 nm（建议使用双波长的酶标仪比色，参考波长 630 nm）。先用空白对照孔校零，然后读取各孔 OD 值。

【结果判断】

1. 计算 Cut-Off Value（COV）参考值

$$COV = 阴性对照平均 OD 值 \times 0.3$$

2. 检测有效性

空白对照 OD 应 ≤ 0.015

阴性对照 OD ≥ 1.000

阳性对照 OD ≤ 0.050

3. 检验结果的解释

样本的 OD 值 < COV 时，说明该样本 HBcAb 检测结果为阳性。

样本的 OD 值 ≥ COV 时，说明该样本 HBcAb 检测结果为阴性。

【参考区间】

未感染过 HBV 的健康人，HBcAb 应为阴性。

【注意事项】

1．从冷藏环境中取出的试剂盒需平衡至室温后方可使用，余者应按说明书方法保存和使用。在平衡试剂的同时，待测样本需平衡至室温后再行测试。

2．使用前试剂应摇匀，并弃去 1～2 滴后垂直滴加。

3．显色过程必须封片。所有封片纸不能重复使用。

4．结果判断须在反应终止后 10 min 内完成。

5．不同批号的试剂不可混用。

6．洗板机洗板时应时常检查加液头，确保其畅通无堵塞。洗板时所用的吸水纸请勿反复使用。洗板机的管路用纯化水冲洗，以防堵塞和腐蚀。

7．待测样本不可用 NaN_3 防腐。

8．本试剂盒应视为有传染性物质，请按传染病实验室检查规程处理。

（姜俊如）

实训三　酶标仪的使用

【能力目标】

1．能熟练操作酶标仪。

2．了解酶标仪的基本构造、常见故障排除和仪器保养等方面的知识。

【检验原理】

酶标仪的基本工作原理和主要结构与光电比色计基本相同，光源灯发出的光波经过滤光片或单色器变成一束单色光，进入塑料微孔极中的待测标本，该单色光一部分被标本吸收，另一部分则透过标本照射到光电检测器上，光电检测器将光信号转换成相应的电信号，电信号经前置放大和模数转换等信号处理后送入微处理器进行数据处理和计算，最后由显示器和打印机显示结果。与 ELISA 试剂配套使用，可用于检测人体血液或其他体液中的微量物质。

【检验器材】

酶标仪（以 ZS-6 板式酶标仪为例）。

【仪器主要结构】

仪器主要由微处理器控制的电路主板、光源系统及内置打印机等组成。

【检验步骤】

1．接通电源，打开酶标仪开关，在待机状态下按［开始/确认］键进入主菜单，选择"运行"，按［开始/确认］键进入"运行"菜单。

2．选择项目后可对项目进行浏览、创建、编辑、删除、打印，如无项目时无法进行浏览、编辑和删除，必须先行创建项目。创建项目时先找到未设定项目的编号，然后才能进行设置。

3．创建项目　根据检验要求和相关试剂盒说明书设置项目名称、测定波长、参考波长、报告方式（定性、定量、质控等）、震板时间、对照、样本或质控重复数及 COV 计算公式等参数，设置完毕后，选择"保存"。

4．放入酶标板，进入主菜单，选中"运行"，按［开始/确认］键，选择所要运行的项目编号，启动测量。

5．测量完毕后，选择"打印"，打印检验结果。

【注意事项】

1．酶标仪需正确安装，使用环境的温度和湿度需符合条件。

2．测试时，反应孔必须充分压入酶标板凹槽中，酶标板亦需要充分按压入仪器板架中，否则会造成卡板。

3．严禁使酶标板底部黏附水滴，否则会严重影响测试数据。

4．放入酶标板时，面对仪器，酶标板应紧靠酶标托盘的上方与左侧（若不到位，需用手推一下）。

5．不得自行更改"系统"中的各项参数，否则会造成滤光片参数与位置不符，仪器将无法正常使用。

6．使用完毕后，取出酶标板，退出菜单，及时关闭开关并切断电源。

（姜俊如）

实训四　酶标洗板机的使用

【能力目标】

1．能熟练操作洗板机。

2．了解洗板机的基本构造、常见故障排除和仪器保养等方面的知识。

【检验原理】

酶标洗板机由泵和洗板两部分组成。其中泵部分由真空泵及其连接的洗液瓶、废液瓶和储液瓶组成；洗板部分左手边是控制面板，其下为微处理器和相关电子元件，酶标板托盘滑道上方为清洗头，酶标板托盘将酶标板准确置于清洗头下并与其前缘的预洗槽相接，该托盘由一个与洗板机内部驱动系统相连的磁力装置引导其向前运动。真空泵产生的正负气压直接进入洗液瓶和废液瓶，产生瓶内压力或真空，从而通过冲洗头完成吸注液功能，将固相载体上形成的抗原抗体复合物与液体中的其他多余的游离反应物质分开，即洗涤除去未结合的抗原、抗体及杂质，经洗涤后，固相载体上只留下特异性抗体。

【检验器材】

洗板机（以 Thermo Wellwash 4 MK 2 为例）

【检验步骤】

1．开机　打开电源开关，并按下 [POWER]（电源）开关到"ON"位置，控制面板上的电源指示灯应亮起，同时行指示灯将会计数。待所有指示灯逐行亮起，直至预洗指示灯亮，待洗液瓶达到工作压力时，预洗指示灯将继续闪烁，即提示仪器已准备好。

2．预洗　将酶标板托盘置于滑道上，并使预洗槽处于后部的清洗头的下方，按预洗键，清洗头将抬起，Pinch 阀将开 1 s，以便洗液进入预洗槽，然后清洗头将下降并吸空预洗，预洗指示灯将继续亮，即显示预洗完成。

3．放置酶标板　将酶标板置于托盘上并准确定位。当使用可拆板条的微孔酶标板时，请确认要清洗的行中不缺少孔，并且所有的板孔在板上要保持水平。

4．选择清洗程序　根据检验需要选择合适的洗板程序（确认洗板次数、洗板完毕是否抽干），将相应的程序卡插入洗板部分右边基底部的插口。

5．行选择　在控制面板上选择需要清洗的最后一行的行号。

6．洗板　选择需要清洗的行，按下清洗的最后一行的行号键，按下 [START]（开始）键启动清洗程序，需等待 15 s 后洗液瓶和废液瓶压力才能达到工作压。酶标板托盘将依据程序卡设定的程序到达选定行，然后酶标板托盘将停止，并且清洗头降至预洗槽内。

7．复位　按下控制面板上的 [RESET]（重设）键，将在任意时间停止当前的清洗程序，并将系统复位到设定程序前的状态。

8. 洗液/废液瓶 确保定期倾倒废液瓶，并且至少有一个洗液瓶装在仪器上。防止液进入泵的临时储液瓶应始终保持干燥。

9. 关机

（1）日常关机程序：当一天最后一次洗板结束后，将泵后部的电源开关置于"OFF"位，将酶标板托盘上的预洗槽用蒸馏水装满并将清洗头尖端浸入预洗槽。

（2）长期关机程序：如果洗板机可能有很长时间不会使用，在进行日常关机程序前，应该用蒸馏水冲洗一遍整个系统，倾倒并清洗废液瓶，检查临时储液瓶是否干燥。

【注意事项】

1. 正确安装仪器。
2. 定期清洁洗板机，保持酶标板架滑道的清洁干燥以防止堵塞。
3. 定期倾倒废液，临时储液瓶保持干燥。
4. 开始洗板前应确认清洗头安装正确。
5. 如果使用可移动微孔酶标板，在所清洗的行中不能缺空，并且所有的微孔都应处于同一水平。
6. 按时或按实验室要求消毒。

（姜俊如）

自测题

一、单项选择题

1. ELISA 捕获法检测血清中抗 HAV-IgM，固相载体上包被的是
   A．已知 HAV
   B．酶标记 HAV
   C．抗人 IgM 抗体
   D．待检血清
   E．酶标记抗 IgM 抗体

2. 酶联免疫吸附试验间接法所用的酶标记物是
   A．酶标记抗体
   B．酶标记抗补体抗体
   C．酶标记抗原
   D．酶标记抗抗体
   E．酶标记补体

3. ELISA 捕获法用于检测
   A．IgA
   B．IgD
   C．IgE
   D．IgG
   E．IgM

4. 一个亲和素可以结合生物素的数目是
   A．1
   B．2
   C．3
   D．4
   E．5

5. 辣根过氧化物酶的底物是
   A．四甲基联苯胺
   B．对羟基苯乙酸
   C．三联吡啶钌
   D．对-硝基苯磷酸酯
   E．异硫氰酸荧光素

6. 底物为对-硝基苯磷酸酯的是
   A. 脲酶
   B. 碱性磷酸酶
   C. 辣根过氧化物酶
   D. 半乳糖苷酶
   E. 葡萄糖氧化酶

7. ELISA双抗原夹心法用于检测
   A. 抗体
   B. 抗原
   C. 抗原或抗体
   D. 半抗原
   E. 不完全抗体

8. 下列关于捕获法测IgM错误的是
   A. 固相载体上包被的是抗人IgM抗体
   B. 固相载体上包被的是特异性抗原
   C. 包被抗人IgM抗体能有效去除待测物中的IgG
   D. 特异性抗原能有效去除非特异性IgM
   E. 显色深浅与被测物呈正比例关系

9. 双位点一步法中，若怀疑存在钩状效应，应采取的措施为
   A. 增加洗涤次数
   B. 降低孵育温度
   C. 缩短孵育时间
   D. 加入更多的酶标抗体
   E. 稀释标本

二、简答题

1. 简述ELISA的基本原理。
2. 简述酶免疫技术中常用的酶和底物。
3. 简述异相酶免疫分析的原理。

项目十三

金免疫技术

本项目数字资源

学习目标

通过本项目内容的学习,学生应能够:

识记:
1. 简述金免疫技术的概念和技术类型,胶体金的结构和特性。
2. 说出斑点金免疫渗滤试验及斑点金免疫层析技术的检测原理、方法类型和关键技术。
3. 列举免疫胶体金技术的方法学评价及临床应用。

理解:
1. 说明斑点金免疫渗滤试验试剂盒的组成。
2. 说明斑点金免疫层析试验试剂盒的组成。

运用:
学会斑点金免疫渗滤试验及斑点金免疫层析试验的操作和结果判断。

案例导入

患儿,女,11岁。间断发热1周,伴咳嗽3天,体温最高39.2℃。病程第2天查血常规正常,诊断为"呼吸道感染"。口服"头孢克肟、肺力咳"2天,无明显好转,咳嗽加重,为阵发性刺激性咳嗽,少痰。胸部X线片提示:双肺纹理增粗,右上肺斑片影。复查血常规仍正常。

问题:
1. 患儿肺部感染可能是哪种病原体所致?
2. 如何进行快速诊断?

金免疫技术是固相膜免疫分析技术的一种,是以胶体金作为示踪标记物的一种免疫标记技术。胶体金具有高电子密度的特性,可标记已知抗原或抗体,用于检测未知抗体或抗原。此技术最初用于免疫电镜技术,目前不仅广泛应用于电子显微镜和普通显微镜染色技术、蛋白质染色技术及流式细胞术中,而且还被引进免疫诊断领域中。在免疫测定中,胶体金标记物常与膜载体配合,形成特定的测定模式,如斑点金免疫渗滤试验和斑点金免疫层析试验等是目前应用广泛、简便、快速、安全的检验方法,已成为临床即时检验(point of care test,POCT)的主要技术之一。

> **知识链接**
>
> **免疫胶体金发展简史**
>
> 胶体金作为免疫标记物始于1971年，由Faulk和Taylor最初用于免疫电镜技术。他们首先将兔抗沙门菌抗血清与胶体金颗粒结合，应用电镜免疫胶体金染色法观察沙门菌。此后，又将胶体金与多种蛋白质结合进行试验。1974年，Romano等将胶体金标记在第二抗体（马抗人Ig）上，实现了间接免疫胶体金染色法。Muller等于1980年对牛痘病毒进行了免疫电镜研究，Geoghega和Leuvering等应用胶体金进行了被动凝集试验，Leuvering等利用胶体金进行了早孕诊断研究。1989年，Spielberg F等发展了以胶体金为标记物用于检测HIV抗体的渗滤法检测试剂。此后，免疫胶体金在快速检测试剂中得到了广泛的应用和发展，相伴随的层析法检测试剂在组成结构、生产材料等方面也取得了长足的进步。

任务一 胶体金与免疫胶体金技术

一、胶体金的结构及特性

（一）胶体金的结构

氯金酸（$HAuCl_4$）在还原剂如白磷、抗坏血酸、枸橼酸钠和鞣酸等的作用下，可形成一定大小的金原子颗粒，金颗粒带有负电荷，可在溶液中形成稳定的胶体状态，故称胶体金。胶体金也称金溶胶，是金盐被还原成金原子后形成的金颗粒悬液。胶体金颗粒由一个基础金核（原子金Au）及包围在外的双离子层构成，紧连在金核表面的是内层负离子（$AuCl_2^-$），可以使胶体金颗粒之间互相排斥，外层带正电荷的H^+离子分散在胶体间的溶液中，以维持胶体金游离于溶液间的悬液状态。

胶体金颗粒的基础金核并非理想的圆球核，较小的胶体金颗粒基本是圆球形的，较大的胶体金颗粒（>30 nm）多呈椭圆形。在电子显微镜下可观察胶体金的颗粒形态。

（二）胶体金的特性

1. 胶体性质 胶体金颗粒直径多在1～100 nm。微小金颗粒稳定、均匀、呈单一分散状态悬浮在液体中，成为胶体金溶液。胶体金也因此具有胶体的多种特性，特别是对电解质的敏感性。电解质可以破坏胶体金颗粒的外周水化层，从而打破胶体的稳定状态，使分散的单一金颗粒聚集成大颗粒，从液体中沉淀下来。某些蛋白质等大分子物质有保护胶体金、加强其稳定性的作用。

2. 呈色性 胶体金颗粒因大小不同而呈色不同。最小的胶体金（2～5 nm）是橙黄色的，中等大小的胶体金（10～20 nm）是酒红色的，较大的胶体金（30～80 nm）则是紫红色的。根据此特点，用肉眼观察胶体金的颜色可粗略估计金颗粒的大小。

3. 光吸收性 胶体金颗粒的大小不同，其光吸收性也不同。在可见光范围内具有单一的光吸收峰，这个光吸收峰的波长（λ_{max}）在510～550 nm范围内，并随着胶体金颗粒大小而变化，大颗粒胶体金的λ_{max}偏向长波长；反之，小颗粒胶体金的λ_{max}则偏向于短波长。测定胶体金的吸收峰波长变化可粗略估计金颗粒的大小。

4. 稳定性 溶胶的稳定性介于小分子离子溶液和粗分散相之间，其颗粒做布朗运动，不易受重力影响下沉。然而，溶胶亦是不稳定体系，胶粒溶剂化作用很弱，总面积较大，当胶粒相互碰撞的时候，容易自动合并为较大、较重的颗粒。

二、免疫胶体金

免疫胶体金是将金盐还原成金原子颗粒，制成胶体金溶液，再与特定免疫活性物质（抗原或抗体）结合所制成的复合物。在免疫组织化学技术中，习惯上将胶体金结合蛋白质的复合物称为金探针。用于免疫测定时，胶体金多与免疫活性物质（抗原或抗体）结合，这类胶体金结合物常称为免疫金复合物，或简称免疫金。

胶体金颗粒表面带有一层负电荷，能与蛋白质分子表面的正电荷基团通过静电引力互相吸附而形成牢固结合。胶体金对蛋白质有很强的吸附能力，蛋白质等高分子被吸附到胶体金颗粒表面，无共价键形成，标记后大分子物质活性不发生改变。金颗粒具有高电子密度的特性。金标蛋白在相应的配体处大量聚集时，在显微镜下可见黑褐色颗粒或肉眼可见红色或粉红色斑点。由于这种静电结合是物理吸附作用，所以不影响蛋白质的生物特性。

胶体金颗粒与免疫球蛋白、酶、毒素、糖蛋白、葡萄球菌A蛋白、激素、抗生素、牛血清白蛋白等非共价结合，根据胶体金的一些物理性状，如高电子密度、颗粒大小、形状及颜色反应，加上结合物的免疫和生物学特性，因而使胶体金广泛地应用于免疫学、组织学、病理学和细胞生物学等领域。影响吸附的主要因素是环境pH值和离子强度，其他如胶体金颗粒的大小、蛋白质的分子量及蛋白质浓度等也会影响蛋白质的吸附。

三、免疫胶体金技术原理

免疫胶体金技术是以硝酸纤维素膜为固相载体，以肉眼观察判定，灵敏度较高且简便快速的检测技术。在碱性环境中，胶体金颗粒表面带有较多的负电荷，可与带正电荷的抗体（或抗原）借静电牢固结合而形成金标记抗体（或抗原）。这种金标记抗体（或抗原）与相应的抗原（或抗体）反应后，通过观察胶体金的颜色等特性可对被检对象进行定性、半定量分析。

【要点提示】
重点：金免疫技术的概念、胶体金的结构和特性。
难点：免疫胶体金技术。
高频考点：免疫胶体金技术原理。

任务二 免疫胶体金技术分类

一、斑点金免疫渗滤试验

（一）检测原理

斑点金免疫渗滤试验（dot immunogold filtration assay，DIGFA）是以硝酸纤维素膜为载体，在包被了抗原或抗体的渗滤装置中,将微孔滤膜贴置于吸水材料上,利用其过滤性,依次滴加标本、免疫金及洗涤液,液体流经渗滤装置时与膜上的抗原或抗体快速结合并起到浓缩作用,故抗原抗体反应和洗涤在特殊的渗滤装置上以液体穿流形式迅速完成。短时间内渗滤液中的抗原或抗体与膜上的抗体或抗原相接触,同时洗涤液在短时间内达到彻底洗涤的目的,大大简化了操作步骤。因胶体金本身呈红色,阳性反应即在膜上呈现红色斑点。

(二)方法类型

1. 双抗体夹心法测抗原　将特异性抗体包被在微孔滤膜中央,滴加待检标本,当滴加在膜上的液体标本渗滤过膜时,标本中待测抗原与膜上抗体结合,其余无关蛋白质等滤出膜片。其后滴加胶体金标记抗体,在渗滤中与已结合在膜上的待测抗原相结合,加洗涤液洗涤后,阳性反应为膜中央显示红色斑点(胶体金聚集)。

2. 间接法测抗体　将纯化的抗原包被在微孔滤膜中央,滴加待测标本,标本中的待测抗体与微孔滤膜上的抗原特异性结合,加洗涤液后,滴加金标二抗(胶体金标记抗人IgG抗体),再加洗涤液洗涤,阳性反应为膜中央显示红色斑点。该法由于血清标本中有非目的IgG的干扰,易产生假阳性结果,临床上较少使用。

(三)关键技术

1. 试剂盒组成　试剂盒的主要组成有:①渗滤装置(胶体金反应板),是斑点金渗滤试验试剂盒中最主要的成分之一,由塑料小盒、吸水垫料和点加了抗原或抗体的硝酸纤维素膜片三部分组成(图13-1);②胶体金标记物;③洗涤液;④抗原参照品或抗体阳性对照品。

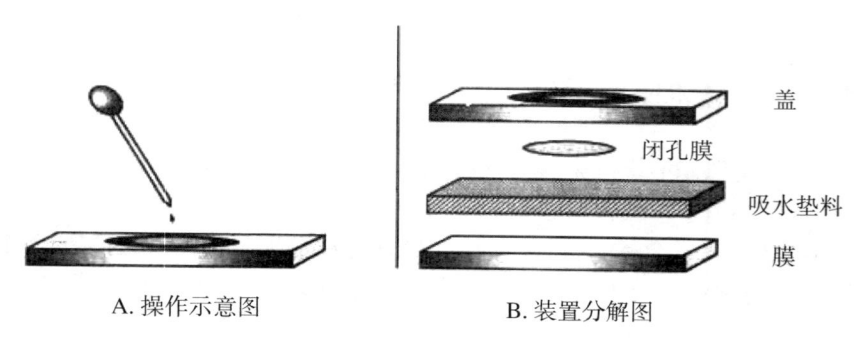

图13-1　斑点金免疫渗滤试验结构示意图

2. 操作流程　以双抗体夹心法测抗原为例,具体操作步骤如下:①将渗滤装置(胶体金反应板)平放于实验台面上,于小孔内滴加待测抗原的标本1~2滴,待完全渗入,标本抗原与膜上的抗体反应而结合在膜上;②于小孔内滴加胶体金标记抗体试剂1~2滴,待完全渗入,使胶体金标记抗体与结合在膜上的待测抗原反应;③于小孔内滴加洗涤液2~3滴,待完全渗入,可以洗去未结合的胶体金标记抗体;④在膜中央显示清晰的淡红色或红色斑点者判定为阳性反应;反之,无斑点则为阴性反应。斑点显色的深浅与待测抗原的含量呈正相关。

二、斑点金免疫层析技术

(一)检测原理

斑点金免疫层析试验(dot immunogold chromatography assay,DICA)的原理与DIGFA基本相同,不同之处在于过滤性能,液体的流动不是通过直向的穿流,而是基于层析作用的横流。DICA 是胶体金标记技术和蛋白质层析技术相结合，以微孔滤膜为载体的快速固相膜免疫分析技术。DICA 中滴加在膜一端的标本溶液受载体膜的层析作用向另一端移动。标本在移动过程中，待测物与固定于载体膜上某一区域的抗体或抗原发生特异性结合而被固相化，形成免疫复合物而呈色，被富集或固定在层析条上的特定区域（检测线），无关物则越过该区域而被分离，然后通过胶体金的呈色条带来判读试验结果。

（二）方法类型

1. 双抗体夹心法检测抗原　试剂条 A 处和 B 处分别为吸水材料，G 处为金标抗体，T 处为测试区，包被特异性抗体，C 处为参照区，包被抗金标抗体（图13-2）。测定时，将试剂条 A 处浸入待测标本，通过层析作用，待测标本向 B 端移动；流经 G 处时将金标抗体复溶，若标本中含有待测特异性抗原，即可形成金标抗体-抗原复合物；复合物移至 T 处时，形成固相抗体-待测抗原-金标抗体复合物，金标抗体被固定下来，在 T 处膜上显示红色线条，呈阳性反应，过剩多余的金标抗体继续前行，至 C 处被抗金标抗体捕获，C 处显示红色质控线条；反之，阴性标本则无反应线条，而仅显示质控线条。

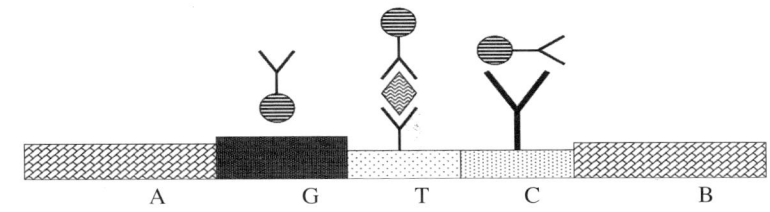

图 13-2　斑点金免疫层析试验双抗体夹心法检测抗原示意图

2. 竞争法检测小分子抗原　试剂条 A 处和 B 处分别为吸水材料，G 处为金标抗体，T 处包被标准抗原，C 处包被抗金标抗体（图13-3）。测定时，待测标本加于 A 处，若标本中含有待测特异性抗原，流经 G 处时结合金标抗体，形成金标抗体-待测抗原复合物；复合物移至 T 处时，因无足够游离的金标抗体与膜上标准抗原结合，T 处无红色线条出现，试验结果为阳性，游离金标特异性抗体或金标抗体-待测抗原复合物流经 C 处时，与该处的抗金标抗体结合出现红色的质控带；若标本中不含待测抗原，金标抗体与 T 处的标准抗原结合，在 T 处出现红色线条，试验结果为阴性，而质控带仍然出现红色线条。

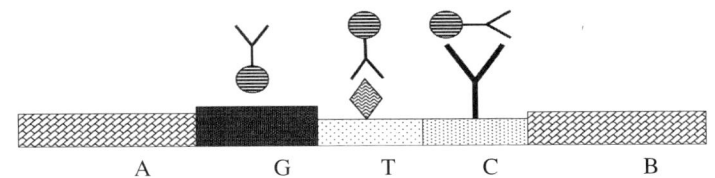

图 13-3　斑点金免疫层析试验竞争法检测小分子抗原示意图

3. 间接法检测抗体　利用间接法检测抗体时，待测血清标本中大量的非特异性 IgG 可以与特异性 IgG 竞争性结合胶体金标记的抗人 IgG，从而影响试验的敏感性。为了消除其影响，常采用反流免疫层析试验，排除非特异性抗体对测试的干扰。

（三）关键技术

1. 试剂盒组成　临床上使用的试剂盒主要成分为胶体金层析条，结构简单。试剂盒内所有试剂均为干试剂，多个试剂被组合在一个试纸条上，试纸条底板为单面胶塑料片，层析条为多孔聚乙烯、硝酸纤维素、玻璃纤维素等材料。试纸条两端A、B处分别粘贴吸水材料，G处为干燥固定在硝酸纤维素膜等材料上的胶体金结合物，T处包被已知的抗体或抗原，C处粘贴抗免疫金抗体，T、C点物质往往以直线的形式包被在膜上。

2. 操作流程 以双抗体夹心法测抗原为例，其操作步骤如下：①将试纸条标记线一端浸入待测标本中至少5 s，或在标本加样处加一定量的待检标本，平放于水平桌面；② 5～20 min内观察结果；③结果判断：仅出现一条红色质控条带为阴性；同时出现红色反应条带和质控条带为阳性；无红色质控条带出现为试剂失效。

【要点提示】
重点：免疫胶体金技术分为斑点金免疫层析试验与斑点金免疫渗滤试验。
难点：斑点金免疫层析试验与斑点金免疫渗滤试验的检测原理。
高频考点：双抗体夹心法检测抗原的原理。

知识链接

前列腺特异性抗原检测试剂盒（胶体金法）

采用双抗体夹心法半定量检测人全血、血清或血浆样本中的前列腺特异性抗原（PSA），作为前列腺癌的早期辅助诊断。将标本加入样品垫，通过结合垫与抗PSA金标结合物结合，复合物通过毛吸作用沿膜流动，与包被于检测区的抗PSA抗体反应而显紫红色线。如果样本中存在PSA，在检测线区（T线）形成紫红色条带，颜色的强度依赖于样本中PSA的浓度。另外，一条浅红色条带总是出现在参照线区（R线）。参照线作为4.0 ng/ml的参考。一条紫红色条带总是出现在对照线区（C线），作为检测是否正确和试剂是否有效的标准。前列腺特异性抗原最初产生于前列腺，所有50岁以下的健康男性的前列腺特异性抗原浓度低于4.0 ng/ml。如果前列腺特异性抗原高于20 ng/ml，患者很可能患有前列腺癌。

任务三　免疫胶体金技术的特点及其医学应用

一、免疫胶体金技术的特点

1. 免疫胶体金技术的优点

（1）操作简便快速，便于基层应用和现场使用，所有反应能在15 min内完成。
（2）成本低，不需要特殊的仪器设备。
（3）应用范围广，可适应多种检测条件。
（4）可以进行多项检测，如果阳性样本比较难获得，多项检测可以节省样品，降低成本。
（5）试剂稳定，便于保存运输，标记样品在4℃储存2年以上，无信号衰减现象。
（6）与酶免疫技术相比，胶体金本身为红色，不需要加入显色试剂，避免了接触终止液等步骤，对人体无毒害。金标记物更稳定，实验结果可以长期保存而不褪色。

(7)胶体金标记技术由于标记物的制备简便，方法敏感、特异，结果直观可靠，简化了繁琐的常规操作过程。

2. 免疫胶体金技术的缺点

（1）灵敏度不及酶标法和酶发光免疫测定技术，在临床应用中应引起重视。

（2）不能准确定量，只能作为定性或者半定量试验。

二、免疫胶体金技术的医学应用

目前该技术已在临床医学检验中广泛应用于以下方面：激素类检测，如 HCG、LH 等；疾病普查和流行病学调查，如甲肝、乙肝、丙肝、艾滋病、结核、寄生虫病等；急重症患者快速诊断，如 CK-MB、肌钙蛋白检测等；肿瘤筛查和早期诊断，如甲胎蛋白、癌胚抗原等。斑点免疫金渗滤试验和斑点免疫金层析试验以其简便、快速、安全等特点，在急诊医学、输血医学、现场诊断及个体自我体检方面应用非常广泛，已成为临床医学检验快速诊断领域中的生力军。

【要点提示】

重点：免疫胶体金的特点及应用。

高频考点：免疫胶体金技术的医学应用。

【课程思政】

2020 年 2 月 23 日，钟南山院士在广州通过网络与驰援湖北荆州的广州医疗队进行远程会诊时透露，国家药品监督管理局批准生产的胶体金法抗体检测试剂盒可在患者感染的第 7 天或者发病的第 3 天检测出 IgM 抗体，可作为核酸检测的有效补充，用于新型冠状病毒感染的早期筛查。中国众多的新型冠状病毒胶体金快速检测试剂源源不断地生产，保证了快速诊断试剂能够出现在欧洲、澳洲、美洲、亚洲乃至非洲的所有角落，为世界抗疫做出了巨大贡献。人类是一个命运共同体，在抗击新冠疫情方面，中国为国际社会提供了大量无私的援助，赢得了国际社会的普遍赞誉。

（谢　璟）

【任务实施】

实训一　胶体金免疫层析试验检测尿液人绒毛膜促性腺激素

【能力目标】

1. 能熟练进行胶体金免疫层析试验的操作。
2. 能正确判断试验结果。

【检验原理】

HCG 试纸条由包被有人绒毛膜促性腺激素（HCG）抗体和抗鼠 IgG 的硝酸纤维素膜、胶体金标记的抗 HCG 单克隆抗体及其他试剂依次粘贴制成，应用斑点金免疫层析试验双抗体夹心法的原理。测试时，将尿液标本滴入试纸条加样区上，在毛细管效应下向上层析。如是阳性，标本中的 HCG 在层析过程中先与胶体金 HCG 抗体结合，然后继续往上层析，随后结合物会被固定在膜上的 HCG 抗体结合，在测试区内会出现一条紫红色条带，这个条带是 HCG

抗体金标粒子的复合物与膜上 HCG 抗体结合形成的；如是阴性，则检测线区内将没有紫红色条带。

【试剂与器材】

胶体金法人 HCG 检测试纸袋（试纸条由抗 β-HCG 单克隆抗体、抗鼠 IgG 多克隆抗体固相于硝酸纤维素膜和固相于玻璃纤维素膜上胶体金标记的抗 α-HCG 单克隆抗体制成）、待测尿液标本。

【样本要求】

1．尿液标本应收集于干净、干燥的容器内。一天之内的尿液均可检测，但通常晨尿中 HCG 浓度最高。

2．若不能立即测试标本，可将标本于 2～8℃保存 48 h；如果需要延长储存时间，可在 −20℃以下冻存，冷冻标本检测前应充分融化并恢复室温，摇匀。

3．尿样出现混浊和沉淀时，请勿摇动，取上清检测或通过离心或过滤取上清检测。

【检验步骤】

1．撕开检测试纸袋，取出试纸条。

2．将试纸条有箭头标志的一端垂直浸入装有尿液的容器中，注意浸入深度不应超过"MAX"标识线，至少 5 s。

3．取出试纸条，平放于干净的非吸附材料的平面，等待有色条带的出现。

4．在 5 min 内观察结果。

【结果判断】

1．阳性　检测线和对照线位置出现两条紫红线（图 13-4）。

2．阴性　对照线位置出现一条紫红线（图 13-4）。

3．无效　未出现紫红线或仅在检测线位置出现一条紫红线（图 13-4）。

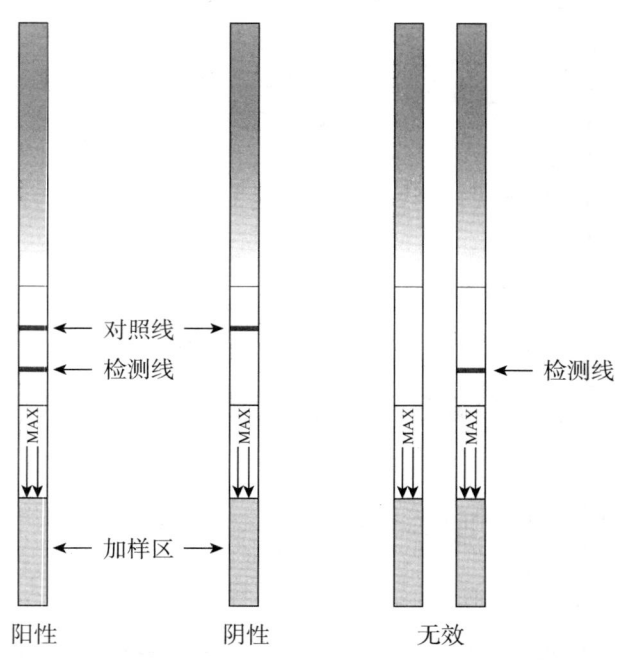

图 13-4　胶体金免疫层析技术结果观察

【临床意义】

1．早期妊娠诊断在受孕 2～6 天即呈现阳性。

2. 妊娠与相关疾病和肿瘤的诊断及鉴别诊断。
3. 过期流产或不完全流产时本试验呈阳性,提示子宫内仍有活胎盘组织。
4. 宫外孕 HCG 低于正常妊娠,仅有 60% 阳性。
5. 人工流产后本试验仍呈阳性,提示宫内尚有残存胚胎组织。

【注意事项】
1. 试纸条应于 4～30℃密封干燥处保存,在有效期内使用。
2. 试纸条从铝箔袋中取出后,应尽快进行试验,避免放置于空气中过长时间。

(姜俊如)

实训二　胶体金免疫渗滤试验

【能力目标】
1. 能熟练进行胶体金免疫渗滤的操作。
2. 能正确判断试验结果。

【检验原理】
胶体金免疫渗滤试验是在以硝酸纤维素膜为载体并包被了抗原或抗体的渗滤装置中,依次滴加标本、金标抗原或金标抗体及洗涤液,因微孔滤膜贴置于吸水材料上,故溶液流经渗滤装置时与膜上的抗原或抗体快速结合并起到浓缩作用,达到快速检测目的。阳性反应在膜上呈现红色斑点,还可以通过金标数码定量分析仪进行定量分析。

【试剂与器材】
反应板、金标液、洗涤液、待测血清、微量移液器或吸管。

【检验步骤】
以双抗体夹心法为例:
1. 将反应板和试剂平衡至室温(建议半小时)。
2. 将反应板平放于桌面上,做好标记,滴加 1～2 滴待测血清于反应板开孔处,待其完全渗入。
3. 滴加 1～2 滴金标液于反应板开孔处,待其完全渗入。
4. 滴加 1～3 滴洗涤液于反应板开孔处,待其完全渗入。
5. 观察结果。

【结果判断】
1. 阳性　孔内膜中央显示红色斑点(图 13-5)。
2. 阴性　孔内膜中央未显示红色斑点(图 13-5)。

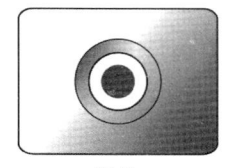
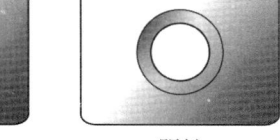

阳性　　　　阴性

图 13-5　胶体金免疫渗滤技术结果观察

【注意事项】
1. 在有效期内使用,不同批号试剂盒中的试剂组分请勿混用。

2. 每个操作步骤需连续，样品或试剂一旦完全、彻底渗入后，要立刻加入下一步骤试剂，不宜停顿。

3. 冰冻或2～8℃存储多日的血清、血浆应离心后取上清使用，以去除样品中一切细微沉淀，确保无颗粒堵塞反应板中纤维素膜上小孔，保证背景白。

4. 避免使试剂溅入眼和接触皮肤，一旦发生，立刻用自来水冲洗。

5. 血清等体液物质，包括健康人体液，都是可能的潜在性传染物质，操作者应戴手套，测试后凡接触血清的物品应消毒后再丢弃。

（姜俊如）

 自测题

一、名词解释

1. 胶体金　　2. 免疫金

二、选择题（1～10题为单选题，11～12题为多选题）

1. 下列有关胶体金特性的叙述，错误的是
   A. 胶体金颗粒稳定、均匀地分散悬浮在液体中
   B. 电解质可使胶体金沉淀
   C. 较大颗粒的胶体金是橙黄色的
   D. 蛋白质有保护胶体金稳定性的作用
   E. 胶体金颗粒越小，其吸收波长越短

2. 斑点金免疫渗滤试验最常用的载体材料为
   A. 乙酸纤维素膜　　　　　　B. 尼龙膜
   C. 滤纸　　　　　　　　　　D. 硝酸纤维素膜
   E. 塑料膜

3. 斑点金免疫渗滤试验间接法测血清标本中的抗体，导致假阳性结果的主要原因是
   A. 血清标本中非目的IgG的干扰　　B. 血清标本中非目的抗原的干扰
   C. 洗涤不充分　　　　　　　　　　D. 反应时间过长
   E. 反应时间过短

4. 斑点金免疫层析试验竞争法测小分子抗原（a），层析条的待测样品结果判读处应包被
   A. 胶体金标记抗a抗体　　　　B. 标准抗原（a）
   C. 抗免疫金抗体　　　　　　　D. 抗a抗体
   E. 小鼠IgG

5. 免疫层析试验双抗体夹心法测大分子抗原（b），层析条的待测样品结果判读处应包被
   A. 胶体金标记抗b抗体　　　　B. 抗b抗体
   C. 抗免疫金抗体　　　　　　　D. 标准抗原（b）
   E. 人血清IgG

6. 用于包被斑点金免疫层析试验载体膜质控条（线）的物质是
   A. 抗免疫金抗体　　　　　　　B. 人白蛋白
   C. 待测抗原标准品　　　　　　D. 胶体金标记抗体
   E. 胶体金颗粒

7. 关于斑点金免疫层析试验竞争法结果正确的判读是
   A. 仅出现一条棕红色质控条带为阴性
   B. 出现两条棕红色条带为阳性
   C. 无棕红色质控条带出现为试剂失效
   D. 都无棕红色条带出现即为阳性
   E. 出现一条棕红色条带即为阳性
8. 关于斑点金免疫层析试验双抗体夹心法结果正确的判读是
   A. 仅出现一条棕红色质控条带者为试验结果阳性
   B. 出现两条棕红色条带者为试验结果阳性
   C. 出现棕红色质控条带者为试剂失效
   D. 必须在 5 min 内观察结果
   E. 仅在实验区出现一条棕红色条带者为试验结果阳性
9. 目前临床中 HCG 的快速定性检测主要采用的方法是
   A. ELISA
   B. 荧光免疫技术
   C. 化学发光免疫沉淀测定
   D. 斑点金免疫渗滤试验
   E. 斑点金免疫层析试验
10. 胶体金对蛋白质的吸附主要取决于
    A. 蛋白质分子大小
    B. 胶体金颗粒大小
    C. 胶体金 pH 值
    D. 反应温度
    E. 反应时间
11. 影响胶体金溶液稳定性的因素有
    A. 胶体金胶颗粒间的相互吸引力
    B. 水化层的带电情况
    C. 胶体界面的溶剂膜
    D. 共价键结合力
    E. 胶体金溶液浓度
12. 斑点金免疫渗滤试验的优点包括
    A. 操作简便、快捷
    B. 操作人员不需技术培训，无需特殊仪器设备
    C. 试剂稳定、易于保存
    D. 符合"床边检验"项目的要求
    E. 灵敏度较高，高于酶标法

三、简答题
1. 简述斑点金免疫渗滤试验的原理及结果判断。
2. 简述斑点金免疫层析试验的原理及结果判断。
3. 简述金免疫技术的医学应用。

项目十四

荧光免疫技术

学习目标

通过本项目内容的学习，学生应能够：

识记：
1. 说出荧光免疫显微技术的基本原理和技术要点。
2. 列举荧光免疫技术的方法类型。

理解：
1. 解释流式细胞仪的检测原理。
2. 概括时间分辨免疫荧光技术的原理和临床应用。

运用：
运用间接免疫荧光法检测自身抗体。

案例导入

患者，女，20岁。因"反复面部红斑1年，多关节肿痛半年余"入院。患者于1年前光照后反复出现红色皮疹，主要在眼睑、面颊部，呈蝶翼样分布，无瘙痒、破溃。当地医院考虑为湿疹，以抗过敏治疗后红疹消退。半年前无明显诱因出现关节肿痛，近2个月加重。既往体健。体格检查：颜面部蝶形红斑，四肢关节有压痛，活动度尚可，无畸形，肌张力未见异常。实验室和影像学检查：WBC 2.8×10^9/L，RBC 4.13×10^{12}/L，PLT 100×10^9/L，ESR 110 mm/h，尿蛋白（+），尿红细胞（++），24 h 尿蛋白定量 0.32 g/d，RF 阴性。自身抗体检测：ANA（+++），dsDNA（+++），抗 Sm 抗体（+++），抗 RNA 抗体（+++）。窦性心律，双肺纹理增粗。初步诊断为系统性红斑狼疮（SLE），给予激素和免疫抑制剂联合治疗后好转。

问题：
1. 该患者诊断为 SLE 的依据是什么？
2. SLE 的发病机制在于免疫复合物的沉积，哪些免疫学实验室检查很重要？
3. 抗核抗体检查常用什么检测技术？

荧光免疫技术是将抗原抗体反应与荧光技术相结合的一种免疫标记技术，具有抗原抗体反应的特异性和荧光物质检测的敏感性和可视性。1941年，美国科学家 Coons 等首次用异硫氰酸荧光素标记抗肺炎球菌抗体，以检测小鼠组织切片中肺炎球菌荚膜多糖抗原并获得成功，这种以荧光素标记抗体用以定位抗原的技术被称为荧光抗体技术。随着荧光素和标记方法的改进，1970年建立了荧光免疫测定技术（FIA），从原来仅限于检测固定标本扩展到液体标本中抗原、抗体的含量分析，极大地拓展了荧光免疫技术的应用范围。

任务一　荧光物质及荧光免疫技术类型

一、常用的荧光物质

荧光物质指经激发能产生明显荧光的有机化合物，常用的有荧光素和镧系螯合物（表14-1），荧光抗体技术使用的主要是荧光素。

1．异硫氰酸荧光素（FITC）　为黄色或橙黄色结晶粉末，易溶于水或乙醇等溶剂，呈黄绿色荧光。FITC是应用最广泛的荧光素，其主要优点在于人眼对黄绿色较为敏感，并且标本中的绿色荧光较少，荧光染色时背景干扰小。

2．四乙基罗丹明（RB200）　为橘红色粉末，不溶于水，易溶于乙醇和丙酮，性质稳定，呈橘红色荧光。可与FITC的绿色荧光形成鲜明的对比，常用于双重标记或对比染色。

3．藻红蛋白（PE）　是从红藻中分离纯化的一种藻蛋白，属于天然荧光色素。与传统化学荧光色素相比，PE具有较宽的吸收光谱，不足之处是分子量过大，可能会对其他探针产生空间位阻，因此无法用于直接标记小分子待测物。

4．镧系螯合物　镧系元素共有15种，在紫外光的激发下可发射离子荧光的元素有钐（Sm^{3+}）、铕（Eu^{3+}）、铽（Tb^{3+}）、镝（Dy^{3+}），在时间分辨荧光免疫测定中，Eu^{3+}螯合物的激发光波长范围宽，发射光波长范围窄，荧光寿命长，使用最为广泛。

表14-1　常用荧光物质及特点

荧光物质	最大吸收光谱（nm）	最大发射光谱（nm）	荧光颜色
异硫氰酸荧光素（FITC）	490～495	520～530	黄绿色
四乙基罗丹明（RB200）	570	590～600	橘红色
四甲基异硫氰酸罗丹明（TRITC）	550	620	橘红色
藻红蛋白（PE）	490～560	595	红色
镧系螯合物	340	613	镧系发光

知识链接

荧光的基本知识

1．荧光　一种光致发光现象，某一常温物质经过某种波长的入射光照射，该物质吸收了光子的能量，使原来处于基态的电子跃迁到激发态，处于激发态的电子不稳定，当其恢复至基态时，激发态的电子以发射光的形式释放出能量，这种发射光称为荧光。

2．荧光效率　荧光物质分子将吸收的光能转变成荧光的百分率称为荧光效率。荧光物质有其特定的吸收光谱和发射光谱（荧光光谱），即在某一特定波长处有最大吸收峰或最大发射峰。当激发光的波长设在荧光物质的最大吸收峰，而发射光波长设在最大发射峰时，可得到最高的荧光效率。

荧光效率＝发射荧光的光量子数（荧光强度）/吸收光的光量子数（激发光强度）

3. **荧光寿命** 荧光物质被激发后产生的荧光衰减到一定程度时所用的时间称为荧光寿命。激发光消失，荧光随之消失。各种荧光物质的荧光寿命不同，利用延时测定的方法可消除某些短寿命荧光的干扰，此为时间分辨荧光免疫测定的基础。

4. **荧光猝灭** 荧光物质在某些理化因素（如紫外线照射、高温、苯胺等）作用下，发射荧光减弱甚至消退的现象称为荧光猝灭。这种现象是由于激发态的电子不能恢复到基态，所吸收的能量无法以荧光的形式发射所致。

二、荧光免疫技术的类型

荧光免疫技术根据实际应用的不同分为荧光抗体技术和荧光免疫测定技术（图14-1）。

1. **荧光抗体技术** 用荧光抗体对细胞组织切片或者其他标本中的抗原或抗体进行鉴定和定位的检测。在荧光显微镜下直接观察结果，称为荧光免疫显微技术。在荧光显微镜技术的基础上又发展了共聚显微技术。应用流式细胞仪进行自动化分析检测，称为流式荧光技术。

2. **荧光免疫测定技术** 主要用于体液标本中抗原或抗体的定量检测。

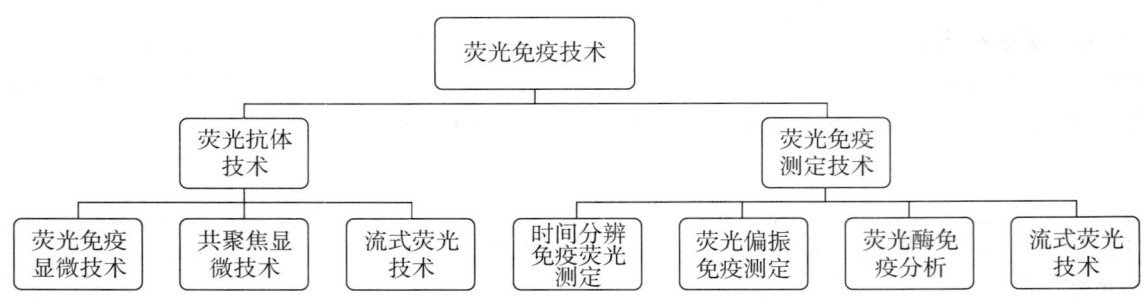

图 14-1　荧光免疫技术的技术类型

【要点提示】
重点：荧光免疫技术的技术类型；常用的荧光素。
高频考点：荧光的基本知识；常用的荧光色素及特点；荧光免疫技术的基本原理。

任务二　荧光抗体技术及应用

一、荧光免疫显微技术

（一）原理

用荧光素标记的抗体或者抗原检测未知的抗原或者抗体。若待测样本（涂片或者切片）中含有特异性抗原或者抗体，荧光素标记的抗体或抗原便与之特异性结合。在荧光显微镜下，荧光素受紫外光或者蓝紫光的照射而激发，发出荧光。由此可以判断待测标本中抗原或者抗体的存在与否以及定位和分布情况。

（二）技术要点

1. 标本的制作　荧光免疫显微技术主要依靠观察标本片上荧光抗体的染色结果进行判断，因此标本制作的好坏直接影响检测结果。在制作标本过程中应保证抗原的完整性，不发生溶解和变性，也不扩散到邻近的细胞或者组织间隙去。

常见的临床标本主要有组织、细胞和细菌三大类。按不同标本可制作成涂片、印片或切片。组织材料可制备成石蜡切片或冷冻切片，石蜡切片已很少用于荧光抗体技术。冷冻切片可较好地保存抗原，自发荧光较少，缺点是组织结构欠清晰。组织标本也可制成印片，方法是用洗净的玻片轻压组织切面，使玻片粘上 1～2 层组织细胞。细胞或细菌可制成薄而均匀的涂片。

除活细胞外，其他标本片应在染色前以适当方式固定。丙酮和乙醇是常用的固定剂，冷丙酮对冷冻切片的固定效果好，而乙醇加 95% 冰醋酸对于涂片抗原的固定效果比较理想。固定时间为 5～15 min，对制备好的标本应尽快染色检查或置 －20℃ 低温干燥保存。

2. 荧光抗体染色　在已固定的标本上滴加适当稀释的荧光抗体，置于带盖的湿盒内，一般以 25～37℃ 的反应条件，温育 30 min，对于不耐热抗原的检测则以 4℃ 过夜为宜。温育后用 PBS 充分洗涤干燥备用。

3. 荧光显微镜检查　经过荧光抗体染色的标本，需要在荧光显微镜下检查，最好在染色当天观察，以免荧光消退，影响试验结果。荧光显微镜检查应在通风良好的暗室内进行。

4. 荧光抗体染色与结果判断　荧光抗体染色后的结果判断标准应严格掌握，要准确判读阳性和阴性结果，并排除假阳性和假阴性结果。在每次试验时均需设立严格的对照（阳性和阴性对照），并正确区分特异性染色和非特异性染色。荧光强度一般用"＋"或"－"表示。"－"为无荧光或仅见微弱荧光；"＋"为荧光较弱但清晰可见；"＋＋"为明亮的荧光；"＋＋＋"为耀眼的强荧光。临床上通常根据特异性荧光强度达"＋"以上判定为阳性，而对照应无荧光或仅见微弱荧光。

（三）技术类型

1. 直接法　标记抗体直接与样本中的相应抗原反应，37℃ 温育 30 min 或 4℃ 过夜，再用磷酸盐缓冲液（PBS）充分洗涤、干燥后封片，在荧光显微镜下观察，在抗原处出现特异性荧光（图 14-2）。本法的优点是方法简单，特异性强，缺点是一种荧光抗体只能检测一种抗原，每检测一种抗原就需要制备相应的特异性荧光抗体。

2. 间接法　加入特异性抗体，与样本中相应抗原反应，洗片，再加入荧光素标记的第二抗体（抗抗体），37℃ 温育，形成抗原-抗体（一抗）-荧光素标记抗体（二抗）复合物。洗涤、干燥后封片，在荧光显微镜下观察特异性荧光（图 14-3）。本法的优点是灵敏度比直接法高，而且荧光二抗具有一定的通用性，可检测多种抗原，缺点是容易产生非特异性荧光，操作时间长。

3. 双标记法　本法采用两种不同颜色荧光素分别标记两种不同的特异性抗体，再与同一样本反应，洗涤、干燥后在荧光显微镜下观察特异性荧光，若有两种对应的抗原存在，可见到两种颜色的荧光。该法用于检测同一标本中的两种抗原。

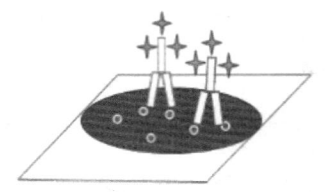

图 14-2　荧光免疫显微技术直接法

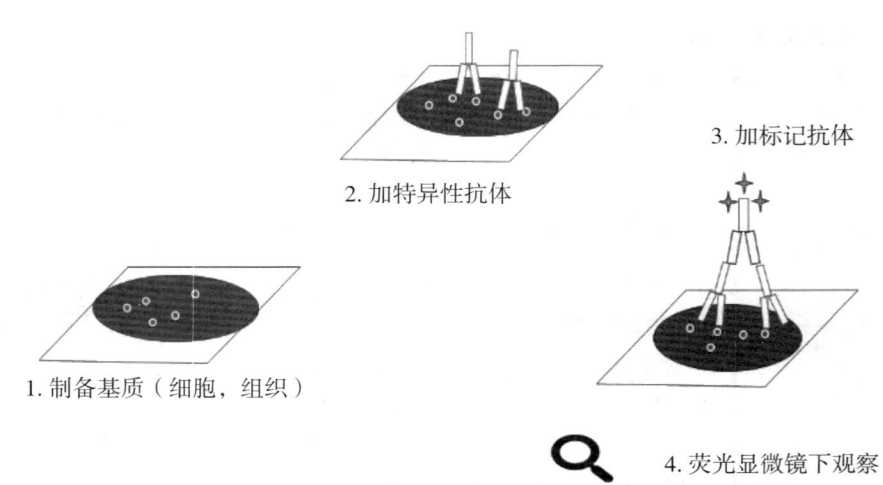

图 14-3　荧光免疫显微技术间接法

（四）临床应用

1. 自身抗体检测　可用于检测血清中抗核抗体、抗平滑肌抗体、抗线粒体抗体等自身抗体，辅助诊断自身免疫性疾病。

2. 病原体的快速检测和鉴定　可快速鉴定病原体，亦可检测患者血清中特异性抗体水平，用于疾病诊断、流行病学调查和临床回顾诊断。

3. 免疫病理检测　可用于组织中免疫球蛋白、补体、抗原抗体复合物的检测，以及肿瘤组织中肿瘤相关抗原的检测。

4. 细胞表面抗原和受体检测　可检测淋巴细胞表面 CD 分子、抗原受体、补体受体、Fc 受体等膜分子，用于淋巴细胞及其亚群的鉴定。

二、流式细胞术

流式细胞术（FCM）是一种高通量、精确地对单个细胞或其他生物粒子进行多参数定量分析和分选的技术。在保持细胞完整的情况下，借助荧光探针和单克隆抗体技术，不仅能同时从一个细胞中测得多个特征参数，还可以根据某一参数对其中具有相同特征的细胞亚群进行分选，以供研究。

（一）流式细胞术的结构和工作原理

1. 流式细胞仪的基本结构 流式细胞仪由液流系统、光学系统和信号处理及放大系统组成（图14-4），带分选系统的流式细胞仪还可按实验设计要求分选具有相同特征的同类型细胞。

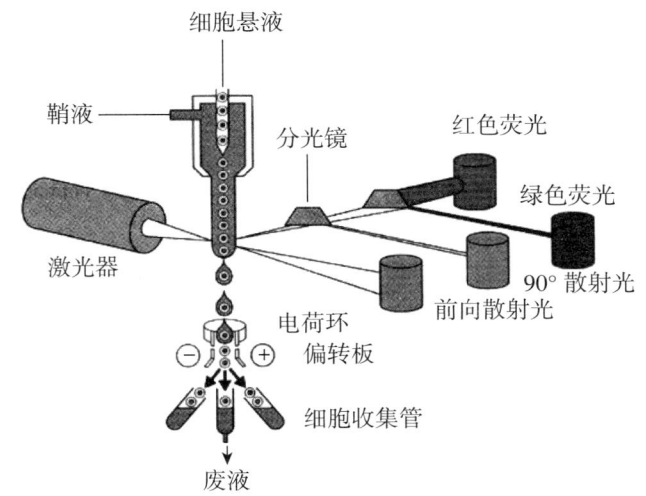

图14-4 流式细胞仪的结构示意图

（1）液流系统：包括流动室和液流驱动系统，是流式细胞仪的核心元件。待测样本（细胞）经荧光染料标记的单克隆抗体染色后置入样品管中，在气体压力下与鞘液一同进入流动室形成样本流。鞘液将样本流包裹，并使样本流中的细胞排成单列进入流动室的喷嘴口，经喷嘴喷出后形成的细胞液柱与入射激光束相交。

（2）光学系统：由激光光源、分色反光镜、光束成形器、透镜组和滤片等组成。现代流式细胞仪采用的多为气冷式氩离子激光器作为光源（488 nm）。分色反光镜可反射特定长波或短波，有助于实现细胞信号同步多色分析。光束成形器由两个十字交叉放置的圆柱形透镜组成，作用是将激光器发射的激光束聚焦成截面较小的椭圆光斑，即检测区域。透镜组有三个透镜，作用是将激光和荧光变成平行光，同时除去离散的室内光。各个型号的流式细胞仪均配备有多组滤光片，主要作用是选择不同波长的荧光信号输送至光电倍增管。

（3）数据处理系统：主要由计算机及相关软件组成，进行实验数据的分析、存储、显示。光电倍增管主要用于检测侧向散射光和荧光，并同时将光学信号转换成电脉冲信号。流式细胞仪的数据参数是指仪器采集的用于分析的光信号，包括：①前向散射光：激光束照射细胞时，光以相对轴较小的角度（0.5°～10°）向前方散射信号，由位于激光束正前方的检测器采集，反映颗粒的大小。②侧向散射光：激光束照射细胞时，光以90°散射的信号，由与激光束垂直方向的检测器采集，反映颗粒内部结构复杂程度、表面的光滑程度。③荧光信号：由被检细胞上标记的特异性荧光染料受激光激发后产生，每种荧光染料经特定波长的激光激发后又产生特定波长荧光。反映颗粒被染上荧光部分数量的多少，根据仪器的不同配置，同一颗粒上可以同时检测多种荧光信号。

2. 工作原理 结合了特异性荧光标记抗体的单细胞悬液和鞘液在流动室形成稳态单细胞液柱，当样本中的细胞经过流动室中央小孔时，被仪器的激光照射，在垂直相交的水平激光束照射下产生特异性荧光。同时，根据细胞大小和胞内颗粒多少产生不同强度散射光。光电倍增管将已接收的光电信号转换成电压脉冲和积分脉冲，使信号放大，该信号进入计算机系统进行数据转换、储存、分析、处理，按不同的检测设计采用相应软件程序对结果进行综合分析，并以图像和数据显示，包括直方图、阳性细胞百分率、平均荧光强度等多参数资料。

(二)流式细胞仪免疫分析的技术要点

流式细胞分析技术是一项多学科知识综合应用的复杂技术,除仪器操作外,样品的制备、特定荧光染料的选择、实验对照的设置和质量控制都是使实验获得可靠准确结果的重要保证。

1. 检测样品的制备 流式细胞仪测定的样本必须保证是单细胞悬液,不同来源的样本制备成单细胞悬液有不同的处理程序,两个或多个细胞重叠或细胞碎片过多,都会影响信号的采集和信号的真实性。

(1)外周血淋巴细胞悬液制备:新鲜的外周血是天然的单细胞悬液,血液中含有的单核细胞、淋巴细胞、血小板是检测分析的常用细胞成分。分析此类标本,需采集微量全血,进行免疫标记后用溶血剂处理去除红细胞,再用缓冲液悬浮细胞,即可上机检测。

(2)培养细胞的细胞悬液制备:培养细胞一般以贴壁或悬浮形式生长。贴壁生长的单层细胞用蛋白酶消化后,机械吹打,使细胞从壁上脱落下来,离心去除培养液后再加少量PBS或生理盐水,用巴氏吸管反复吹打细胞使其呈单细胞悬液。悬浮培养细胞可直接吹打制备成单细胞悬液备用。注意吹打用力的均一性,避免使细胞损伤破裂。

(3)新鲜实体组织样本单细胞悬液的制备:将组织细胞分解为单个细胞前,应先破坏组织间的胶原纤维,水解组织间的黏多糖和分解组织间的蛋白质。由于不同来源的组织其结构不同,至今尚无通用的方法。在实际工作中需摸索不同的分离方法以达到预期目标。最常用的方法有机械法、酶处理法、化学试剂处理法和表面活性剂处理法等。

2. 样品的荧光染色 在流式细胞免疫分析技术中,被测定的信号参数主要包括散射光信号和荧光信号两种。荧光信号来自细胞的自发荧光或被分析细胞经特异性荧光标记染色后,在激光束激发下产生的发射光。因此,荧光染料的选择和标记染色都是保证荧光信号产生的关键。

在流式细胞术中,选择的荧光染料需具备以下条件:荧光染料应有较高的量子产额和消光系数。荧光染料对488 nm的激发光波长有较强的吸收。发射光波长与激发光波长之间有较大的波长差。易与被标记的单克隆抗体结合又不影响抗体自身的特异性。最常用的染料有FITC、PE、PI、PreCP、复合荧光染料PE-Cy5和APC等。

通常使用的荧光染色方法包括直接免疫荧光染色和间接免疫荧光染色。①直接免疫荧光染色法多用于对细胞表面标志的染色分析。选用直接针对细胞表面抗原特异性的单克隆荧光抗体,一个抗体针对一个抗原,如需进行双参数或多参数分析,需选用两个或多个特异性荧光标记的单克隆抗体,该法特异性强,荧光标记干扰因素少,但需购买多种荧光抗体。②间接免疫荧光染色法最适用于检测一些新的未知抗原,该方法不需要标记多种荧光抗体,只要标记几类种属特异性不相同的二抗即可。间接免疫荧光染色因操作步骤和干扰因素多于直接法,选择二抗时应特别注意与一抗间的特异性,才能保证特异荧光信号不被减弱。

知识链接

流式细胞仪的质量控制

在进行测定时,除了需对仪器工作状态进行校准外,还应做好全程的质量控制。

1. 环境要求 环境温度可以影响激光的稳定性,一般要求20~25℃。实验室内应尽量控制灰尘和烟层。

2. 仪器校准 每日需用质控品校正仪器后才可进行实验。

3. 样品准备 分析样本采集后必须尽快进行免疫荧光染色,并上机分析。样本制备的合格与否对最后的结果至关重要。

4. 设立对照 包括阳性对照、阴性对照、正常对照、同型对照，避免各种因素造成的假阳性和假阴性。同型对照即与检测荧光抗体具有相同组织源性和免疫球蛋白亚型，标记相同荧光素的非特异性免疫球蛋白，主要用于表明细胞标记过程中非特异性结合水平。

（三）临床应用

1. 在免疫缺陷病中的应用 淋巴细胞及其亚群检测，用以评估机体的免疫状态、辅助疾病的诊断，如 AIDS、强直性脊柱炎等，是目前各医疗单位开展和应用最广泛的项目。

2. 在临床血液学中的应用 多用于白血病细胞的免疫分型、微小残留白血病诊断、血小板功能检测、网织红细胞分析等。FCM 的细胞免疫分型是国际公认的诊断造血细胞疾病必不可少的重要标准之一，是目前被广泛接受和认可的免疫分型方法。

3. 临床肿瘤学中的应用 DNA 倍体和细胞周期分析，对于疾病的早期诊断、鉴别诊断、预后评估都有重要的参考价值。

4. 在器官移植中的应用 对于 HLA 组织配型，流式细胞交叉配型技术较传统应用的补体依赖的细胞毒试验更加敏感、特异，而且操作简便。

5. 在临床微生物的应用 广泛用于真菌、细菌的药敏试验以及病毒、细菌的检测。

【要点提示】
重点：荧光免疫显微技术的原理、基本操作流程和临床应用；流式细胞术的检测原理。
难点：荧光抗体染色与结果判断；流式细胞仪的工作原理。
高频考点：荧光免疫显微技术的基本原理、技术类型和要点、方法评价和临床应用。

任务三 荧光免疫测定技术及其应用

荧光免疫测定是将抗原抗体反应与荧光物质发光分析相结合，用荧光检测仪检测抗原抗体复合物中特异性荧光强度，从而对标本中待测物质进行定量分析。包括时间分辨荧光免疫测定、荧光偏振免疫测定、流式细胞分析技术、荧光酶免疫测定等。经典的荧光免疫技术所采用的异硫氰酸荧光素，其激发波长和发射波长的荧光光谱位移较小，仅 28 nm，激发光谱和发射光谱常有部分重叠，故测量荧光强度时这部分干扰不可避免。加之血清样本的非特异性荧光物质的存在，本底荧光干扰也相当严重。这是经典的荧光免疫技术不能用于标记免疫分析的主要原因。时间分辨荧光免疫测定（TRFIA）是以镧系元素标记抗原或抗体，并与时间分辨测定技术相结合而建立起来的一种新型非放射性微量分析技术，具有灵敏度高、发光稳定、荧光寿命长、自然荧光干扰少、标准曲线范围广等特点，目前应用最多的是解离-增强镧系荧光免疫分析技术。

一、基本原理

以镧系螯合物标记抗体或抗原，检测标本中相应的抗原或抗体，反应完成后用时间分辨荧光免疫分析仪检测反应中的荧光强度，根据产物荧光强度的变化定量分析待测物的浓度。通常各种组织、蛋白或其他化合物，在激发光的照射下都能发出一定波长的自发荧光，称为非特异性荧光，会干扰荧光免疫测定的特异性和灵敏度，但它们的荧光寿命通常较短，最长不超过 20 ns。而镧系元素的荧光寿命较长，可达 50～1000 μs，两者差异巨大，因此，在检测时，待本底自发荧光完全衰变后，再测定镧系元素的荧光信号，可有效降低本底荧光的干扰，所得信号皆为特异性荧光信号。镧系元素荧光光谱的最大特征是激发光与荧光的波长差别显著（Stokes 位移大），而普通荧光素的 Stokes 位移比较小，激发光谱和发射光谱可能部分重叠，同时镧系元素的发射光谱带较窄，荧光的发射峰非常尖锐，这样仪器可以在极窄的波长范围内测定。利用这些特点，可以通过时间延迟和波长分辨，将特异性的荧光和非特异性荧光区分开，消除非特异性荧光干扰，测得荧光为镧系元素发出的特异性荧光。

在 TRFIA 的反应体系中，分为免疫反应系统和荧光激发系统。镧系元素标记已知抗体，再与待测抗原反应，形成的抗原 - 抗体 - 镧系元素复合物，例如 Eu^{3+} 抗原抗体复合物，在弱碱性溶液中经激发后的荧光信号相对较弱，加入酸性增强液可使 Eu^{3+} 从复合物上释放出来，游离的 Eu^{3+} 与增强液中的配体生成一个以 Eu^{3+} 为核心的能发射高强度荧光的稳定络合物，信号的增强效果可达上百万倍。

二、技术类型

1. 双抗体夹心法 使用针对抗原不同表位的两种特异性抗体，一个包被在固相，另一个与 Eu^{3+} 标记。待测抗原先与固相抗体反应，洗涤后加入 Eu^{3+} 标记抗体，形成固相抗体 - 待测抗原 - Eu^{3+} 标记抗体夹心复合物，洗涤后加入增强液，测定荧光强度。反应过程中，待测抗原在一定范围内量越多，形成的免疫复合物就越多，由复合物中解离出来的 Eu^{3+} 离子就越多，激发后发出的荧光也就越强，因此，待测抗原的量与所激发出的荧光强度成正比。经时间分辨荧光检测仪测定并推算出待检抗原的含量（图 14-5）。

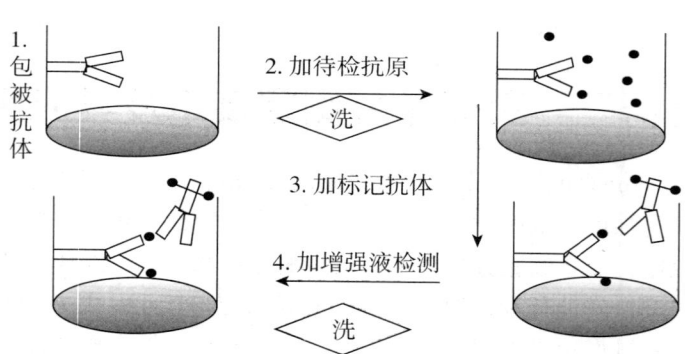

图 14-5 时间分辨荧光免疫测定夹心法的流程

2. 竞争法 包括固相抗原竞争法、固相抗体竞争法。

（1）固相抗原竞争法：将大分子抗原或偶联了载体蛋白的小分子半抗原包被在固相上，成为固相抗原。待测抗原和固相抗原竞争性结合定量的 Eu^{3+} 标记抗体，温育洗涤后加入荧光增强液，测定荧光强度，标本中待测抗原浓度越高，则结合到固相上的抗原量就越少。所测得的荧光强度与待检抗原含量呈负相关。

（2）固相抗体竞争法：将待检标本中的抗原和 Eu^{3+} 标记抗原与固相抗体发生竞争结合，温育洗涤后，加入荧光增强液，测定荧光强度，所测得的荧光强度与待检抗原含量呈负相关。

三、方法学评价

时间分辨荧光免疫测定方法特异性强，灵敏度高，可达 0.2～1 ng/ml，分析范围广，可跨越 4～5 个数量级；标记物制备简单、稳定性高，操作方便和测量自动化程度高，成为方法学上最具优势的非放射免疫分析技术之一。不足之处是测量前需要一个解离增强步骤，测量只能在液相中进行，因此该体系不适合 DNA 测序、免疫层析等原位分析方法。同时不正确的操作可能造成污染。

四、临床应用

1. 激素水平测定　各种激素的测定，如肽类激素、甲状腺激素、类固醇激素等。

2. 病原体的抗原或抗体测定　可以用于检测 HBV、HCV、脑炎病毒、流感病毒、呼吸道合胞病毒、副黏病毒、风疹病毒、轮状病毒以及梅毒螺旋体的抗原抗体和某些细菌的抗体检测。

3. 肿瘤标志物测定　可对多种肿瘤标志物进行定量分析，如 CEA、AFP、糖链抗原、人附睾蛋白4（HE4）等。

【要点提示】
重点：时间分辨荧光免疫测定技术的原理及临床应用。
难点：时间分辨荧光免疫测定技术的基本原理和技术类型。

（许　春）

 自测题

一、名词解释
1. 荧光　　2. 流式细胞术

二、单项选择题
1. 荧光色素中呈现明亮黄绿色荧光的是
   A. 藻红蛋白　　　　　　　　　　　B. 四甲基异硫氰酸罗丹明
   C. 四乙基罗丹明　　　　　　　　　D. 异硫氰酸荧光素
   E. 亮绿
2. 用于标记抗体的荧光素应符合下列要求，除外
   A. 与蛋白质分子形成离子键
   B. 荧光效率高，与蛋白质结合后仍能保持较高的荧光效率
   C. 荧光色泽与背景组织色泽对比鲜明
   D. 与蛋白质结合后不影响蛋白质原有的生化与免疫学性质
   E. 标记方法简单，安全无毒
3. 目前公认的最有效的检测抗核抗体的方法是
   A. ELISA　　　　　　　　　　　　B. 放射免疫技术
   C. 直接荧光法　　　　　　　　　　D. 间接荧光法

E．补体法
4．下列有关间接荧光法的叙述错误的是
    A．敏感性高于直接荧光法
    B．以荧光素标记针对抗原的特异性抗原
    C．既可检测抗原，也可检测抗体
    D．荧光素标记抗体是抗抗体
    E．一种标记物可对多种抗原进行检测
5．流式细胞术可对单个细胞理化特性进行多参数的何种分析
    A．定性　　　　　　　　　　　B．定量
    C．直接　　　　　　　　　　　D．间接
    E．定性及定量
6．流式细胞仪采用的发光源系统为
    A．荧光　　　　　　　　　　　B．激光
    C．射线　　　　　　　　　　　D．白光
    E．单色光

三、简答题
1．简述常用的荧光染料。
2．流式细胞术可以精确地对单个细胞进行多参数定量分析的原理是什么？

项目十五

化学发光免疫技术

本项目数字资源

学习目标

通过本项目内容的学习,学生应能够:

识记:
1. 说出化学发光免疫分析技术的概念。
2. 复述临床常用化学发光剂及其类别。

理解:
1. 解释化学发光的机制。
2. 比较直接化学发光免疫分析、化学发光酶免疫分析、电化学发光免疫分析的基本原理、操作过程及其方法学评价。

运用:
能够结合临床实际,运用化学发光免疫技术进行微量物质定量分析,并分析化学发光免疫技术的影响因素。

案例导入

患者,女,37岁。怕热、多汗,体重持续下降,乏力,手抖,易激动,有明显突眼症状,体检发现甲状腺肿大。实验室检测:FT_3 27.85 pmol/L(CLIA)、FT_4 82.94 pmol/L(CLIA),TSH < 0.05 μIU/ml(CLIA)。诊断为甲状腺功能亢进症。

问题:
1. 请问案例中提到的CLIA是什么技术?
2. 为什么"甲功"三项要用该方法进行检测?

化学发光免疫分析(chemiluminescence immunoassay,CLIA)是将化学发光和免疫反应相结合而建立起来的一种检测微量抗原或抗体的新型免疫标记分析技术,兼有发光分析的高灵敏性和抗原抗体反应的高特异性。自从Schroder和Halman在20世纪70年代末用化学发光免疫分析测定甲状腺素以来,发光免疫分析技术发展迅速。尤其是近年来,随着吖啶酯和鲁米诺类发光剂、磁微粒等新型固相材料的广泛应用,加之敏感性很高的超弱光检测技术的快速发展,进一步推动了化学发光免疫技术的进展,使该技术成为微量物质检测领域中极为重要的检测方法,目前CLIA已经成为临床实验室的常规免疫检验技术。

> **知识链接**
>
> **化学发光免疫技术——微量物质检测的佼佼者**
>
> 近几十年来，化学发光免疫技术异军突起，发展迅猛，很快就在微量物质检测领域占据优势，也是目前世界公认的先进免疫分析技术，它具有灵敏度高、检测范围广、操作简便快速、标记物稳定性好、无污染等优点，已成为免疫分析领域的主流诊断技术，广泛用于机体免疫功能、传染性疾病、内分泌功能、肿瘤标志物、激素检测等体外诊断实验中。在对环保很重视的国家，化学发光免疫技术已成为取代放射免疫分析的首选方法。

任务一　化学发光与化学发光剂

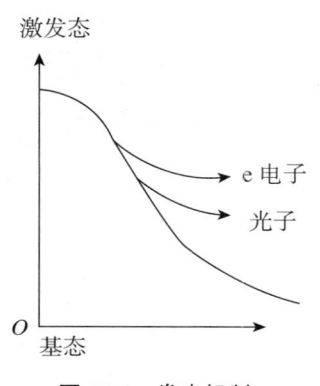

图 15-1　发光机制

一、化学发光

发光是指分子或原子中的电子吸收能量后，由较低能级的基态跃迁到较高能级的激发态，然后再返回基态，并释放光子的过程（图 15-1）。

> **知识链接**
>
> **其他发光类型**
>
> 根据形成激发态分子的能量来源不同，可将发光分为光照发光、生物发光和化学发光。
>
> 1. 光照发光　发光剂（荧光素）经短波长入射光照射后进入激发态，当其回到基态时，发射出较长波长的可见光（荧光）。
>
> 2. 生物发光　指发生在生物体内的发光现象。例如，萤火虫的发光，反应底物为萤火虫荧光素，在荧光素酶的催化下，利用 ATP 产能，生成激发态氧化型荧光素，当恢复基态时，多余的能量以光子的形式释放出来。

化学发光是指伴随化学反应过程产生的光的发射现象。即某些物质（发光剂）在吸收了反应过程中所产生的化学能后，使反应的产物分子或中间态分子中的电子跃迁到激发态，当其从激发态恢复到基态时，以发射光子的形式释放能量的现象。

化学发光的发光类型通常分为闪光型和辉光型两种。闪光型发光时间很短，只有零点几秒到几秒；辉光型又称持续型，发光时间从几分钟到几十分钟，或几小时甚至更久。闪光型的样品必须立即测量，必须配以全自动化的加样及测量仪。测量辉光型的样品可以使用通用型仪器，也可以配全自动化仪器。

二、化学发光剂

（一）化学发光剂的特性

在化学发光反应中，参与能量转移并最终以发射光子的形式释放能量的化合物称为化学发光剂，又名发光底物。化学发光剂应符合以下几个条件：①发光的量子产率高；②其物理、化学特性要与被标记或测定的物质相匹配；③能与抗原或抗体形成稳定的偶联结合物；④其化学发光常是氧化反应的结果；⑤在所使用的浓度范围内对生物体没有毒性。

（二）化学发光剂的种类

化学发光免疫技术中常用的化学发光剂或发光底物主要有以下几种。

1. 直接化学发光剂 指在化学结构上有产生发光的特有基团，在发光免疫分析过程中不需酶的催化作用，直接参与能量转移，并最终以发射光子形式释放能量的化合物。这类发光剂可直接标记抗原或抗体。例如，吖啶酯（AE）在碱性条件下被 H_2O_2 氧化时，发出波长为 470 nm 的光，具有很高的发光效率，其激发态产物 N-甲基吖啶酮是该发光反应体系的发光体（图 15-2）。

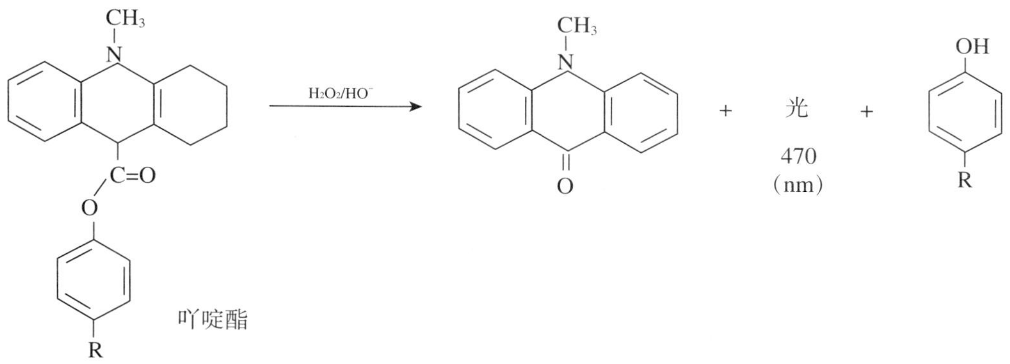

图 15-2 吖啶酯发光原理示意图

2. 酶促反应的发光底物 是利用标记酶的催化作用，使发光剂（底物）发光，这类需酶催化后发光的发光剂称作酶促反应发光剂。酶促反应发光剂的主要优点是只需更换底物，其他与经典 EILSA 相同。

目前化学发光酶免疫技术中常用的酶有辣根过氧化物酶（HRP）和碱性磷酸酶（ALP）。HRP 的发光底物为鲁米诺及其衍生物。ALP 的发光底物为 3-(2-螺旋金刚烷)-4-甲氧基 4-(3-磷氧酰)-苯基-1,2-二氧环乙烷二钠盐（AMPPD）。

（1）鲁米诺及其衍生物：鲁米诺（3-氨基苯二甲酰肼）、异鲁米诺（4-氨基苯二甲酰肼）及其衍生物都有化学发光特性。鲁米诺是最早合成的发光物质，在碱性条件（pH 8.6）下，可被 H_2O_2 氧化，产生化学发光反应，发射出最大波长为 425 nm 的光，但发光强度较弱，持续时间较短（图 15-3）。另外，鲁米诺和 H_2O_2 在无 HRP 催化时也能缓慢发光，造成空白干扰，本底较高，因此少用。

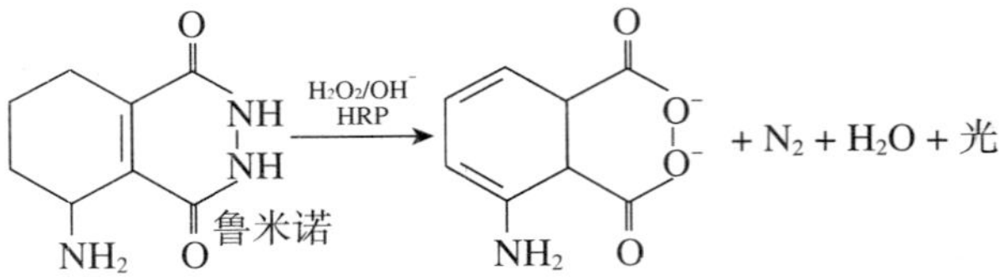

图 15-3　鲁米诺发光原理示意图

（2）金刚烷（AMPPD）：碱性条件下，ALP 使 AMPPD 脱去磷酸根基团，形成一种不稳定的中间体 AMPD，这个中间体随即自行分解（二氧四节环断裂），同时发射光子，发出波长 470 nm 的光（图 15-4）。其发光特点是光信号稳定且持续时间长，一般 15 min 内发光强度达到高峰，60 min 内保持稳定，非常便于检测。

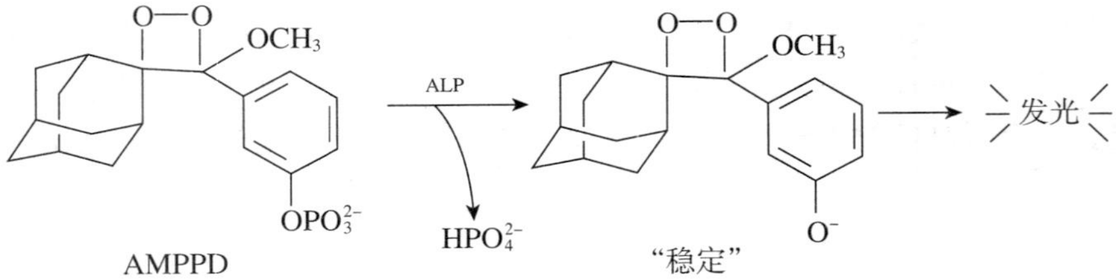

图 15-4　AMPPD 发光原理示意图

3. 电化学发光剂　指在电极表面进行电化学反应而发光的物质，例如三联吡啶钌（图 15-5）。三联吡啶钌 $[Ru(bpy)_3]^{2+}$ 和电子供体三丙胺（TPA）在阳电极表面可同时失去一个电子而发生氧化反应。二价的 $[Ru(bpy)_3]^{2+}$ 被氧化成三价的 $[Ru(bpy)_3]^{3+}$，成为强氧化剂，TPA 失去电子后被氧化成阳离子自由基 TPA^{+*}，它很不稳定，可自发地失去一个质子（H^+），形成自由基 TPA^*，成为一种很强的还原剂，可将一个高能量的电子传递给三价的 $[Ru(bpy)_3]^{3+}$，使其形成激发态的三联吡啶钌。激发态的三联吡啶钌不稳定，很快发射出一个波长为 620 nm 的光子而返回基态（图 15-6）。反应过程中，$[Ru(bpy)_3]^{2+}$ 可以循环使用。只要有电压的存在，并不断补充 TPA，电化学发光反应就可以周而复始地进行，形成稳定的光信号。三联吡啶钌可直接标记抗原或抗体，反应快速，已广泛用于电化学发光免疫分析系统。

【要点提示】
重点：临床常用化学发光剂及其类别。
难点：电化学发光的原理。

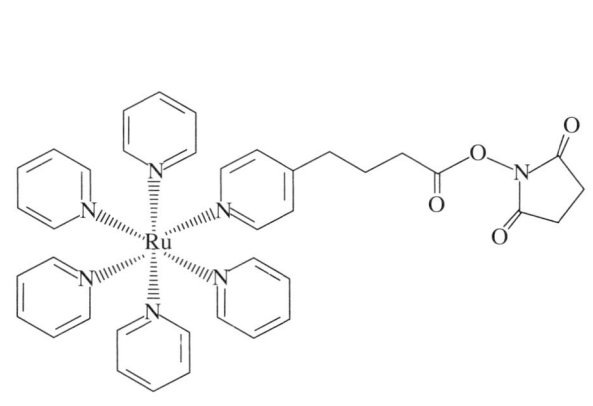

图 15-5 三联吡啶钌分子结构图

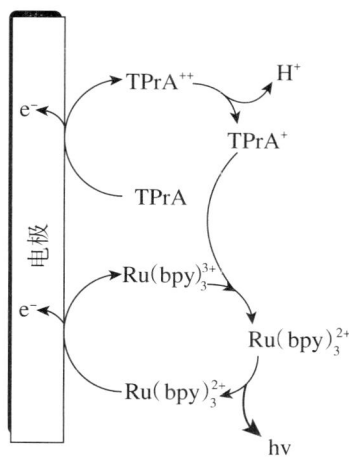

图 15-6 电化学发光原理示意图

任务二 化学发光免疫分析技术

根据化学发光方式不同,化学发光免疫分析技术分为直接化学发光免疫分析技术、化学发光酶免疫分析技术、电化学发光免疫分析技术三种类型(表 15-1)。

表15-1 三种不同类型化学发光免疫分析技术的比较

类别	直接化学发光免疫分析技术	化学发光酶免疫分析技术	电化学发光免疫分析技术
标记物	吖啶酯	ALP/HRP	三联吡啶钌
底物	无	金刚烷/鲁米诺	无
光信号	闪光	辉光	电激发闪光
均相/非均相反应	非均相	非均相	非均相

一、直接化学发光免疫分析技术

(一)检测原理

直接化学发光免疫分析(direct chemiluminescence immunoassay,DCLIA)是用直接化学发光剂吖啶酯标记抗体或抗原的免疫分析技术,常以磁微粒作为固相载体,纳米级的磁微粒可以为反应提供较大的反应面积,加快反应速度。用吖啶酯标记抗体(抗原)与待测标本中相应的抗原(抗体)、包被于磁微粒表面的抗体(抗原)发生免疫反应后,通过磁场把结合状态和游离状态的标记物分离开来,然后加入氧化剂 H_2O_2,用 NaOH 调整溶液为碱性,吖啶酯在碱性条件下氧化发光,通过对结合物发光强度的测定,即可对标本中抗原(抗体)进行定性或定量分析(图 15-7)。

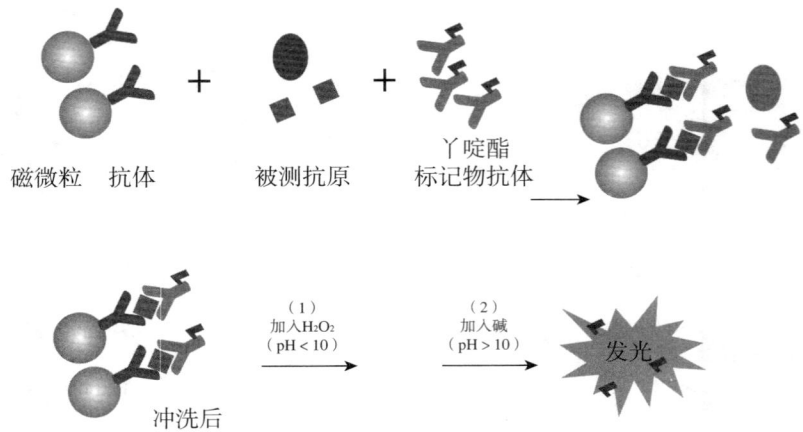

图 15-7　直接化学发光免疫分析技术（双抗体夹心法）原理示意图

（二）技术要点

直接化学发光免疫分析技术包括抗原抗体反应、游离态化学发光剂标记物的分离与去除、化学发光反应及检测三部分。

1. 抗原抗体反应的模式

（1）双抗体夹心法：该法用于大分子抗原检测。用固相抗体和吖啶酯标记抗体与待测标本中抗原反应，生成固相抗体 - 待测抗原 - 化学发光剂标记抗体复合物，分离去除游离态的化学发光剂标记物，在免疫复合物中加入 H_2O_2 和 NaOH，吖啶酯发生反应并发光，发光强度与标本中抗原含量呈正相关。

（2）双抗原夹心法：该法用于抗体的检测。用固相抗原和吖啶酯标记抗原与待测标本中相应抗体反应，生成固相抗原 - 待测抗体 - 吖啶酯标记抗原复合物，分离去除游离态的标记物，在免疫复合物中加入 H_2O_2 和 NaOH，发光强度与标本中抗体含量呈正相关。

（3）固相抗原竞争法：该法常用于多肽类小分子抗原的测定。将固相抗原、待测标本和限量的吖啶酯标记抗体混合在一起，使其发生竞争性结合反应，反应平衡后分离去除游离态的化学发光剂标记物，在免疫复合物中加入 H_2O_2 和 NaOH，发光强度与标本中抗原含量呈负相关。

2. 游离态化学发光剂标记物的分离与去除　利用磁微粒可被磁铁吸引来分离结合态的标记物与游离态标记物。在电磁场中进行 2~3 次洗涤后，将未结合到磁颗粒上的游离物洗去。

3. 化学发光反应及检测　在经洗涤的磁颗粒中，加入 H_2O_2 和 NaOH，这时吖啶酯不需要酶催化即可被氧化并发光，由集光器进行接收，经光电倍增管放大，通过对发光强度的测定对标本中抗原（抗体）进行定性或定量分析。

（三）方法学评价

1. 吖啶酯分子量小，其对抗原抗体反应的空间位阻作用弱。

2. 以吖啶酯作为标记物，其发光反应无需催化剂，简单快速，背景噪声低，所用分离剂为磁微粒，可增大反应面积，加快反应速度，保证了检测的灵敏度。

3. 吖啶酯可直接标记抗原或抗体，不影响标记物的生物学活性和理化特性，且结合稳定，试剂有效期长。

4. 吖啶酯发光为闪光型，1 s 内光子散射达到高峰，整个过程 2 s 内完成，发光持续时间短，因此对信号检测仪的灵敏度要求比较高。

二、化学发光酶免疫分析技术

(一) 检测原理

化学发光酶免疫分析技术 (chemiluminescence enzyme immunoassay, CLEIA) 是先用固相载体包被抗体（抗原），加入待测标本和酶（HRP 或 ALP 等）标记抗体（抗原），使其发生抗原抗体反应，形成固相抗体（抗原）-待测抗原（抗体）-酶标记抗体（抗原）复合物，洗涤，去除游离态的酶标记物，在复合物中加入发光底物（HRP 的发光底物为鲁米诺和 H_2O_2，ALP 的发光底物为 AMPPD），酶催化底物发光，通过测定发光强度来对待测抗原（抗体）进行定性或定量检测（图 15-8）。

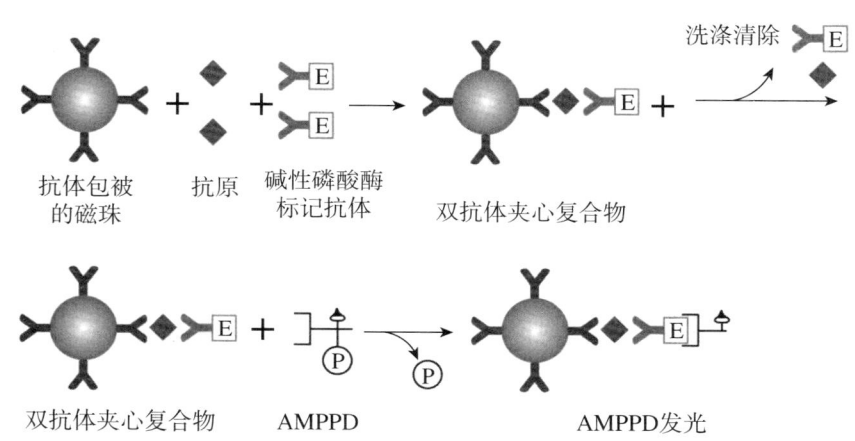

图 15-8 化学发光酶免疫分析技术（双抗体夹心法）原理示意图

(二) 技术要点

化学发光酶免疫分析技术包括抗原抗体反应、游离态酶标记物的分离与去除、酶促化学发光反应及检测三部分。

1. 抗原抗体反应 模式与直接化学发光免疫分析类似，分双抗体夹心法、双抗原夹心法和固相抗原竞争法。不同的是标记物是酶而不是化学发光剂。

2. 游离态酶标记物的分离与去除 化学发光酶免疫分析技术可以使用多种固相载体，不同载体的分离方法略有差异。

(1) 磁颗粒分离法：在电磁场中进行 2~3 次洗涤后，将未结合到磁微粒上的游离物洗去。

(2) 微粒子捕获法：用无磁性的微粒子作为抗体或抗原的包被载体，利用纤维膜柱的吸附作用进行结合状态和游离状态酶标记物的分离。用缓冲液洗涤，游离态的酶标记物被洗脱掉，结合状态的酶标记物被保留在纤维膜上。

(3) 包被珠或微孔板分离法：通过洗涤包被珠或微孔板的方法，将结合状态和游离状态的酶标记物进行分离，微孔板分离法与 ELISA 类似。

3. 酶促化学发光反应及检测 以 ALP 标记的化学发光酶免疫分析为例。加入 AMPPD，温育，在 ALP 的催化下，AMPPD 脱去磷酸根基团而发光，测量其发光强度，即可分析出被测物的含量。

（三）方法学评价

1. 酶催化鲁米诺、AMPPD 的发光反应为辉光型，光稳定，持续时间长，便于记录和测定。
2. 酶标记抗原或抗体结合稳定，试剂有效期长。
3. 属于酶免疫测定范畴，测定过程与 ELISA 相似，只是最后加入的是发光底物，并检测其光信号进行定量分析。
4. 若标本中含有影响酶活性的物质，也会一定程度影响检测结果。
5. 有全自动及半自动分析仪。半自动分析操作同 ELISA，其成本相对较低，但手工操作步骤多，误差相对较大，适合中小型医院使用。

三、电化学发光免疫分析技术

电化学发光免疫分析技术（electrochemiluminescence immunoassay，ECLIA）是电化学发光和免疫测定相结合的产物。其标记物为三联吡啶钌，TPA 作为电子供体，在电极表面发生发光反应。电化学与一般化学发光的差异性在于电化学是由电启动发光反应，而一般化学发光是通过化合物简单混合启动发光反应。

（一）检测原理

在电化学发光免疫分析系统中，以磁微粒为固相载体包被抗体（抗原），用三联吡啶钌标记抗体（抗原），通过抗原抗体反应，形成固相抗体（抗原）-待测抗原（抗体）-三联吡啶钌标记抗体复合物，将上述复合物吸入测量室，同时引入三丙胺（TPA）。当磁微粒流经电极表面时，被安装在电极下面的电磁铁吸引住，而未结合的标记物和标本被缓冲液冲走。与此同时电极加压，启动电化学发光反应，使三联吡啶钌和 TPA 在电极表面进行电子转移，产生电化学发光，通过测定电极上发出的光强度对被分析物进行定性或定量分析（图 15-9）。

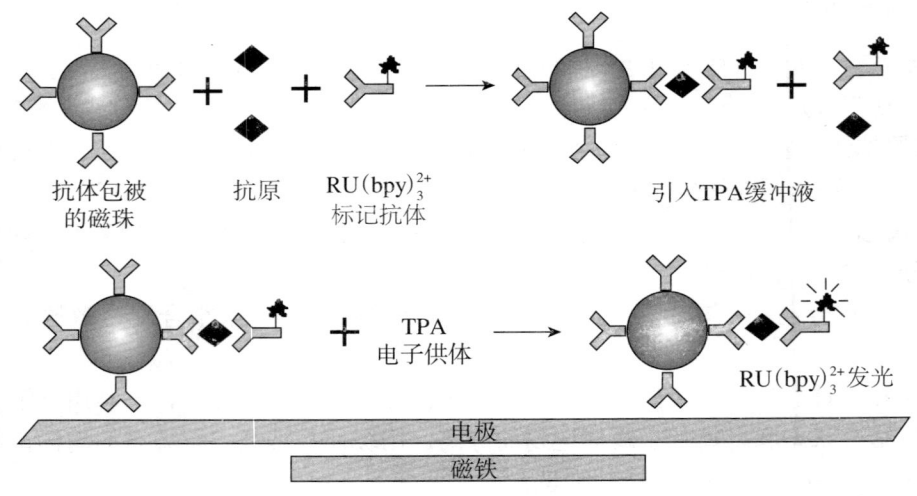

图 15-9　电化学发光免疫分析技术（双抗体夹心法）原理示意图

（二）技术要点

电化学发光免疫分析技术包括抗原抗体反应、游离标记物分离与去除、电化学发光反应及检测三部分。

1. 抗原抗体反应 模式与直接化学发光免疫分析类似，分双抗体夹心法、双抗原夹心法和固相抗原竞争法。现以双抗体夹心法为例进行说明。三联吡啶钌标记抗体和磁珠标记抗体与待测标本同时加入反应杯中进行孵育，标本中的抗原分别与固相抗体、三联吡啶钌标记抗体结合形成双抗体夹心复合物，即三联吡啶钌标记抗体 - 待测抗原 - 磁珠标记抗体复合体。

2. 游离电化学发光剂标记物分离与去除 蠕动泵将反应液全部吸入流动测量室，此时，磁珠被工作电极下面的磁铁吸附于电极表面，而游离的三联吡啶钌标记抗体被冲走。

3. 电化学发光反应及检测 蠕动泵引入三丙胺缓冲液，同时电极加电压，启动电化学发光反应，使三联吡啶钌和 TPA 在电极表面进行电子转移，产生电化学发光，只要有电压的存在，电化学发光反应就能持续进行。集光器接收光信号，经光电倍增管放大后，记录发光强度，光强度与被测抗原的含量呈线性关系，根据标准曲线可以计算出待测抗原的含量。

（三）方法学评价

1. 整个试验过程在一个全封闭的体系中进行，三联吡啶钌可循环使用，周而复始地发光，发光持续时间长，信号强度高，容易检测和全自动控制，因此 ECLIA 具有灵敏度高（可实现 ng、pg 级定量检测）、测量速度快、线性范围宽（$10^3 \sim 10^6$ 数量级）的优点。

2. 三联吡啶钌可直接标记抗原或抗体，结合稳定，不影响标记物的理化特性和免疫活性，试剂稳定性好，试剂盒有效期长，可达 1 年。

3. 三联吡啶钌可与蛋白质、半抗原、激素、核酸等各种化合物结合，因此电化学发光检测项目广泛。

4. 检测标记物时需要三个电极（一个金/铂激发电极，两个测定电极），需定期更换，成本较高。

5. 仪器采用的流动比色池，存在交叉污染的潜在可能。

四、化学发光免疫技术的影响因素

影响 CLIA 结果的因素不仅包括仪器、试剂、检测方法等直接因素，还包括标本、环境、操作等间接因素。间接因素对结果的影响通常是更重要的。

（一）标本的影响

1. 新鲜标本的检测结果更能准确反映机体的真实情况，应在采血后 24 h 内完成检测。血液标本采集后必须使其充分凝固后再分离血清，若在血液还未开始凝固时即强行离心分离血清，此时血清中仍残留部分纤维蛋白原，易造成假阳性结果；标本反复冻融，容易造成假阴性结果。

2. 若待测抗原浓度过高，易出现"钩状效应"，使结果偏低，应对标本进行适当稀释。

（二）试剂影响

化学发光免疫检测试剂厂家较多，不同厂家生产的试剂灵敏度与特异性存在一定的差别，选择高质量的试剂是保证结果准确的关键之一。试剂应按照说明书要求保存，不同批号试剂盒中组分不能混用。

（三）其他影响因素

某些因素对发光或荧光存在干扰，如温度的波动会影响发光反应。直接化学发光可因反应体系的 pH 值改变而产生影响；金属离子（如 Mg^{2+}）也会严重干扰发光反应。同时，标本中常用的防腐剂和抗凝剂也会干扰免疫反应或者通过抑制酶活性干扰结果的稳定性。

【课程思政】

影响 CLIA 结果的因素包括标本、环境、操作等间接因素。检验工作者要具备一丝不苟、科学严谨的工作素养，在分析前、分析中、分析后都要执行标准化操作规程，及时发现并解决问题，才能保证检测结果的准确性，从而更好地服务临床。

【要点提示】

重点：电化学发光免疫分析技术的类型及其标记物。

难点：电化学发光免疫分析技术的原理。

高频考点：三种类型化学发光免疫分析技术的标记物。

任务三 化学发光免疫分析技术的应用

化学发光免疫分析技术具有广泛的检查范围、便捷的自动化操作、快速的检测结果、高精密度与高灵敏度、很少的标本用量及无放射性污染等优点，目前已广泛应用于临床检验诊断（表 15-2）。

表15-2 化学发光免疫分析技术在临床检验检测中的应用

检测项目	临床应用
甲状腺功能	T_3、T_4、TSH、FT_3、FT_4、抗 TPO、甲状腺球蛋白、抗甲状腺球蛋白抗体等
生殖激素	β-HCG、催乳素、促卵泡激素、促黄体激素、孕酮、雌二醇、雌三醇、睾酮、硫酸脱氢异雄酮等
肾上腺和垂体激素	醛固酮、皮质醇、尿皮质醇、人生长激素、甲状旁腺素、促肾上腺皮质激素等
贫血因子	维生素 B_{12}、叶酸、铁蛋白等
肿瘤标志物	AFP、CEA、PSA、fPSA、CA19-9、CA125、CA15-3、CT、NSE 等
病毒标志物	HBsAg、抗-HBs、HBeAg、抗-HBe、抗-HBc、抗-HIV1/2、抗-HCV、抗-TP
感染性疾病	衣原体抗原、脲原体抗原、弓形虫抗体、风疹病毒抗体、巨细胞病毒抗体、单纯疱疹病毒抗体等
胰岛功能	胰岛素、血清 C-肽等
心血管系统	肌酸激酶（CK）、肌酸激酶同工酶（CK-MB）、肌红蛋白、肌钙蛋白 I 等
骨代谢	骨胶原酶、脱氧吡啶啉
过敏性疾病	IgE
治疗药物监测	茶碱、地高辛、环孢素 A、巴比妥等

【要点提示】

重点：化学发光免疫分析技术的临床应用。

高频考点：化学发光免疫分析技术的临床应用。

【案例讨论】

患者男，50岁，右上腹胀痛伴乏力半年。患者于半年前开始出现右上腹胀痛，向背部放射，伴乏力，有乙型肝炎病史十余年，未规范治疗。查体：T 36.5℃，P 80次/分，R 18次/分，BP 130/80 mmHg。

皮肤、巩膜无黄染，浅表淋巴结未触及肿大。心、肺检查未见异常。未见腹壁静脉曲张，腹软。肝肋下可触及边缘，质硬，边缘不规则，触痛（+），上界位于右锁骨中线第5肋间，脾肋下2cm。腹部叩诊呈鼓音，移动性浊音（-）。

腹部B超：肝右后叶可见一个直径6.5 cm中等偏低回声肿块，边界尚清，肝内外胆管无扩张。

实验室检查：血常规：Hb 120 g/L，WBC 4.0×10^9/L，Plt 110×10^9/L，AFP 637 ng/ml（CLIA，参考值＜20 μg/L），CEA 2.5 ng/ml（CLIA，参考值＜2.5 μg/L）。

诊断结论：肝癌。

问题：诊断肝癌的依据有哪些？

（宋兴丽）

自测题

一、名词解释

1．化学发光　　2．化学发光剂

二、单项选择题

1．需通过ALP催化才能产生发光效应的物质是
　A．吖啶酯类　　　　　　　　B．三丙胺
　C．鲁米诺类　　　　　　　　D．三联吡啶钌
　E．AMPPD

2．电化学发光免疫分析中，最常使用的标记物为
　A．吖啶酯类　　　　　　　　B．三丙胺
　C．鲁米诺类　　　　　　　　D．三联吡啶钌
　E．三氧乙烷

3．电化学发光免疫分析与其他标记发光免疫分析原理的不同之处在于
　A．化学发光反应在电极表面进行　　B．化学发光反应在容器表面进行
　C．化学发光反应在磁珠表面进行　　D．化学发光反应在液相中进行
　E．由电能导致发光

4．吖啶酯标记的化学发光反应体系应在何种环境中进行
　A．酸性　　　　　　　　　　B．碱性
　C．中性　　　　　　　　　　D．酸性或中性
　E．碱性或中性

5．关于化学发光免疫分析技术，下列说法错误的是
　A．灵敏度高
　B．检测范围广
　C．通过检测发光强度来分析被测物含量

D. 成本低廉

E. 可自动化操作

三、简答题

1. 电化学发光剂三联吡啶钌发光的原理是什么？
2. 说出化学发光酶免疫分析技术常用的酶及发光底物有哪些？

项目十六

放射免疫技术

本项目数字资源

学习目标

通过本项目内容的学习,学生应能够:

识记:
1. 说出放射免疫技术的基本概念及类型。
2. 列举放射免疫分析和免疫放射分析的方法类型。

理解:
1. 区分放射免疫分析和免疫放射分析的测定原理及分析原理。
2. 区分放射免疫分析和免疫放射分析的临床应用与评价。

运用:
运用放射性免疫技术解决临床实际问题。

案例导入

患者,男,41岁,建筑工程项目负责人。头晕,全身乏力,口干,腰酸、腿软 2 个月。身高 1.78 m,体重 100 kg,有烟酒嗜好。血压 140/95 mmHg。尿糖(±),空腹血糖 7.4 mmol/L,餐后血糖 12.5 mmol/L,血浆 C 肽值为 4.1 μg/L(正常为 0.8 ~ 4.0 μg/L)。血总胆固醇 10.4 mmol/L,血甘油三酯 5.6 mmol/L,HDL 1.51 mmol/L,LDL 4.73 mmol/L,血清 ALT 80 U/L。B 超检查有脂肪肝。彩超检查颈总动脉有脂肪斑块形成,血流速度减慢。心电图左室高电压。

明确诊断:2 型糖尿病,动脉硬化,高血压,混合性高脂血症,代谢综合征,脂肪肝。

问题:

如果用放射免疫技术测定 C 肽,通常采用哪种类型?为什么?

放射免疫试验以放射性核素为特征,用放射性核素标记抗原或抗体分子,通过测定放射性强度评估抗原 - 抗体反应的强度,从而实现对待测物质的定量(或定性)分析。放射免疫试验将放射性核素的高灵敏性与抗原 - 抗体间的高特异性结合于一体,具有较高的敏感性和特异性,但由于放射免疫试剂存在半衰期短、放射性废物难以处理等缺点,目前仅用于少数特殊项目,如醛固酮、促胃液素等的检测。放射免疫技术主要有两种标记免疫分析模式,即竞争性免疫分析（放射免疫分析方法）和非竞争性免疫分析（免疫放射分析方法）。

放射性核素是指在自然条件下可发生自发性转化，由一种放射性核素转变成另一种放射性核素，并同时释放射线（α、β、γ）的物质，用于放射免疫技术的有 β、γ 两大类。标记抗原或抗体的放射性核素有 ^{125}I、^{131}I、^{3}H 和 ^{14}C 等，其中 ^{125}I 是常用的放射免疫技术标记物。

> **知识链接**
>
> ### ^{125}I 的优点
>
> ^{125}I 具有以下优点：①化学性质活泼，标记方法简单，易获取高比活性的标记结合物；②衰变过程不产生电离辐射强的 β 射线，对标记的多肽、蛋白抗原分子免疫活性影响小；③衰变过程中释放 γ 射线，可用 γ 计数器测量，方法简便；④半衰期（60天）适中。

任务一　放射免疫分析

放射免疫分析（radioimmunoassay，RIA）是指通过放射性核素标记小分子抗原，使待测抗原与标记抗原竞争性结合限量特异性抗体，通过测定与抗体特异性结合标记抗原的放射性强度，反映待测抗原含量的技术。放射免疫分析法由 Yalow 和 Berson 两位学者首创，他们因此于 1977 年荣获诺贝尔生理学或医学奖。

【课程思政】

居里夫人（玛丽·居里）于 1903 年和 1911 年先后两次获得诺贝尔奖，成为世界上第一个两次获诺贝尔奖的人。居里夫人开创了放射性理论、发明了分离放射性同位素钋和镭的技术，而且在她的指导下，人类第一次将放射性同位素用于癌症的治疗。由于长期接触放射性物质，居里夫人（1867—1934）于 1934 年 7 月 4 日因再生障碍性贫血而逝世。我们要学习居里夫人勇于探索、舍身取义的精神，同时，在从事放射性检测技术时，必须做好个体防护，保证自身安全。

一、分析原理

放射免疫分析属于竞争性免疫分析，在抗体限量的情况下，标记抗原和待测抗原对同一抗体具有相同的亲和力，两种抗原与抗体发生竞争性结合，其反应式如下：

$$^{*}Ag + Ag + Ab = {}^{*}AgAb + AgAb$$

式中，Ag 为待测抗原，$^{*}Ag$ 为标记抗原，Ab 为特异性抗体。

通常体系中抗体分子的总结合位点数量需大于待测抗原或标记抗原各自所需的结合位点数量，小于待测抗原和标记抗原所需结合位点数量的总和。如标本中待测抗原多，则形成的待测抗原 - 抗体（AgAb）复合物多，而标记抗原 - 抗体复合物（$^{*}AgAb$）少，游离的标记抗原多；反之亦然（图 16-1）。即待测抗原含量与最终测量的结合标记物（$^{*}AgAb$）的放射性强度呈反比函数关系。如用一系列已知抗原含量的溶液作为"标准品"，分别与定量标记抗原、限量抗体反应，即可获得一条抗原含量 - 放射性强度曲线，即"标准曲线"；将未知抗原含量的待测标本进行同样操作，测定结合标记物（$^{*}AgAb$）的放射性强度，再通过上述标准曲线即可获得标本中待测抗原的浓度。

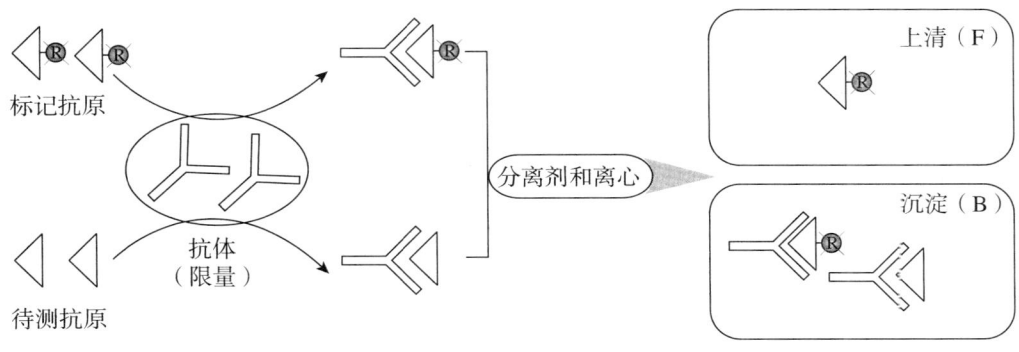

图 16-1 放射免疫分析方法原理

二、抗原-抗体反应

抗原-抗体反应是指在一定条件（温度、时间及酸碱度）下，标准品抗原或待测标本、标记抗原和特异性抗体进行竞争性结合反应。其竞争反应方式分平衡法和非平衡法。

（一）平衡法

将标记抗原、待测抗原同时加入含有特异性抗体的检测体系中，标记抗原和待测抗原同时与特异性抗体发生特异性结合。

（二）非平衡法

先将待测抗原加入含有特异性抗体的检测体系中，优先与特异性抗体结合达到平衡后，再向检测体系中加入标记抗原，使标记抗原与剩余的特异性抗体结合并至平衡（图 16-2）。

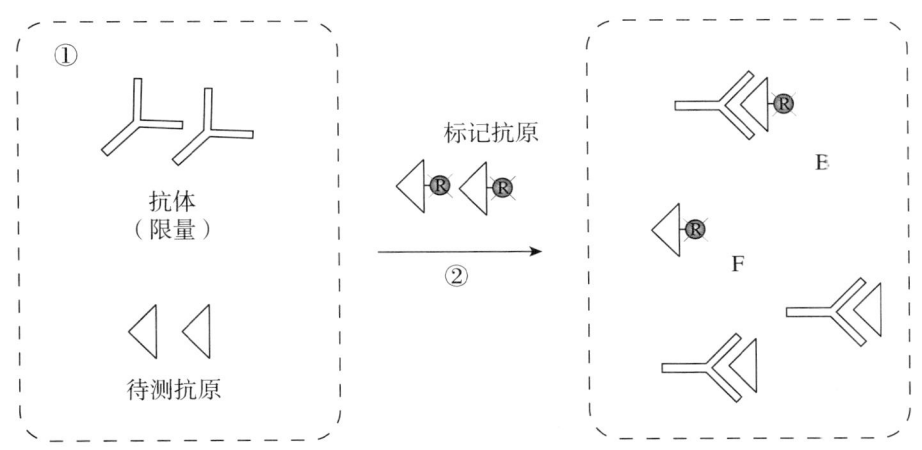

图 16-2 非平衡法竞争反应

三、分离技术

放射免疫分析是在液相环境中进行的竞争性反应，达到平衡后形成的抗原抗体复合物并不发生沉淀。液相中同时存在结合标记物（*AgAb）和游离标记物（*Ag），且均带有放射活性，故需将结合标记物部分（bind，B）和游离标记物部分（free，F）分离，通过测定其中一个组分（一般为结合标记物）获得标准曲线，而其分离效果将直接影响测定结果的准确性和重复性。常用分离方法包括以下三种。

（一）聚乙二醇法

聚乙二醇（PEG）能破坏蛋白质的水化膜，使大分子蛋白质（抗原抗体复合物，*Ag-Ab 和 Ag-Ab）沉淀，而小分子蛋白质（游离标记抗原，*Ag）不发生沉淀。故抗原-抗体反应后，加入聚乙二醇溶液，离心后弃上清，所得沉淀即为免疫复合物（*Ag-Ab 和 Ag-Ab），测定沉淀物放射性强度即代表结合标记物（*Ag-Ab）的含量。聚乙二醇法分离完全，经济方便，但非特异结合率较高，受温度、酸碱度、离子强度等影响较大。

（二）双抗体法

双抗体法是以第二抗体作为分离剂。"第二抗体"是一种抗抗体，即以第一抗体（针对待测抗原的特异性抗体）动物源性免疫球蛋白（IgG）作为免疫原，经免疫动物获得的免疫血清（多克隆抗体）。双抗体法分离原理是以第二抗体特异性结合标记物中的第一抗体形成共沉淀，但其不能与游离的标记抗原结合，离心后的沉淀即为结合标记物。双抗体法分离特异性强、重复性好、非特异结合少，但第二抗体与第一抗体反应时间长，检测成本较高。

（三）双抗体-PEG法

双抗体-PEG法是广泛应用的方法，指分离剂中同时包含聚乙二醇和第二抗体（图16-3）。此方法融合了双抗体法和PEG法的优点，既保持了第二抗体法的特异沉淀作用，又保持了PEG法的快速沉淀作用，同时节省了成本。

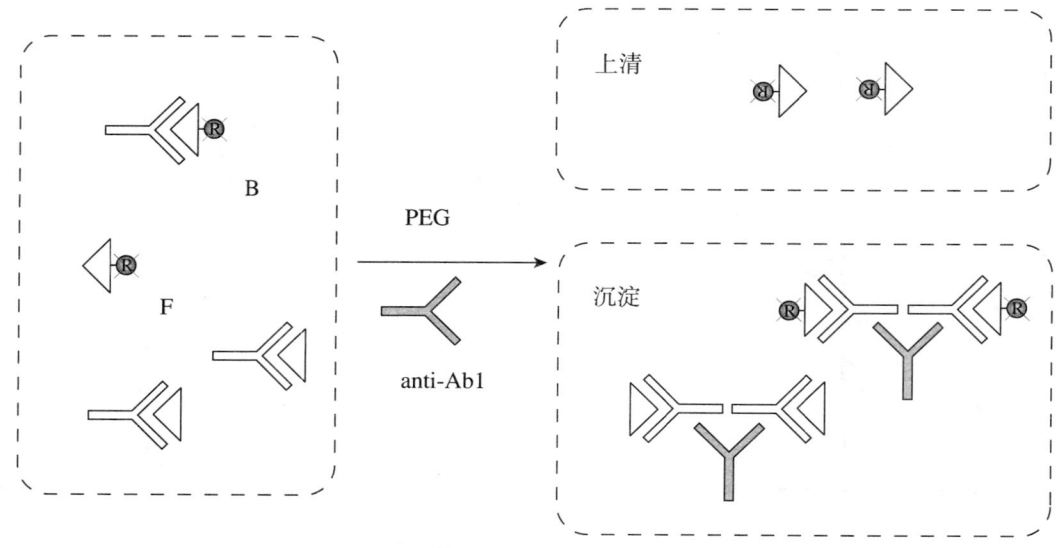

图 16-3　双抗体-聚乙二醇（PEG）法

（四）活性炭吸附法

活性炭可吸附小分子游离抗原或半抗原，而大分子蛋白（抗体和免疫复合物）则留在溶液中。抗原抗体反应后,加入葡聚糖-活性炭颗粒,游离的标记抗原(F)被吸附到颗粒上,离心沉淀,上清液即为标记抗原抗体复合物(B)。活性炭吸附法方法简便、分离迅速、经济方便、安全,适用于小分子抗原或药物的测定。但分离效果和重复性受环境等因素影响,在操作时须严格控制反应条件。

四、放射性测量和数据处理

放射免疫分析需测定结合标记物(沉淀部分)的放射性强度,如采用放射性核素 ^{125}I 作为示踪物,^{125}I 释放 γ 射线,可使用晶体闪烁计数仪进行测量。放射免疫分析可测到的数据包括标记物的总放射强度(T)、标准品(含零标准管)、待测标本的沉淀部分(结合标记物)的放射强度(B)或上清部分(游离标记物)的放射强度(F)。采用标准管抗原浓度和对应的放射性强度绘制标准曲线或建立数学函数关系。以标准品抗原的浓度值为横坐标,以各标准管测量的相应放射计数或用计算参数 [B/(B+F),B/F 或 B/B_0] 为纵坐标,绘制标准曲线,其中 B_0 为不含抗原(零)标准管的测定值。同样,利用测定数据经数据拟合模型软件的数据处理也可获得一个"数学函数",并通过此函数自动计算待测标本中抗原的含量(图16-4)。

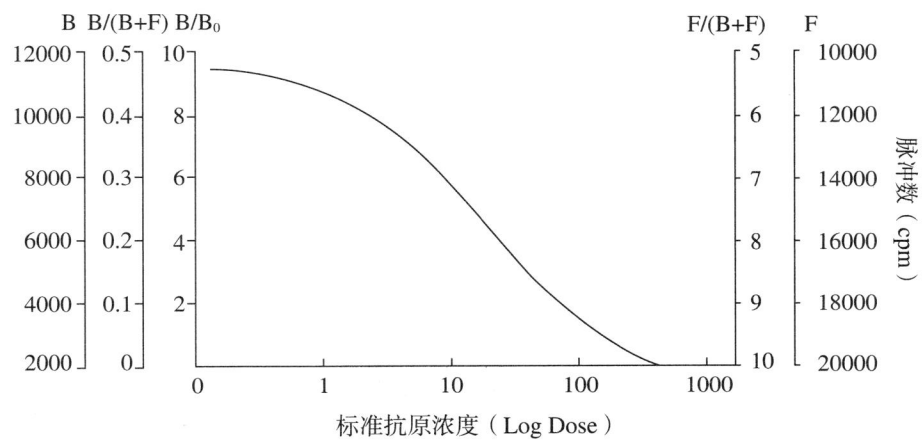

图 16-4 放射免疫分析标准曲线示例

五、评价与应用

放射免疫分析具有灵敏度高、特异性强、精密度高、重复性好、所需样本量少、操作简便的优点,可测定小分子量物质,如各种激素(如甲状腺激素、性激素、胰岛素等)、微量蛋白质、肿瘤标志物(CA125)和药物的测定。

【要点提示】
放射免疫分析以标记抗原为特点,为竞争性免疫分析模式,多用于小分子半抗原(甾体激素)的定量分析。

任务二　免疫放射分析

免疫放射分析（immunoradiometric assay，IRMA）是以放射性核素标记抗体为特征，使待测抗原和过量标记抗体发生非竞争性免疫结合反应，采用固相免疫吸附方式分离结合标记物（B）和游离标记物（F）的技术。

一、分析原理

IRMA 主要有单位点法、双位点法以及双标记抗体法三种类型。单位点法一般用于测定小分子抗原，双位点法用于测定大分子抗原。

（一）单位点法

单位点法只需一个反应位点，用过量的标记抗体与待测抗原进行反应，形成抗原-抗体复合物，平衡后用固相抗原结合反应液中剩余的标记抗体，取上清，测定抗原-标记抗体结合物的放射强度，适用于测定小分子抗原（图16-5）。该方法灵敏性和特异性较差，现已不采用。

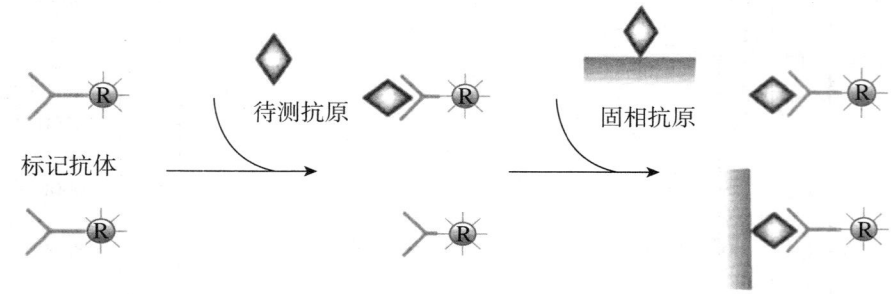

图 16-5　免疫放射分析（单位点法）测定原理

（二）双位点法

双位点法又称双抗体夹心法。该方法共采用两种抗体，其中一种单克隆抗体与固相载体连接，作为固相抗体，保留抗体活性；另一种单克隆抗体标记放射性核素，作为标记抗体。双位点法是使固相抗体与标记抗体结合到待测抗原的两个反应位点上，形成固相抗体-抗原-标记抗体复合物，再去除未结合标记抗体（上清液），测定固相上的放射强度，放射强度与待测抗原的浓度成正比，通过绘制标准曲线即可计算出待测样本中的抗原含量（图16-6）。

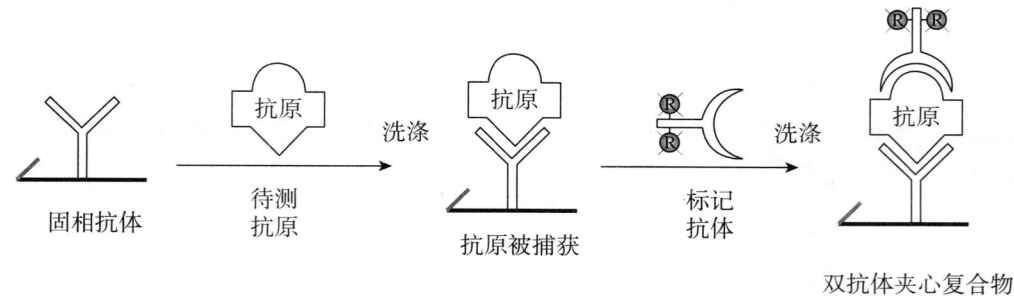

图 16-6　免疫放射分析（双位点法）测定原理

（三）双标记抗体法

双标记抗体法要求待测抗原有 3 个以上抗原决定簇，形成至少 3 个不同结合位点的抗体，其中一个作分离剂，另两个以 ^{125}I 标记，用作分析抗体，最后形成复合物。双标记抗体法的建立进一步提高了 IRMA 的灵敏度。

二、抗原抗体反应

测定时，待测抗原可先与固相抗体结合，形成固相抗体-抗原复合物于固相载体表面，洗涤去除未发生结合的物质，再加标记抗体，并在一定条件下温育，使抗原抗体结合反应达到平衡。

三、分离技术

IRMA 一般采用固相吸附分离法，采用塑料（聚苯乙烯）试管作为固相吸附材料和反应容器，利用聚苯乙烯能够吸附抗体并保留抗体结合抗原的特性，捕获液相中的抗原，结合于固相材料表面形成复合物，而未结合物质存在于液相中，将液体弃掉并洗涤即可分离结合标记物。加入标记抗体，标记抗体与复合物中的抗原结合，形成双抗体夹心复合物，未结合标记抗体分布于液相中，将液体弃掉并洗涤，即可去除体系中的游离标记抗体。固相吸附分离方法具有操作简便、节省时间、无离心步骤的优点。

四、数据处理

免疫放射分析中待测抗原含量与固相材料表面双抗体夹心复合物的总量呈正比函数关系，以标准品溶液反应管（结合标记物部分）放射性计数为纵坐标（Y 轴），标准品抗原浓度为横坐标（X 轴），可绘制正向曲线（图 16-7）。在实际工作中，由于实验系统不同，各种数据处理方法的拟合程度不同，但不论何种方式，均应以获得较好相关系数（绝对值接近 1）为标准。

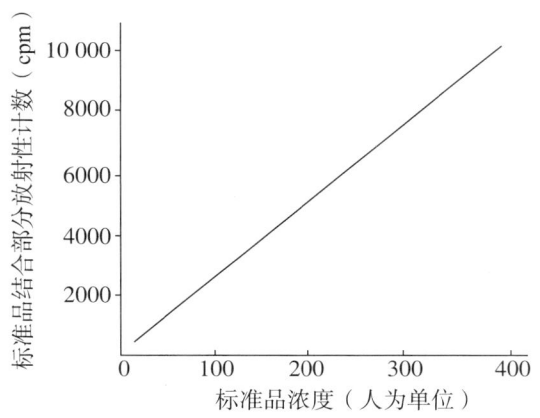

图 16-7　免疫放射分析标准曲线示例

五、评价与应用

IRMA 具有以下优点。

1. **效率高，操作简便。**
2. **灵敏度高** 在过量抗体存在的情况下，能与抗原充分反应，提高灵敏度。
3. **特异性强** 要求待测物必须同时具备两个结合位点，才能形成有效的双抗体夹心复合物，交叉反应小，特异性高。
4. **稳定性好** 标记抗体和固相抗体均过量，不易受外界环境和实验操作影响。

IRMA 的缺点是抗体用量较多，抗体的纯化较难。适用于大分子蛋白质和多肽类激素的检测分析，如肿瘤标志物、胃蛋白酶、血清 TSH、凝血因子、降钙素等。

> 【要点提示】
> 免疫放射分析以标记抗体为特点，为非竞争性免疫分析模式，适用于大分子蛋白质（多肽）定量分析。

知识链接

放射免疫分析与免疫放射分析的异同点

放射免疫分析与免疫放射分析是放射免疫技术中的两个重要类型，其异同点如下表所列。

RIA与IRMA的异同点

	放射免疫分析	免疫放射分析
标记物	标记抗原	标记抗体
抗体用量	限量	过量
反应方式	竞争性结合	非竞争性结合
反应速度	慢	快
反应特异性	较低	高
分离技术	双抗体-PEG法	固相吸附法
数学函数	反比例函数	正比例函数
线性范围	较窄	较宽
应用范围	小分子半抗原	大分子抗原或抗体

（牟　静）

自测题

一、单项选择题

1. 下列有关放射免疫分析的叙述中，错误的是
   A．以放射性核素作为标记物
   B．是一种定量检测技术

C．主要用于抗原检测

D．形成的免疫复合物中的放射强度与待测抗原含量成正比

E．定量分析时需同时作标准管

2．在 RIA 反应系统中，参与反应的有标记抗原、已知抗体和待测抗原，对这三种成分的要求是

A．只需固定标记抗原量

B．待测抗原要先标记

C．标记抗原和已知抗体的量都是固定的

D．只需要固定已知抗体的量

E．三者的量均需固定

3．临床上放射免疫分析最常用的放射性核素是

A．^{125}I B．^{131}I

C．^{3}H D．^{14}C

E．^{51}Gr

4．用 RIA 检测某种激素时，结合物中的放射性强度越大，表明

A．该激素在血清中的含量越高

B．该激素在血清中的含量越低

C．游离的标记激素的浓度越高

D．与激素结合的特异性抗体浓度越高

E．结合的标记激素越少

5．临床上通常不利用放射免疫分析技术检测的是

A．微量蛋白质   B．激素

C．小分子药物   D．肿瘤标记物

E．免疫球蛋白

二、简答题

1．放射免疫分析（RIA）的测定原理是什么？

2．免疫放射分析（IRMA）的测定原理是什么？

项目十七

免疫细胞检测技术

本项目数字资源

学习目标

通过本项目内容的学习,学生应能够:

识记:
1. 说出单个核细胞的概念。
2. 列举淋巴细胞亚群的分离方法。

理解:
1. 说明淋巴细胞及其亚群的数量和功能检测方法及原理。
2. 说明淋巴细胞数量及功能检测的目的和意义。

运用:
1. 学会淋巴细胞及亚群的分离、纯化和功能测定的操作方法。
2. 在淋巴细胞分离、纯化及功能测定的试验操作中形成科学、严重、认真的工作习惯。

案例导入

患者,男,30岁,同性恋史5年。近期体重减轻,全身乏力,食欲下降,伴白念珠菌性口腔炎,持续高热、反复腹泻,几个月后,病情急剧恶化而来院就诊。体格检查:T 39℃,一般状况欠佳,患者面颊、双臂、大腿内侧均有肉瘤,肛门等多处出现疱疹。实验室检查:外周血白细胞$4.0×10^9$/L。X线检查为双侧肺炎,痰中检测到铜绿假单胞菌。3个月后,因全身出现多种难治性机会感染而病危。

问题:
若想了解该患者细胞免疫功能状态如何,可做哪些检查?

免疫细胞是指参与免疫应答或与免疫应答有关的细胞,主要包括淋巴细胞、单核-吞噬细胞、粒细胞、红细胞等。机体的免疫功能状态与体内不同免疫细胞及其亚群的数量和功能密切相关。临床上的很多疾病如免疫缺陷病、自身免疫病及肿瘤等均可出现免疫细胞数量或功能的变化。采用一定的方法和技术对机体的免疫细胞进行分离、纯化以及对其数量和功能进行测定,可以判断机体的免疫应答水平,对患者的病情诊断、疗效观察、预后判断及疾病预防等方面具有重要意义。

任务一 免疫细胞的分离与纯化

免疫细胞的数量及功能检测以体外实验为主。以淋巴细胞为例,需先将其从血液或组织中分离出来。可利用细胞的表面标志、理化性状或细胞功能等方面的不同进行分离。实验时可根据实验目的、需要分离的免疫细胞种类、数量和纯度等要求的不同选择合适的分离方法。尽可能获得高纯度、高获得率和高活性的免疫细胞。

一、白细胞的分离

人外周血中红细胞与白细胞的密度不同(红细胞为1.093,白细胞为1.092),二者的沉降速度不同,因此可以采用沉降法分离外周血中的白细胞。常用的方法有自然沉降法和高分子聚合物沉降法。

(一)自然沉降法

红细胞的密度大于白细胞,因此沉降速度比白细胞快。操作方法:采集抗凝静脉血于试管内,在室温或37℃条件下,将试管垂直静置使细胞自然沉降,30～60 min后观察结果。试管中的血液由下到上分为红细胞层、白细胞层(灰白色层)和血浆层(淡黄色)三层。

(二)高分子聚合物沉降法

某些高分子聚合物如明胶、右旋糖酐等可以使红细胞凝集呈串钱状,使其沉降速度加快,从而更易与白细胞分离。操作方法:采集抗凝静脉血与等量3%明胶或6%右旋糖酐溶液混匀,在室温或37℃条件下,将试管垂直静置,使细胞自然沉降。

二、外周血单个核细胞的分离

外周血单个核细胞(peripheral blood mononuclear cell,PBMC)主要是指外周血中的淋巴细胞和单核细胞,是T细胞、B细胞分离纯化的细胞来源,也是免疫学实验中最常用的细胞群。

外周血中不同血细胞的大小和密度各不相同(表17-1)。利用不同密度的分离液进行密度梯度离心,可使各血细胞按相应的密度梯度分层,达到分离外周血单个核细胞的目的。

常用的分离液有Ficoll分层液和Percoll分层液。其中密度为1.077±0.001的聚蔗糖-泛影葡胺分层液最常用。

表17-1 人外周血中各类血细胞密度

细胞种类	密度
红细胞	1.093
白细胞	1.092
淋巴细胞和单核细胞	1.075～1.090
血小板	1.030～1.035

(一)Ficoll分离法

Ficoll分离法是一种用于分离外周血单个核细胞的单次密度梯度离心的方法,主要利用聚蔗糖-泛影葡胺分层液达到分离的目的。

聚蔗糖-泛影葡胺分层液的主要成分是聚蔗糖,具有高密度、低渗透压和无毒性的特点。但高浓度的聚蔗糖溶液黏性高,容易使细胞发生聚集,故常用的Ficoll分层液中聚蔗糖的浓度为6%,密度为1.020。为增加分层液的密度,常加入不同比例的浓度为34%的泛影葡胺配制成密度合适的分层液。分离人的外周血单个核细胞经常用的分层液密度为1.077 ± 0.001。

操作时将聚蔗糖-泛影葡胺分层液加在试管底层,肝素抗凝静脉血经PBS或Hank's液稀释后,沿管壁轻轻叠加在等量的分层液上面,使两者形成一个清晰的界面。水平离心后,离心管中会出现几个不同层次的液体和细胞区带(图17-1),从而实现PBMC的分离。红细胞和粒细胞密度比分层液大,同时因红细胞遇到Ficoll液凝集成串钱状而沉积在试管最底层。血小板因密度小而悬浮于最上层血浆中。中间层为分层液,单个核细胞与分层液密度相当,故而聚集在此层,呈白膜状。将该层细胞吸出,即为单个核细胞。

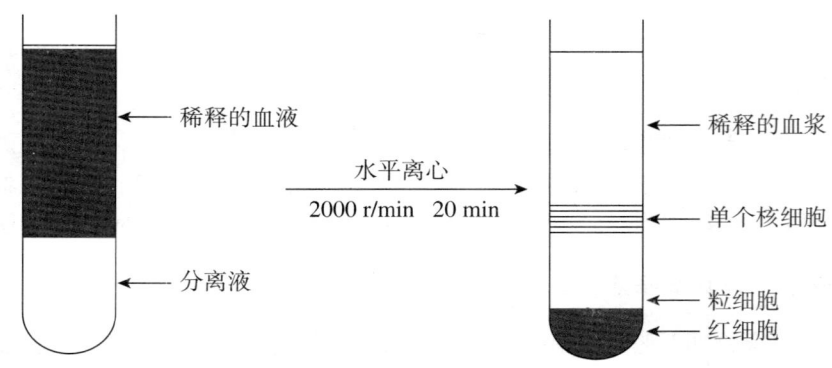

图17-1　Ficoll密度梯度离心法分离单个核细胞示意图

(二)Percoll分离法

Percoll分离法是一种连续密度梯度离心的方法。Percoll分层液是经聚乙烯吡咯烷酮(PVP)处理的大小不一的硅胶颗粒混悬液,对细胞无毒性和刺激性。因Percoll混悬液的硅胶颗粒大小不一,高速离心后会形成一个从管底至液面密度逐渐递减的连续密度梯度层,达到将密度不同的细胞分离纯化的目的。

操作时将待分离的细胞悬液(PBMC悬液或抗凝全血)轻轻叠加在Percoll分层液面上,低速离心(1000 g,20 min),可使密度不同的细胞按相应的密度梯度分布、分层排列,从而分离纯化各类细胞(图17-2)。

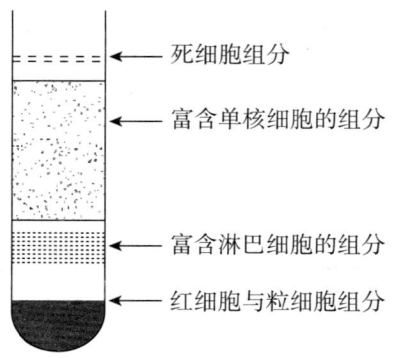

图17-2　Percoll密度梯度离心法分离单个核细胞示意图

三、淋巴细胞的纯化及亚群的分离

通过密度梯度离心法虽然可以获得较高纯度的淋巴细胞悬液，但是还存在部分其他细胞。实验时常因实验目的不同，需要将淋巴细胞悬液继续分离纯化，去除其他细胞，甚至还需利用淋巴细胞表面标志和功能的不同将其分出不同的细胞亚群。

（一）淋巴细胞的纯化

PBMC悬液的主要成分是淋巴细胞（占80%～90%），还含有单核细胞和少量红细胞、粒细胞及血小板等，为了获得高纯度的淋巴细胞，需要进一步的分离纯化。

1. 去除红细胞 利用红细胞在低渗溶液中易肿胀裂解的原理，可用低渗裂解法，在PBMC悬液中加入适量的无菌蒸馏水去除红细胞，之后用等量的1.8%NaCl溶液恢复为等渗溶液，经多次洗涤即可。或可采用氯化铵裂解法，在PBMC悬液中加入适量0.83%氯化铵溶液亦可裂解红细胞。

2. 去除血小板 血小板与淋巴细胞密度相差较大，一般将PBMC悬液离心洗涤2～3次即可去除绝大部分血小板。若因某种疾病造成外周血中血小板异常增多，可采用胎牛血清梯度离心法将其去除。

3. 去除单核细胞 根据单核细胞的理化性质和生理特性，去除方法包括苯丙氨酸甲酯去除法、黏附法、羧基铁吞噬法等。

苯丙氨酸甲酯（PME）具有亲溶酶体性质，在溶酶体内可被水解为氨基酸，使溶酶体渗透压升高而破裂，破裂的溶酶体释放出各种酶类引起自身细胞溶解，去除含溶酶体的细胞（如单核细胞、粒细胞、NK细胞和细胞毒性T细胞等），B细胞和大多数T细胞则不受影响。利用此法，细胞悬液中约99%的单个核细胞为淋巴细胞，活性达95%以上。

（二）淋巴细胞亚群的分离

在不同疾病中，为了研究淋巴细胞中T细胞、B细胞以及NK细胞的生物学特性和功能，常需要进一步分离纯化淋巴细胞亚群。实验中常利用细胞的表面标志和功能等的不同进行分离纯化。可采用的方法有免疫磁珠分离法、E花环沉降法、尼龙棉分离法和流式细胞术分离法等。

免疫磁珠分离法是目前分离淋巴细胞亚群的常用技术。根据磁珠所结合的细胞是否为需要的目的细胞，可分为阳性分离法和阴性分离法。阳性分离法中磁珠结合的细胞就是所需的目的细胞，而阴性分离法中磁珠结合的细胞是不需要的细胞，游离于磁场的细胞才是所需的目的细胞（图17-3）。

免疫磁珠分离法具有操作简便、分离纯度高（可达95%以上）、细胞获得率高（可达90%）、重复性好、可与流式细胞仪联用等优点。

知识链接

免疫磁珠

磁珠是一种固相颗粒，其核心为金属离子，外层均匀包裹高分子材料，既具有磁性，又可结合不同的生物大分子物质。将某种特异性单克隆抗体与磁珠结合形成免疫磁珠（IMB）。

免疫磁珠通过其单克隆抗体可与相应细胞表面表达的抗原分子特异性结合，形成细胞-抗体-磁珠复合物，利用外加磁场可将结合细胞和其他细胞分离。所结合细胞在外加磁场中，因磁珠被吸附而滞留在磁场中，不表达相应抗原分子的细胞不能被免疫磁珠结合，没有磁性，故不在磁场中滞留，以达到分离目的。

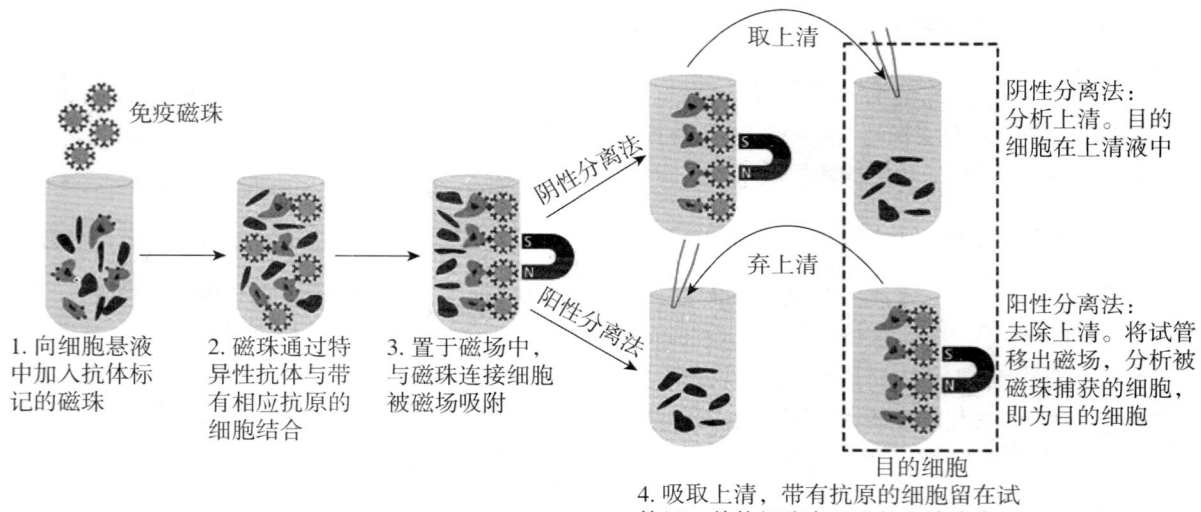

图 17-3 免疫磁珠分离法示意图

四、吞噬细胞的分离

机体内的吞噬细胞可分为大吞噬细胞和小吞噬细胞两种。大吞噬细胞即单核吞噬细胞系统，包括血液中的单核细胞以及组织器官中的巨噬细胞。小吞噬细胞即中性粒细胞。吞噬细胞主要根据其表面标志和生物学特性的不同进行分离。分离各类吞噬细胞以及对其功能进行检测，对了解机体的免疫功能状态具有重要意义。

（一）单核细胞的分离

单核细胞可从 PBMC 中分离得到，分离的方法有 Percoll 密度梯度离心法、黏附法、免疫磁珠分离法和流式细胞术等方法。需要注意的是，黏附法会影响单核细胞的功能甚至损伤单核细胞，故常用于去除单核细胞，而在需要对单核细胞的生物学活性进行检测时不宜用此方法分离单核细胞。

目前较常用的方法是免疫磁珠分离法，利用单核细胞特异性表达 CD14 的特性，用免疫磁珠与 PBMC 悬液反应，达到分离单核细胞的目的。

（二）巨噬细胞的分离

人的巨噬细胞分离采用斑蝥敷贴法，利用中药斑蝥酒精浸液刺激皮肤，引发皮肤出现无菌性炎症导致巨噬细胞渗出。此方法操作简便，可以直接获得较纯的巨噬细胞，不需要做进一步的体外分离，对细胞损伤较少。但对受试者皮肤有一定损伤，有时会引起局部感染，故应用需慎重。

（三）中性粒细胞的分离

可利用外周血中不同血细胞的密度不同（见表 17-1），在溶液中有不同的沉降速度，采用高分子聚合物沉降法达到分离目的。

【要点提示】

重点：不同种类的免疫细胞可利用密度的明显差异进行分离。而淋巴细胞的纯化及其亚群分离因密度差异不明显，故常需利用淋巴细胞表面标志和功能的不同进行纯化。

难点：Ficoll 单次密度梯度离心法及 Percoll 连续密度梯度离心法的原理。

高频考点：不同淋巴细胞的分离方法。

任务二 淋巴细胞数量及功能检测

许多疾病或其他因素会导致体内淋巴细胞数量或功能的变化。通过对淋巴细胞及其亚类的数量和功能测定，可以为疾病的诊断、治疗、疗效评估等提供重要的依据。临床上主要根据不同淋巴细胞的特征性表面标志进行淋巴细胞及其亚类的数量检测。淋巴细胞的功能检测可分为体内试验和体外试验。体内试验主要通过迟发型超敏反应间接反映 T 细胞的功能状态。体外试验包括淋巴细胞增殖试验、细胞毒试验、激活的淋巴细胞分泌细胞因子或抗体能力的测定等。

一、T 细胞数量及功能检测

目前主要通过 T 细胞及其亚群细胞表面标志对其数量进行测定，如 CD3、CD4、CD8 分子等。T 细胞接受抗原刺激后转化为效应 T 细胞发挥细胞免疫效应，因此，还需要对 T 细胞功能进行检测。

（一）T 细胞数量检测

T 细胞及其亚群数量检测可利用荧光免疫技术（间接法）、流式细胞术等方法测定。目前，最为快速和准确的 T 细胞及其亚群的检测方法是流式细胞术荧光标记法，即用抗人 T 细胞表面分化抗原的单克隆抗体进行免疫荧光标记，通过流式细胞仪检测 T 淋巴细胞及其亚群的百分率或绝对计数。

表17-2 外周血T细胞及其亚群平均正常值

T细胞及其亚群	平均参考区间
$CD3^+$ T 细胞	54.5% ~ 74.5%
$CD4^+$ T 细胞	25.5% ~ 51.5%
$CD8^+$ T 细胞	10% ~ 24.4%
$CD4^+$ T 细胞 /$CD8^+$ T 细胞	1.8 ~ 2.2

> **知识链接**
>
> ### E 花环形成试验
>
> 以往免疫学上采用 E 花环形成试验测定 T 细胞的数量。绵羊红细胞（SRBC）表面糖肽能与成熟 T 细胞表面的 CD2（又称作 SRBC 受体或 E 受体）结合，CD2 是一种糖蛋白，相对分子质量为 30～60 kD，表达在所有成熟 T 细胞的表面，是人类 T 细胞所特有的表面标志。将 T 细胞与 SRBC 混合培养，SRBC 便通过 CD2 黏附在 T 细胞表面，形成类似花环的形状。通过花环的形成检查 T 细胞数量的方法，称为 E 花环形成试验。形成的花环数量，即为 T 细胞的数目，从而间接反映机体的细胞免疫功能状态，对于判断疾病的预后，考核药物疗效等都具有非常重要的意义。E 花环形成率正常值为 60%～80%。

（二）T 细胞功能检测

T 细胞受到抗原刺激后转化为效应 T 细胞，效应 T 细胞不同，免疫应答的形式也不同。因此需用相应试验检测其功能状态。

1. T 细胞增殖试验

（1）形态学检查法：在体外条件下，可用丝裂原或抗原刺激 T 细胞，使其发生有丝分裂向淋巴母细胞转化，产生一系列形态变化，如细胞变大、细胞质增多、蛋白质和核酸合成增加、出现空泡、核仁明显、染色质疏松等改变（图17-4，彩图3）。通过计算淋巴母细胞的转化率，可了解机体细胞免疫功能。

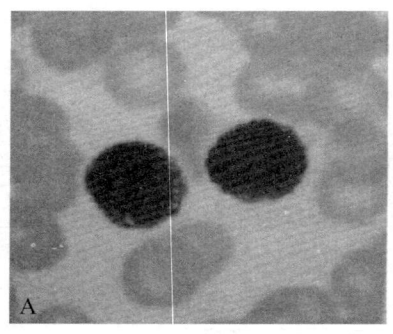 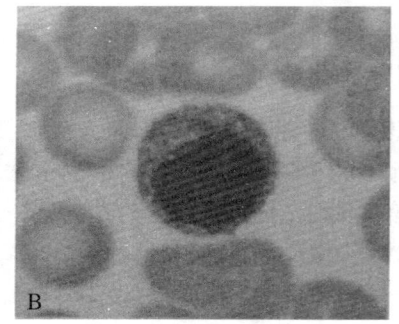

A 未转化细胞　　　　B 淋巴母细胞

图 17-4　淋巴细胞形态转化示意图

检测人的 T 细胞增殖功能最常用的是植物血凝素（PHA）。试验时将外周血单个核细胞与适量的 PHA 混合，在 37℃ 条件下培养 72 h，取培养细胞做涂片染色镜检。根据细胞的形态学变化（表 17-3），分别计数未转化的淋巴细胞、过渡型母细胞和淋巴母细胞，后两种计数到转化细胞总数。每份样本计数 200 个细胞，按公式计算淋巴细胞转化率，可在一定程度上反映细胞免疫功能。一般情况下，正常人的 T 细胞转化率为 60%～80%，小于 50% 可视为降低。

$$淋巴细胞转化率 = \frac{转化的淋巴细胞数}{转化的淋巴细胞数 + 未转化的淋巴细胞数} \times 100\%$$

表17-3 未转化和转化淋巴细胞的形态特征

	转化的淋巴细胞		未转化的淋巴细胞
	淋巴母细胞	过渡型母细胞	
细胞直径	12～20 μm	12～16 μm	6～8 μm
核大小、染色质	增大、松散	增大、松散	不增大、密集
核仁	清晰、1～4	有或无	无
有丝分裂	有或无	无	无
细胞质、染色	增多、嗜碱	增多、嗜碱	极少、天青色
胞质内空泡	有或无	有或无	无
伪足	有或无	有或无	无

(2) MTT 比色法：噻唑蓝溴化四唑（MTT）是一种可溶性黄色染料。细胞增殖发生淋巴母细胞转化时，MTT 会被活细胞摄入胞内并在线粒体脱氢酶还原作用下形成蓝色甲臜颗粒。此颗粒的形成量与细胞增殖程度呈正相关。通过比色法测定其吸光度值，计算刺激指数（SI），可间接反映细胞增殖程度。

淋巴细胞增殖能力检测常用的方法有形态学检查法、放射性核素法和比色法三种。形态学检查法简便易行，不需要特殊仪器设备，但需要肉眼辨别 T 细胞的形态变化，主观因素过强，重复性和准确性较差。放射性核素法客观性强、敏感性高、重复性好，但需要专用设备，且有放射性污染和健康的危害。比色法的敏感性虽不及放射性核素法，但其操作简便、无放射性污染，故应用广泛。

2. T 细胞介导的细胞毒试验　此试验是检测 $CD8^+T$ 细胞的效应细胞即细胞毒性 T 细胞 （CTL）功能的试验。CTL 的细胞毒作用常采用 ^{51}Cr 释放法（图 17-5）进行检测。用放射性同位素 ^{51}Cr 标记靶细胞，与 CTL 放到一起培养。若 CTL 杀伤功能正常，则会杀伤靶细胞，使 ^{51}Cr 从靶细胞内释放出来，用 γ 计数仪测定培养液上清液中的 ^{51}Cr 含量。其含量与 CTL 的细胞毒作用成正比。按公式计算 ^{51}Cr 特异性释放率即可判断 CTL 的细胞毒性强弱。

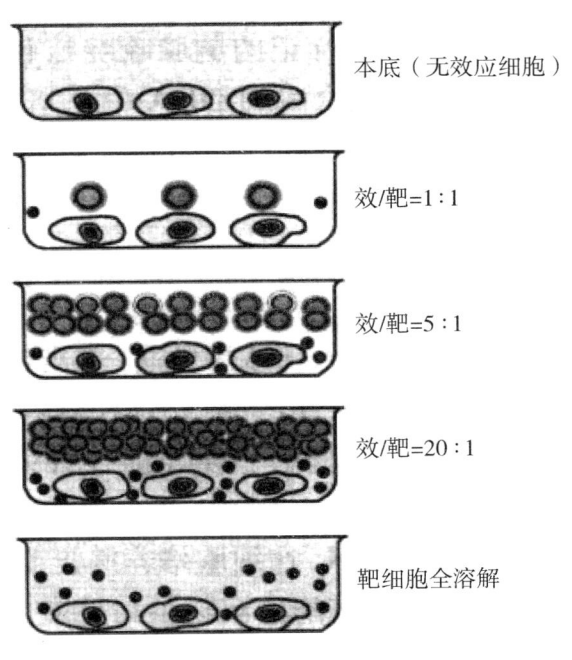

图 17-5　T 细胞介导的细胞毒试验示意图

$$^{51}\text{Cr 特异性释放率} = \frac{\text{试验孔 } cpm \text{ 均值} - \text{自发释放孔 } cpm \text{ 均值}}{\text{最大释放孔 } cpm \text{ 均值} - \text{自发释放孔 } cpm \text{ 均值}} \times 100\%$$

T 细胞介导的细胞毒试验是评价机体细胞免疫功能的一种常见指标，可用于评价机体对寄生菌感染细胞、病毒感染细胞、肿瘤细胞等的杀伤能力，常作为肿瘤患者判断预后和疗效观察的指标之一。

3. 体内试验 正常机体具备对某一特定抗原的细胞免疫后，若用相同的抗原做皮肤试验，可出现迟发型超敏反应。常见的皮肤试验有结核菌素试验和 PHA 皮肤试验。

PHA 皮肤试验是将定量非特异性刺激剂 PHA 注射到受试者前臂皮内，观察局部是否出现以单个核细胞浸润为主的炎性反应。一般在 6～12 h 开始出现红肿硬结，24～48 h 达到高峰，硬结直径大于 15 mm 者为阳性。此试验敏感性高，比较安全可靠，临床上常用于检测机体的细胞免疫功能。

二、B 细胞数量及功能检测

B 细胞数量主要是通过其膜表面的特征性分子进行检测。B 细胞在抗原等的刺激下能分化形成浆细胞，产生高亲和力的抗体，发挥体液免疫功能。由于临床上检测抗体的方法更加方便、成熟，故较少开展 B 细胞分泌抗体功能的检测。

（一）B 细胞数量检测

B 细胞表面有众多膜分子，可通过 B 细胞所特有的膜分子对 B 细胞及其亚群的数量进行测定，如 mIg、CD5、CD19、CD20、CD21、小鼠红细胞受体等。目前多采用直接荧光免疫法、免疫组织化学法等进行检测。

（二）B 细胞功能检测

B 细胞功能的检测方法有 B 细胞增殖试验、酶联免疫斑点试验（ELISPOT）等。

B 细胞增殖试验与 T 细胞增殖试验原理相同，但所用的刺激剂不同。用于刺激 B 细胞增殖的刺激剂有美洲商陆（PWM）、脂多糖（LPS）、葡萄球菌 A 蛋白（SPA）等。常用的方法有形态学检查法、放射性核素法和比色法等。

【课程思政】

酶联免疫斑点试验（ELISPOT）检测方法的创立距今已有近 40 年的历史。早在 1983 年，Sedgwich JD（澳大利亚）和 Czerkinsky CC（瑞典）带领的两个研究小组几乎同时、独立地创立了这项技术。其能够在单细胞水平检测抗体或细胞因子的分泌情况。几十年来，ELISPOT 基本技术并没有重大变化，但是技术进步一直没有停顿，实验材料在不断改进，实验灵敏度与重复性在不断提高，实验应用领域也在不断拓宽，现已广泛应用于免疫学相关的科学研究和临床实践。由此可见，在技术前进的路上要有足够的自主学习能力、勇于探索创新的科学精神和团队协作精神。

三、NK 细胞数量及功能检测

（一）NK 细胞数量检测

NK 细胞数量主要根据膜表面标志进行测定，如 CD3、CD16 和 CD56 等。

(二）NK 细胞功能检测

NK 细胞能非特异性地杀伤某些肿瘤细胞、病毒或细菌感染的细胞。测定时可将肿瘤细胞作为靶细胞和 NK 细胞共同培养，通过肿瘤细胞的存活率间接反映 NK 细胞的杀伤能力。测定人的 NK 细胞功能时，常用 K562 细胞株作为靶细胞。可用于检测的方法有形态学法、酶释法、荧光法、放射性核素释放法及流式细胞术等。

荧光法具有时间短、检测速度快、特异性强等优点。为提高检测的灵敏度，目前多采用时间分辨荧光免疫分析法。将靶细胞用镧系元素铕标记，与靶细胞共同孵育后，离心弃去上清液，检测剩余活的靶细胞上的荧光强度，从而反映 NK 细胞的杀伤能力。

【要点提示】

重点：淋巴细胞的数量主要根据其特征性表面标志进行测定。淋巴细胞的功能测定根据其不同功能设计或选择合适的方法进行。

高频考点：各淋巴细胞功能检测方法。

任务三　吞噬细胞功能检测

吞噬细胞是经典的固有免疫细胞。吞噬细胞的吞噬过程大致分为趋化、吞噬和胞内杀伤三个阶段，故需对这些细胞的不同阶段进行功能的测定。

一、中性粒细胞功能检测

（一）趋化功能检测

中性粒细胞表面具有趋化性受体，可被细胞因子从血液中招募到炎症部位发挥作用。此功能测定包括体内试验法和体外试验法。体外试验法又分为滤膜渗透法（Boyden 小室法）和琼脂糖平板法两种。

琼脂糖平板法测定时将琼脂糖溶液倾倒在玻片上制成琼脂糖凝胶平板（图 17-6），在其上等距离打 3 个孔，孔径 3 mm，孔间距 2~3 mm。左孔加趋化因子，中间孔加白细胞悬液，右孔加对照液。37℃反应 4~8 h 后进行固定和染色。用测微器测定中性粒细胞向左孔的移动距离 A 和向右孔的移动距离 B，计算趋化指数，判断中性粒细胞的趋化功能。趋化指数越大，其趋化功能越强。

$$趋化指数 = \frac{A}{B}$$

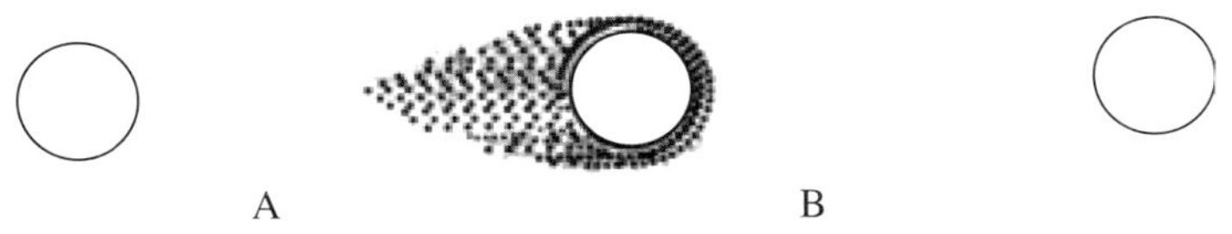

图 17-6　中性粒细胞趋化运动示意图

（二）吞噬功能检测

常用显微镜法测定中性粒细胞的吞噬功能。将白细胞悬液与金黄色葡萄球菌或白念珠菌混合，37℃孵育后涂片、固定和染色。在油镜下观察中性粒细胞对细菌的吞噬情况，一般计数100个细胞中吞噬和未吞噬细菌的中性粒细胞数，并记录吞噬的细菌总数。按公式计算吞噬率和吞噬指数，用以判断其吞噬功能。

$$吞噬率 = \frac{吞噬细菌的中性粒细胞数}{计数的中性粒细胞数} \times 100\%$$

$$吞噬指数 = \frac{吞噬的细菌总数}{吞噬细菌的中性粒细胞数}$$

（三）杀伤功能检测

常用硝基四氮唑蓝（NBT）还原试验进行测定。中性粒细胞在杀菌时，释放大量单体氢，其可被吞噬或渗透到中性粒细胞内的淡黄色NBT接受，NBT被还原成蓝黑色的甲臜颗粒，沉积在胞质中。计数100~200个中性粒细胞中含有甲臜颗粒的中性粒细胞数，计算出百分比，即可反映其杀菌能力。正常参考区间为7%~15%。

二、巨噬细胞功能检测

巨噬细胞具有很强的识别、吞噬和杀伤病原体等抗原性异物的能力。巨噬细胞功能检测常用于实验室的基础研究。

（一）吞噬功能检测

操作时将待检巨噬细胞和鸡红细胞（CRBC）悬液混合，孵育，涂片、染色，在油镜下观察200个巨噬细胞，计算其吞噬率和吞噬指数。

$$吞噬率 = \frac{吞噬CRBC的巨噬细胞数}{计数的巨噬细胞数} \times 100\%$$

$$吞噬指数 = \frac{吞噬的CRBC总数}{吞噬CRBC的巨噬细胞数}$$

（二）巨噬细胞促凝血活性测定

活化的巨噬细胞可产生一种与膜结合的凝血活性因子，可加速血浆的凝固。测定时，用已黏附单层巨噬细胞的试管，向其中加入37℃预温的兔血浆和$CaCl_2$的混合液，置于37℃环境中，观察并记录血浆凝固时间。试验证明，当有抗原性异物刺激巨噬细胞活化后，血浆凝固时间明显缩短。

本法稳定、操作简便，可用于检测不同疾病患者体内巨噬细胞的促凝血活性。

【要点提示】

重点：吞噬细胞的吞噬运动大致分为三个阶段，需对这些细胞的不同阶段分别进行功能的测定。

高频考点：各吞噬细胞的功能检测方法。

（郭　杰）

【任务实施】

实训　外周血单个核细胞的分离及 E 花环形成试验

一、能力目标
1．学会外周血单个核细胞的分离方法。
2．学会 E 花环形成试验的操作方法。
3．能够计算 E 花环形成试验的 E 花环形成率。

二、原理
采用密度梯度离心法分离单个核细胞。血液中人单个核细胞的比重为 1.075～1.090，而红细胞、粒细胞等的比重在 1.092 左右，因此，将血液加在比重为 1.076～1.078 的分离液上，离心后出现分层，最上面为血浆层，界面处有一白色云雾状细胞层即为单个核细胞，而红细胞和粒细胞则沉于管底。人外周血 T 淋巴细胞表面具有绵羊红细胞（SRBC）受体，能够与 SRBC 结合形成花环样细胞团（即 E 花环）。

三、试剂与器材
人静脉血（每毫升血用 20 单位肝素抗凝）、淋巴细胞分离液（比重 1.077±0.001）、Hanks 液、一次性注射器、压脉带、75% 乙醇、肝素抗凝管（绿色试管帽）、圆底小试管、1 ml 或 2 ml 吸管、毛细吸管、水平式离心机、瑞氏染液、95% 乙醇、圆底小试管、1 ml 或 2 ml 吸管、毛细吸管、Alsever 液保存的绵羊血、小牛血清、0.8% 戊二醛、水浴箱、电冰箱、显微镜、离心管、载玻片、盖玻片、吸管、吸球、注射器。

四、步骤
1．无菌操作，取人静脉血 2 ml 注入临床用肝素抗凝管中，再加等量 Hanks 液将血液稀释。

2．加淋巴细胞分离液 2 ml 于圆底试管中（用吸管直接伸入试管底加入，以防分离液黏附于试管内壁上）。

3．用毛细吸管将此抗凝稀释的血液沿管壁徐徐加入分离液试管中，使稀释的血液与分离液形成一个界面，两者不能混合。

4．室温（20℃）下放入水平离心机中，2000 r/min 离心 20 min。

5．取出试管，此时可见试管内已分层，观察并拍照记录（见图 17-1）。

6．小心吸取白色云雾状细胞层即单个核细胞，用 4 倍 Hank's 液洗 2 次，每次 1000 r/min 离心 10 min。弃去上清液，留下沉淀细胞约 0.2 ml。

7．配制 0.1%SRBC 悬液　Alsever 液保存的绵羊血，用 5～10 倍量生理盐水洗 3 次。第 3 次 2500 r/min 离心 10 min，弃上清液，用生理盐水配成 0.1%SRBC 悬液 2 ml。

8．E 花环形成试验

（1）取 0.1%SRBC 悬液 0.2 ml 和小牛血清 0.1 ml 加入上述淋巴细胞沉淀管中混匀（SRBC 与淋巴细胞混合之比为 10：1～20：1），置 37℃水浴 5 min。

（2）取出，1000 r/min 离心 10 min。

（3）沿管壁加入 0.8% 戊二醛 0.2 ml，置 4℃ 20 min。

（4）弃上清，留约 0.2 ml，轻轻吹吸混匀沉淀细胞。

（5）染色。

1）湿片法：取 1 滴细胞悬液滴加于载玻片上，加入少许瑞氏染液染色，加盖玻片后，高倍镜下观察。

2）干片法：取细胞悬液涂片，自然干燥，用瑞氏染液染 10 min，水洗，干燥后，高倍镜或油镜下观察。

五、结果判断

1．外周血单个核细胞的分离结果观察并绘图。

2．E 花环形成试验结果观察及计算　淋巴细胞呈蓝紫色或淡蓝色，SRBC 不着色，凡结合 3 个 SRBC 或以上者为 E 花环形成细胞（图 17-7）。计数 200 个淋巴细胞，计算 E 花环形成率（%）。正常值：60% ~ 80%。

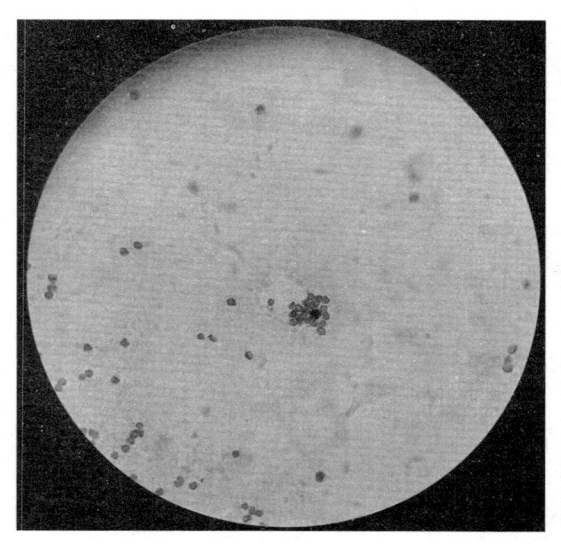

图 17-7　E 花环

E 花环形成率 = 花环形成细胞总数 / 计数的淋巴细胞数 ×100%

六、注意事项

1．SRBC 与淋巴细胞混合后离心速度不能过快。

2．绵羊红细胞保存时间以 1 周内最好，超过 2 周则与淋巴细胞结合力下降，超过 5 ~ 6 周则不能再用。

3．E 花环形成试验中以 10∶1 ~ 20∶1 为宜。淋巴细胞离体后不能超过 6 h，否则会影响花环形成率。

4．计数前将沉淀细胞重悬时，使细胞团块松散均匀即可，不可强力吹打，以免 SRBC 从淋巴细胞上脱落。

（郑　峰）

自测题

一、名词解释

外周血单个核细胞

二、单项选择题

1. 具有黏附于玻璃、塑料表面特性的细胞是
   A．巨噬细胞
   B．肥大细胞
   C．中性粒细胞
   D．NK 细胞
   E．红细胞

2. 评价 B 细胞功能的试验是
   A．T 淋巴细胞转化
   B．血清中免疫球蛋白检测
   C．迟发型超敏反应皮肤试验
   D．移动抑制试验
   E．CD3 检测

3. 应用 Ficoll 分离液分离外周血单个核细胞，所用的密度范围是
   A．1.092 左右
   B．1.075 ~ 1.090
   C．1.065 ~ 1.072
   D．1.035 ~ 1.065
   E．1.030 ~ 1.035

4. 用于测定人 NK 细胞活性的靶细胞通常为
   A．YAC 细胞株
   B．B-9 细胞株
   C．B9-11 细胞株
   D．K562 细胞株
   E．KYM-1D4 细胞株

5. 以下试验中既能检测抗体分泌细胞，又可检测抗体分泌量的方法是
   A．反向溶血空斑试验
   B．酶联免疫斑点试验
   C．LDH 释放试验
   D．免疫电泳
   E．流式细胞仪法

三、简答题

1. 淋巴细胞亚群的分离方法有哪些？
2. T 细胞功能检测方法有哪些？

项目十八

聚合酶链反应技术

学习目标

通过本项目内容的学习，学生应能够：

识记：
1. 说出聚合酶链反应技术的原理、反应特点。
2. 简述实时荧光定量 PCR 的原理、定量方法。

理解：
1. 解释聚合酶链反应体系与反应条件。
2. 熟练区分免疫 PCR 的类型。
3. 概括聚合酶链反应技术的应用。

运用：
利用实时荧光定量 PCR 检测临床病原微生物。

案例导入

患者，男性，52 岁，肝癌晚期。查乙肝六项结果：HBeAg（+），HBcAg（+），其余均为阴性。实时荧光定量 PCR 检测 HBV-DNA 结果：1.48×10^5 IU/ml（正常值 < 30 IU/ml）。

问题：
1. 如何利用免疫学手段检测 HBV-DNA？
2. 患者乙肝表面抗原阴性，HBV-DNA 升高，该如何解释？

聚合酶链反应（polymerase chain reaction，PCR）技术始于 20 世纪 70 年代早期，由 Khorana 及其同事最先提出，是现代分子生物学中最具革命性的发明之一。自 1985 年建立以来，已广泛应用于医学临床诊断、生物学基础研究、食品卫生检验及刑事侦查等领域，如疾病检测、临床应用、商品检疫、法医鉴定、新药品的开发等。

知识链接

PCR 之父——凯利·穆利斯

1983 年，凯利·穆利斯（Kary Banks Mullis）在蜿蜒的乡间公路上开着车，此时一个念头出现在他的脑海中——在扩增 DNA 片段时，如果同时添加两条引物，分别扩增正义链和反义链，那么只要引物足够，岂不是可以无限循环地扩增下去！于是，他马上靠边停车，开始演算，证明了其具有可行性。后来，他在实验室进行了验证，经过多次失败后，终于在 1984 年成功地扩增出一个 110 bp 的人源蛋白基因片段，由此发明了 PCR 技术。

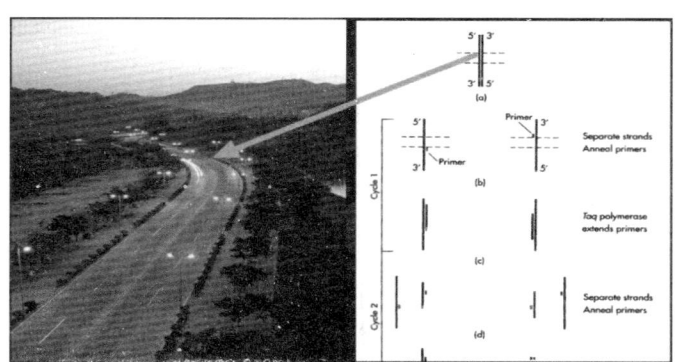

Mullis

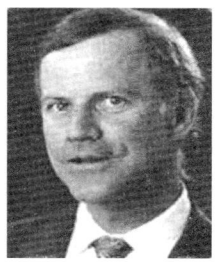

Kary Banks Mullis

任务一　聚合酶链反应的原理和步骤

一、聚合酶链反应的原理

DNA 的复制是生命活动最基本的过程之一，聚合酶链反应是模拟生物体内 DNA 的复制过程，在体外（试管内）通过酶促反应合成特异 DNA 片段的方法。

二、聚合酶链反应的步骤

聚合酶链反应的过程与细胞内 DNA 的复制相似，由变性、退火和延伸三个步骤构成。

1．变性　待扩增的靶 DNA 片段在高于其熔点温度（Tm）的条件下（94～95℃），DNA 双螺旋结构中的氢键断裂而解螺旋，形成两条单链分子，这两条单链分子即为扩增反应的模板。

2．退火　将温度降低至寡核苷酸引物的熔点温度以下（40～70℃），则引物与互补的单链 DNA 模板互补结合，形成杂交链。

3．延伸　将温度升至 72℃，根据碱基互补配对的原则，dNTP 按照模板链的序列加至引物的 3′ 端，在 DNA 聚合酶存在的条件下，杂交链不断延伸，形成新的 DNA 双链。变性、退火和延伸构成 PCR 的一个循环，每一个循环完成后，1 个分子的模板双链 DNA 被复制为 2

个分子。每个循环所产生的 DNA 片段又成为下一个循环的模板。每一次循环都将靶 DNA 的拷贝数扩增一倍，PCR 产物以 2^n 的指数形式增长（n 为循环次数）。理论上，当扩增效率为 100% 时，一个分子的模板经过 30 次循环的扩增，可得 20^{30}（约 10^9）个拷贝产物（图 18-1）。

【要点提示】
重点：PCR 的步骤。
高频考点：PCR 的步骤。

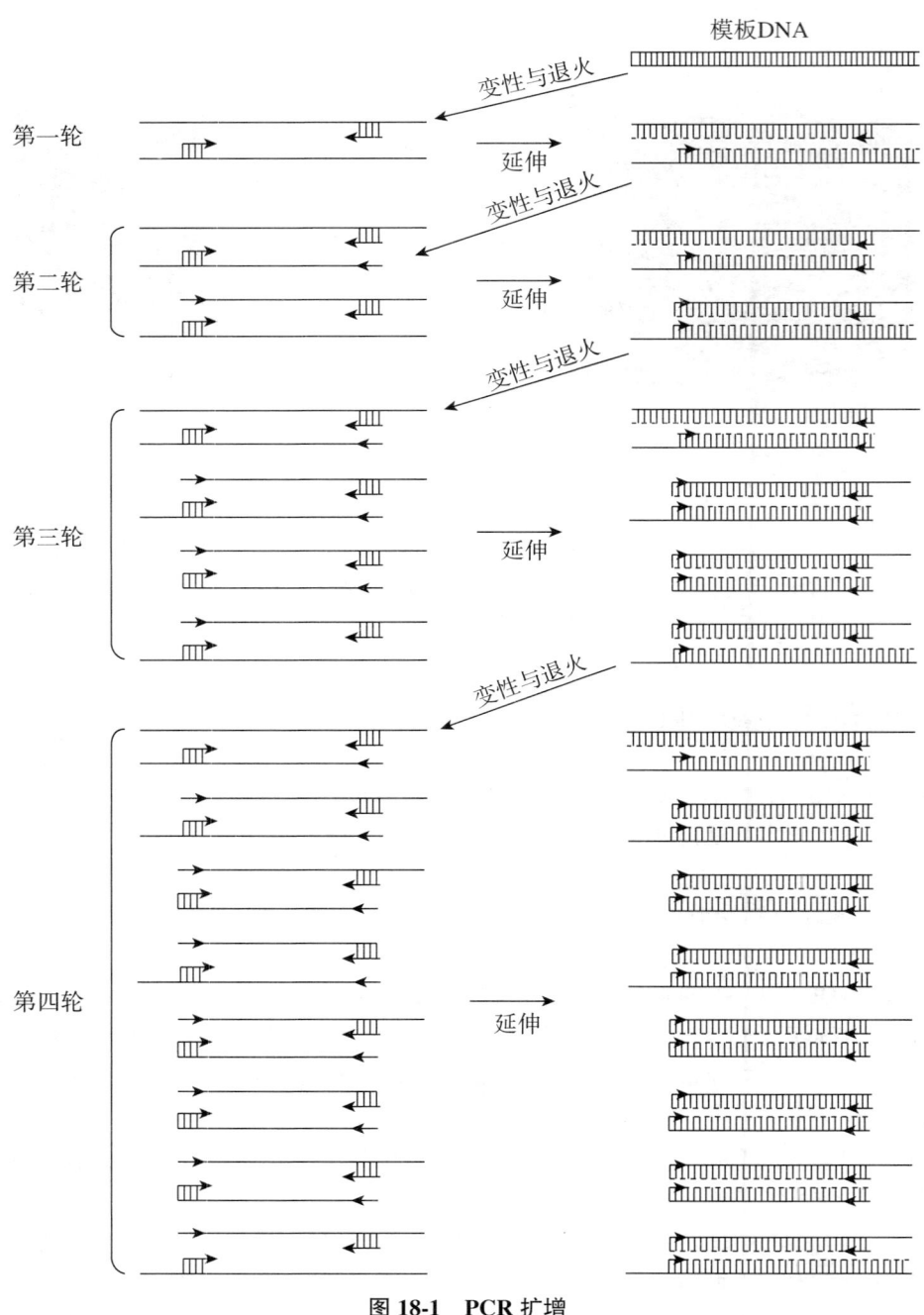

图 18-1　PCR 扩增

任务二　聚合酶链反应技术的标准反应体系

聚合酶链反应需要在一定的条件下才能完成，只有当这些条件协调作用时才能达到很好的效果。PCR 反应体系主要包括模板、引物、dNTP、DNA 聚合酶和缓冲液等成分（图 18-2）。

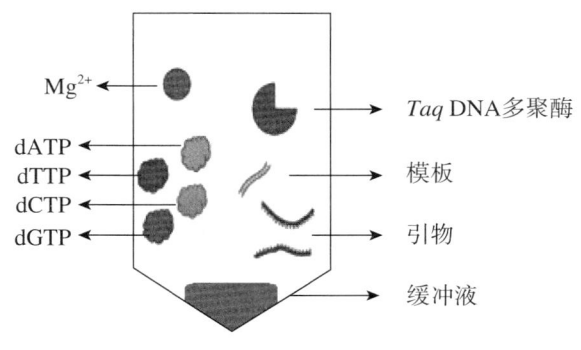

图 18-2　PCR 反应体系

一、模板

模板为要复制的核酸片段（靶核酸），其来源可以是基因组 DNA、RNA、质粒 DNA 或线粒体 DNA 等。如果模板是 RNA，需要先逆转录成 cDNA，然后以 cDNA 作为扩增的模板。模板 DNA 的纯度、结构和数量是影响 PCR 的重要因素。RNA 污染严重会造成 RNA 与模板 DNA 或引物杂交，使特异性扩增产物减少，而非特异性扩增产物增多；蛋白质或其他杂质的存在也会影响扩增效果。模板含有较高"G+C"或形成二级结构将不利于扩增。临床常规 PCR 的模板 DNA 量一般仅需 50～100 ng/100 μl 体系，实时荧光定量 PCR 则可降低至 50 ng 以下，经过纯化的 DNA 模板用量更少。反应体系中较低量的模板有利于提高扩增产量和减少非特异性扩增。

二、引物

引物为化学合成的两条寡核苷酸片段，决定 PCR 产物的特异性。引物的设计是获得良好扩增反应的先决条件和重要步骤。引物长度以 18～30 bp 为宜，常用 20 bp 左右。引物扩增片段在普通 PCR 以 200～500 bp 为宜，而实时荧光 PCR 则为 50～150 bp，"G+C"含量以 40%～60% 为宜。引物内部应避免出现二级结构及两条引物间互补。

三、脱氧核苷三磷酸

脱氧核苷三磷酸（dNTPs）为 dATP、dCTP、dGTP 和 dTTP 4 种脱氧核苷三磷酸的混合物。反应体系中 4 种核苷酸的浓度必须一致，以免增加反应错配率。

反应体系中 dNTPs 的浓度一般为 20～200 μmol/L。浓度过高可使非特异性扩增增加，降低 dNTPs 浓度可提高反应特异性。当每种 dNTP 各为 20 μmol/L 时，理论上推算可扩增出 2.6 μg 长度为 400 bp 的 DNA 片段。

四、DNA 聚合酶

目前最常用的 DNA 聚合酶为 Taq DNA 聚合酶，这是一种耐热 DNA 聚合酶，最初是从一种生活在美国黄石公园水温 80～90℃ 泉水中的水生嗜热菌（thermus aquaticus）中分离出来的，故被命名为 Taq 酶。此酶具有很高的热稳定性，它的发现是实现 PCR 自动化的关键。

Taq DNA 聚合酶活性有明显的温度依赖性，最适温度为 75～80℃，此时，每个酶分子的延伸速度达 150 nt/s，70℃ 时其延伸速度 > 60 nt/s，55℃ 时其延伸速度为 24 nt/s。温度过低（22℃ 以下）时，酶活性明显降低；温度过高（90℃ 以上）时，酶易变性失活。PCR 缓冲液中的 Taq DNA 聚合酶半衰期在 95℃ 和 97.5℃ 时分别为 40～50 min 和 9 min。

50～100 μl 的 PCR 扩增体系一般需 1～2.5 U 的 Taq DNA 聚合酶，酶量过多不仅会造成浪费，还会使非特异性扩增增加。

Taq DNA 聚合酶的催化作用是在模板指导下，以 dNTPs 为原料，在引物的 3'-OH 末端与脱氧单核苷酸形成 3', 5'- 磷酸二酯键，使 DNA 链沿 5'-3' 方向延伸。Taq DNA 聚合酶缺乏 3'→5' 核酸外切酶活性，因此无校正功能，在复制新链的过程中会发生碱基错配，使 PCR 产物的序列发生错误。错配碱基的数量与退火温度、Mg^{2+} 浓度和循环次数有关。一般认为，Taq DNA 聚合酶在每一次循环中产生的移码突变率为 1/30 000，碱基替换率为 1/8000。因此，扩增的 DNA 片段越长，碱基错配率就越高。用较低浓度的 dNTPs（每种 20 μmol/L）、1.5 μmol/L 的 Mg^{2+} 浓度和高于 55℃ 的退火温度，可降低 Taq DNA 聚合酶碱基错配的发生率。

其他常用的耐热 DNA 聚合酶有 Pwo DNA 聚合酶、Pfu DNA 聚合酶、Vent DNA 聚合酶等。这些酶与 Taq DNA 聚合酶相比，不仅具有较高的热稳定性，还具有 3'→5' 核酸外切酶活性，能在新链延长的过程中将错配的碱基从其 3' 端水解下来，使 PCR 的碱基错配率降低 2～10 倍，用于高保真 PCR 等。

五、缓冲液

为 PCR 提供最适反应条件。氯化钾（20～100 mmol/L）、硫酸铵（13～30 mmol/L）或其他一价阳离子是缓冲液的重要成分。这些盐离子影响 DNA 变性和退火温度以及酶活性。二价阳离子镁离子（Mg^{2+}）对退火温度也有影响，并且是 Taq DNA 聚合酶不可或缺的辅助因子，对于稳定核苷酸和扩增体系、提高 Taq DNA 聚合酶的活性十分重要。Mg^{2+} 浓度过低可使酶活力降低，浓度过高又使酶催化非特异性扩增，因此 Mg^{2+} 浓度在 PCR 扩增反应中是一个至关重要的因素。因为反应体系中的其他成分会影响 Mg^{2+} 的浓度，如反应体系中 dNTPs、引物和模板 DNA 等分子中的磷酸基团均可与 Mg^{2+} 结合而降低游离 Mg^{2+} 的浓度，反应体系中的螯合剂（如 EDTA，可抑制 DNA 酶活性）也会与部分游离 Mg^{2+} 结合使其浓度减低。因此，扩增体系中游离 Mg^{2+} 浓度难以确定，只能通过优化 PCR 扩增条件寻找 Mg^{2+} 的最佳反应浓度。

同其他生物化学反应一样，PCR 扩增体系的 pH 值应保持稳定，并与酶促反应所需的最适 pH 值一致。一般用 10～50 mmol/L Tris-HCl 将 Taq DNA 聚合酶缓冲液的 pH 值调整在 8.3～8.8 之间。在扩增过程中，当温度升至 72℃ 时，反应体系的 pH 值保持在 7.2 左右，从而使 Taq DNA 聚合酶具有较高的催化活性。

缓冲液中还可加入小牛血清白蛋白（100 μg/L）或明胶（0.1 g/L）或吐温 20（0.5～1.0 g/L）或二硫基苏糖醇（5 mmol/L）等，以保护酶的活性。

【要点提示】
重点：PCR 反应体系的成分。
难点：DNA 聚合酶。

任务三 聚合酶链反应的特点

聚合酶链反应的广泛应用，取决于其以下诸多特点。

一、特异性强

PCR 反应的特异性决定因素：①引物与模板 DNA 特异性结合；②碱基配对原则；③ Taq DNA 聚合酶合成反应的忠实性；④靶基因的特异性与保守性。其中引物与模板的正确结合是关键。引物与模板的结合及引物链的延伸是遵循碱基配对原则的。聚合酶合成反应的忠实性及 Taq DNA 聚合酶的耐高温性，使反应中模板与引物的结合（复性）可以在较高的温度下进行，结合的特异性大大增加，被扩增的靶基因片段也就能保持很高的正确度；同时通过选择特异性和保守性高的靶基因区，其特异性程度就更高。

二、灵敏度高

PCR 产物的生成量是以指数方式增加的，能将皮克量级的起始待测模板扩增到微克水平。能从 100 万个细胞中检出 1 个靶细胞；在病毒的检测中，PCR 的灵敏度可达 3 个 PFU（空斑形成单位）；在细菌学中最小检出率为 3 个细菌。

三、简便、快速

PCR 反应用耐高温的 Taq DNA 聚合酶，一次性地将反应液加好后，即在 DNA 扩增液和水浴锅上进行变性 - 退火 - 延伸反应，一般在 2~4 h 完成扩增反应。扩增产物一般用电泳分析，不一定要用同位素，无放射性污染，易推广。在临床检验和特定的科研中，实时荧光定量 PCR 的应用，大大简化了 PCR 的操作流程。

四、对标本的纯度要求低

不需要分离病毒或细菌及培养细胞，DNA 粗制品及总 RNA 均可作为扩增模板。可直接用临床标本如血液、体腔液、洗漱液、毛发、细胞、活组织等粗制的 DNA 扩增检测。

【要点提示】
重点：PCR 反应具有特异性强、敏感性高、简便、快速、对标本的纯度要求低、易自动化等特点。

任务四 聚合酶链反应的类型及应用

随着 PCR 技术在临床和科研领域的广泛应用，为适用不同的检验目的，已经发展出多种以 PCR 为基础的相关技术。

一、实时荧光定量聚合酶链反应

实时荧光定量聚合酶链反应（Real-Time PCR）技术是在 PCR 反应体系中加入荧光基团，利用荧光信号随着 PCR 反应的积累来实时、定量监控 PCR 反应的进程，并通过分析软件对 PCR 的反应进行检测分析的技术。因其具有全封闭单管扩增、简便快速、重复性好、无扩增后处理步骤，可显著减少扩增产物污染，且易于自动化的特点，非常适合于核酸分子的临床检测。

（一）原理

实时 PCR 是检测 PCR 扩增周期每个时间点上扩增产物的量，通常是检测每个循环结束后的产物量，从而实现 PCR 扩增的动力学监测。使用实时荧光 PCR 仪实时检测荧光信号，根据荧光信号与扩增循环数之间的关系，扩增仪软件系统可自动计算得到如图 18-3 的实时扩增曲线。图中基线是指荧光信号积累但低于仪器的测定限之下的 PCR 循环。阈值是计算机根据基线的变化任意选择，是指 3~15 个循环之间的基线荧光信号均值标准差的 10 倍。高于阈值的荧光信号被认为是真实信号，用于定义样本阈值循环数（Ct）。Ct 是指荧光强度大于最小检测水平（即荧光阈值）时的 PCR 循环数。它是实时 PCR 的基本参数，也是获得准确且重现性好的数据基础。起始模板量越多，荧光信号在统计学上显著高于背景信号所需的 PCR 循环数越少；反之则越多。Ct 值总是出现于 PCR 循环早期。当 PCR 反应成分成为 PCR 的限制性因素时，靶序列扩增速率降低，直到 PCR 反应不再以指数速度扩增模板，进而很少或不产生模板。在指数扩增期，反应成分不会成为限制性因素，因此，扩增相同拷贝数时，Ct 值具有很好的重现性。

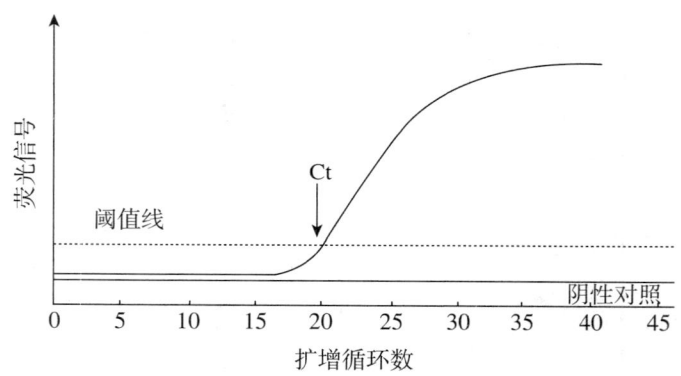

图 18-3　实时荧光定量 PCR 扩增曲线

（二）荧光标记技术

1. Taq Man 荧光探针　PCR 扩增时在加入一对引物的同时还加入一个特异性的荧光探针，该探针为一寡核苷酸，两端分别标记一个报告荧光基团和一个淬灭荧光基团。探针完整时，报告基团发射的荧光信号被淬灭基团吸收；PCR 扩增时，Taq 酶的 $5' \rightarrow 3'$ 外切酶活性将探针酶切降解，使报告荧光基团和淬灭荧光基团分离，从而使荧光监测系统可接收到荧光信号，即每扩增一条 DNA 链，就有一个荧光分子形成，实现了荧光信号的累积与 PCR 产物形成完全同步（图 18-4）。

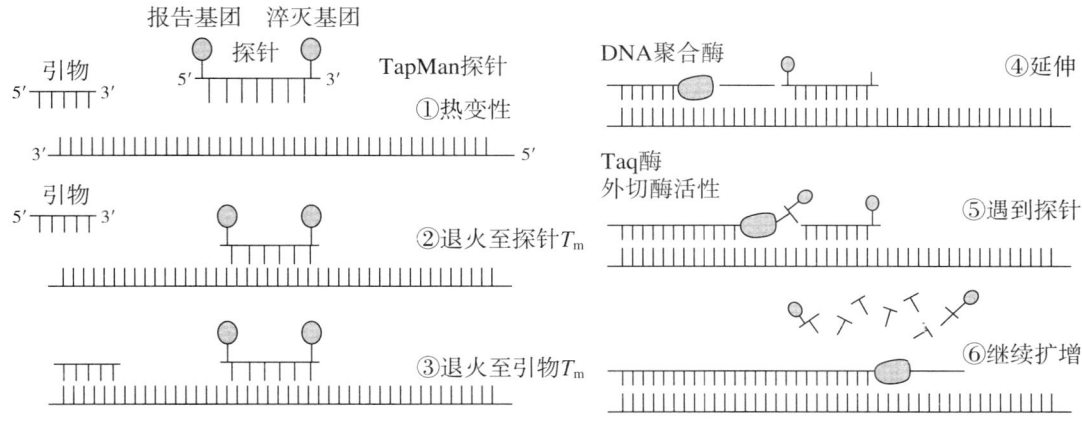

图 18-4 Taq Man 荧光探针

2. SYBR 荧光染料　SYBR 荧光染料（SYBR Green Ⅰ）可结合到双链 DNA 的小沟中，与双链 DNA 结合后才发出荧光，而不结合 SYBR 染料分子的 DNA 不会发射荧光信号。因此，通过荧光强度的变化，可探测产物增长的数量。该荧光染料的最大吸收波长为 497 nm，最大发射波长约为 520 nm。SYBR 荧光染料在核酸的实时检测方面有很多优点，如通用性好、灵敏度很高、价格相对较低。但由于对 DNA 模板没有选择性，因此特异性不强，不如 Taq Man 探针。要想得到比较好的定量结果，对 PCR 引物设计的特异性和 PCR 反应的质量要求比较高。

3. 分子信标　发夹型杂交探针也是加入了荧光基团和淬灭基团的探针。但在结构上是环状的寡核苷酸探针，由茎部和环部组成，其中茎由互补配对的序列组成，环与目的序列完全配对。探针分子的两端分别标记荧光报告基团和荧光淬灭基团，在无靶序列的情况下，探针始终是环状，报告基团的荧光被淬灭基团淬灭，检测不到荧光信号。当探针与序列结合后，荧光基团和淬灭基团分开，从而产生荧光，荧光信号的强弱代表了靶序列的多少。

二、免疫聚合酶链反应

免疫聚合酶链反应（IM-PCR）是将抗原抗体反应的特异性与体外扩增 DNA 的技术相结合，用于检测生物样品中含量极少的蛋白质，如细胞因子、微量抗原等的方法。首先由 Sahot 等用重组的链霉亲和素和 A 蛋白的嵌合体，将免疫法和 PCR 结合在一起而形成。其基本原理与酶联免疫固相检测法一样，只是标记物质为一段特定的 DNA，并且通过 PCR 扩增进行检测。因此，该法要比 ELISA 敏感 10 万倍，敏感性可达几百个待检分子。按反应中所用抗体的方式不同可分为两种。

1. 直接 IM-PCR 法　将所测抗原吸附在固相载体上，使特异性单抗与之反应，然后用生物素化的多抗通过亲和素与生物素化 DNA（标记分子）相连接，再用适宜的引物将后者进行 PCR。

2. 间接 IM-PCR 法（双抗体夹心法）　此法用于难以直接吸附于固相载体的抗原检测。将与被检物对应的 McAb 先吸附在固相载体上，然后使被检抗原与之反应。再用生物素化的特异性多抗结合此抗原，通过亲和素再与生物素化 DNA 相连接，然后以适当的引物对 DNA 指示分子进行 PCR 扩增。由于此法是以扩增的 DNA 量来反映待检抗原的量，所以要用不同浓度的标准抗原同时进行 PCR，以获得标准抗原（根据生成 DNA 量计算）的剂量反应曲线，然后从标准曲线上读取待检抗原量。

PCR扩增产物的测定，一般是用2%琼脂糖凝胶进行电泳，然后按DNA合成时所掺入的同位素脱氧核糖核苷酸的放射性，或者按DNA被溴化乙锭（EB）染色的程度来判定。Mantero等发展了DNA的酶免疫分析法（DEIT）。此法是用一个吸附亲和素的固相载体，去结合带有生物素的特异性寡核苷酸探针，于是可将所得的变性PCR产物与之杂交。再用一种能区别单链和双链DNA的单克隆抗体，使其与双链DNA发生反应。然后用酶标羊（或兔）抗鼠IgG抗体及相应底物进行显色。使用这一方法，可检测出单个抗原分子。材料与试剂包括：①所测物的单克隆抗体（鼠）；②所测物的多克隆抗体（兔）；③生物素化羊抗鼠IgG；④生物素化羊抗兔IgG；⑤生物素化dUTP；⑥Klenow聚合酶；⑦PCR反应液；⑧引物（自行设计）；⑨生物素化DNA标记分子。

三、聚合酶链反应的应用

1．核酸定量分析 对感染性疾病进行定量定性分析，是对病原微生物或病毒含量的检测，比如近期流行的甲型H1N1流感，转基因动植物基因拷贝数的检测，RNAi基因失活率的检测等。

2．产前诊断 人们对遗传性物质改变引起的遗传性疾病还无法治疗，到目前为止，只能通过产前监测，减少病婴出生，以防止各类遗传性疾病的发生。例如为减少X连锁遗传病患儿的出生，从孕妇的外周血中分离胎儿DNA，用实时荧光定量PCR检测其Y性别决定区基因，这是一种无创方法，易为孕妇所接受。

> **知识链接**
>
> 人类基因组计划由美国科学家于1985年率先提出，于1990年正式启动，是人类历史上第一次由美国、英国、法国、德国、日本和中国多个国家共同参与的国际性科研合作项目。截至2003年4月14日，人类基因组计划的测序工作已经完成，该计划历时约13年，耗资达30亿美元。中国于1999年9月承担其中1%的任务，即人类3号染色体短臂上约3000万个碱基对的测序任务。

3．病原体检测 采用荧光定量PCR检测技术可以对淋球菌、沙眼衣原体、解脲支原体、人类乳头瘤病毒、单纯疱疹病毒、人类免疫缺陷病毒、肝炎病毒、流感病毒、结核分枝杆菌、EB病毒和巨细胞病毒等病原体进行定量测定。与传统的检测方法相比，具有灵敏度高、取样少、快速简便等优点。

4．药物疗效考核 对乙型肝炎病毒（HBV）、丙型肝炎病毒（HCV）定量分析显示病毒量与某些药物的疗效关系。HCV高水平表达，干扰素治疗作用不敏感；而HCV低滴度，则干扰素作用敏感。在拉米夫定治疗过程中，HBV-DNA的血清含量曾有下降，随后若再度上升或超出以前水平，则提示病毒发生变异。

5．肿瘤基因检测 尽管肿瘤发病的机制尚未研究清楚，但相关基因发生突变是致癌性转变的根本原因已被广泛接受。癌基因的表达增加和突变，在许多肿瘤早期就可以出现。实时荧光定量PCR不但能有效检测到基因的突变，而且可以准确检测癌基因的表达量。目前用此方法进行过端粒酶*hTERT*基因、慢性粒细胞性白血病*WT*1基因、肿瘤*ER*基因、前列腺癌*PSM*基因、肿瘤相关的病毒基因等多种基因的表达检测。

【要点提示】
重点：PCR技术的类型及其应用。
难点：实时荧光定量聚合酶链反应的原理。

（张　瑞）

 自测题

一、名词解释
1．阈值　　2．Ct值

二、单项选择题
1．PCR技术的本质是
　　A．核酸重组技术　　　　　　　　B．核酸杂交技术
　　C．核酸连接技术　　　　　　　　D．核酸扩增技术
　　E．核酸变性技术
2．PCR反应过程为
　　A．变性—退火—变性　　　　　　B．变性—退火—延伸
　　C．退火—变性—延伸　　　　　　D．变性—延伸—退火
　　E．延伸—退火—变性
3．以下在PCR反应体系中不需要的是
　　A．RNA酶　　　　　　　　　　　B．Taq DNA聚合酶
　　C．dNTPs　　　　　　　　　　　D．合适pH缓冲液
　　E．Mg^{2+}
4．Taq DNA聚合酶酶促反应最适温度为
　　A．37℃　　　　　　　　　　　　B．45～55℃
　　C．75～80℃　　　　　　　　　　D．80～85℃
　　E．90～100℃
5．下列哪种PCR仪扩增样品可以检测样品中的DNA原始拷贝数
　　A．普通PCR仪　　　　　　　　　B．荧光PCR仪
　　C．实时PCR仪　　　　　　　　　D．原位PCR仪
　　E．梯度PCR仪

三、简答题
1．实时荧光定量PCR技术与常规PCR技术的相同点和不同点。
2．什么是Ct值？Ct值与起始模板量有什么关系？为什么两者是实时荧光定量PCR的定量基础？

项目十九

免疫学检验自动化仪器分析及应用

本项目数字资源

学习目标

通过本项目内容的学习,学生应能够:

识记:
1. 说出常用免疫学检验自动化仪器的名称。
2. 简述常用免疫学检验自动化仪器的应用。

理解:
1. 比较常用免疫学检验自动化仪器的原理。
2. 总结常用免疫学检验自动化仪器的特点。

运用:
1. 熟练制备免疫学检验自动化仪器所需的标本。
2. 具备独立完成常用免疫学检验自动化仪器的基本操作及仪器维护保养能力。

案例导入

某医院检验科为满足临床对甲状腺疾病方面的诊断,需开展此方面的指标测定(TSH、FT_3、FT_4、TT_3、TT_4)。由于检验科的现有仪器不能开展此项目,因此需要重新购买仪器,通过发布公告,有几家公司分别向检验科主任进行了仪器的基本介绍及该仪器的性能和优缺点。

问题:
若你是检验科主任,将如何选择仪器?从哪些方面着手?

免疫检验自动化分析是将免疫检验中的加样、加试剂、混合、孵育、分离、信号检测和数据处理及检测后的仪器清洗等步骤都由计算机控制的全过程。免疫检验自动化分析减轻了检验者的劳动强度,优化了检验流程,使结果更加准确且可追溯。目前,临床上在免疫测定中常用的有全自动血型分析仪、免疫比浊分析仪、自动化酶免疫分析仪和全自动化学发光仪等。

任务一　全自动血型分析仪

血型检测方法和形式多种多样。传统手工和半自动血型实验操作繁琐，效率低下，精密度较差，容易出现人为错误，而使用全自动血型仪则可使检测结果更为准确，效率进一步提高。

根据检测原理的差异，全自动血型分析仪主要分为两大类：一种是微柱凝胶法技术（卡式）的全自动血型分析仪，还有基于微孔板法技术的全自动血型分析仪。这里主要介绍临床上应用最多的微柱凝胶法技术（卡式）。

> **知识链接**
>
> **血型检测自动化的发展方向**
>
> 目前，血型自动化检测技术已经出现百家争鸣的趋势，全自动血型检测仪器领域的技术趋于成熟。因此，自动化流水线的全自动血型检测仪是未来大型医院的主打仪器。自动化的流水线检测线有以下优点：
>
> 1. 集成流水线化　高速、高通量仪器是高端医院的刚需，实验室将朝集成流水线化方向发展。
>
> 2. 智能化　人工智能在提高临床实验室的操作效率和工作流程以及患者的预后方面具有巨大的潜力。
>
> 3. 生物安全性保证　从样本接收、离心后的录入、开盖、检测完成、样本回收到样本存储，样本进入系统后的整个过程都处在封闭的环境中，可减少操作人员和样本的接触，减少感染的可能，确保生物安全性。

一、检测原理

微柱凝胶技术采用玻璃珠为基质，人红细胞表面带有血型抗原，在相应抗体存在的情况下，红细胞会在适宜的反应环境下发生肉眼可见的凝集。利用微柱凝胶技术，试剂卡中的玻璃珠作为分子筛基质，可以将凝集的红细胞阻挡住，而未凝集的红细胞则在离心力作用下穿过玻璃珠空隙移到微柱的底部，从而呈现出阳性和阴性的结果。

二、仪器基本结构和特点

1. 基本构成　血型测试仪、计算机、离心机、加样系统和温育装置、液路系统、成像系统、试剂存储仓等（图19-1）。

2. 特点　卡式全自动血型分析仪具有操作简便、准确、灵敏度高、标本用量少、结果可长期保存、可标准化等优点。

三、仪器的操作流程

（一）标本准备

1. 样本类型　使用EDTA或枸橼酸钠抗凝血浆。

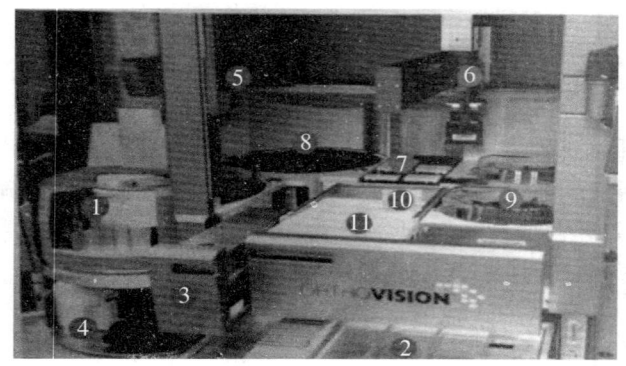

1. 装载工作站；2. 供应抽屉；3. 双用途抽屉；4. 液路系统；5. 加样臂；6. 抓卡臂；7. 打孔器和支架；8. 孵育器；9. 离心机；10. 成像系统（在打孔器下方）；11. 废卡抽屉

图 19-1　卡式全自动血型分析仪结构

2. 样本处理　常规静脉采集血液 2 ml，抗凝处理，置于含有 EDTA 抗凝剂的真空管中。充分混匀后，采用 900～1000 g 离心力离心 5 min，分离红细胞和血浆备用。红细胞用于配制不同浓度红细胞悬液。

（二）仪器运行中准备

1. 开机前准备
（1）检查电源线、打印机，环境温度是否符合要求。
（2）检查加样臂和抓卡臂是否在初始化位置，舱门内没有物体阻挡并确保各个舱门关闭。
（3）确保废料抽屉为空，系统液体容器加满，机上试剂和样本已清空。

2. 开机及试剂耗材检查
（1）打开仪器总开关及启动操作系统。
（2）将液体试剂从冰箱中取出，在室温中放置 20 min 后上机。
（3）检查液体系统等是否充足。

3. 常规标准操作
（1）样本装载。
（2）创建任务：可以自动扫码模式；单个任务创建或批量任务创建。
（3）结果查询及传输（图 19-2，彩图 4）。

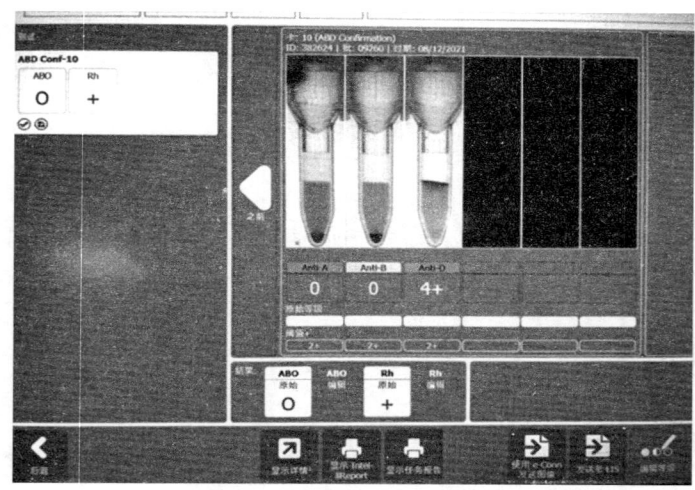

图 19-2　微柱凝胶技术结果

4. 实验室报告发放及保存。

(三) 仪器运行后的保养

1. **日保养** 每日用无菌纱布蘸取70%乙醇从上至下擦拭探针及仪器表面。
2. **周保养** 液体系统消除污染和泵测试。
3. **月保养** 仪器清洁、用蘸有70%乙醇的无菌纱布沿着加样针的方向由上至下进行擦拭、清洗废液排除管路。

四、仪器的应用

常用于ABO血型鉴定、Rh血型鉴定、交叉配血、抗球蛋白试验等测定。

【要点提示】
重点：自动化血型分析仪使用EDTA或枸橼酸钠抗凝血检测，用于ABO血型鉴定、Rh血型鉴定、交叉配血、抗球蛋白试验等测定。每日测试完成后要用乙醇擦拭加样针。

任务二 免疫比浊分析仪

免疫比浊技术是将液相中沉淀反应与现代光学仪器和自动化分析技术相结合的一项免疫分析技术。根据检测方法不同，免疫比浊技术可分为散射免疫比浊和透射免疫比浊两大类。

临床实验室基本上使用散射免疫比浊分析测定。因此，本任务主要介绍散射免疫比浊分析仪。

一、检测原理

散射免疫比浊测定的自动化分析是通过散射免疫比浊仪和计算机信息技术有机整合，实现了散射免疫比浊测定过程中加样、加试剂、混合与温育、散射光检测、抗原过量检测、数据处理等过程的自动化。

可溶性抗原和抗体发生特异性结合，形成免疫复合物，从而引起溶液浊度改变。利用免疫复合物对光路线的改变，产生折射、反射，从而产生散射光，通过测定散射光强度算出待测物质的含量。根据测定方式可分为：终点散射比浊分析、定时散射比浊分析、速率散射比浊分析。

定时散射免疫比浊法是特殊的终点散射免疫比浊法。由于终点散射比浊法在测定时需要抗原-抗体反应达平衡后，才能准确测出待测物含量。故本法检测时间较长，且灵敏度较低。现在临床上一般很少采用终点散射免疫比浊法。

临床上一般使用速率散射免疫比浊法。在一段时间内，抗原与抗体结合形成复合物期间速率越高，散射光信号值越强。在整个反应过程中是非匀速的，每个时间段内形成的复合物量并不一样。在抗体过量的情况下，抗原和抗体结合形成复合物的速度与待测抗原量成正比。

二、仪器基本结构和特点

1. **基本结构** 由分析仪、打印机、计算机等组成。其中分析仪是主要的测定部分，包括散射比浊仪、加样系统、试剂储存装置和样本盘、清洗工作站等（图19-3）。

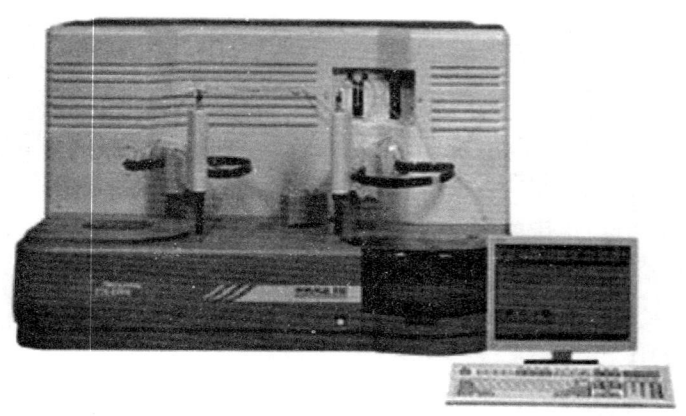

图 19-3 速率散射免疫比浊分析仪

2. 特点 测试速度快，可自动抗原过量监测，灵敏度高，特异性强，耗时短，可自动化。

三、仪器操作流程

（一）仪器运行前准备

1. 样本准备及处理

（1）样本类型：建议使用血清样本。血浆样本（EDTA、肝素锂和肝素钠）也可以使用。血清或血浆样本的收集应采用临床实验室常规方式。

（2）样本采集与储存：最好使用禁食 8 h 以上待检测者的新鲜血清或血浆。抽取标本后及时、安全地运送至实验室进行测定，采血管应一直保持垂直且密闭保存。

（3）样本处理：如果血清样本在 8 h 内不能进行检测，应保存在 2～8℃；如不能在 72 h 内进行检测，则应在 −20～−15℃冰冻保存。冰冻样本只能融化 1 次。如果重复冻融，样本中的分析物会发生变化。

2. 仪器的准备

（1）试剂准备：试剂使用前，轻柔地倒转试剂盒以混匀试剂，换上防蒸发盖并放置到仪器上。检查是否有气泡。试剂是否可以接受并用于检测最终由质控结果决定。

（2）试剂储存和稳定性：储存条件不当可能会引起错误的结果。在每天的工作完成后，将所有的试剂盒都放回冰箱中（2～8℃）。

（二）仪器运行中的准备

1. 标准操作规程文件（SOP）阅读 如样本的采集、储存操作规程，仪器操作和维护操作规程，试剂的使用和保存规程等。

2. 开机前的准备 检查仪器的状态。

3. 试剂的准备 根据每天的标本量，提前准备好各种试剂。

4. 定标 定标是批特异性的。当试剂的批号更换时、特定部件更换时和保养程序后，应该对试剂进行重新定标。免疫浊度分析仪设计为尽量减少定标次数，系统记忆保存的定标，可以通过每天检测中的质量控制结果进行监控。定标有不同的稳定期。在定标过程中，系统会自动完成确认检查，并提供定标报告。定标失败时系统会提醒操作者。

5. 室内质量控制 认真做好室内质控工作，室内质量控制用于评估每个实验室的检测结果是否与以前相似，判定当日结果是否可以被采用。它控制着试验的重复性、精密度。在特定维修或者出现故障后，都应该运行质控（图 19-4）。根据工作量和工作流程，操作者自行判断是否需要更频繁地运行质控或使用附加质控品。

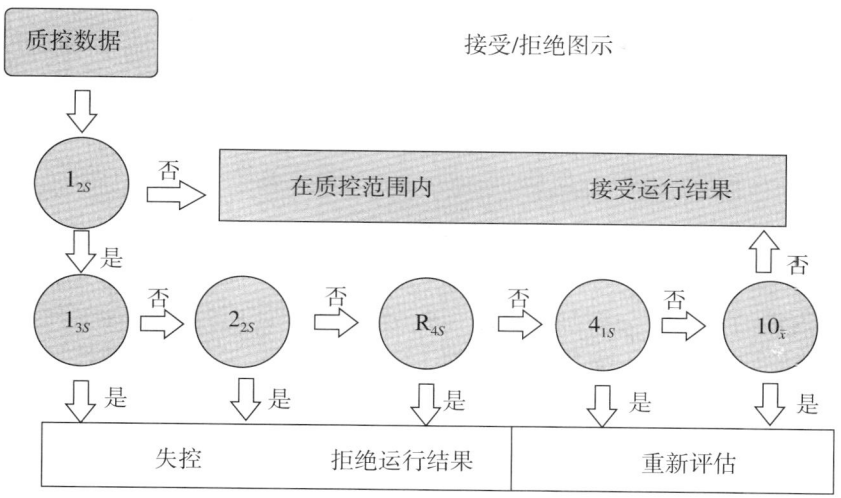

图 19-4　室内质量控制示意图

6．检测结果的准确性　检测结果应与临床相符，一旦出现异常结果，在非除实验室和人为因素后应及时与临床沟通，全面了解患者的病情，以对结果作出正确评价。定期做好与临床的沟通服务，及时了解临床医师对检测项目的需求，从而更好地为患者服务。

四、运行结束后注意事项

仪器运行结束后，严格执行保养程序，保证仪器正常运行。

五、仪器的应用

1．**血清特定蛋白测定**　IgG、IgE、IgM、IgA、C3、C4、CRP 等。
2．**血脂类**　载脂蛋白 A（ApoA）、载脂蛋白 B（ApoB）、脂蛋白 Lp（a）等。
3．**风湿两项**　ASO、RF。

知识链接

免疫比浊仪的维护

仪器运行结束后的保养一般分为每日保养、每月保养、季度维护和特殊保养等。

（1）每日保养：检查冲洗液余量及冲洗管道；检查废液桶及排废管道；检查注射器阀、管道和活塞头；清洁试剂针、样品针、试剂搅拌针和样品搅拌针外表面。

（2）每月保养：清洁仪器表面，清洁仪器所有风扇的过滤网，记录仪器工作次数。

（3）特殊保养：清洁打印机打印头，对样品盘、试剂盘和样品架清洁及消毒，定时更换仪器使用部件如反应杯等。

（4）特别注意事项：在仪器通电时不要拔插电路板，不要连接或断开管道的任何接头；对电路板操作时要戴防静电护腕；注意观察仪器保养的正确过程，安全操作；清洁仪器任何部件时要在仪器非工作状态下；在仪器启动和退出诊断程序时检查仪器所有机械部件；检查仪器底部有无液体渗漏。

【要点提示】
重点：散射免疫比浊分析法的检测原理以及相应的检测项目。
难点：抗原过量与否的判断和设置，定标的流程。
高频考点：散射免疫比浊分析的检测原理和影响因素。

任务三 自动化酶免疫分析仪

酶联免疫测定的自动化分析是将酶联免疫吸附试验（ELISA）各种操作步骤（加样-温育-洗涤-加酶结合物-温育-洗涤-加底物-温育-比色等）进行自动机器操作的一类免疫自动化分析。

一、检测原理

将已知抗体或抗原包被于固相载体上，通过抗原-抗体反应使酶标记抗体或抗原结合到载体上，用洗涤的方法将结合在固相载体上的抗原-抗体复合物和未结合的物质进行分离，最后结合在固相载体上的酶与标本中受检物质的量成一定的比例，加入底物后，再利用酶催化底物显色，用颜色的深浅来判断待测物的浓度。

二、仪器基本结构和特点

1. **基本结构** 包括计算机、软件系统、酶联免疫测试仪等，其中测试仪由进板模块、孵育模块、洗板模块、终止模块、测量系统等组成（图19-5）。
2. **特点** 高通量，灵敏度、特异度均较好，多项目分析、可溯源性、全程质控等。

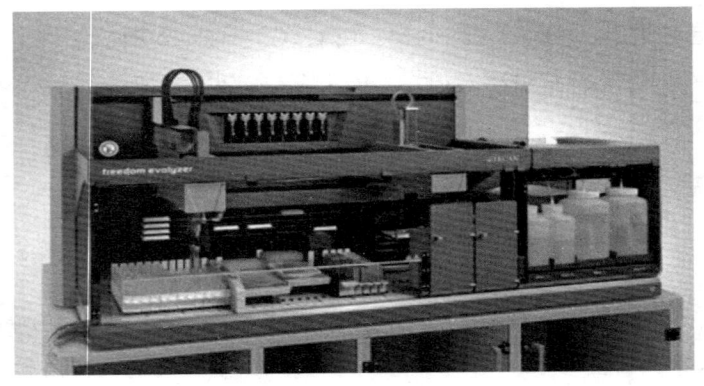

图19-5 自动化酶免疫分析仪

三、仪器的操作流程

（一）标本准备

1. **样本类型** 血清或血浆样本（肝素抗凝），推荐使用血清。
2. **样本处理** 常规静脉采集血液3 ml，未抗凝，置于分离胶或普通促凝真空管中。标本室温放置，待血液凝固后采用 4000 r/min 离心 10 min，分离血清备用。

（二）操作流程

1. 打开电脑及仪器。
2. 装载样本、质控品、空白对照。
3. 每日质控测定，每次质控与患者标本在一块反应板上完成，包括阴性质控、阳性质控、空白对照。
4. 样本的测定　人工录入需完成的检验项目。
5. 运行标本及结果的查询。
6. 报告的审核　审核报告时要进行双核对（核对患者基本信息和条码是否一致，核对申请项目和所做项目是否一致）。

四、仪器运行后的保养

关闭分析仪前需进行维护。

1. **Tip 头连接处**　用浸有 70% 乙醇的纱布擦拭，再用去离子水擦拭。
2. **试剂针及试剂槽清洁**　用浸有 70% 乙醇的纱布擦拭针的外表面，再用去离子水擦拭。
3. **系统管路**　①消毒液消毒浸泡；②蒸馏水冲洗；③ 70% 乙醇冲洗。
4. **仪器表面及装载平台**　用蘸有 70% 乙醇的湿抹布擦拭。

五、仪器的应用

1. 各种传染病相关测定，如乙肝"两对半"、HAV、HEV、HCV、HIV、TP 等。
2. 各种病毒相关抗体测定。

【要点提示】
重点：自动化酶免疫分析仪每日测试完成后，要及时用蘸有乙醇的纱布擦拭试剂针。在酶联免疫试验中，每次试验都需要做阴性、阳性质控和空白管的测试。主要用于各种传染病和病毒相关抗体的测定。

任务四　自动化化学发光免疫分析仪

化学发光免疫分析根据标记物的不同，有化学发光免疫分析、化学发光酶免疫分析、电化学发光免疫分析、微粒子化学发光免疫分析和生物发光免疫分析等分析方法。临床上以前三者检测原理使用较多。本任务主要介绍目前国内临床应用较多的化学发光酶免疫分析仪。

一、检测原理

利用酶标记抗原或者抗体与相对应的抗体或者抗原的反应、固相分离技术，再利用酶催化底物发光，通过结合计算机处理系统，对待测物进行的免疫测定技术。常用的标记酶有辣根过氧化物酶（HRP）和碱性磷酸酶（ALP），与之相对应的发光底物是鲁米诺和 AMPPD、4-甲基伞形酮（4-MUP）。

二、仪器组成和特点

1. 仪器组成 主要包括加样系统、样本架、试剂架、温育振荡模块、洗板模块、发光阅读器模块、酶免阅读器模块、条码扫描模块、软件通讯等部件（图19-6）。

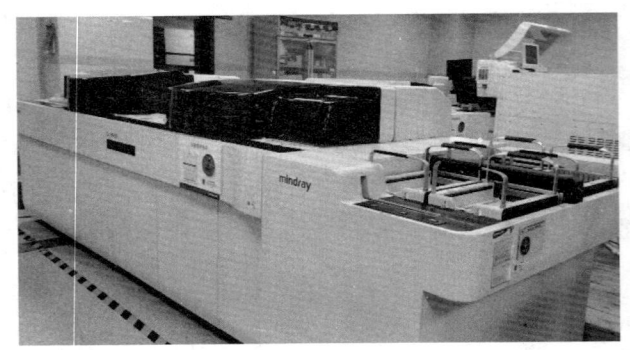

图 19-6 全自动化学发光酶免疫分析仪

2. 特点 灵敏度高、特异性高、标记结合物稳定、重复性好、易于自动化、测量速度快且适合大批量样本。

三、标本准备

1. 样本类型 血清或血浆样本（肝素抗凝），推荐使用血清。

2. 样本处理 常规静脉采集血液 3 ml，未抗凝，置于分离胶或普通促凝真空管中。标本室温放置，待血液凝固后采用 4000 r/min 离心 10 min，分离血清备用。

四、操作流程

样本稀释—样本分配—振荡温育—洗板—加酶结合物（—振荡温育—洗板）—加底物—振荡温育—加终止液。

五、仪器的应用

1. 传染病相关检测，如乙肝"两对半"、HAV、HEV、HCV、HIV、TP 检测等。
2. 激素测定，如甲状腺功能、性腺激素测定等。
3. 肿瘤标志物测定等。

【要点提示】
重点：化学发光酶免疫分析仪每日测试完成，用乙醇擦拭加样针。主要用于传染病相关标志物、激素、肿瘤标志物等测定。
高频考点：化学发光仪的检测原理，发光物质的发光机制。

（陈　林）

自测题

一、单项选择题

1. 下列一般不采用自动化仪器检测的是
   - A. 放射免疫试验
   - B. 荧光免疫试验
   - C. 酶免疫试验
   - D. 胶体金免疫试验
   - E. 化学发光免疫试验

2. 免疫浊度分析仪定标是批特异性的，下列情况下试剂不需要重新定标的是
   - A. 当试剂的批号更换时
   - B. 更换特定部件时
   - C. 更换待测标本
   - D. 保养程序后
   - E. 超过开瓶有效期

3. 自动化仪器表面及装载平台，一般使用蘸哪种消毒剂的湿抹布擦拭
   - A. 10%乙醇
   - B. 70%乙醇
   - C. 无水乙醇
   - D. 碘酒
   - E. 碘酊

4. 免疫浊度测定的自动化分析是基于
   - A. 液相免疫沉淀试验
   - B. 间接免疫凝集试验
   - C. 固相免疫沉淀试验
   - D. 凝胶内免疫沉淀试验
   - E. 直接免疫凝集试验

二、简答题

1. 简述化学发光的原理。
2. 简述酶联免疫吸附试验的原理。
3. 简述免疫比浊技术及其分类。

项目二十

免疫学检验的质量控制

学习目标

通过本项目内容的学习,学生应能够:

识记:
1. 说出质量保证、室内质量控制、室间质量评价、准确度、精密度、质控品、标准品、诊断敏感性、诊断特异性、Cutoff 值、正态分布、LIMS 系统的基本概念。
2. 简述标准品分类及其基本条件。
3. 列举定量、半定量和定性免疫检验的方法类型。

理解:
1. 解释免疫学检验控制类型的特殊性。
2. 概括室间质量评价的方式、评分及意义。

运用:
论述常用的免疫学统计质控图类型、结果判断及失控的处理程序。

案例导入

患者,女,21 岁,大学生。因不规则发热 1 年余,面颊出现红斑 1 个月,伴疲乏、膝关节疼痛、体重下降在甲医院就诊。查体:体温 38.1℃,呼吸 20 次/分,脉搏 90 次/分,血压 110/70 mmHg。一般状况良好。两颊部可见蝶形红斑,表面可见鳞屑,略凸出于皮肤表面,边缘不清。肝大,右锁骨中线肋缘下 2.0 cm 可触及,脾未触及。膝关节无明显肿胀。未见其他异常。实验室检查:RBC 3.1×10^{12}/L [参考值:$(3.5 \sim 5.0) \times 10^{12}$/L],Hb 90 g/L(参考值:110 ~ 150 g/L),WBC 4.8×10^9/L [参考值:$(4.0 \sim 10.0) \times 10^9$/L],PLT 110×10^9/L [参考值:$(100 \sim 300) \times 10^9$/L],ESR 70 mm/h(参考值:0 ~ 20 mm/h),ALT 88 U/L(参考值:0 ~ 40 U/L),AST 56 U/L(参考值:0 ~ 40 U/L),Urea 12.4 mmol/L(参考值:1.78 ~ 7.14 mmol/L),Cr 220 mmol/L(53 ~ 106 mmol/L),ANA(+),抗 dsDNA 抗体(弱阳性),抗 Sm 抗体(弱阳性),C3 0.71 g/L(参考值:0.82 ~ 1.70 g/L),尿蛋白(++)。患者以系统性红斑狼疮(SLE)入院治疗。

患者在甲医院治疗效果不佳,1 周后主动转入乙医院,在乙医院经实验室检查,发现检查报告单中部分数据与甲医院有差异,如下:ANA(+)均质型,抗 dsDNA 抗体(++),抗 Sm 抗体(+)。患者家属对此报告单数据有疑义,向甲、乙两家医院办公室反馈。

问题:
为什么最近的两次检查报告单中相同的检验项目数值不一?

免疫学检验是临床实验室检验中重要的一大类项目。免疫学检验的测定数据在疾病的诊断、筛查，监测疾病的发展过程和观察患者对治疗的反应等方面发挥着重要的作用。因此，免疫学检验的测定数据必须达到确定的质量标准，如何贯彻实施免疫学检验质量保证即免疫学检验的质量控制，是免疫学检验的一项重要内容。

任务一　免疫学检验质量控制的概念

免疫学检验的质量控制对临床疾病的诊断、监测和疗效评估具有重要作用。正确理解免疫学检验质量控制的有关概念，有助于准确和高效地完成质量控制工作。

一、基本概念

1．准确度　指待测物的测定值与其真值的一致性程度。准确度不能直接用数值表示。

2．精密度　指在一定条件下所获得的独立的测定结果之间的一致程度。精密度也无法直接用数值衡量。

3．偏倚　指待测物的测定值与可接受参考值之间的差异。偏倚又分批内偏倚和批间偏倚。批内偏倚反映的是该批测定的系统误差，如校准不准确、非特异显色等。批间偏倚所反映的问题要更大一些，如试剂或校准物变质所致的误差等。

4．均值　也称均数，是指一组测定值中所有值的平均值。

$$均值（\bar{x}）= \frac{\sum x_i}{n}$$

5．标准差（SD 或 S）　又称标准偏差，表示一组测定数据的分布情况即离散度。它是反映一组数据的精密度和离散程度的最主要指标。

$$SD = \sqrt{\frac{\sum(x_i - \bar{x})^2}{n-1}} \text{ 或 } SD = \sqrt{\frac{1}{n-1}\left[\sum x_i^2 - \frac{1}{n}(\sum x_i)^2\right]}$$

6．变异系数（CV）　指将标准差与平均值之比，用百分比来表示，即为变异系数。

$$CV = \frac{SD}{\bar{X}} \times 100\%$$

7．误差　指待测物的测定值与客观存在的真值之间的差异。误差包括系统误差和随机误差。系统误差是实验过程中产生的误差，其值恒定不变或遵循一定的变化规律，通常是由仪器、方法以及实验人员等因素引起。随机误差则是一类不恒定的、随机变化的误差，主要是由实验人员的操作等随机因素所致，该误差的出现难以完全避免和控制。

8．正态分布　是用同一方法在不同的时间对质控物重复多次测定，当测定数据足够多时，如以横轴表示测定值，纵轴表示相应测定值的个数，则可形成一个两头低、中间高、左右对称的"钟形"曲线，又称高斯分布。

二、有关概念

1．质量保证（QA）　指为使产品或服务满足特定的质量要求，提供充分可信性所要求的有计划的和系统的措施。

2．质控品　又称质控物，是指含量已知并处于与实际标本相同的基质当中的特性明确的物质。通常质控品与其他杂质混在一起，必须按患者标本对待进行检测。质控品根据其用途可分为室内质控品、室间质评样本和质控血清盘3类。室内质控品主要用于控制临床实验室标本检测中的误差,以检测和控制实验室常规操作的精密度;室间质评样本则由主持室间质评的机构制备或监制,通常无需准确的定值,其目的是评价实验室常规测定的准确度,使各实验室的测定结果具有可比性;质控血清盘为经过筛检得到的有明确阴性和阳性的原血清样本,阴性、阳性血清总数之比通常为1:1,可用于特定的定性免疫测定试剂盒的质量评价。

3. 标准品 指含量明确的、处于一定基质中、特性明确的物质,通常是纯品。可分为一级、二级、三级3个等级。一级标准品为冻干品(内含载体蛋白),数量有限,可使用10~20年,通常为国际标准品(IS);二级标准品为国家标准品,由国家有关权威机构制备,供国家内部使用,可用来维持校准;三级标准品通常由实验室或试剂生产厂家制备,为平常使用用的商品校准品。

【要点提示】
重点:质量保证、准确度、精密度、正态分布、质控品、标准品的概念。
难点:正态分布与 $\bar{X}$ 和 S 的关系,即概率为 0.68、0.955 和 0.997 的问题。
高频考点:质控品的含义与用途。

任务二　免疫学检验质量控制常用评价指标

临床实验室免疫学检验的方法繁多,如何评价免疫学检验质量的好与坏,一般通过一些客观评价指标来进行评判。

一、诊断敏感性

诊断敏感性指将实际患病者正确判断为阳性的百分率。计算公式为:

$$诊断敏感性 = \frac{TP}{TP+FN} \times 100\%$$

公式中,TP为真阳性,FN为假阴性。本指标值越大,漏检的可能性越小。临床可用于评价测定方法的应用价值。理想测定方法的诊断敏感性应为100%。

二、诊断特异性

诊断特异性指将实际无病者正确判断为阴性的百分率。计算公式为:

$$诊断特异性 = \frac{TN}{TN+FP} \times 100\%$$

公式中,TN为真阴性,FP为假阳性。本指标值越大,误诊的可能性越小。临床可用于评价测定方法的应用价值。理想测定方法的诊断特异性应为100%。

三、正确诊断指数

正确诊断指数又称约登指数,是指灵敏度与特异性之和减去1,大小范围在0到1之间。正确诊断指数越大,实验的真实性越好。理想实验方法的正确诊断指数为1。

四、阳性预测值（PPV）

阳性预测值（PPV）指特定试验方法测定得到的阳性结果中真阳性的比例。理想测定方法的阳性预测值应为100%，即没有假阳性。

五、阴性预测值（NPV）

阴性预测值（NPV）指特定试验方法测定得到的阴性结果中真阴性的比例。理想测定方法的阴性预测值应为100%，即没有假阴性。

六、临界值

临界值又称Cutoff值，指被检测分析物的量值。用于确定结果高于还是低于临床或分析的决断点。

> **知识链接**
>
> **ELISA临界值的设定**
>
> ELISA临界值的设定有多种不同方法。最常见的方法是使用阴性血清测定结果均值的2或3倍作为Cutoff值。即取一定量（通常不多）的阴性血清样本，使用免疫检测试剂盒进行测定，取阴性样本的测定值的平均值。若上述阴性样本的平均值为x，则该次测定的Cutoff值为2x或3x。例如，试剂盒结果判定以S（样本测值）/N（阴性对平均测值）≥2.1为阳性，其依据即是以阴性参考血清的2.1倍作为Cutoff值。通常为了避免阴性样本测值过低导致的Cutoff值过低，还会规定阴性样本平均测值不到某一特定值，如0.05时，以0.05计算，即Cutoff值不低于0.10。采用这种方法设定Cutoff值，可以有效避免假阳性结果的出现，但易导致假阴性结果较多，是一种非常粗糙的Cutoff值设定方法。

> **【要点提示】**
> 重点：诊断敏感性、诊断特异性、Cutoff值的概念。
> 难点：诊断敏感性、诊断特异性与误诊的关系。

任务三 免疫学检验质量控制的特殊性

一、免疫学检验控制类型的特殊性

免疫学检验包括定量、半定量和定性免疫检验3种类型。因此，免疫检验质量控制的类型包括定量免疫检验、半定量免疫检验和定性免疫检验质量控制3种。

（一）定性免疫检验的质量控制

定性免疫检验方法是免疫学检验的重点，常以"有"或"无"、"阳性"或"阴性"来表达测定结果，其测定方法包括凝集试验、沉淀试验、荧光免疫试验等。此类免疫检验控制要点是控制测定下限，设置弱阳性质控品的 Cutoff 的低值是定性免疫检验质量控制的关键。如自身抗体检测的荧光免疫试验，每次检测应包含一个已知的弱阳性对照，这样有利于判断临床检测样本的有效性。此外，依据选用方法的特点，还要选用高浓度的质控品，同样对于定性免疫检验方法来说，阴性质控也是必不可少的。

（二）定量免疫检验的质量控制

定量免疫检验方法由于对测定结果要求有准确的量值，因此在测定时须用校准品对仪器进行校准。定量免疫检验的质量控制应选择特定试剂盒或方法测定范围内的高、中和低三种浓度的质控品，以监测对不同浓度标本测定结果的变化。

（三）半定量免疫检验的质量控制

半定量免疫检验方法的测定结果通常以抗体的效价等进行表示。半定量免疫检验质量控制要点在于在有阴性质控的前提下，还采用多个相应效价的抗体作为质控品，与临床标本同时测定。

二、检测试剂批间差异的特殊性

临床上许多免疫检验的项目需要通过检测试剂进行完成。不同生产厂家检测试剂的质量差别较大，有时同一厂家不同批号的同种试剂因原料来源、纯度不同以及生产条件的变动，也会产生检测试剂的批间差异。因此，免疫检验室在订购检测试剂时，要选择质量有保障的正规试剂生产商，尽量减少批间差异。

【要点提示】
重点：免疫检验质量控制的类型；定量免疫检验方法。
高频考点：定性免疫检验、定量免疫检验、半定量免疫检验的方法要点。

任务四　免疫学检验室内质量控制

室内质量控制（internal quality control，IQC）是指由实验室工作人员采取一定的方法和步骤，连续评价本实验室整个测定工作过程的可靠性程度，旨在监测和控制实验室常规工作的精密度，提高本实验室常规工作中批内、批间样本的一致性，并确定当批的测定结果是否可靠，可否发出检验报告的一项工作。

一、免疫学检验室内质量控制系统的要求

（一）确定分析方法

1. 可靠性　方法具有良好的特异性、较高的灵敏性和稳定性。

2. 实用性　检测微量、快速、技术要求不高、影响因素易控制。

（二）建立标准化操作规程

在免疫学检验测定中，试剂准备、加样、温育、洗板、显色和测定等每一步骤对测定结果都可能产生影响。因此，免疫学检验室需要有一套完整的标准化操作规程（standard operating procedures，SOP）作保障，包括仪器使用、维护操作规程，分析项目的标准操作手册，质控品、标准品等的使用操作规程等。

（三）仪器的测试和校准

免疫学检验室内仪器、试剂盒和检测系统均需要准确测试和精确校准。按照日常检测标本的程序对校准品进行测定，验证仪器、试剂盒及检测系统的检测结果是否在规定范围内保持稳定。此外，常用器材（温箱、水浴箱、微量加样器、稀释棒、标准滴管等）应定期进行检查、校准或更换。

（四）试剂质量的保证

检测用的试剂按照要求，应使用国家药监局正式批准生产文号及卫生健康委员会"批批检"合格产品或同意进口的试剂盒，并对所使用的试剂品牌、规格、批号、有效期做好记录，以备质量评价。

（五）标准品和质控品的使用

标准品和质控品是保证质控工作的重要物质基础。使用标准品和质控品，建立标准化操作规程，可评价检测结果的精密度和准确性。

（六）实验室环境

免疫学实验室作为一个临床检测实验室，应具备充分的空间、良好的照明和空调设备等适宜的检验环境。

二、常用的免疫学检验统计质控图

（一）室内质控规则

1. 室内质控规则　室内质量控制的结果判断必须存在能够判断测定结果是否在控的质控标准，即质控规则。

2. 表达　质控规则以符号 A_L 来表示，其中 A 为质控测定中超出质量控制限的测定值的个数；L 为控制限，通常用 $\overline{X}$ 或 $\overline{X} \pm (1 \sim 3)S$ 来表示。当质控测定值超出控制限 L 时，该批测定可判定为失控。例如，常用的 1_{3S} 质控规则，其中 1 为原式中的 A，3S 为原式中的 L，其确切的含义为：在质控测定值中，如果有一个测定值超出 $\overline{X} \pm 3S$ 的范围，即可将该批次判定为失控。

知识链接

室内质量控制的常见符号与意义

序号	符号	意义
1	1_{2S}	1个质控测定值超出 $\overline{X} \pm 2S$ 控制限时即失控
2	1_{3S}	1个质控测定值超出 $\overline{X} \pm 3S$ 控制限时即失控
3	2_{2S}	2个连续的质控测定值同时超出 $\overline{X} \pm 2S$ 控制限时即失控
4	R_{4S}	2个不同浓度质控物的测定值的差值超出 $4S$ 控制限时即失控
5	3_{1S}	3个连续的质控测定值同时超出 $\overline{X} \pm 1S$ 控制限时即失控
6	4_{1S}	4个连续的质控测定值同时超出 $\overline{X} \pm 1S$ 控制限时即失控
7	7_x	7个连续的质控测定值同时处于均值 $\overline{X}$ 的同一侧时即失控
8	7_T	7个连续的质控测定值呈现一个向上或向下的变化趋势时即失控
9	8_x	8个连续的质控测定值同时处于均值 $\overline{X}$ 的同一侧时即失控

（二）室内质控常用质控图的选择、绘制和结果判断

1. Levey-Jennings 质控图法 1924年，美国学者休哈特（W.A.Shewhart）首先提出 Shewhart 质控图，用于工业产品的质量控制。1951年，Levey-Jennings 将 Shewhart 质控图引进临床实验室，后经改良成为目前常用的 Levey-Jennings 质控图（图 20-1）。

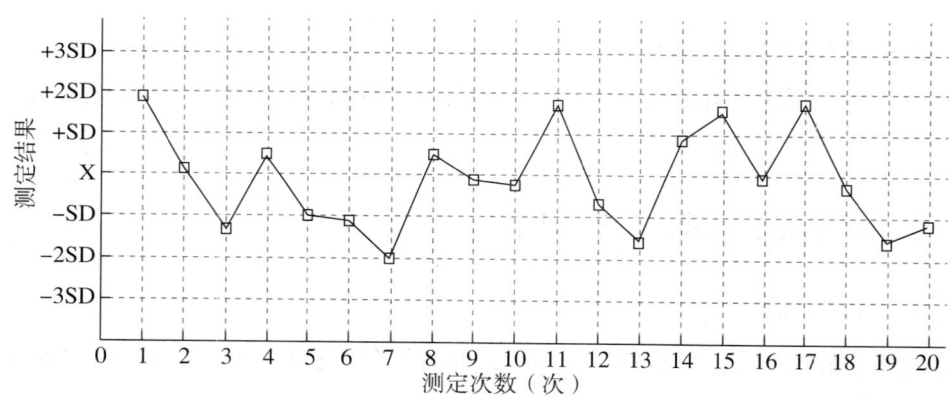

图 20-1 Levey-Jennings 质控图

临床免疫学检验实验室室内质量控制时，常绘制 Levey-Jennings 质控图进行室内质控，形成了 Levey-Jennings 质控图法。其特点与意义如下。

（1）室内检测时，根据均值（$\overline{X}$）和标准差（S）确定质控限，以 $\overline{X} \pm 2S$ 为告警限、$\overline{X} \pm 3S$ 为失控限判断质控结果。其基本统计学意义：稳定条件下，在 20 个 IQC 结果中超过 $2S$（95.5% 可信限）的结果不应多于 1 个；在 1000 个 IQC 结果中超过 $3S$（99.7% 可信限）的结果不多于 3 个。

（2）质控品与患者标本同等对待，不能进行特殊处理。室内检测时，在每批患者标本测定的同时测定质控品，将所得的质控品测定结果绘制在质控图上。质控图中分析：质控品在控时，才能报告该批患者标本的测定结果；质控品失控时，说明测定过程存在问题，需解决存在

的问题，重新测定在控后，才能报告测定结果。

（3）若以 $\overline{X}\pm 2S$ 为失控限，假失控的概率过高，通常不能接受；若以 $\overline{X}\pm 3S$ 为失控限，假失控的概率低，但误差检出能力不强。

（4）IQC在质控图记录结果时，应同时记录测定的详细情况，如日期、试剂、质控物的批号和含量及测定者等。

2．Westgard多规则质控方法 Levey-Jennings质控图法简单易行，但仅仅适用于室内单个质控判断规则。后来Westgard等结合Levey-Jennings质控图法，建立了一种多规则方法。该方法可将室内多个质控规则同时应用，进行质控判断。常用的有6个质控规则，即 1_{2S}、1_{3S}、2_{2S}、R_{4S}、4_{1S}、10_X，其中 1_{2S} 规则作为告警规则。通常上述规则中，1_{3S} 和 R_{4S} 规则反映的是随机误差，而 2_{2S}、4_{1S} 和 10_X 反映的是系统误差。

3．"即刻法"质控法 实质是一种统计学方法，即Crubs异常值取舍法，只要有3个以上的数据即可决定是否有异常值的存在。"即刻法"质控只需有连续3批质控测定值，即可对第3次测定结果进行质控。

"即刻法"质控法步骤与意义：

（1）将连续的质控测定值按从小到大排列，即 X_1、X_2、$\cdots$、X_n（X_1 为最小值，X_n 为最大值）。

（2）计算均值（$\overline{X}$）和标准差（S）。

（3）按下述公式计算 $SI_{上限}$ 和 $SI_{下限}$ 值。

$$SI_{上限} = \frac{X_{最大值} - \overline{X}}{S}$$

$$SI_{下限} = \frac{\overline{X} - X_{最小值}}{S}$$

（4）将 $SI_{上限}$ 和 $SI_{下限}$ 值与 SI 值表（表20-1）中的数值进行比较。质控结果的判断：$SI_{上限}$ 和 $SI_{下限}$ 值均小于表中 n_{2s} 对应的值时，说明测定质控测定值的变化在 $2S$ 之内，是可以接受的；如 $SI_{上限}$ 和 $SI_{下限}$ 值中之一处于 n_{2s} 和 n_{3s} 对应的值之间，说明该质控测定值的变化在 $2S \sim 3S$ 之间，处于"告警"状态；当 $SI_{上限}$ 和 $SI_{下限}$ 值之一 $> n_{3s}$ 对应的值时，说明该质控测定值的变化已超出 $3S$，属"失控"。

表20-1 "即刻法"质控SI值表

n	n_{3s}	n_{2s}	n	n_{3s}	n_{2s}
3	1.15	1.15	12	2.55	2.29
4	1.19	1.46	13	2.61	2.33
5	1.75	1.67	14	2.66	2.37
6	1.94	1.82	15	2.71	2.41
7	2.10	1.94	16	2.75	2.41
8	2.22	2.03	17	2.79	2.47
9	2.32	2.11	18	2.82	2.50
10	2.41	2.18	19	2.85	2.53
11	2.48	2.23	20	2.88	2.56

（三）失控处理

当操作者发现质控数据违背质控规则时，应填写失控报告单并上报，由专业组长决定是否发布与测定质控品相关的临床样本检验报告,并应及时查找失控原因,解决存在问题,重新测定在控后,才能报告测定结果。

> 【要点提示】
> 重点:免疫学统计质控图类型。
> 难点:室内质量控制的常见符号与意义。
> 高频考点:Levey-Jennings 质控图法的运用规则。

任务五 免疫学检验室间质量评价

免疫学检验室间质量评价是由室间质量评价组织者定期发放一定数量的、统一的质控样本给各实验室,然后实验室将测定结果在规定的时间内按照统一的格式报告至组织者进行统计学分析,最后由组织者向各实验室发布室间质评报告。免疫学检验室间质量评价对保证免疫学检验较高的重复性、准确性和各实验室之间结果的可比性均具有十分重要的意义。

一、室间质量评价的相关概念

(一)室间质量评价

室间质量评价(external quality assessment,EQA)是指为客观地比较某一实验室的测定结果与靶值的差异,由外单位机构采取一定的方法,连续、客观地评价实验室的结果,发现误差并校正结果,使各实验室之间的结果具有可比性。

EQA 是对实验室操作和实验方法的回顾性评价,是实验室质量改进的措施。实验室 EQA 是实验室质量控制和管理实践的有效组成部分。

(二)能力验证试验

能力验证试验(proficiency testing,PT)是指利用实验室间检验来验证各实验室检验能力的方法。

PT 利用实验室间比对检验结果,检查实验室整体检验能力,评审各参与实验室的技术能力。PT 试验是评审实验室时使用的一种评审方法。

(三)EQA 与 PT 的区别

EQA 是指进行实验室之间的比对试验,而 PT 试验是利用 EQA 的结果,评审实验室的技术能力。EQA 的目的是多方面的,主要包括评价实验室整体的检验能力、评价实验室工作人员的个人检验能力、确定检验方法的精密度、确定某一样品的准确度等;PT 的目的仅是评价实验室整体的检验能力。

二、室间质量评价方式、评分及意义

(一)室间质量评价方式

1. 发放质控品进行调查 这是室间质评最常用的形式。国家卫生健康委员会临床检验中心及各省(自治区、直辖市)临床检验中心定期发放质控物至各专业实验室,各专业实验室在规定的日期内进行检验,并将检验结果报至国家、省(自治区、直辖市)临床检验中心。国家、省(自治区、直辖市)临床检验中心经统计分析,将评价结果寄回各实验室。

通过室间质量评价,各实验室了解本室工作质量,发现差距,并设法改进,以不断提高检验质量。该评价方式有一定缺点:各实验室常对质控物进行特殊对待,在检验时选用特殊试剂盒,选派优秀的技术员进行检验,这就导致 EQA 的结果不能真实反映该实验室日常工作水平。

2. 现场进行调查 事先不通知,临时派观察员到各实验室,采用指定的常规方法、检验规定的标本来进行室间质量评价。这种方式容易发现该实验室存在的实际问题,可以直接给予指导和帮助,解决问题,提高检验质量。该评价方式多用于专项调查或 EQA 成绩不合格的实地调查。

(二)室间质量评价评分

国家卫生健康委员会临床检验中心对免疫学项目的室间质量评价评分分为两种类型:一种是报告阴性或阳性型评分,另一种是报告实验室数据的数字型评分。

1. 阴性或阳性型质量评价评分 根据 S/co 计算判定阴性或阳性。S 为样本 A 值(吸光度值),co 为 Cutoff 值(一般为阴性对照均值 A × 2.1)。当 S/co ≥ 1 时判为阳性;S/co < 1 时为阴性。注意:竞争抑制法则 S/co > 1 时判为阴性;S/co ≤ 1 时判为阳性。阴性或阳性型质量评价评分公式如下:

$$SI = \frac{该室该项目得分 - 全国该项目平均分(\overline{X})}{全国该项目得分标准差(S)}$$

所有质评样本的测定结果与预期结果的符合率达到 80% 以上时,可以接受。

样本结果与预期结果相符合者给 2 分,不符合者及不填报的以 0 分计算,可疑结果者得 1 分。若 SI ≥ 0 为合格,说明该项目成绩居于全国平均水平之上;SI < 0 为不合格,说明该项目成绩居于全国平均水平之下。

2. 数字型质量评价评分 通过各实验室得到的数据,依据下列公式计算全国平均值($\overline{X}$)和标准差(S),求 SI 值:

$$SI = \frac{该室该项目检测值(X) - 全国该项目平均分(\overline{X})}{全国该项目标准差(S)}$$

当 SI 趋于 0 时,说明该参评实验室该检测值接近全国预期值(靶值)。

当 SI ≤ 1 时,说明该参评实验室该项目测定值在全国检测分布的 1S 范围内。

当 1 < SI ≤ 2 时,说明该参评实验室该项目测定值在全国检测值分布的 1S 之外、2S 之内的范围。

当 SI > 2 时,为不合格,说明测定存在较大的问题。

国际上往往根据参评实验室与其他实验室得分之间的关系对特定参评实验室进行评分,分为绝对评分和相对评分两种模式。绝对评分就是对参评实验室测定的每份质评样本按照已定的靶值进行计分,然后再计算该次质评的总分,根据所得质评总分的高低评判参评实验室的水平;相对评分就是比较参评实验室质评得分与所有参评实验室的平均分,根据其得分高低进行排序,分析其在全部参评实验室中所处的顺序位置。

(三)室间质量评价意义

室间质量评价可以客观地反映参评实验室的检测能力,帮助各实验室正确分析实验中存在的问题，提高检验的质量。

EQA 主要作用包括：评价实验室是否具有开展相应检测项目的能力；作为实验室外部措施，补充实验室内部的质量控制程序；增加患者和临床医生对实验室能力的信任度；通过 EQA，质控物发放机构可进行项目方法学的评价。

【课程思政】

改革开放以来，随着检验技术和新方法在临床实验室的不断应用，各种高效率、高自动化仪器的不断引入，使我国临床检验技术有了突飞猛进的发展，临床检验质量特别是免疫学检验质量也越来越受到人们的重视。我国 2006 年出台的《医疗机构临床实验室管理办法》以及 ISO15189：2007《医学实验室-质量和能力的专用要求》成为国家标准 GB/T 22576-2008，这对免疫学临床实验室提出了严格的要求，同时为国际免疫学临床实验室的质量控制做出了应有的贡献。

【要点提示】

重点：室间质量评价的概念、方法及类型。

难点：室间质量评价评分中数字型质量评价评分得出的 SI 值的意义。

高频考点：室间质量评价方式有发放质控品进行调查和现场进行调查两种。国家卫生健康委员会临床检验中心对免疫学项目的室间质量评价分为两种类型：一种是报告阴性或阳性型评分，另一种是报告实验室数据的数字型评分。

（解如山）

自测题

一、单项选择题

1. 试剂质量对免疫检验的结果
   A. 影响不大
   B. 影响很大
   C. 不影响结果
   D. 试剂质量不重要
   E. 没有意义

2. 质量控制（QC）是
   A. 比较各实验室的测定结果
   B. 质量管理的一部分
   C. 客观数值的差异
   D. 连续评价阶段
   E. 等同于质量检验

3. 免疫检验质量控制是
   A. 全方面、多环节的
   B. 多环节的
   C. 范围不广，多环节的
   D. 全方面的
   E. 全方面、单环节的

4. 开展免疫检验质量控制的基本原则是
   A. 正确采集、处理和保存标本
   B. 随时采集，处理标本
   C. 正确使用标本
   D. 不处理后使用
   E. 保存标本，适时使用

5. 标准品分为几个等级
   A. 1
   B. 2
   C. 3
   D. 4
   E. 5

二、简答题
1. 简述标准品的分类及基本条件。
2. 详细叙述常用的免疫学统计质控图类型、结果判断及失控的处理程序。
3. 简述室间质量评价的方式、评分及意义。

第三单元

常见免疫性疾病及其免疫学检验

项目二十一

感染性疾病及其免疫学检验

本项目数字资源

学习目标

通过本项目内容的学习，学生应能够：

识记：
1. 说出乙型肝炎病毒的主要免疫诊断指标。
2. 简述 HIV 感染的免疫检测方法及特点。
3. 列举 TORCH 感染涉及的病原体类型。
4. 列出常用的梅毒检测筛查试验和确证试验。

理解：
1. 解释感染性疾病免疫检测的基本思路。
2. 归纳常见感染性疾病的免疫学检测方法。

运用：
1. 学会 TORCH 的免疫学检验的操作。
2. 学会甲苯胺红不加热血清试验的操作。
3. 培养生物安全意识和检以求真、验以求实的精神。

案例导入

患者，男，35 岁。因乏力、食欲下降、尿黄、眼黄 6 天入院。体温 39.2℃，呼吸 22 次 / 分。精神萎靡，急性病容，全身皮肤和巩膜明显黄染，胸部和双下肢皮下散在出血点和瘀斑。心、肺（−），腹膨隆，肝区深压痛阳性，未触及肝、脾大，移动性浊音阳性。结合实验室检查，初步诊断为急性乙型病毒性肝炎。

问题：
从免疫学检验角度，如何诊断该疾病？

感染性疾病的早期诊断对疾病的诊断、治疗和预防至关重要。在感染性疾病中，机体对病原体产生的免疫应答可以反映疾病的产生、发展、治疗、预后的情况，因此对感染性疾病进行免疫检测可反映机体的感染情况，作为临床诊断的重要依据。感染性疾病的免疫学检验方法包括：凝集反应、沉淀反应、免疫比浊分析、酶免疫技术、荧光免疫技术、金免疫技术、化学发光免疫技术及流式细胞术等，临床上常用于病原体抗原检测和宿主血清抗体检测。在抗体检测中，IgM 类抗体出现早，消失快，常作为感染的早期诊断指标；IgG 类抗体出现晚，维持时间长，是流行病学调查的重要依据。

任务一　急性时相反应蛋白的免疫学检验

在感染、烧伤、炎症等应激原出现后，可诱发机体产生快速反应，如血浆中某些蛋白质浓度迅速发生变化。这种变化称为急性时相反应，这些蛋白质称为急性时相反应蛋白，主要包括 C 反应蛋白（C reactive protein，CRP）、前降钙素原（procalcitonin，PCT）、补体等成分。

急性时相反应蛋白往往在健康人血清中浓度很低，而在细菌感染或组织损伤时，浓度显著升高，故被认为具有临床价值。通过检测这些急性时相反应蛋白可以反映机体的感染情况，辅助诊断感染性疾病。

一、前降钙素原

PCT 是无激素活性的降钙素前肽物质。全身性细菌、真菌和寄生虫感染时，PCT 水平特异性增高，增高的程度与感染的严重程度及预后相关，因此 PCT 在全身性细菌感染和脓毒血症的辅助鉴别诊断、预后判断、疗效观察等方面有较高的临床价值。

特异性检测 PCT 的方法包括 ELISA、免疫化学发光法和放射免疫分析法（RIA）。ELISA（双抗体夹心法）运用单克隆抗体，特异捕获未成熟降钙素原，其检测最低限为 10 pg/ml。该方法已有商品试剂，所需时间短，易自动化，但该法不能检测到正常人血清中的 PCT。RIA 使用人工合成的多克隆抗体，既能检测游离 PCT，又能检测结合型 PCT，此法敏感性为 4 pg/ml，能检测到正常人血清中的 PCT，故更敏感，但所需时间较长。

二、C 反应蛋白

感染急性期，机体 CRP 浓度可升高上千倍，因此该检测已经作为医院常规检测项目，在辅助诊断感染性疾病方面得到广泛应用。CRP 本身不仅是炎症标志物，而且直接参与炎症过程。CRP 升高，可见于多种炎症，如急性感染、肺炎、肾炎、外伤和组织坏死、结节性多动脉炎、系统性红斑狼疮以及结核和免疫接种等。病毒感染时 CRP 浓度变化不大，故也可作为细菌感染与病毒感染的鉴别指标，但其特异性不如 PCT。

【要点提示】
重点：急性时相反应蛋白的免疫学检验项目。

任务二　细菌性疾病及其免疫学检验

抗细菌的特异性免疫应答主要包括 B 细胞介导的体液免疫和 T 细胞介导的细胞免疫。体液免疫应答在抗细胞外细菌感染中发挥主要作用，而细胞免疫应答是抗细胞内细菌感染的主要效应机制。

一、溶血性链球菌感染及其免疫学检验

溶血性链球菌感染后可引起超敏反应性疾病，如风湿热和急性肾小球肾炎。链球菌感染最常用的免疫学检测是抗链球菌溶血素 O（ASO）检测。ASO 增高常见于急性上呼吸道感染、风湿性心肌炎、心包炎、风湿性关节炎和急性肾小球肾炎。

ASO 检测常用的免疫学技术有胶乳凝集试验、散射免疫比浊法、溶血抑制试验及 ELISA 法等，特异性强，且均可定量检测。

ASO 增高的临床意义：①多见于 A 族溶血性链球菌感染引起的疾病（扁桃体炎、风湿热、细菌性心内膜炎和肾小球肾炎等）；②多发生于溶血性链球菌感染后 1 周，4～6 周达高峰，可持续存在几个月甚至几年，故 ASO 增高不一定是近期感染，应做动态观察；③出现 ASO 阳性、CRP 升高、血沉加快并结合临床表现，可考虑风湿热活动期。

二、伤寒和副伤寒及其免疫学检验

沙门菌可引起致死性伤寒，其病原体包括伤寒和副伤寒沙门菌。伤寒的典型症状有畏寒、持续高热、食欲明显减退、腹胀、脾大、表情淡漠等。在发病 2 周后，机体出现免疫反应，通过特异性抗体和致敏淋巴细胞消灭细菌，但有时可引起迟发型超敏反应，导致肠壁和集合淋巴结的坏死和溃疡，甚至造成肠穿孔而危及生命。

伤寒沙门菌感染的实验室诊断主要依赖于免疫学检测方法。

（一）直接凝集试验

伤寒沙门菌有菌体（O）抗原、鞭毛（H）抗原和表面（Vi）抗原。由于 O 与 H 抗原性较强，故将已知的伤寒沙门菌 O 和 H 抗原以及引起副伤寒沙门菌的 H 抗原用于检测待测血清中的抗体成分，即直接凝集试验（又称肥达试验），用于辅助临床诊断伤寒。产生凝集时抗体效价 ≥ 80，或双份血清效价呈 4 倍以上增长为阳性，结合流行病学资料可以做出诊断。

（二）ELISA 试验

ELISA 试验可用于检测伤寒沙门菌的抗原和抗体。目前有：①以伤寒沙门菌脂多糖为抗原，用间接 ELISA 法检测伤寒患者血清中特异性 IgM 抗体，该方法有助于伤寒的早期诊断；②以高纯度的伤寒沙门菌抗原包被反应板，采用 ELISA 法测定患者血清中的 Vi 抗体，用于伤寒带菌者的调查。

三、其他细菌性疾病及其免疫学检验

结核分枝杆菌（TB）进入人体后，可以诱导机体产生抗感染的细胞免疫和体液免疫。细胞免疫在抗结核感染免疫中起重要作用，体液免疫刺激机体产生的高滴度抗体可作为结核病辅助诊断的手段。TB 感染的免疫学检查方法包括以下几种。

（一）结核菌素试验

利用迟发型超敏反应原理，检测机体是否感染过 TB 或是否接种过卡介苗（BCG）的试验方法。结核菌素试验是将 5 个单位结核菌素纯蛋白衍生物（PPD）注入皮内，如受试者已感染过 TB 或成功接种过 BCG，则结核菌素与致敏淋巴细胞特异性结合，在局部释放淋巴因子，形成迟发型超敏反应性炎症，形成的红晕、硬结直径 ≥ 5 mm，为阳性；若硬结直径 ≥ 15 mm，

为强阳性，表示体内有活动性结核存在，应进一步检查；若硬结直径＜5 mm，为阴性，表示机体未感染 TB，或处于原发感染早期，或者是免疫功能低下者。

（二）分枝杆菌抗体检测

以分枝杆菌外膜抗原为已知抗原，检测待测血清中的分枝杆菌抗体。可采用胶体金法进行。需注意的是，典型分枝杆菌和麻风分枝杆菌感染也可呈阳性。

（三）外周血干扰素测定法

IFN-γ 是参与结核病发病的一个细胞因子，产生 IFN-γ 的淋巴细胞在防御肺部 TB 感染方面起重要作用，可用 ELISA 方法测定 IFN-γ 的浓度。该试验检测活动性结核感染灵敏度比结核菌素试验高，且不受 BCG 接种影响，能与非结核性感染相区别。IFN-γ 测定可应用于活动性肺结核、肺外结核、潜伏性结核、免疫抑制的结核病患者检测以及抗结核疗效评估。

> 【要点提示】
> 重点：溶血性链球菌感染的血清学检测主要是抗链球菌溶血素 O 试验；伤寒和副伤寒的血清学检测主要是肥达试验和利用 ELISA 方法检测伤寒沙门菌的抗原和抗体；结核分枝杆菌感染的免疫学检测方法主要有结核菌素试验和外周血干扰素测定。
> 高频考点：抗链球菌溶血素 O 试验，结核菌素试验。

任务三　病毒性疾病及其免疫学检验

病毒入侵后可以引起全身感染，能诱导机体产生免疫应答，有助于病毒的清除和预防再次感染。病毒的血清学检测在病毒感染性疾病诊断中具有不可替代的地位。

一、病毒性肝炎及其免疫学检验

（一）甲型肝炎

甲型肝炎病毒（HAV）是甲型肝炎的病原体。甲型肝炎的实验室诊断主要依赖血清中特异性抗体和抗原的检测，一般不进行病毒分离。

通常用 ELISA 和化学发光技术对 HAV-IgG 及 HAV-IgM 进行检测。HAV-IgM 在急性感染时出现较早（发病后 1~4 周），持续时间短（常于 3~6 个月后转阴性），是急性 HAV 感染或复发的可靠指标，并且有助于区分现症感染和既往感染。HAV-IgG 一般于感染后 4 周出现，24 周达高峰，可维持多年，甚至终生。

（二）乙型肝炎

乙型肝炎病毒（HBV）感染可导致乙型病毒性肝炎（简称乙型肝炎），后者是威胁我国人群健康最重要的传染病之一。

乙型肝炎的免疫学诊断主要针对 HBV 标志物进行检测。HBV 免疫学标志物主要有 HBsAg 和 HBsAb、HBeAg 和 HBeAb、HBcAg 和 HBcAb，其中 HBcAg 在血清中不易检测到，因此，乙型肝炎检测项目主要包括两对抗原抗体（HBsAg、HBsAb、HBeAg、HBeAb）和一个抗体（HBcAb），故简称乙肝"两对半"或乙肝五项。检测可采用ELISA、化学发光法、金标法等方法。

（三）丙型肝炎

丙型肝炎病毒（HCV）是丙型肝炎的病原体。

ELISA检测血清中HCV抗体是临床常用的检测方法。机体产生的HCV抗体不是中和抗体，没有保护性，仅是发生感染的标志，也可作为慢性丙型肝炎、肝硬化的诊断指标。ELISA检测仅作为初筛试验，结果阳性者，特别是那些不具有明显危险因素者，需要确认试验来排除假阳性反应。

HCV-IgM阳性可作为HCV活动性复制的血清学标志，常与慢性丙型肝炎患者急性发作有关。HCV的含量与丙型肝炎的严重程度、预后以及抗病毒疗效都有非常密切的关系，所以HCV定量检查对丙型肝炎预后及临床治疗有着重要意义。

（四）丁型肝炎

丁型肝炎病毒（HDV）是丁型肝炎的病原体。

HDV感染的免疫学检查主要针对HDV的抗原与抗体进行检测。

1. HDV-IgM HDV-IgM在临床发病的急性期便可出现，于恢复期消失，是HDV感染最先检出的抗体，尤其是在重叠感染时，HDV-IgM往往是唯一可检出的HDV感染的血清学标志物。常用方法为ELISA捕获法。

2. HDV-IgG HDV-IgG出现在HDV-IgM下降时，在慢性HDV感染中，IgG保持高滴度，即使在HDV感染终止后仍可存在数年。常用方法为ELISA竞争法。

（五）戊型肝炎

戊型肝炎是戊型肝炎病毒（HEV）感染引起的经粪-口途径传播的肝病。

HEV感染的免疫学检测主要针对HEV的抗原和抗体。HEV-IgM出现和消失均较早，持续时间短，是HEV急性感染的诊断指标。HEV-IgG比HEV-IgM出现略晚，患者急性期、恢复期HEV-IgG的阳性率均较低，血清中抗体存在时间短，因此仅作为HEV急性感染的一项辅助指标。

二、获得性免疫缺陷综合征及其免疫学检验

获得性免疫缺陷综合征（AIDS），又称艾滋病，是由人类免疫缺陷病毒（HIV）感染所引起的一种免疫缺陷性疾病。HIV侵入人体后依次能够检测到的物质是HIV RNA、HIV p24和HIV抗体。在感染后的10~14天内，病毒RNA水平呈指数上升。HIV p24在急性感染期就可以出现，因此被认为是病毒复制的间接标志，但其检出时间要比RNA晚。HIV抗体的血清学诊断是目前最成熟、最有效的HIV感染分析方法，一般来说，HIV抗体在感染后3~8周才能被检测出来。从HIV感染到能够检测出HIV抗体的时间段被称为"窗口期"，在窗口期虽不能检测到HIV抗体，但可通过病毒RNA、p24来反映HIV感染，病毒RNA、p24、HIV抗体和CD4淋巴细胞水平还可用来反映病情发展、评估药物疗效等。

> **知识链接**
>
> **HIV 感染检测的"窗口期"**
>
> 根据中华人民共和国卫生行业标准（WS 293-2019）《艾滋病和艾滋病病毒感染诊断》，窗口期是指从 HIV 感染人体到感染者血清中的 HIV 抗体、抗原或核酸等感染标志物能被检测出之前的时期。现有诊断技术检测 HIV 抗体、抗原和核酸的窗口期分别为感染后的 3 周、2 周和 1 周左右。HIV 抗体确证试验阳性、HIV 核酸检测阳性（核酸定性试验阳性或定量试验 > 5000 CPs/ml）都可作为诊断 HIV 感染的依据；而 HIV 抗原检测主要用于筛查，常见的方式是作为 HIV 抗原抗体联合检测试剂的检测指标之一使用。

（一）初筛试验

初筛试验要求敏感性高，理论上要达到 100%，尽可能避免漏掉可能阳性的对象。相对来说，对特异性要求略低，允许有少量假阳性，这些假阳性可以通过重复试验和确证试验排除。

HIV 抗体初筛检测的方法很多，如 ELISA、明胶颗粒凝集（PA）试验、乳胶凝集（LA）试验、金标法等。其中，ELISA 方法的灵敏度较高，且操作简单、快速，适合对大量样品的检测，因此是目前献血员筛选和临床诊断常用的初筛检测方法。

（二）确证试验

目前主要有 3 种 HIV 确证试验方法，包括免疫印迹试验（Western blotting）、条带免疫试验及免疫荧光试验，其中以 Western blotting 最为常用。一般是在 ELISA 或其他筛查检测阳性后再进行确证。

【课程思政】

HIV 的主要传播途径有性接触传播、血液传播和母婴传播。AIDS 是世界范围内严重危害人类健康的重大疾病，目前尚无有效疫苗和特效疗法，故目前主要是采取切断传播途径等一般性的预防措施进行预防。作为医学生，有责任开展艾滋病防治的宣传教育，普及艾滋病预防知识。

三、TORCH 感染及其免疫学检验

TORCH 俗称为"优生四项"，是 4 种可以引起胎儿先天性感染的病原生物的统称。其中"T"（toxopusma）指弓形虫，"R"（rubella virus）指风疹病毒，"C"（cytomegalovirus）指巨细胞病毒，"H"（herpes simplex virus）指单纯疱疹病毒Ⅰ型和Ⅱ型。

（一）弓形虫感染

人类感染弓形虫（TOX）是因食用了未煮熟的感染有弓形虫的肉类或接触了被感染的猫排泄的粪便所致。

1. 循环抗原（CAg）检测 以双抗体夹心 ELISA 法可以检测患者血清中的 CAg。阳性结果提示存在弓形虫感染，对早期诊断与疗效评价具有一定的价值。

2. 特异性抗体检测 可采用直接凝集试验、间接血凝试验、ELISA、补体结合试验和间接荧光抗体技术等方法，以全虫抗原、虫体裂解后的提取物、滋养体等为抗原检测患者血清中

相应特异性抗体。TOX-IgM 主要用于急性感染的诊断，TOX-IgG 则用于既往感染的诊断。双份血清 IgG 抗体效价 4 倍以上增高或单份血清 IgG 效价 ≥ 512，提示近期感染的可能性大。

（二）风疹病毒感染

风疹是由风疹病毒（RUV）引起的急性出疹性呼吸道传染病。

RUV 感染的实验室检查主要依赖免疫学检测。

1. 抗 RUV 总抗体效价　常采用血凝抑制试验、中和试验或补体结合试验来检测。取发病早期及恢复期双份血清进行检测，恢复期比早期抗体效价有 4 倍以上增高时有诊断意义。

2. RUV-IgG 检测　几乎可与 RUV-IgM 同时出现，并持续升高，持续时间可长达数十年，甚至终生。抗 RUV-IgG 测定可帮助了解人群风疹病毒隐性感染水平及观察疫苗接种的效果。

3. RUV-IgM 检测　常采用 ELISA 方法。新生儿出生时如有特异高效价 IgM 抗体，可确诊为先天性风疹综合征。RUV-IgM 阳性提示有近期感染，对早期诊断 RUV 感染以及决定感染风疹病毒的孕妇是否终止妊娠有临床意义。

（三）巨细胞病毒感染

巨细胞病毒感染是由人巨细胞病毒（HCMV）引起的一种全身性感染综合征，又称为巨噬细胞包涵体病（CID）。

HCMV 感染主要依赖免疫学检测。检测血清中特异性 IgG 和 IgM 抗体，诊断 HCMV 的感染。HCMV-IgM 阳性提示有活动性感染。常用的检测方法包括补体结合试验、间接血凝试验（IHA）、免疫荧光试验、Western blotting、ELISA 及 RIA 等。

（四）单纯疱疹病毒感染

单纯疱疹病毒（HSV）可分为 HSV-1 和 HSV-2 两个亚型。HSV-1 型主要引起生殖器以外的皮肤、黏膜和器官的感染。HSV-2 型主要引起生殖器部位皮肤黏膜的感染。HSV 感染的实验室检查主要依赖免疫学方法。

1. HSV 抗原检测　采用 HSV 特异性单克隆抗体，以免疫荧光技术或 ELISA 方法直接检测患者组织或分泌物中的 HSV 抗原，阳性提示近期感染。本方法对口唇疱疹诊断的敏感性与病毒培养相当。

2. HSV 抗体检测　为临床上检测 HSV 感染的常用手段。主要检测特异性 HSV-IgM 和抗 HSV-IgG，HSV-IgM 阳性以及急性期和恢复期双份血清 HSV-IgG 效价增高 4 倍以上，提示近期有 HSV 感染。HSV-IgM 是感染期的诊断指标，但阴性结果并不能完全排除 HSV 感染。抗体检测的常用方法有补体结合试验、中和试验、免疫荧光试验及 ELISA 等。

> **知识链接**
>
> **流式荧光技术**
>
> 流式荧光技术，又称液态芯片、悬浮阵列等，是继基因芯片、蛋白芯片等固态芯片之后的新一代高通量分子诊断技术平台，其最突出的优势在于仅需极少量样本和较短的时间即可同时对样本中的多种不同目的分子进行定性和定量分析。流式荧光发光技术是通过美国 FDA 认证的临床应用型高通量诊断技术。流式荧光技术平台既拥有可与化学发光法比肩的高精密度、高灵敏度和特异性，又具备多指标联检、灵活组合、可分可合的优势。流式荧光技术在很多临床检测项目上具有天然的优势，如 TORCH 优生优育筛查、肿瘤标志物检测、自身抗体检测、HPV 分型检测等，类似这些临床上需要对多种指标或病毒亚型同时进行分析的情况下，流式荧光技术的优势体现得更加明显。

四、呼吸道病毒感染性疾病及其免疫学检验

（一）流行性感冒病毒感染

流行性感冒病毒是流行性感冒（即流感）的病原体。流感病毒感染的免疫学检测主要包括：

1. 抗原检测 常采用标记的特异性抗体检测鼻咽分泌物中的流感病毒抗原，如直接或间接免疫荧光法、ELISA 法。具有快速和灵敏度高的优点，有助于早期诊断。阳性结果具有诊断意义，但阴性不能完全排除感染。

2. 抗体检测 方法有血凝抑制试验和补体结合试验。可检测急性期和恢复期患者血清中流感病毒的总抗体效价，如果恢复期比急性期血清抗体效价升高 4 倍以上，即可作出诊断。用补体结合试验可以检测核蛋白和基质蛋白的抗体，该抗体具有出现早、消失快的特点，可以作为新近感染的指标。

（二）冠状病毒感染

冠状病毒是成人普通感冒的主要病原体之一。典型的冠状病毒感染有流涕、不适等感冒症状，不同型别病毒的致病力不同，引起的临床表现也不相同。新型冠状病毒感染（COVID-19）的病原体被认为是一种新型冠状病毒。COVID-19 传染性强，具有聚集现象，部分患者很快表现出呼吸困难、呼吸窘迫、衰竭。其实验室诊断主要是采用聚合酶链反应检测核酸、ELISA 检测病毒的特异性 IgM 和 IgG。

【要点提示】

重点：病毒性肝炎的免疫学检验主要是利用免疫学方法检测相应病毒的抗原抗体，经典的乙型肝炎免疫学检测项目是乙肝五项，俗称为乙肝"两对半"；获得性免疫缺陷综合征的免疫学检验主要是检测 HIV 的抗原和抗体，分为初筛试验和确证试验；TORCH 主要包括弓形虫、风疹病毒、巨细胞病毒和单纯疱疹病毒；呼吸道病毒感染性疾病的免疫学检验主要是采用聚合酶链反应检测核酸、ELISA 检测病毒的特异性抗原和抗体。

难点：乙肝五项结果解读。

高频考点：乙肝五项；HIV 抗体的检测；优生四项。

任务四　梅毒及其免疫学检验

梅毒是由梅毒螺旋体感染引起的一种性接触传播疾病。人体感染梅毒螺旋体后产生 IgM、IgG 两种特异性抗体，其中 IgM 持续时间短，IgG 虽可终生存在，但抗体滴度一般较低，不能预防再次感染。

梅毒螺旋体的实验室检查方法主要依赖直接镜检和血清学试验。梅毒的血清学试验主要包括非特异性类脂质抗原试验和特异性密螺旋体抗原试验两大类。非特异性类脂质抗原试验用于梅毒的初步筛查，主要包括不加热血清反应素（USR）、快速血浆反应素（RPR）试验及甲苯胺红不加热血清试验（TRUST）等。特异性密螺旋体抗原试验使用的抗原是梅毒螺旋体的特有成分，试验方法主要包括密螺旋体颗粒凝集试验和金标记免疫层析法等，这些试验多用于梅毒感染的确证。

一、甲苯胺红不加热血清试验

甲苯胺红不加热血清试验以胆固醇为载体，包被心脂质作为抗原与抗体发生反应，形成胶体微粒。抗原微粒混悬于甲苯胺红溶液中，加入待测血清后，与血清中的抗体反应，出现肉眼可见的粉红色凝集块，判断为阳性；呈粉红色均匀分散沉淀物而不发生凝集者，为阴性。该方法为非特异性血清学筛查试验，即阴性结果不能排除梅毒感染，而阳性结果需进一步做抗梅毒螺旋体抗体试验确认。

二、密螺旋体颗粒凝集试验

密螺旋体颗粒凝集试验（TPPA）检测的是梅毒螺旋体抗体，将梅毒螺旋体 Nichols 株的精制菌体成分包被于明胶颗粒上，制备成致敏颗粒，该颗粒与样本中梅毒螺旋体抗体结合时可产生凝集反应，无论较大的环状凝集或均一颗粒凝集均可判断为阳性；当孔底形成小环状凝集，但外周边缘光滑、圆整时判断为可疑；颗粒在孔底聚集成纽扣状，且边缘光滑，则判断为阴性。结果可疑时需用其他方法进行复查。

三、金标免疫层析试验

预先用重组梅毒螺旋体抗原包被的固体膜（如硝酸纤维素膜）作为测试区，质量控制区预先用正常人 IgG 包被。测试时将待测血清滴在试剂盒包被有金标记 SPA（葡萄球菌 A 蛋白）的加样孔中，血清中梅毒螺旋体抗体可与金标记 SPA 结合，由于硝酸纤维素膜的毛细管效应，混合物层析进入测试区和质量控制区。梅毒螺旋体抗体与梅毒螺旋体抗原结合，在测试区出现紫红色条带；混合物中金标记 SPA 与正常人 IgG 结合，在质量控制区出现另一条紫红色条带。如果血清中无梅毒螺旋体抗体存在，则仅在质量控制区出现一条紫红色条带。

TRUST 适于梅毒筛查和治疗效果的监测，梅毒螺旋体抗原试验（TPPA、金标记免疫层析等）所用待测血清已经去除了交叉抗体，提高了特异性，因此可作为确证试验，对潜伏期和晚期梅毒敏感性更高。梅毒的血清学试验阳性，只提示所测标本中有类脂抗体或梅毒螺旋体抗体存在，不能作为患者感染梅毒螺旋体的绝对依据，而且阴性结果也不能排除梅毒，检测结果应结合临床综合分析。

> 【要点提示】
> 重点：梅毒的血清学试验主要包括非特异性类脂质抗原试验和特异性梅毒密螺旋体抗原试验两大类。非特异性类脂质抗原试验，用于梅毒的初步筛查；特异性梅毒密螺旋体抗原试验，用于梅毒感染的确证。
> 高频考点：梅毒的血清学试验方法。

任务五　其他病原体感染及其免疫学检验

一、真菌感染及其免疫学检验

真菌的种类繁多，但能引起人类疾病的真菌仅有 100 多种。目前真菌感染的免疫学检测主要有以下几种。

1. 循环抗原检测 目前在隐球菌病、念珠菌病、组织胞浆菌病和曲霉病中,特别是在念珠菌病的血清学诊断中有广泛应用。

念珠菌侵入机体后,其表面多种抗原成分及代谢产物被大量释放出来,检测这些物质可以反映念珠菌感染情况,如乳胶凝集(LA)试验可以检测念珠菌甘露聚糖,ELISA 和 Western blotting 可检测念珠菌胞质抗原烯醇化酶。

新型隐球菌循环荚膜抗原测定已成为诊断新型隐球菌病尤其是新型隐球菌脑炎的重要手段,脑脊液和血液都可作为检验材料,但两者的抗原检出滴度可能不平行。在检测脑脊液标本时,可能会因为抗原含量过高而出现假阴性,此时应将标本稀释后再进行检测。类风湿因子(RF)与隐球菌可能存在交叉反应,采用 EDTA 蛋白酶处理或煮沸 5 min 可以除去 RF。

半乳糖抗原和其他糖蛋白抗原的测定可用于曲霉菌感染诊断。ELISA 检测曲霉半乳糖甘露糖的灵敏度可达 1 ng/μl,大于 100 ng/μl 时可考虑侵袭性肺曲霉病。RIA 测定纯化的菌壁糖类抗原,阳性率为 78%,特异性为 80%。LA 法测定半乳糖抗原及一些低分子量抗原,对一些侵袭性肺曲霉病诊断的敏感性达 95%。(1,3)-β-D- 葡聚糖几乎是所有真菌均具有的一种特异性细胞壁成分。当真菌进入机体引起感染时,该成分被释放出来,所以检测该成分具有较高的敏感性和特异性,有助于深部真菌病的早期诊断。

2. 循环抗体检测 补体结合(CF)试验、免疫扩散(ID)试验、LA 试验、RIA 试验、ELISA 等多种免疫学方法均可用于循环抗体检测。组织胞浆菌病、球孢子菌病检测特异性抗体意义较大,孢子丝菌病在培养阴性而又高度怀疑时也可应用抗体检测手段。抗体水平 4 倍以上增高以及间隔 2~3 周的动态观察具有临床意义。

二、立克次体、衣原体、支原体感染的免疫学检验

1. 立克次体感染的免疫学检验 立克次体可以引起人畜共患性疾病。临床表现以发热、头痛、皮疹和肝脾大等为特征。免疫学检测诊断立克次体感染的"金标准"是用特异性外膜蛋白或脂多糖抗原通过间接免疫荧光法检测特异性抗体;亦可用 ELISA 检测抗体。此外,可做外斐反应辅助诊断立克次体病。除此之外,用免疫荧光法可检查脏器标本中的抗原。

2. 衣原体感染的免疫学检验 沙眼衣原体感染常用 ELISA 方法检测其脂多糖和主要外膜蛋白抗原。诊断肺炎衣原体感染最常用且较敏感的免疫学方法是微量免疫荧光(MIF)试验,被称为"金标准"。该试验可以分别测定血清中的 IgM 和 IgG 抗体,有助于区别近期感染和既往感染,也有利于区别原发感染和继发感染。凡双份血清抗体滴度增高 4 倍以上,或单份血清 IgM 抗体滴度 ≥ 16,或 IgG 抗体滴度 ≥ 512,可确定为急性感染;IgG ≥ 16 表示为既往感染。可以通过 IFA、ELISA 法检测鹦鹉热衣原体特异性 IgM 抗体,作为早期、特异诊断。

3. 支原体感染的免疫学检验 支原体感染的免疫学检测方法主要包括以下几种。

(1)生长抑制试验(GIT):将支原体培养液涂布于专用固体平板上,待稍干后,再贴上浸有特异性支原体抗体的滤纸片,37℃孵育,平板上出现抑菌环者为阳性。

(2)代谢抑制试验(MIT):是将支原体接种在含特异性抗体、酚红、葡萄糖的液体培养基中,若抗体与支原体相对应,则支原体的生长代谢受到抑制,不能分解葡萄糖产酸,pH 不降低,指示剂酚红不变色,为 MIT 阳性。

(3)冷凝集试验:人感染肺炎支原体后,血清中可出现冷凝集素。在 4℃时它能与人 O 型红细胞发生非特异性凝集,在 37℃时又呈可逆性完全散开,称为冷凝集试验。约 50% 肺炎支原体感染者为阳性,效价越高或双份血清呈 4 倍以上升高,则肺炎支原体近期感染的可能性越大。

三、寄生虫感染及其免疫学检验

(一) 疟原虫感染

疟原虫先后寄生于人体肝细胞和红细胞内，引起疟疾。确诊疟疾主要依赖于显微镜检测疟原虫。近年来，由于检测宿主血液、红细胞内疟原虫抗原和血清中特异性抗体等免疫学技术的发展，疟原虫检测有了新的进展。

1. 抗原的检测 常采用放射免疫试验和固相放射免疫抑制试验检测感染者的红细胞内疟原虫抗原，主要用于恶性疟的诊断。利用抗原检测疟原虫能更好地说明受检对象是否存在活动感染，但检测结果尚需临床判断。近年来，ELISA法已逐渐应用到临床，其敏感性较高。

2. 抗体的检测 常用的方法有间接荧光抗体试验、间接血凝试验和ELISA等。间接荧光抗体试验是目前国内外应用最为广泛的一种检测方法。检测抗体主要用于疟疾的流行病学调查、防治效果评估及输血对象的筛选，而在临床上仅作辅助诊断用。

(二) 血吸虫感染

血吸虫是引起血吸虫病的病原体。血吸虫的尾蚴、童虫、成虫和虫卵均可引起宿主不同程度的损害和复杂的免疫病理反应。

血吸虫感染的确诊有赖于病原学诊断。免疫学方法检测血吸虫病可起到辅助作用，常用的方法有环卵沉淀反应、间接红细胞凝集试验、乳胶凝集试验、ELISA和Western blotting等。

(三) 丝虫感染

丝虫病（filariasis）在我国是由班氏丝虫和马来丝虫寄生于淋巴系统所引起的慢性寄生虫病。实验室诊断方法主要有病原学诊断和免疫学诊断，前者主要依靠显微镜检查，检查微丝蚴和成虫；后者为检测血清中的丝虫抗体和抗原。

丝虫感染的免疫学检查主要是以微丝蚴作为固相抗原，ELISA法检测待测血清中的特异性抗体。

(四) 华支睾吸虫感染

华支睾吸虫病又称肝吸虫病，粪便镜检发现华支睾吸虫卵是确诊华支睾吸虫感染的依据。在临床辅助诊断和流行病学调查中，免疫学方法也被广泛应用。

华支睾吸虫的虫体抗原成分包括：表膜抗原、代谢抗原、全虫粗抗原和去膜虫体抗原，其中以代谢抗原敏感性较高。目前，华支睾吸虫感染的临床免疫学实验室检测常采用斑点-酶联免疫吸附试验法检测其特异性抗体，其敏感性和特异性较高。

(五) 猪囊尾蚴感染

猪囊尾蚴病又称"囊虫病"，免疫学检测包括对其抗原及抗体的检测。

1. 抗体检测

(1) IgG抗体：囊虫病患者血清中多种抗体均升高，其中以IgG增高最为显著。人感染囊尾蚴后10天即可检测到抗体，48天后达高峰，并可持续160天以上。然而，IgG在治疗后一定时间内变化不显著，不能及时反映疾病的动态发展。

(2) IgG4抗体：IgG4抗体在脑囊虫病中起主导作用，且与治疗反应有一定的相关性。从感染、发病到康复，IgG4与囊尾蚴感染程度密切相关。

(3) IgE抗体：囊虫病患者可有IgE升高，IgE在脑囊虫病的病原学诊断中起一定作用。

2. 循环抗原检测 人感染囊尾蚴后，抗体在体内持续时间比较长，甚至可达10年以上，因此检测抗体只能证实机体曾感染过囊尾蚴，而不能作为现症感染和判断疗效的指标。循环抗原是虫体分泌物或其代谢产物，其半衰期短，循环抗原阳性表明体内有活囊尾蚴存在。

【要点提示】
重点：真菌感染的免疫学检测主要有循环抗原检测和循环抗体检测；立克次体感染的免疫学检测主要有特异性抗体检测和外斐反应；肺炎衣原体感染最常用且较敏感的免疫学方法是微量免疫荧光试验；支原体感染的免疫学检测方法主要有生长抑制试验、代谢抑制试验和冷凝集试验；寄生虫感染的诊断多依赖于病原学检查，免疫学检验主要检测相应寄生虫的抗原抗体，可用于寄生虫感染的辅助诊断。

（张佳伦）

自测题

一、名词解释
抗链球菌溶血素 O（ASO）

二、单项选择题
1. 机体被病原微生物感染后最早出现的抗体是
   A．IgG   B．IgA
   C．IgM   D．IgE
   E．IgD
2. 在乙肝"两对半"检测的项目中，与病毒复制有关的标志物是
   A．HBsAg   B．抗-HBs
   C．HBeAg   D．抗-HBe
   E．抗-HBc
3. 接种乙肝疫苗成功的血清学标志是
   A．HBsAg   B．抗-HBs
   C．HBeAg   D．抗-HBe
   E．抗-HBc
4. 确定病毒持续感染或有潜伏的病毒感染时，恢复期IgG抗体水平应比急性期至少高
   A．2倍   B．4倍
   C．8倍   D．16倍
   E．64倍
5. HIV感染最常用的筛选方法是
   A．免疫印迹   B．RT-PCR
   C．PCR   D．ELISA
   E．自身RBC凝集

三、简答题
1. 简述结核菌素试验。
2. 简述HBV抗原抗体系统检测的临床意义。

项目二十二

超敏反应性疾病及其免疫学检验

学习目标

通过本项目内容的学习，学生应能够：

识记：
1. 说出超敏反应的概念及分型；激发试验的概念、类型与临床应用。
2. 列举Ⅰ型超敏反应的防治原则及各型超敏反应的临床常见疾病。

理解：
1. 解释Ⅰ型、Ⅱ型、Ⅲ型、Ⅳ型超敏反应的发生机制。
2. 分析Ⅰ型超敏反应发生过程中的变应原、抗体和效应细胞，血清IgE的检测方法、临床意义与应用。

运用：
1. 解释激发试验的原理并进行结果判定。
2. 运用酶联免疫吸附试验和免疫印迹技术检测血清特异IgE。
3. 能独立完成循环免疫复合物检测。
4. 能根据检验目的选择合适的药物过敏筛选试验类型。

案例导入

患者，男，17岁。收拾家务时突发气喘，由家人陪伴就诊。查体：急性病容，端坐呼吸，口唇发绀，体温37℃，脉搏100次/分，血压120/80 mmHg，呼吸25次/分，双肺可闻及哮鸣音。

临床诊断：变应性哮喘。

问题：
1. 该病例属于哪型超敏反应？
2. 应如何防治？

超敏反应指机体再次受到相同抗原刺激或持续受到某种抗原刺激后，产生的一种以机体生理功能紊乱和（或）组织细胞损伤为主的病理性免疫反应，也称变态反应。引起超敏反应的抗原称变应原或超敏原。根据超敏反应的发生机制和临床特点，将其分为Ⅰ型、Ⅱ型、Ⅲ型和Ⅳ型。其中Ⅰ～Ⅲ型超敏反应主要由抗体介导，是异常的体液免疫应答，可经血清被动转移；Ⅳ型超敏反应由T细胞介导，是异常细胞免疫应答，可经细胞被动转移。

任务一 Ⅰ型超敏反应

Ⅰ型超敏反应又称过敏反应或速发型超敏反应，是指已致敏的机体再次接触相同抗原后在短时间内所发生的急性超敏反应，常在再次接触相同抗原后数分钟即出现反应。

一、特点

Ⅰ型超敏反应可发生在局部或全身，主要特点有：①反应发生快、消退快，常在接触抗原后数分钟内出现症状，症状消退一般为半小时到数小时；②以生理功能紊乱为主，较少发生组织细胞损伤；③由特异性IgE介导，无补体参与；④具有明显的个体差异和遗传倾向。Ⅰ型超敏反应是多基因参与的复杂性疾病。临床上将这种对某种抗原应答易产生高水平IgE抗体的患者称为过敏体质个体或特应性个体。

二、发生机制

（一）参与成分

1. 变应原 引起Ⅰ型超敏反应的变应原非常广泛，种类多，根据进入机体途径分为：

（1）皮肤接触性变应原：农药、化妆品、染料、昆虫毒液和排泄物等。

（2）吸入性变应原：尘螨、花粉、真菌孢子和菌丝、动物毛屑和羽毛等。

（3）注入性变应原：某些药物及化学物质、毒素通过肌肉或静脉注入机体，如青霉素、普鲁卡因、有机碘化合物、疫苗、抗毒素、蜂毒等。

（4）食入性变应原：蛋类、奶类、鱼虾、蟹贝、芒果、坚果、食品添加剂、防腐剂等。

2. 抗体 IgE是引发Ⅰ型超敏反应的抗体。IgE为亲细胞抗体，能通过其Fc与嗜碱性粒细胞和肥大细胞表面的IgE Fc受体结合（主要是高亲和力FcεRⅠ），且结合较稳定，不易降解，使机体较长时间处于致敏状态。IgE主要由鼻咽、扁桃体、支气管、消化道黏膜下固有层淋巴组织中的浆细胞产生，故这些部位也是变应原易入侵和Ⅰ型超敏反应的好发部位。

3. 效应细胞 嗜酸性粒细胞、嗜碱性粒细胞和肥大细胞是介导Ⅰ型超敏反应的主要效应细胞。

嗜酸性粒细胞主要分布在呼吸道、消化道和泌尿生殖道的黏膜组织内，少量存在于血循环中。嗜酸性粒细胞有双重生物学效应：①在肥大细胞释放的嗜酸性粒细胞趋化因子等作用下，聚集在炎症部位活化脱颗粒释放生物活性介质，参与Ⅰ型超敏反应晚期相反应；②可直接通过吞噬肥大细胞释放的颗粒，或通过释放一些灭活生物活性介质酶类，发挥负反馈调节作用。

嗜碱性粒细胞数量较少，主要存在于外周血中，在炎性介质和细胞因子的作用下迁移到变态反应部位发挥作用。肥大细胞主要分布于皮肤、呼吸道、消化道和泌尿生殖道的黏膜下层结缔组织血管周围。嗜碱性粒细胞、肥大细胞表面均高表达IgE Fc受体，能与IgE Fc牢固结合，使机体处于致敏状态，被激活后释放的生物活性介质也基本相同。

4. 生物活性介质 参与Ⅰ型超敏反应的生物活性介质主要包括肥大细胞和嗜碱性粒细胞内预存的介质和新合成的介质。

（1）细胞预存的活性介质：①组胺：是一种小分子血管活性胺，可引起小血管扩张，血管壁通透性增加，支气管平滑肌收缩、痉挛，黏液腺体分泌增加等生物学效应，也是引起痒感的唯一介质。组胺释放快、发挥作用快，在体内半衰期为30～60 min，可被组胺酶等转化为各种无活性的代谢产物随尿液排出；②嗜酸性粒细胞趋化因子：使嗜酸性粒细胞、中性粒细胞趋化至炎症部位；③激肽原酶：作用于血浆中的激肽原并使之活化，生成激肽。其中缓激肽能引起平滑肌收缩、血管扩张、毛细血管通透性增强，并能刺激痛觉神经引起疼痛。

（2）细胞新合成的活性介质：①白三烯（LTs）：花生四烯酸经脂氧合酶途径形成，可强烈持久地收缩支气管平滑肌，扩张血管，增强毛细血管通透性及促进黏液腺体分泌，其发挥作用较慢且持久；②细胞因子：嗜碱性粒细胞和肥大细胞可分泌多种细胞因子参与炎症反应；③血小板活化因子（PAF）：使血小板活化释放组胺等介质，引起血管扩张和通透性增加，扩大Ⅰ型超敏反应；④前列腺素 D_2（PGD_2）：花生四烯酸经环氧合酶途径生成，能刺激支气管平滑肌收缩，使血管扩张、通透性增加。

（二）发生过程

Ⅰ型超敏反应的发生过程可分为致敏、激发和效应3个阶段（图22-1）。

1. 致敏阶段 变应原进入机体后，刺激机体内产生亲细胞抗体IgE。IgE的Fc与嗜碱性粒细胞或肥大细胞表面的Fc受体结合，使机体处于对该变应原致敏的状态。通常致敏状态可持续数月甚至更久，如果长期不接触该变应原或相似变应原，致敏状态可逐渐消失。

2. 激发阶段 当相同变应原再次进入致敏机体时，与致敏嗜碱性粒细胞或肥大细胞表面的IgE特异性结合，使之脱颗粒释放生物活性介质。一般需要多价变应原与两个或两个以上相邻IgE连接，使多个Fc受体发生交联形成复合物，才能启动活化信号。

3. 效应阶段 生物活性介质释放后与效应器官上相应受体结合，引起局部或全身病理变化。主要表现为毛细血管扩张、通透性增加，平滑肌收缩痉挛，腺体分泌增加等。

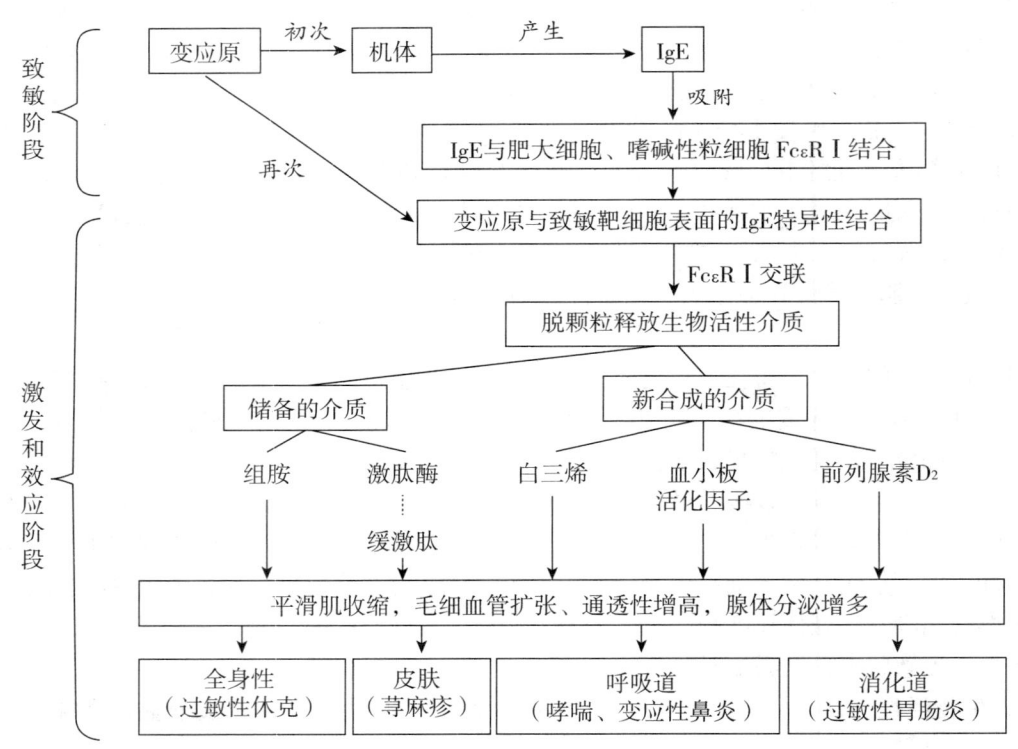

图22-1 Ⅰ型超敏反应发生机制示意图

三、临床常见疾病

引起Ⅰ型超敏反应的变应原进入机体的途径不同，在临床上表现出不同的症状，可导致局部和全身性的过敏反应性疾病。

（一）全身性过敏反应

1. 药物过敏性休克　一种最严重的Ⅰ型超敏反应，以青霉素引起者最为常见。青霉素本身不能刺激机体产生抗体，但其降解产物青霉烯酸或青霉噻唑醛酸可与组织蛋白结合获得免疫原性，刺激机体产生IgE。当机体再次接触青霉素降解产物时，其与嗜碱性粒细胞或肥大细胞致敏者细胞表面IgE交联，触发致敏细胞活化脱颗粒，释放大量生物活性介质，使全身小血管扩张和通透性增加，使有效血容量急剧下降，进而出现休克，同时可伴有支气管平滑肌收缩痉挛、呼吸困难等其他效应器官症状表现，治疗不及时可致死亡。青霉素在弱碱性溶液中容易降解，因而使用时应新鲜配制，久置后不宜使用。另外，少数人初次注射青霉素也会发生过敏性休克，其原因可能是曾经使用过被青霉素污染的注射器等医疗器械或吸入过青霉菌孢子使机体致敏，应引起重视。

2. 血清过敏性休克　临床上使用动物免疫血清（如破伤风抗毒素）进行紧急预防或治疗时，可引发过敏性休克。这可能与患者既往用过相同的抗毒素血清使机体已致敏有关。因此，临床使用抗毒素血清时，应注意做皮试。

（二）局部过敏反应性疾病

1. 呼吸道过敏反应　常因吸入尘螨、花粉、真菌孢子、动物皮毛等引起，常见的有过敏性哮喘和过敏性鼻炎。①过敏性哮喘：患者表现为接触变应原后出现喘息、呼吸困难、咳嗽或胸闷，其机制主要与支气管平滑肌收缩痉挛、腺体分泌增加、黏膜血管扩张渗出增多有关，好发于儿童和青壮年，有明显家族史；②过敏性鼻炎：分常年性和季节性，主要临床表现为鼻痒、鼻塞、打喷嚏、流涕等，前者全年均有症状，后者有明显季节性发作特点。

2. 消化道过敏反应　少数人进食鱼、虾、乳、蛋等食物后，可出现恶心、呕吐、腹痛、腹泻等过敏性胃肠炎症状。其机制与消化道黏膜的肥大细胞释放活性介质引起胃肠道腺体分泌增加、平滑肌收缩有关。

3. 皮肤过敏反应　多因药物、食物、花粉、冷热刺激及肠道寄生虫等引起，主要表现为湿疹、荨麻疹及血管神经性水肿。

四、防治原则

1. 查明变应原并避免接触　预防超敏反应最行之有效的方法。

2. 脱敏疗法　对于抗毒素皮试阳性但又必须使用的对象，可采用小剂量、短间隔（20～30 min）、连续多次注射抗毒素的方法进行脱敏治疗。不过这种脱敏是暂时的，一定时间后机体又重新致敏。

3. 减敏疗法　对已查明但生活中又难以避免再接触的变应原如尘螨、花粉等，可用小剂量、长间隔（1周左右）、多次皮下注射相应变应原的方法进行减敏治疗，以减轻症状或防止疾病复发。

4. 药物治疗

（1）抑制活性介质合成与释放的药物：肾上腺素、色甘酸钠、前列腺素E等可抑制细胞脱颗粒，阻止活性介质的释放；阿司匹林可抑制前列腺素等介质的合成。

（2）活性介质拮抗药：苯海拉明、异丙嗪等药物为组胺受体竞争剂，可通过竞争结合效应器官上的组胺 H_1 受体发挥抗组胺作用，是临床常用药物；乙酰水杨酸是缓激肽的拮抗剂；多根皮苷酊磷酸盐对白三烯有拮抗作用。

（3）改善器官反应性药物：肾上腺素能解除支气管平滑肌痉挛，还可降低血管通透性，收缩血管，升高血压，是过敏性休克急救的重要药物。葡萄糖酸钙、维生素C、氯化钙等具有解痉、降低血管通透性的作用，可减轻皮肤和黏膜的炎症反应。

> 【要点提示】
> 重点：超敏反应的定义，Ⅰ型超敏反应的定义、主要特点。
> 难点：Ⅰ型超敏反应的发生机制。
> 高频考点：Ⅰ型超敏反应的主要特点及临床常见疾病。

任务二 Ⅱ型超敏反应

Ⅱ型超敏反应又称细胞溶解型或细胞毒型超敏反应，指由 IgG 或 IgM 类抗体与靶细胞表面抗原结合后，激活补体系统和炎症细胞所致的以细胞裂解和组织损伤为主的病理性免疫应答。

一、特点

Ⅱ型超敏反应的主要特点：①引起Ⅱ型超敏反应的抗原可以是外源性吸附到靶细胞表面的抗原，也可以是内源性抗原；②靶细胞主要是血细胞及某些组织成分；③参与的抗体主要是 IgM 和 IgG；④在补体、NK 细胞、吞噬细胞的作用下引起靶细胞损伤；⑤发作较快。

二、发生机制

（一）参与成分

1. 靶细胞及其表面抗原 正常组织细胞、外界因素作用改变的自身组织细胞、被抗原或半抗原结合的自身组织细胞，均可成为Ⅱ型超敏反应中被攻击杀伤的靶细胞。靶抗原可以是：①同种异型抗原：如 ABO 血型抗原、Rh 血型抗原和 HLA 等；②共同抗原：如链球菌胞壁成分与人关节组织、肾小球基底膜和心脏瓣膜之间的共同抗原；③外来的抗原和半抗原：由药物、病原微生物、化学物质等进入机体后吸附于正常的组织细胞表面形成；④修饰的自身抗原：因感染、药物和多种理化因素作用，使自身细胞或组织结构发生改变所致。

2. 抗体 参与Ⅱ型超敏反应的抗体主要是 IgG 和 IgM 类抗体。

3. 补体与细胞 补体的 C1～C9、中性粒细胞、单核-吞噬细胞及 NK 细胞等均参与Ⅱ型超敏反应过程。

（二）靶细胞损伤机制

IgG 和 IgM 类抗体与相应靶细胞抗原结合后，在补体、NK 细胞、吞噬细胞参与下，通过以下作用机制造成靶细胞溶解和组织损伤（图 22-2）。

1. 补体的溶细胞作用 ①IgG 或 IgM 类抗体与靶细胞表面抗原特异性结合后，激活补体系统引起靶细胞溶解；②补体激活后产生 C3a 和 C5a 与吞噬细胞表面的受体结合，使吞噬细胞活化，释放溶酶体酶等生物活性物质，造成组织损伤。

2. 调理作用 补体活化后产生的 C3b 和 IgG Fc 段可与巨噬细胞表面相应受体结合，增强吞噬细胞对靶细胞的吞噬作用。

3. ADCC 效应 IgG 与靶细胞表面抗原结合后，通过其 Fc 段与 NK 等细胞结合，产生 ADCC 效应，杀伤靶细胞。

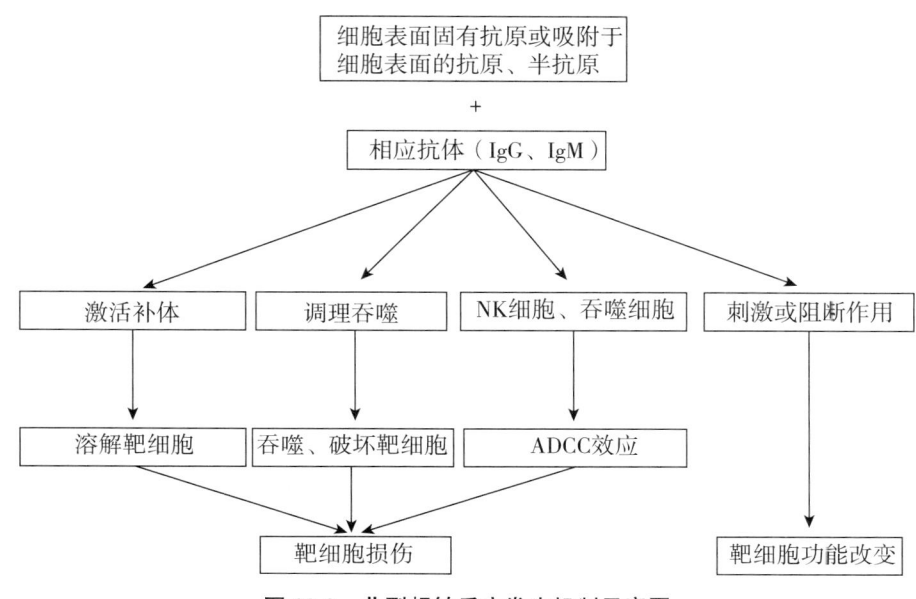

图 22-2　Ⅱ型超敏反应发生机制示意图

三、临床常见疾病

1. 新生儿溶血症 ①母子间 Rh 血型不符：多为母亲 Rh 阴性，因输血、流产或分娩等原因，Rh 阳性红细胞进入母体产生 IgG 类 Rh 抗体。当再次妊娠时，且胎儿为 Rh 阳性血型时，母体 Rh 抗体（IgG）经胎盘进入胎儿体内，并与胎儿 Rh 阳性红细胞结合，造成胎儿红细胞溶解，引起流产、死胎或新生儿溶血症。初次分娩后 72 h 内给母体注射抗 Rh 抗体，及时清除进入母体内的 Rh 阳性红细胞，可有效预防再次妊娠时 Rh 血型不符引起的新生儿溶血症；②母子之间 ABO 血型不符：此类引起的新生儿溶血症也很多见，但症状较轻。常见母亲是 O 型，胎儿为 AB 型、A 型、B 型，可通过全身换血治疗新生儿溶血。

> **知识链接**
>
> **新生儿溶血性疾病临床表现**
>
> 新生儿溶血性疾病（hemolytic disease of the newborn，HDN）典型临床表现为贫血、水肿、黄疸、肝脾大等。
>
> 1. ABO 血型不合的 HDN 病情大多较轻，黄疸多于出生后 48 h 内出现，少数重症可在 24 h 内出现，血清胆红素在 255～340 μmol/L（超过 340 μmol/L 时要警惕核黄疸）。贫血、肝脾大程度较轻，偶见胎儿水肿。
>
> 2. Rh 血型不合的 HDN，病情严重者可出现胎儿水肿。出生后 24 h 内开始出现黄疸并迅速加重，3～4 天达高峰，血清胆红素常超过 340 μmol/L；溶血导致新生儿贫血，贫血使器官组织缺氧，导致代偿性肝脾大；重症 Rh 溶血有出血倾向，少数患儿可发生 DIC。

2. 输血反应　多见于 ABO 血型不符的输血。人体血清中存在天然血型抗体（IgM 类），与输入的不同类型红细胞表面相应抗原结合，可迅速激活补体导致溶血。也可由于反复输入异型 HLA 的血液，在补体参与下引起血小板和白细胞破坏，导致非溶血性输血反应。

3. 药物过敏性血细胞减少症　青霉素、磺胺类等药物半抗原进入机体后，能与血细胞膜蛋白或血浆蛋白结合获得免疫原性，刺激机体产生相应抗体，抗体与结合了药物的血细胞结合引起细胞损伤，临床上常出现药物过敏性溶血性贫血、血小板减少性紫癜或粒细胞减少症。

4. 自身免疫性溶血性贫血　服用某些药物、辐射或感染等可使自身红细胞膜表面成分发生改变成为自身抗原，刺激机体产生自身抗体，自身抗原与抗体结合，引起自身免疫性溶血性贫血。引起红细胞溶解的自身抗体有冷抗体和温抗体两类。

5. Graves 病　患者体内产生针对甲状腺上皮细胞表面的促甲状腺激素（TSH）受体的 IgG 类自身抗体，该抗体与 TSH 受体结合，可刺激甲状腺细胞合成分泌大量甲状腺激素，引起甲状腺功能亢进。

另外，风湿性心肌炎、肾小球肾炎、重症肌无力等疾病也与 II 型超敏反应有关。

【要点提示】
重点：II 型超敏反应的参与成分，靶细胞损伤机制及临床常见疾病。
难点：II 型超敏反应的发生机制。
高频考点：II 型超敏反应的主要特点及临床常见疾病。

任务三　III 型超敏反应

III 型超敏反应是由可溶性抗原与抗体形成中等大小的免疫复合物沉积于局部或全身多处毛细血管基底膜处，通过激活补体，在血小板、中性粒细胞等参与下，导致局部组织充血水肿、坏死、中性粒细胞浸润为主要特征的炎症反应和组织损伤，也称为免疫复合物型或血管炎型超敏反应。

一、特点

III 型超敏反应特点：①引起 III 型超敏反应的抗原是可溶性抗原（内源性、外源性）；②参与 III 型超敏反应的抗体主要是 IgM、IgG、IgA 类抗体；③需补体系统参与；④炎症以中性粒细胞浸润为主。

二、发生机制

（一）参与成分

1. 抗原　内源性抗原（变性 IgG、核抗原、肿瘤抗原等），外源性抗原（药物、微生物、异种动物血清等）。

2. 抗体　主要是 IgM、IgG、IgA 类。

3. 参与细胞及分子　中性粒细胞、补体、血小板、嗜碱性粒细胞、肥大细胞等。

(二) 损伤机制（图22-3）

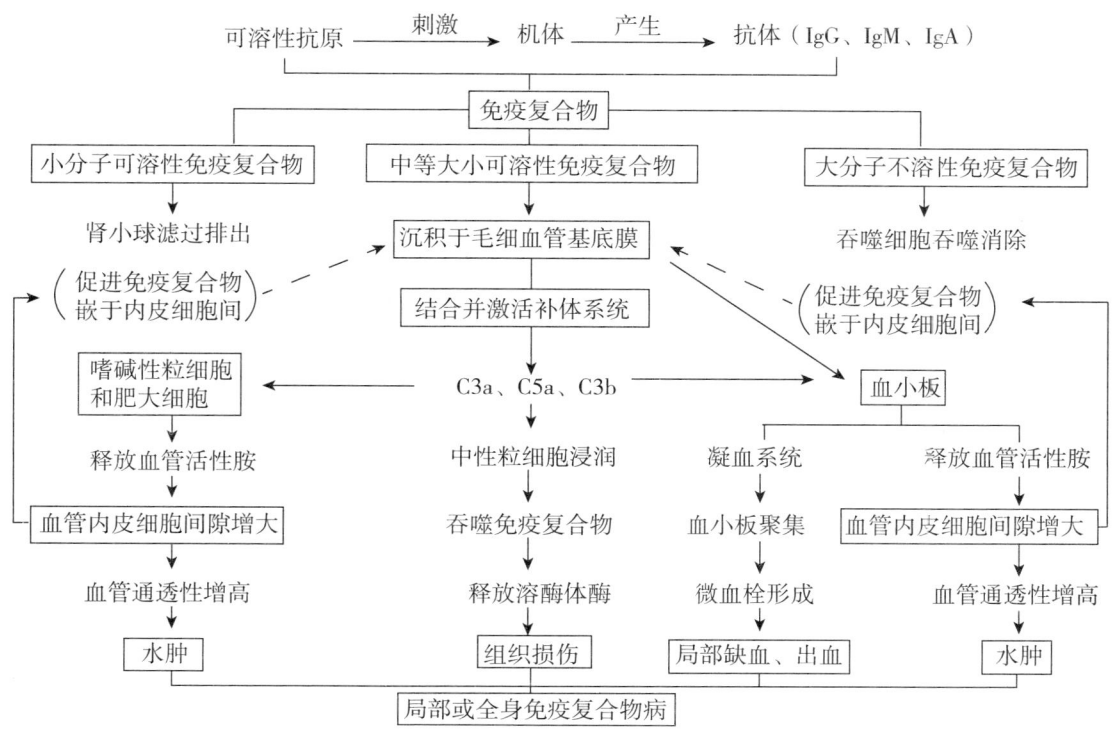

图22-3　Ⅲ型超敏反应发生机制示意图

1．可溶性免疫复合物的形成和沉积　循环中的可溶性抗原与IgG或IgM类抗体结合，形成中等大小的抗原抗体复合物，不易被单核-吞噬细胞清除，也不易随尿液排出体外，易沉积于毛细血管基底膜。抗原性物质的持续存在、吞噬细胞功能异常、血管通透性增加、血管内高压和涡流都有助于免疫复合物的沉积。关节滑膜、肾小球基底膜等处的毛细血管压约为其他部位的4倍，并且血液流速缓慢，是免疫复合物易于沉积的部位。

2．参与细胞及分子的损伤作用

（1）血小板作用：肥大细胞和嗜碱性粒细胞释放血小板活化因子，使血小板聚集形成微血栓，导致局部缺血和出血，同时也可释放血管活性胺类，进一步加重水肿。

（2）中性粒细胞作用：大量中性粒细胞被趋化至沉积部位后，吞噬清理免疫复合物，同时也释放多种溶酶体酶，损伤血管基底膜和组织细胞。以中性粒细胞浸润为主的炎症是Ⅲ型超敏反应的特征。

（3）补体作用：免疫复合物激活补体，补体活化过程中产生C3a、C5a，与嗜碱性粒细胞或肥大细胞相应受体结合后，使这两种细胞释放组胺等生物活性介质，导致局部毛细血管通透性增加，渗出增多，出现水肿，同时趋化中性粒细胞至沉积部位。

三、临床常见疾病

1．局部免疫复合物病

（1）Arthus反应：Maurice Arthus于1903年发现给家兔皮下反复多次注射马血清数周后，如再次注射相同血清，局部可出现红肿、出血、坏死等剧烈炎症反应，反应可自行消退或痊愈，故将这种现象称为 Arthus 反应。

（2）类 Arthus 反应：常见于胰岛素依赖型糖尿病患者。长期反复局部注射胰岛素制剂，可刺激机体产生 IgG 类抗体，当再次注射胰岛素时，在注射局部可出现红肿、出血、坏死等与 Arthus 反应类似的局部炎症反应。

（3）对吸入抗原的反应：免疫复合物在肺泡基底膜沉积引起肺炎或肺泡炎，如皮革者肺（吸入牛皮蛋白质）、养鸽者病（吸入鸽干粪中的血清蛋白质）等，这些都是由于反复吸入人工环境中的抗原性物质而产生的抗原抗体复合物介导的职业病。

2. 全身性免疫复合物病

（1）血清病：见于初次大量注射抗毒素后 1～2 周，患者出现发热、皮疹、淋巴结肿大、关节肿胀和一过性蛋白尿等症状，病程一般较短，有自限性，停止注射后症状可自行消退。长期大剂量使用某些药物，如磺胺类、青霉素也可引起类似血清病样的反应。

（2）链球菌感染后的肾小球肾炎：一般发生于 A 族溶血性链球菌感染后 2～3 周。机体免疫应答产生的抗体与链球菌可溶性抗原结合，形成中等大小的免疫复合物，沉积于肾小球基底膜，激活补体，吸引中性粒细胞浸润引起急性肾小球肾炎。

（3）类风湿关节炎（RA）：病因可能与病原微生物的持续感染有关，病原体或其代谢产物能使体内 IgG 分子变性，机体进而产生抗变性 IgG 的自身抗体（IgM 为主），称为类风湿因子（RF）。RF 与变性 IgG 结合形成免疫复合物沉积于关节滑膜时引起炎症，可致关节变形。

（4）系统性红斑狼疮（SLE）：患者体内出现多种抗核抗体，自身抗体与自身成分结合形成免疫复合物，沉积于全身多器官（关节、肾小球、皮肤等）的毛细血管壁，造成多部位损伤。

【要点提示】
重点：Ⅲ型超敏反应的参与成分、损伤机制及临床常见疾病。
难点：Ⅲ型超敏反应的发生机制。
高频考点：Ⅲ型超敏反应的主要特点及临床常见疾病。

任务四　Ⅳ型超敏反应

Ⅳ型超敏反应主要由效应 T 细胞再次与相同抗原作用后，引起的以单个核细胞浸润和组织细胞损伤为主要特征的炎症反应。

一、特点

Ⅳ型超敏反应的特点：①发生慢，接触相同抗原刺激后 24～72 h 出现炎症反应，也称迟发型超敏反应；②无抗体和补体参与；③引起以单个核细胞浸润为主的炎症；④在人群中无明显个体差异。

二、发生机制

（一）参与成分

1. 抗原　诱发Ⅳ型超敏反应的抗原主要有寄生虫、胞内寄生菌（如结核分枝杆菌）、病毒、细胞抗原（肿瘤细胞、移植组织细胞）及某些化学物质（如油漆、染料、化妆品）等。

2. 细胞 主要有效应T细胞$CD4^+Th1$和$CD8^+CTL$细胞及中性粒细胞和单核-吞噬细胞。

3. 细胞因子及效应分子 主要有趋化因子、IL-2、IL-3、IFN-γ、TNF-β和GM-CSF等，以及由$CD8^+CTL$细胞释放的穿孔素和颗粒酶等介质是Ⅳ型超敏反应的重要效应分子。

（二）损伤机制

Ⅳ型超敏反应发生的过程和机制与细胞免疫应答基本一致，本质是细胞免疫应答导致的组织损伤（图22-4）。

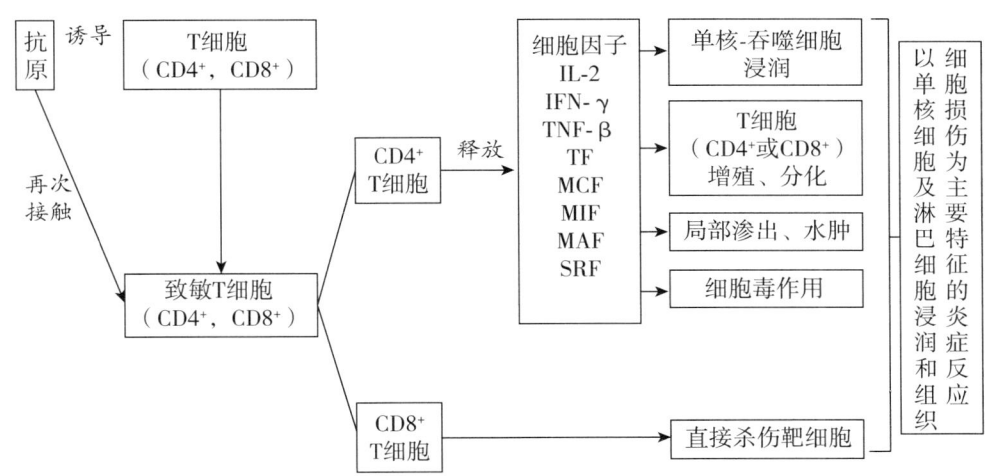

图22-4　Ⅳ型超敏反应发生机制示意图

1. 致敏T细胞形成 抗原进入机体被APC加工处理后，提呈给$CD4^+$ T细胞和$CD8^+$ T细胞，两者活化、增殖、分化后形成效应$CD4^+$ Th1和$CD8^+$ CTL细胞，同时也分化形成记忆T细胞。

2. 致敏T细胞介导的炎症反应和细胞毒作用

（1）$CD4^+$Th1细胞介导的炎症反应：致敏$CD4^+$ Th1细胞可释放多种细胞因子，如IL-2、IL-3、IFN-γ、TNF、巨噬细胞趋化因子（MCF）等，引起以单核细胞及淋巴细胞浸润为主的炎症反应和组织损伤。

（2）$CD8^+CTL$细胞介导的细胞毒作用：$CD8^+CTL$细胞与靶细胞表面相应抗原结合后，通过释放穿孔素和颗粒酶或Fas/FasL途径，杀伤靶细胞。

三、临床常见疾病

1. 感染性迟发型超敏反应性疾病 某些真菌、胞内寄生菌、病毒感染机体时，在细胞免疫的过程中，同时出现迟发型超敏反应的组织损伤。如肺结核患者出现的干酪样坏死、液化及空洞，麻风患者的局部皮肤肉芽肿引起的局部组织损伤均为典型感染性超敏反应。结核菌素试验也为典型的试验性感染性超敏反应。

2. 接触性皮炎 引起接触性皮炎的主要是半抗原，包括染料、油漆、化妆品、农药、某些金属物质（如佩戴的手表、首饰等）。这些小分子半抗原与表皮细胞内角蛋白结合形成完全抗原，刺激机体产生特异性的效应T细胞，如机体再次接触相同抗原，24～72 h后可发生局部皮肤红肿、皮疹、水疱，严重者可出现剥脱性皮炎。

3. 移植排斥反应 进行同种移植时，受者免疫系统针对供者组织产生致敏T细胞，致敏T细胞识别移植物，产生单个核细胞浸润炎症反应，甚至造成移植物坏死。

四型超敏反应主要依据参与反应的效应物质及发生机制的不同而分类，各型超敏反应的比较见表22-1。

表22-1 四型超敏反应的比较

	Ⅰ型	Ⅱ型	Ⅲ型	Ⅳ型
变应原	外源性抗原	细胞表面和基质抗原	可溶性抗原	细胞膜和细胞内抗原
抗体	IgE	IgG、IgM	IgG、IgM	无
补体	无	有	有	无
参与的免疫细胞	肥大细胞、嗜碱性粒细胞、嗜酸性粒细胞	吞噬细胞、NK细胞	中性粒细胞、肥大细胞、嗜碱性粒细胞、血小板	$CD4^+$ Th1、$CD8^+$ CTL 单核-吞噬细胞
特点	毛细血管扩张、通透性增强、平滑肌收缩、腺体分泌增加	细胞溶解、组织损伤	中性粒细胞浸润为主的血管炎症	单个核细胞浸润和组织细胞损伤为主要特征的炎症反应
临床常见疾病	过敏性休克、过敏性鼻炎、荨麻疹等	输血反应、新生儿溶血症等	血清病、类风湿关节炎等	感染性超敏反应、接触性皮炎

临床超敏反应性疾病的发生机制非常复杂，同一疾病可能几型超敏反应同时存在，以某型为主。如肾小球肾炎的发生就可能与Ⅱ型、Ⅲ型超敏反应有关，其中以Ⅲ型为主。

同一抗原在不同条件下也可诱发不同类型的超敏反应。如青霉素可引起Ⅰ型超敏反应，以过敏性休克为主；也可出现由Ⅱ型超敏反应引起的溶血性贫血和Ⅲ型超敏反应的类血清病样反应（亦称药物热）；若反复多次局部涂抹，则可造成由Ⅳ型超敏反应引起的接触性皮炎。因各型超敏反应治疗措施不同，故需仔细鉴别。

【要点提示】
重点：Ⅳ型超敏反应的特点及常见疾病。
难点：Ⅳ型超敏反应的发生机制。
高频考点：Ⅳ型超敏反应主要特点及临床常见疾病。

任务五 激发试验

超敏反应性疾病的免疫检测各有侧重，主要通过体内激发试验和体外核心组分检测，进而明确变应原和可能的机制，辅助诊断和治疗超敏反应性疾病。

激发试验是模拟自然发病条件，通过少量可疑变应原刺激引发程度较轻的超敏反应，用以明确变应原的一种体内试验。主要用于Ⅰ型和Ⅳ型超敏反应。根据刺激物不同，将激发试验分为非特异性激发试验和特异性激发试验两类。非特异性激发试验以组胺等刺激物做雾化吸入，观察患者敏感性，进行病因分析和疗效评估；特异性激发试验用特异性抗原作刺激物，观察是否诱发相应反应，以明确变应原。

一、皮肤激发试验

皮肤试验简称皮试，是在人体皮肤上进行的体内免疫学试验。通过将少量抗原经皮肤进入人体，观察局部皮肤反应来判断。如试验抗原为变应原，则皮肤中结合IgE的肥大细胞或致敏T细胞就会与其结合，引发即刻型或迟发型皮肤超敏反应。因此皮肤试验主要用于检测Ⅰ型和Ⅳ型超敏反应。此外，试验抗原也可从注射部位进入微血管，由此观察是否与循环中相应抗体结合，形成免疫复合物沉积，激活补体引起局部皮肤炎症，用以检测Ⅲ型超敏反应。

（一）Ⅰ型超敏反应皮肤试验原理

当变应原通过皮肤挑刺、划痕、皮内注射等方法进入皮肤，与吸附在肥大细胞和（或）嗜碱性粒细胞上的sIgE结合，导致肥大细胞和（或）嗜碱性粒细胞脱颗粒释放生物活性介质，20～30 min内局部皮肤出现红晕、红斑、风团及瘙痒感，数小时后症状消失。若出现此现象，判断为皮试阳性，即对该变应原过敏；若未出现则为阴性，即对该变应原不过敏。

（二）Ⅳ型超敏反应皮肤试验原理

用皮内注射、皮肤斑贴等方法使变应原进入已致敏机体，体内致敏的T细胞又一次接触到变应原后，释放多种细胞因子，造成局部以淋巴细胞和单个核细胞浸润为主的炎症反应。24～48 h后局部出现红、肿、硬结和水疱，以此来判断机体的细胞免疫功能状态或变应原是否引起机体Ⅳ型超敏反应。

（三）试验准备

1. 变应原　如有合格商品可直接购买。可以作为变应原的物质种类繁多，如青霉素、真菌、螨类、昆虫、花粉、杂草、动物皮屑和各种食品、化妆品等。通常依据临床资料、年龄、发病季节和环境因素选择确定皮试变应原。依据不同变应原特性设定皮试变应原浓度。

2. 对照液　为准确评估患者皮肤反应性，皮试应设阴性和阳性对照液。

（1）阴性对照：多选变应原稀释液或生理盐水，呈阴性反应。当患者呈高度敏感出现假阳性反应时，变应原皮试观察到的阳性反应将不具有临床意义。

（2）阳性对照：以阳性对照液所致丘疹为标准，判定变应原阳性程度。可降低技术操作误差和个体皮肤反应性差异对结果判定的影响。临床常用盐酸组胺、磷酸组胺、可待因作为阳性对照液。盐酸组胺最为常用，皮内试验时浓度为0.0543 mmol/L，平均丘疹直径为10～12 mm；点刺试验时浓度为5.43 mmol/L（皮内试验浓度的100倍），产生的平均丘疹直径为4～6 mm。

3. 试验部位　一般采用的是前臂屈侧或上臂伸侧或背部，利于试验操作和结果观察。左右两臂一侧作对照，一侧进行试验。

对于皮肤出现感染、皮炎、湿疹或外伤影响观察者，2周内发生严重全身过敏反应者，3日内服用过抗组胺药物、长期应用糖皮质激素停药少于1周者均不宜进行皮肤试验。如服药史不明，又无法等待，须根据阳性对照反应程度判断皮肤试验的反应性是否受到抑制。

（四）试验类型及方法

皮肤激发试验主要分为皮内试验、挑刺试验和斑贴试验。

1. 皮内试验　用皮试针头将对照液与试验抗原（如食物、吸入物和一些药物等）各0.01～0.03 ml分别注入皮内，使皮肤形成直径为2～3 mm的圆形皮丘。当同时做多种抗原时，相互间至少间隔4 cm，避免反应强烈时重叠混淆结果。

皮内试验是最常用的皮肤试验。测试剂量控制严格，结果较可靠，有助于准确判断变应原。应用范围广，几乎各类抗原及各型反应都可用皮内试验进行测定。

2. 挑刺试验 也称点刺试验，主要用于Ⅰ型超敏反应，是将抗原导入皮肤更浅表水平的一种简便皮肤试验。将对照液和试验抗原分别滴于试验皮肤上，用针尖透过液滴垂直刺入皮肤或在皮肤上轻轻地挑刺一下，以刺破皮肤但不出血为度，使可疑致敏原渗入皮肤，1 min后拭去皮试液，15 min后观察结果。

挑刺试验有操作简便、无疼痛、对皮肤刺激小、假阳性少等优点，但敏感性较皮内试验低，所用变应原浓度较皮内试验高100倍。

3. 斑贴试验 主要用于寻找接触性皮炎的变应原。试验抗原依据不同剂型，采用不同的方法：水溶液浸湿纱布后敷贴于皮肤；软膏直接涂抹；固体物可用蒸馏水混匀浸湿后涂敷于皮肤上。所用抗原浓度以不刺激皮肤为原则，涂敷范围以直径0.5～1 cm为宜。涂敷后盖玻璃纸或油纸，然后用绷带等固定，24～72 h观察结果。如有明显不适可打开查看并进行处理。

斑贴试验主要用于检测Ⅳ型超敏反应，结果受斑贴物体积、剂量、观察时间、抗原浓度等影响。斑贴试验敏感程度虽然不太高，但假阳性较少，可信度大。

（五）结果判定与分级标准

1. Ⅰ型超敏反应 在抗原刺激后20～30 min内观察结果。挑刺试验的阳性反应以红晕为主，皮内试验的阳性反应则以风团为主，判定标准见表22-2。

表22-2 Ⅰ型超敏反应皮肤试验的结果判断标准

分级	皮内试验	挑刺试验
-	无风团反应或小于阴性对照	无风团反应或小于阴性对照
+	风团直径3～5 mm、红晕直径＜20 mm	无风团，阴性对照＜红晕直径≤20 mm
++	风团直径6～9 mm、伴红晕	无风团，红晕直径＞20 mm
+++	风团直径10～15 mm、伴红晕	风团伴红晕
++++	风团直径＞15 mm 伴红晕且有伪足	风团伴红晕且有伪足

2. Ⅳ型超敏反应 结核菌素皮试是检测Ⅳ型超敏反应的典型例子。用一定浓度旧结核菌素（OT）或结核菌素的纯蛋白衍生物（PPD）作抗原，皮内试验在接触抗原后24～72 h观察结果，阳性结果以红肿和硬结为主。斑贴试验第一次读数于48 h打开斑试器，间隔30 min待斑试器压痕消失后判定结果；并于第3天或第4天第二次读数，阳性结果以红肿和水疱为主（表22-3）。

表22-3 Ⅳ型超敏反应皮肤试验结果判定标准

分级	皮内试验	斑贴试验
-	无反应或小于阴性对照	无反应或小于阴性对照
+	仅红肿	轻度红肿、瘙痒
++	红肿伴硬结	明显红肿、时有红斑
+++	红肿、硬结、小疱	红肿伴皮疹、水疱
++++	大疱或（和）溃疡	红肿、水疱伴溃疡

须注意的是，机体对某变应原可能同时存在多种类型的反应。如在做青霉素皮内试验时，30 min内观察呈阴性反应，但在5～8 h可能会出现Ⅲ型超敏反应或Ⅳ型超敏反应。做皮肤试

验时要密切观察,将详细注意事项告知患者,取得其配合。

(六) 结果分析与注意事项

在一定条件下,皮肤反应的结果可能出现与机体实际不符的情况,即假阳性或假阴性等不实结果。

出现假阴性的常见原因:①患者皮肤反应差,试验前服用抗组胺药物或免疫抑制剂;②试验抗原浓度过低或抗原失效;③操作误差,如皮内试验注射皮下,抗原量过少等;④时间选择不当,如花粉季节过后,抗花粉抗体水平可能下降。

出现假阳性的常见原因:①试验溶液配制不当,过碱或过酸都会对皮肤产生非特异性刺激;②试验抗原不纯,含其他非特异性刺激物,或被其他抗原污染,引起交叉反应;③操作不当或手法过重,如注入少许空气也可出现假阳性;④皮肤反应过强,如被试者患皮肤划痕症或有既往过敏的痕迹等。

(七) 应用与评价

1. 寻找变应原　超敏反应防治的重要原则之一是回避变应原,而回避的前提是明确变应原。确定变应原的常用方法是各种类型的皮肤试验。如荨麻疹、支气管哮喘等均可用皮肤试验来帮助诊断。对食物过敏者容易发现变应原,可不做皮试,且食物过敏与皮肤试验相关性相对弱,可能由于一些食物过敏并非IgE所介导;或食物过敏原类别极为广泛,因区域差异或加工因素导致抗原提取液与患者变应原不一致所致。

2. 预防药物或疫苗过敏　某些药物如青霉素、链霉素等易引起人体过敏。在首次使用前或已有较长时间未用者,必须做过敏试验;如果患者呈阳性反应或可疑阳性,就应更换其他抗生素。注射异种抗血清(如抗狂犬病血清、抗破伤风血清)前均应做过敏试验,如果呈阳性反应就需要换用精制抗体或进行脱敏治疗,即少量多次注射,以暂时耗竭肥大细胞和嗜碱性粒细胞上结合的IgE,使机体暂时处于脱敏状态。但该疗法需在密切观察中进行,一旦有反应,应立即终止。

3. 评价宿主细胞免疫状态　结核菌素皮肤试验可判断机体有无结核分枝杆菌感染,同时了解宿主免疫状态。使用共用抗原结核菌素进行皮肤试验,观察局部是否出现迟发型超敏反应,阴性反应提示机体未感染过结核分枝杆菌或者患者免疫力低下,此时需考虑感染初期、艾滋病或重度结核、老龄、肿瘤等导致的免疫力低下;阳性反应提示机体已感染过结核分枝杆菌或卡介苗(BCG)接种成功;强阳性提示活动性肺结核。

4. 预防皮肤接触过敏　斑贴试验常用于染发剂、化妆品及医用药品的变应原测试,特别对化妆品过敏的预防和诊断有重要意义。

皮肤试验存在一定风险,须严格掌握适应证,并准备常规抢救药品和设施。

知识链接

口服激发试验

目前公认口服激发试验中的双盲安慰剂对照食物激发试验是诊断食物过敏的金标准,其阴性和阳性预测值的准确性均≥95%。检测时将外观和口味相同的安慰剂或(和)可疑食物装入胶囊中,初次量10~50 mg,无反应则按每30 min加倍量,直至最大剂量为10 g。当出现临床症状(包括呼吸道、消化道和皮肤)时即可判定阳性。但此法需在激发试验前1周内回避可疑食物,试验前16 h停用抗组胺药。试验时会使患者出现超敏症状,甚至危及生命。

二、其他方法

1. 支气管激发 主要用于确定支气管哮喘变应原，同时在检测新制剂的抗原性、评价平喘药疗效和脱敏治疗效果检测等方面亦有重要价值。试验不足在于存在一定风险，每次仅能检测一种抗原，需要专门的设备和技术，使其在过敏原检测中的应用受到限制。

2. 食物激发试验 诊断食物过敏最可靠的方法，临床常用开放性食物激发试验。停用可能影响激发试验的药物（如激素和组胺等）1~2周，排除可疑致敏食物2~4周后，因激发试验存在诱发严重过敏反应的风险，应在医院内进行，同时配备急救设备和药物。

3. 结膜激发试验 主要用于眼部超敏反应性疾病的变应原检查，将可疑变应原滴入眼中，结膜充血、水肿、瘙痒、分泌物增加及眼睑红肿等现象即为阳性反应。

4. 口腔激发试验 主要用于药物、食物等变应原检查，将可疑变应原直接与口腔黏膜接触，观察口腔黏膜，如出现充血和肿胀，即为阳性反应。

5. 鼻黏膜激发试验 主要用于花粉症和变应性鼻炎的变应原检查，将可疑变应原滴入或吸入受试者鼻腔15~20 min后，鼻黏膜出现水肿苍白，伴随喷嚏、鼻痒等症状即为阳性反应。

【要点提示】
重点：激发试验的定义，皮肤激发试验的分类，过敏原皮肤试验的应用。
难点：皮肤激发试验类型及结果判定。

任务六　血清 IgE 检测

介导Ⅰ型超敏反应的抗体主要是IgE类抗体，因此，检测血清总IgE（total IgE，tIgE）或特异性IgE（specific IgE，sIgE）有助于Ⅰ型超敏反应性疾病的诊断和过敏原的确定。

一、血清总 IgE 检测

血清tIgE是血清中各种抗原sIgE的总和。正常情况下，血清IgE含量很低，仅在μg/L水平。临床一般选用敏感性较高、稳定性较好的免疫比浊法、酶联免疫吸附法、化学发光免疫法等进行检测。

1. 免疫比浊法 包括透射免疫比浊法和散射免疫比浊法，主要通过检测血清IgE与试剂中的抗IgE结合形成可溶性抗原-抗体复合物的浊度对血中IgE进行定量。血清tIgE可用专门的蛋白仪器检测，也可在生化分析仪上检测。

2. 酶联免疫吸附法 常用双抗体夹心法（形成抗人IgE-待测IgE-动物抗人IgE-HRP）。该法操作简便、敏感性高且实用，临床上较常应用。

3. 化学发光免疫法 用化学发光物质标记抗IgE抗体，与血清中IgE反应后，通过化学发光分析，计算出IgE含量。此法是敏感性更高的自动化分析技术。

二、特异性 IgE 检测

sIgE是指能与某种变应原特异性结合的IgE。检测原理是利用人工合成或纯化特异的变应原检测相应的IgE抗体。常用的方法有免疫印迹测定法和放射免疫吸附试验。

1. 免疫印迹测定法 试验原理是将多种特异性变应原提取物包被在醋酸纤维膜条（NC）

固相载体上，与待测血清进行反应。当 sIgE 与包被变应原结合后，再加入酶标记的抗 IgE 抗体，形成 NC-变应原-IgE-酶标抗 IgE 结合物，经底物显色，通过与标准膜条比对，测定变应原。

样本中含有的 IgE 类特异性抗体与变应原结合，再与酶标记的单克隆抗人 IgE 抗体结合后，即可出现肉眼可见的颜色，以此和标准膜条比较，确定变应原种类。此法操作简单，能一次性测定多种变应原的 sIgE，故临床已普遍应用此法。

2. 放射免疫吸附试验 将纯化的变应原吸附于固相载体上，加待测血清及参考标准品，再与用放射性核素标记的抗 IgE 抗体反应，最后测定固相载体的放射活性。利用标准曲线可得待测血清中变应原 sIgE 含量。该试验检测成本费较高，且有放射性核素污染，需要特殊检测设备。

三、临床意义

（一）血清总 IgE

血清总 IgE 升高常见于 I 型超敏反应性疾病。如过敏性鼻炎、过敏性哮喘、湿疹等，IgE 含量与病情发作及缓解呈平行关系。部分非超敏反应性疾病的 IgE 水平也可升高，如胸腺发育不良病、骨髓瘤、寄生虫感染、高 IgE 综合征等。免疫功能缺陷者可能测不出 IgE。

（二）特异性 IgE

特异性 IgE 的增高对 I 型超敏反应性疾病的诊断有重要意义。特异性 IgE 的检测常用于：①婴幼儿、孕妇、老年人、皮肤病患者，对变应原有严重过敏史或正服用抗过敏药物以及重病者；②皮试结果难以确定，须进一步提供诊断依据者；③观察脱敏治疗效果等。

【要点提示】
重点：常用的检测血清 tIgE 的方法；常用的检测 sIgE 的方法。
难点：常用的检测血清 tIgE 及 sIgE 的方法。

任务七 循环免疫复合物的检测

免疫复合物（immune complex，IC）指由抗原与对应抗体结合而成的复合物，是机体免疫应答排除抗原的一种方式，但过量沉积则会造成损伤。血液中存在的免疫复合物称循环免疫复合物（circulating immune complex，CIC）；沉积在机体局部组织的称为局部免疫复合物。检测体内免疫复合物，对某些疾病的诊断、发病机制的研究、病情演变、疗效观察和预后判断具有重要意义。

III 型超敏反应性疾病的免疫学检验主要是检测免疫复合物，其检测包括 CIC 和组织固定免疫复合物的检测。CIC 检测技术可分为抗原非特异性方法和抗原特异性方法。目前，形成免疫复合物的大多数抗原性质不太清楚或非常复杂，临床上主要检测抗原非特异性免疫复合物。

一、抗原非特异性循环免疫复合物检测

抗原非特异性循环免疫复合物的检测仅是检测血清中循环免疫复合物，其检测方法很多，

大致可分为物理法、补体法、抗球蛋白和细胞法。

（一）物理化学技术

依据免疫复合物的理化性质而设计的理化技术。基本方法有选择性超滤法、超速离心法、冷沉淀法、聚乙二醇（PEG）沉淀法等。最常用的是 PEG 沉淀法，该方法简单易行，但影响因素多、特异性差、灵敏度低。

（二）基于补体的检测

抗体抗原结合后，补体结合位点暴露，可固定 C1q 并激活补体的系列反应，这是利用补体有关技术检测免疫复合物的基础。

1. 固相 C1q 结合试验 将 C1q 吸附于固相载体表面，加入经 56℃加热 30 min 处理过的待检血清。待检血清中免疫复合物与 C1q 结合，再加入酶标记或放射性核素标记的抗人 IgG，最终检测其酶活性或放射活性。该法敏感性高，可达 0.1 μg/ml，重复性好。但 C1q 制品不易精制且纯度不稳定，只能检测出与补体结合的 CIC。

2. 抗补体试验 将抗 C3 抗体包被固相载体，加待检血清，通过 C3 介导 CIC 与固相抗 C3 连接，再用酶标记的抗人 IgG 抗体检测复合物中的 IgG，根据酶催化底物显色情况判断免疫复合物的含量。抗补体试验敏感性高，达 0.1 mg/L 热聚合 IgG（HAHG），重复性好，操作比固相 C1q 结合试验简单。

（三）抗球蛋白测定法

该法利用类风湿因子（RF）与变性 IgG、热聚合 IgG、免疫复合物有较强亲和力的特性。将单克隆 RF（mRF）吸附在固相载体上，加血清标本，如血清含有免疫复合物，则二者结合，再加入放射性核素标记的可溶性热聚合 IgG。由于固相 mRF 已与免疫复合物结合，热聚合 IgG 与单克隆 RF 结合被抑制。故固相载体的放射活性与免疫复合物含量呈负相关。

（四）细胞技术——Raji 细胞法

Raji 细胞是从 Burkitt 淋巴瘤患者血液中分离建株，与 B 细胞系类似，细胞表面有高密度的 C1q、C3b 和 C3d 受体，且不易脱落，能吸附已结合补体的 CIC。将待测血清与 Raji 细胞反应，再与放射性核素标记的抗人 IgG 反应，最终检测沉淀细胞的放射活性。以热聚合 IgG 为参考标准，可测定免疫复合物含量。

免疫复合物检测方法较多，原理各不相同，结果也不一样。目前没有一个被公认是简便、敏感且能检测各种大小免疫复合物最好的办法。故最好同时联合多种方法进行检测，以提高阳性检出率。

二、循环免疫复合物检测方法评价及应用

理想的检测 CIC 的方法应该操作简便可行、重复性好、敏感性高，同时还应有相对特异性，能检出各种类型和大小的免疫复合物。但实际工作中多数方法易受非特异性干扰，重复性差，可控性弱；正常参考值范围大，且各种方法之间缺乏良好的可比性和相关性；检测范围相对局限。此外，以热聚合 IgG（HAHG）为标准品绘制标准曲线定量免疫复合物代表性有限，易出现试验偏差，需要理想的标准品用于定量试验。除了方法学本身因素外，免疫复合物形成的复杂性也是重要原因。免疫复合物总量的变化常在自身免疫性疾病病程中连续动态观察中出现。故欲提高免疫复合物对诊断的敏感性，除需方法本身稳定、可靠外，还需结合基础研究，

明晰免疫复合物的形成过程。

现阶段已明确类风湿关节炎、系统性红斑狼疮、血管炎、部分肾小球肾炎等疾病为免疫复合物病，CIC 检测对这些疾病仍是一种辅助诊断指标，对判断疾病活动和治疗效果也有一定意义。

三、沉积于组织中的循环免疫复合物检测

确定免疫复合物的直接证据是在病变部位查到固定的免疫复合物沉积。对于一些自身免疫病和免疫复合物病，如系统性红斑狼疮、肾小球肾炎等，组织沉积免疫复合物的检出对疾病的诊断和发病机制的研究都比循环免疫复合物的检出更有意义。如在发现关节痛、紫癜、蛋白尿、血管炎等情况时，可考虑免疫复合物病的可能性，进行循环免疫复合物和组织沉积免疫复合物的检测。若膜性肾小球肾炎伴有颗粒性、连续性、上皮细胞下的 IgG 沉积，则提示预后不良。

【要点提示】
重点：抗原非特异性循环免疫复合物的检测方法。
难点：抗原非特异性循环免疫复合物的检测方法。

【任务实施】

实训　循环免疫复合物测定

循环免疫复合物测定对疾病有辅助诊断价值，有助于研究疾病的发病机制，如 SLE、血清病、慢性活动性肝炎等，CIC 常增高。CIC 检测方法较多，原理各不相同，本实验采用 PEG 比浊法。

一、能力目标
学会使用分光光度计测定 CIC 含量。

二、原理
PEG 是一种无电荷的线型分子结构多糖，为乙二醇的聚合物，有较强的脱水作用。血清中加入终浓度为 2%～4% 的 PEG，能相对选择性地沉淀免疫复合物，PEG 还可抑制 CIC 解离，促进 CIC 进一步合成更大的凝聚物，使溶液浊度增加或使大分子的免疫复合物沉淀。用分光光度计测定浊度，可反映 CIC 含量。

三、器材
1. 试剂
（1）0.1 mol/L pH 8.4 的硼酸盐缓冲液。
（2）PEG 溶液：称取 PEG（相对分子量 6000）4.1 g，NaF 1 g，溶解于 100 ml 硼酸盐缓冲液中。
2. 微量加样器、吸管、试管、橡皮滴头等。
3. 分光光度计、普通冰箱。
4. 待检血清　不同 CIC 含量血清可由临床筛选获得，不宜冻融。

四、步骤

1. 待检血清作1:3稀释（0.2 ml血清 + 0.4 ml硼酸盐缓冲液）
2. 按表22-4加样，此时PEG最终浓度为3.73%。

表22-4　PEG比浊法测CIC方法

	测定管（ml）	对照管（ml）
1:3稀释血清	0.2	0.2
4.1%PEG	2.0	—
pH 8.4的硼酸盐缓冲液	—	2.0

3. 按表22-4加好后混匀，放置4℃冰箱1 h后取出，室温放置10～15 min。
4. 用0.5 cm×1 cm比色杯在分光光度计上495 nm处测两管A值，以硼酸盐缓冲液调零点。

五、结果判断

$$待检血清浊度值 =（测定管A - 对照管A）\times 100$$

通常以大于正常人浊度值均值加2个标准差为CIC阳性。也可用不同浓度HAHG按以上方法制备标准曲线，根据待检血清A值查标准曲线，即可得CIC含量（μg/ml）。

六、注意事项

1. 4% PEG能沉淀较小的CIC，2%PEG只沉淀较大的CIC。但当浓度大于5%时，PEG选择性沉淀CIC的特性即消失，导致假阳性出现。
2. 4℃时CIC沉淀最佳，室温每升高1℃，A值下降0.02。因此，应注意实验室温度的变化对结果的影响。
3. 低密度脂蛋白可引起浊度增加，故应空腹采血。
4. 高γ球蛋白血症及血清标本反复冻融等均易造成假阳性。
5. 此法快速简便，敏感性达20 μg/ml HAHG，但不能反映小分子免疫复合物的情况，可靠性易受非特异原因所致的Ig聚合物影响。重复性和特异性较差，一般可用作CIC的筛查。

（唐赛赛）

自测题

一、名词解释

1. 超敏反应　　2. 激发试验

二、单项选择题

1. 关于超敏反应的描述，错误的是
   A. 常导致生理功能紊乱或组织细胞的损伤　　B. 是异常的免疫应答
   C. 有免疫记忆　　D. 发生有快有慢
   E. 是固有免疫应答异常

2. 关于Ⅰ型超敏反应的描述，错误的是
   A．发生快，消退快
   B．主要由 IgM 介导
   C．主要由 IgE 介导
   D．肥大细胞参与
   E．有明显的个体差异
3. 预防 Rh 血型不合的新生儿溶血症最好的方法是
   A．用免疫抑制剂抑制孕妇产生抗 Rh 抗体
   B．给胎儿输入母亲的红细胞
   C．用抗 Rh 血清给新生儿注射，进行人工被动免疫
   D．初次分娩 72 h 内给产妇注射抗 Rh 免疫血清
   E．再次分娩 72 h 内给产妇注射抗 Rh 免疫血清
4. 与Ⅲ型超敏反应无关的成分有
   A．中性粒细胞
   B．T 细胞
   C．补体
   D．IgG 和 IgM 类抗体
   E．血小板
5. 系统性红斑狼疮属于
   A．Ⅰ型超敏反应
   B．Ⅱ型超敏反应
   C．Ⅲ型超敏反应
   D．Ⅳ型超敏反应
   E．不是超敏反应
6. 介导Ⅳ型超敏反应的细胞是
   A．中性粒细胞
   B．NK 细胞
   C．B 淋巴细胞
   D．T 淋巴细胞
   E．肥大细胞
7. 结核菌素试验属于
   A．Ⅰ型超敏反应
   B．Ⅱ型超敏反应
   C．Ⅲ型超敏反应
   D．Ⅳ型超敏反应
   E．四型都有
8. 青霉素通过不同的机制可以引起不同的超敏反应，可以引起
   A．Ⅰ、Ⅱ、Ⅲ和Ⅳ型超敏反应
   B．Ⅰ型超敏反应
   C．Ⅱ型超敏反应
   D．Ⅲ型超敏反应
   E．Ⅳ型超敏反应
9. 皮肤激发试验可用于下列情况，除外
   A．寻找变应原
   B．预防药物过敏
   C．评价宿主细胞免疫状态
   D．预防皮肤接触过敏
   E．测定体内 sIgE 含量
10. 关于皮肤试验的说法，错误的是
    A．体内试验，有一定风险
    B．主要有皮内、点刺和斑贴等形式
    C．点刺试验变应原浓度低于皮内试验
    D．以皮肤出现风团和红晕为判断标准
    E．相同条件下，变应原越纯越好
11. 关于 sIgE 和 tIgE，说法正确的是
    A．tIgE 升高必然伴随 sIgE 升高
    B．都可以通过 ELISA、RAST 检测
    C．通过 tIgE 可以明确变应原
    D．tIgE 升高仅限于过敏性疾病
    E．sIgE 升高必然伴随 tIgE 升高
12. 血清 IgE 升高常见于下列情况，除外

A．过敏性哮喘　　　　　　　　　　B．过敏性鼻炎
C．特发性皮炎　　　　　　　　　　D．肺结核
E．支气管肺曲菌病

13．CIC 检测可以辅助诊断和疗效判断，除外以下哪种疾病
A．系统性红斑狼疮　　　　　　　　B．类风湿关节炎
C．链球菌感染后肾小球肾炎　　　　D．血清病
E．支气管哮喘

14．定量检测血清 IgE 浓度可用以下哪种方法
A．火箭免疫电泳　　　　　　　　　B．免疫固定电泳
C．免疫比浊法　　　　　　　　　　D．双相免疫电泳
E．间接免疫荧光

15．有蛋白尿、关节痛、血管炎、浆膜炎、紫癜等症状，诊断不明确的患者，可考虑哪项检测
A．血清补体　　　　　　　　　　　B．血清 IgE
C．血小板计数　　　　　　　　　　D．循环免疫复合物
E．嗜酸性粒细胞计数

三、简答题

1．试述 Ⅰ 型及 Ⅳ 型超敏反应的特点。
2．试述 Ⅰ 型超敏反应的防治原则。
3．请对四型超敏反应常见疾病各举一例。

项目二十三

心血管疾病及其免疫学检验

学习目标

通过本项目内容的学习，学生应能够：

识记：
1. 列举常见的心血管疾病。
2. 说出免疫学检验常见心血管疾病的标志物及其临床意义。

理解：
总结常见的心血管疾病的免疫学特征。

运用：
能独立进行超敏C反应蛋白以及D-二聚体的检测及结果判定。

案例导入

患者，男，60岁。因胸骨后剧痛2 h急诊入院。2 h前患者在睡眠中因疼痛醒来，胸痛持续2 h，向左臂内侧放射，含服"速效救心丸"后疼痛不缓解，速来急诊。查体：血压110/74 mmHg，表情痛苦，大汗，心率110次/分，律齐，未闻及杂音，胸腹部未见明显异常。心电图检查：V1～V4导联ST段弓背向上型抬高。

问题：
1. 该患者的诊断是什么？
2. 还应做哪些检查？

任务一 常见心血管疾病的免疫学特征

心血管疾病（cardiovascular disease，CVD）是以心脏和血管异常为主的循环系统疾病，随着病情的进展，最终会导致心肌受损。当心肌细胞损伤时，心肌损伤标志物被大量释放至血液循环中，其在血液中的浓度变化反映了心肌损伤的程度。心肌损伤标志物主要包括心肌酶和心肌蛋白。心肌损伤标志物的正确检测可以为心血管疾病的早期诊断、病情判断、疗效观察提供极有价值的信息。

一、冠状动脉粥样硬化性心脏病

动脉粥样硬化的特点是受累动脉的病变从内膜开始,先后有多种病变合并存在,包括局部有脂质和复合糖类积聚、纤维组织增生和钙质沉着形成斑块,并有动脉中层的逐渐退变。继发性病变尚有斑块内出血、斑块破裂及局部血栓形成(图 23-1)。

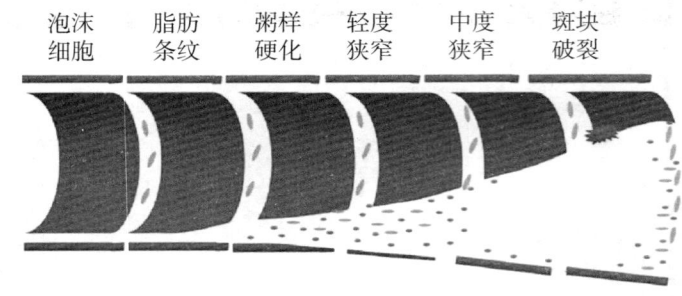

图 23-1 动脉粥样硬化的进程

冠心病,全称冠状动脉粥样硬化性心脏病,是指供给心脏营养物质的冠状动脉发生严重粥样硬化或痉挛,使冠状动脉狭窄或阻塞,导致心肌缺血缺氧或梗死的一种心脏病,亦称缺血性心脏病。

当冠状动脉狭窄接近70%时,患者活动后出现心肌供血不足,表现为稳定型心绞痛,大部分稳定型心绞痛不伴心肌损伤。无典型症状和稳定型心绞痛的患者,其血液中的超敏C反应蛋白(high sensitivity C reactive protein,hsCRP)、缺血修饰性白蛋白、心脏型脂肪酸结合蛋白及糖原磷酸化酶同工酶BB会出现异常,上述试验指标可为早期诊断提供依据。在冠状动脉狭窄的基础上伴不完全血栓形成,则出现不稳定型心绞痛,此时已有少数心肌纤维坏死,疾病继续进展,一旦血管完全堵塞或在动脉硬化基础上出现血管痉挛,局部心肌无血供,大面积心肌坏死,即出现急性心肌梗死。此时一些灵敏的心肌损伤标志物如心肌肌钙蛋白、肌红蛋白、肌酸激酶及其同工酶在血液中的浓度可升高。

肌红蛋白于起病后 2 h 内开始升高,12 h 内达高峰,24~48 h 恢复正常。心肌肌钙蛋白T和肌钙蛋白I起病 3~4 h 开始升高,肌钙蛋白T于 24~48 h 达高峰,10~14 天恢复正常;肌钙蛋白I在 11~24 h 达高峰,7~10 天恢复正常。肌钙蛋白T和肌钙蛋白I在血液中持续时间长,是目前特异性最高的实验室检测指标。肌酸激酶(creatine kinase,CK)于起病后 6 h 内升高,24 h 达高峰,3~4 天恢复正常。肌酸激酶同工酶MB(creatine kinase isoenzymes-MB,CK-MB)在起病后 4 h 内升高,16~24 h 达高峰,3~4 天恢复正常。谷草转氨酶(aspartate aminotransferase,AST)在起病后 6~12 h 开始升高,24~48 h 达高峰,3~6 天恢复正常。乳酸脱氢酶(lactate dehydrogenase,LDH)在起病后 8~12 h 开始升高,2~3 天达高峰,1~2 周恢复正常。

二、心力衰竭

心力衰竭简称心衰,又称心脏功能不全,是各种心脏结构或功能性疾病导致心室充盈和(或)射血能力受损而引起的一组综合征。心力衰竭是许多心血管疾病(如急性心肌梗死、扩张性心肌病、瓣膜病、先天性心脏病等)的后期表现,在其发生发展过程中,有一些肽类细胞因子参与其中。正常情况下,心房钠尿肽(atrial natriuretic peptide,ANP)主要储存于心房,心室肌内也有少量表达。当心房压力增高、心房壁受牵引时，ANP 分泌增加。正常人脑钠肽（brain natriuretic peptide，BNP），又称 B 型利钠肽，主要储存于心室肌内，其分泌量亦随充盈压的高低而发生变化。当心力衰竭时，心室壁张力增加，心室肌内 ANP 和 BNP 分泌增加，使血浆中的 ANP 和 BNP/N 端脑钠肽原（N-terminal proBNP，NT-proBNP）水平升高，升高程度与心力衰竭严重程度呈正相关。因此，血浆 ANP 及 BNP/NT-proBNP 水平可作为评定心力衰竭进程、判断预后及诊断的指标。

三、风湿性心脏病

风湿性心脏病是由于风湿热活动累及心脏而引起的病变，是乙型溶血性链球菌感染后发生的一种自身免疫性疾病。在风湿性心脏病的患者血清中存在抗心肌抗体（anti-myocardial antibody，AMA），且 AMA 可被链球菌膜抗原吸附，提示心肌组织与链球菌之间存在交叉抗原。大多数风湿性心脏病患者血清中循环免疫复合物（circulating immune complex，CIC）含量升高，并且与风湿热活动相一致。CIC 在心肌、心内膜处的沉积可引发相应的临床症状。

另外，风湿性心脏病患者 $CD4^+/CD8^+$ T 细胞比值升高。应用链球菌膜抗原作为刺激，可增高风湿性心脏病患者外周淋巴细胞活性，可作为特异性的细胞免疫检测方法。在反复发作风湿性心脏病患者的二尖瓣处可发现 T 淋巴细胞浸润。风湿性心脏病急性期有体液免疫和细胞免疫的作用，而在慢性迁延期则以细胞免疫作用为主。血液中 C 反应蛋白含量在急性活动期升高，恢复期下降，复发时可再度升高，阳性率达 80%。AMA 阳性率达 80% 以上，CIC 阳性率达 60% 以上。

【要点提示】
重点：常见心血管疾病患者血液中各免疫学标志物的变化。
难点：各心肌损伤标志物出现的时间及变化规律。
高频考点：检测心血管疾病常用的心肌损伤标志物。

任务二　常见心血管疾病的免疫学检验

免疫学检验通过测定体液（主要是血液）中某些代谢物浓度的变化，可反映体内器官功能的变化，为心血管疾病预防、早期诊断、疗效监测和预后判断提供重要信息。

一、C 反应蛋白的免疫学检验

C 反应蛋白（C reactive protein，CRP）是一种在钙离子存在的情况下可与菌体多糖 C 反应而产生沉淀的蛋白质。CRP 由肝细胞合成，出现于各类感染初期及炎症反应患者的血清中。CRP 直接参与动脉粥样硬化等心血管疾病的发生，因此监测 CRP 浓度的变化可作为预测人群未来患心血管疾病的一个独立的危险标志物。

> **知识链接**
>
> **CRP 与 hsCRP**
>
> 临床常规测定的 CRP 是一种急性相蛋白，通常在细菌感染后增高，而病毒感染时不增高，所以常作为鉴别细菌和病毒感染的首选指标。它的检测范围一般为 10～200 mg/L，对于低程度炎症反应（如心血管事件）的预测不够灵敏。
>
> 超敏 CRP（hsCRP）与普通 CRP 是同一种蛋白，因其检测方法在低浓度（1～10 mg/L）范围内有更高的敏感性而得名。hsCRP 免疫荧光法等技术使检测的灵敏度得到了很大提高，检测低限延伸为 0.005～0.10 mg/L，使得低浓度 CRP 的测定更准确。由于其代表了低程度炎症反应，因此被更多地应用于心血管疾病的判断。hsCRP 已被证实是由慢性炎症引发心血管疾病的独立危险因素，检测其浓度对心血管疾病的干预及预后有重要作用。

1. 检测方法　检测方法主要有酶免疫试验、免疫透射比浊法、免疫层析试验、免疫散射比浊法、乳胶凝集试验及化学发光免疫试验。

化学发光免疫分析技术灵敏度高、特异性强、安全无毒，可实现自动化；免疫增强的透射比浊法测定 hsCRP 具有敏感性高、稳定性好、方便快速的优点；乳胶凝集试验只能定性或半定量，灵敏度和特异性均不高，其他方法各有其优缺点，在选择时应综合考虑。

2. 临床意义　hsCRP 主要用于心血管疾病一级预防中冠心病发生的危险性评估。hsCRP 轻度升高与冠状动脉粥样硬化、脑卒中及周围血管病相关，是一项独立的危险因素。hsCRP 的升高反映了动脉硬化存在低度的炎症过程和粥样斑块的脱落。CRP 升高可提示患有急性冠状动脉综合征患者的预后不良，并可监测疗效。

二、细胞因子的免疫学检验

细胞因子（cytokine，CK）具有广泛的生物学作用，其中有些细胞因子在心血管疾病发生发展过程中有一定的作用，因此检测细胞因子可用于心血管疾病的风险预测及辅助诊断。

（一）白细胞介素 -6

白细胞介素 -6（interleukin 6，IL-6）由成纤维细胞、单核 - 吞噬细胞等产生，可作用于心血管系统。心力衰竭患者因交感神经激活导致血液循环中 IL-6 水平升高。冠状动脉粥样硬化性心脏病患者血清 IL-6 水平也有所升高。

1. 检测方法　检验方法主要有放射免疫分析（RIA）、CLIA、EIA。

2. 临床意义　IL-6 水平增高是导致冠心病的独立危险因素，检测 IL-6 可预测冠心病危险事件的发生。IL-6 可作为冠心病患者冠状动脉粥样硬化斑块稳定性的监测指标，有助于冠心病的诊断和分类。IL-6 用于冠心病的风险预测及诊断分类时需与其他检测指标联合检测，不可单独使用。

（二）肿瘤坏死因子 α

肿瘤坏死因子 α（tumor necrosis factor α，TNF-α）是一种能够直接杀伤肿瘤细胞而对正常细胞无明显毒性的细胞因子。TNF-α 可参与机体的免疫防御反应及多种炎症反应，还可诱导 IL-6、IL-8、IL-10 等细胞因子的产生，促使上述细胞因子参与机体的炎症反应，参与冠状动脉粥样硬化的发生、发展过程。TNF-α 主要与病毒性心肌炎、心脏移植排斥反应、充血性心力衰竭和扩张型心肌病等的病理过程有关。

> **知识链接**
>
> **肿瘤坏死因子α与心力衰竭**
>
> 近年来，随着研究的进展，人们不断认识到 TNF-α 及其受体在心力衰竭发生发展中有重要作用。段纬喆在综述中报道心力衰竭时 TNF-α 主要通过以下途径发挥作用：①增加细胞内四氢喋呤的含量，进而使心肌细胞内一氧化氮的合成增加，从而抑制心肌细胞的收缩，并通过细胞毒作用触发细胞凋亡；②促进左室重构，心肌纤维化及瘢痕形成；③解离心肌 β 肾上腺素受体，导致左室功能失调；④可能影响细胞内钙平衡和（或）细胞对钙的敏感性。
>
> Sun M 等的研究表明，TNF-α 对心脏作用的最终效应由局部心肌细胞中 TNF-α 的浓度决定。低浓度的 TNF-α 可抑制心肌细胞的凋亡，而持续高浓度的 TNF-α 则会促进炎症反应和细胞凋亡。

1. 检测方法 主要有免疫组织化学技术、酶免疫测定（EIA）、放射免疫分析（RIA）等。临床上常用 EIA。

2. 临床意义 冠心病患者血清 TNF-α 水平显著升高，且疾病严重程度越重，其水平越高，可作为临床评估疾病严重程度的标志之一，对疾病的预后判断有重要临床意义。心力衰竭患者血清中 TNF-α 水平升高，且与心力衰竭程度呈正相关。在病毒性心肌炎、扩张型心肌病及心脏移植排异期，TNF-α 水平显著升高。TNF-α 用于评估冠心病严重程度和预后判断时需与其他检测指标联合应用，不可单独使用。

三、肌钙蛋白的免疫学检验

心肌细胞中的肌钙蛋白称为 cTn，是心肌细胞损伤敏感性和特异性最强的标志物之一，也是目前公认的诊断急性心肌梗死（AMI）最佳的确定标志物。Tn 由 TnI、TnT 和 TnC 三个亚单位组成，心肌和骨骼肌中的 TnC 是相同的，但 TnT 和 TnI 是不同的，因此，cTnT 和 cTnI 可以作为心肌损伤的特异性标志物。正常情况下，cTnT 和 cTnI 在血清中含量极低，其血清浓度升高是心肌损伤特异而灵敏的标志。应注意的是，单纯的 cTnT 和 cTnI 升高仍不能确诊 AMI，必须结合病史或其他实验室检查方可做出诊断。

1. 检测方法 检测方法主要包括荧光免疫试验、化学发光免疫分析（CLIA）、RIA、免疫层析试验、EIA、免疫比浊法等。目前临床上多采用 CLIA。

CLIA 具有特异性强、灵敏度高、安全无毒、可实现自动化等优点，缺点是只能在检测下限和最高校准品值（0.01～100 ng/ml）之间的分析范围内进行标本的定量检测。另外，患者标本内如存在嗜异性抗体，也会干扰检测结果。

2. 临床意义 cTnT 和 cTnI 诊断心肌损伤的临床意义相同。当患者发生微小心肌损伤，其血清肌酸激酶同工酶 MB（CK-MB）尚在正常参考范围内时，检测 cTnT 更有意义，因此成为目前最佳的早期诊断 AMI 的标志物。根据血清 cTn 峰值的高低、变化速率可判断再灌注是否成功，评价溶栓治疗效果，估测梗死的程度与损伤面积大小，并可对患者的并发症、近期及远期预后、危险度分别做出判断。

四、肌红蛋白的免疫学检验

肌红蛋白（myoglobin，Mb）是一种大量存在于横纹肌（心肌和骨骼肌）细胞中的血红素蛋白，在心肌中含量比较丰富。正常人血清中 Mb 含量很少，心肌细胞损伤时会较早在血液中出现，因此 Mb 是 AMI 发生后患者血清中最早出现的标志物。临床检测 Mb 主要用于 AMI 早期诊断、预测再梗死和梗死区有无再扩展。

1. 检测方法 主要包括 CLIA、RIA、透射免疫比浊、免疫渗滤/层析试验、EIA、散射免疫比浊等。目前临床上多采用 CLIA。CLIA 灵敏度高、特异性强、稳定性好，但只能在检测下限和最高校准品值（1~4000 ng/ml）之间的分析范围内进行标本的定量检测。如使用小鼠抗体进行测定，则存在被患者标本内的人抗小鼠抗体干扰的可能性。

2. 临床意义 可早期诊断 AMI。Mb 在 AMI 发作 12 h 内诊断敏感性很高，比 cTnT（或 cTnI）和 CK-MB 的释放要早，是至今发现的能用于 AMI 诊断的最早的生化标志物。在胸痛发作 2~12 h 内 Mb 阴性可直接排除 AMI 的诊断。此外，还可根据 Mb 判断再梗死及梗死区有无再扩展。也可用于评估冠状动脉再灌注效果。

需要注意的是，当骨骼肌损伤或肾排泄功能障碍（Mb 仅从肾清除）时，也可引起血清 Mb 水平升高，引起 AMI 诊断的假阳性。因此，应用血清 Mb 水平作为诊断 AMI 的早期指标时，必须结合临床症状和病史，排除引起血清 Mb 升高的其他因素。

五、脑钠肽和脑钠肽原前体的免疫学检验

脑钠肽又称 B 型利钠肽。心室肌和脑细胞可表达 134 个氨基酸的脑钠肽原前体（pre-proBNP），在细胞内水解信号肽后，108 个氨基酸的脑钠肽原（proBNP）被释放入血。血液中的 proBNP 在肽酶的作用下进一步水解，生成 32 个氨基酸的 BNP 和 76 个氨基酸的 NT-proBNP，两者均可反映 BNP 的分泌状况。正常成人外周血中 BNP 水平极低，当心室容量负荷或压力负荷增加时，心肌合成和释放的 BNP/NT-proBNP 就会增多。BNP 的半衰期较短，NT-proBNP 在心力衰竭患者血中的浓度较 BNP 高 1~10 倍，因此 NT-proBNP 更有利于心力衰竭的诊断和实验室测定。

1. 检测方法 主要有荧光免疫试验、EIA、RIA、CLIA 等。目前临床多采用 CLIA，与其他测定方法相比，其检测范围更广、精密度更高，且具有良好的稳定性，可满足临床的不同需求。

2. 临床意义 BNP（NT-proBNP）水平既是预测心力衰竭发生的危险性及诊断心力衰竭的单个较佳的标志物，又可作为指导心力衰竭治疗、评价预后的独立指标。当患者出现心力衰竭时，其 BNP（NT-proBNP）水平也会相应升高，升高程度和心力衰竭严重程度相一致。当心力衰竭得到控制时，BNP（NT-proBNP）水平有所下降，但仍高于正常水平。BNP（NT-proBNP）有很高的阴性预测价值，BNP（NT-proBNP）正常可排除心力衰竭的存在。

对于呼吸困难患者，BNP（NT-poBNP）是一个能够预测未来发生心力衰竭的较强的预示因子，能有效鉴别慢性阻塞性呼吸困难和心源性呼吸困难。

六、D-二聚体的免疫学检验

在外伤或血管受损的情况下，为维护正常生理状态，血栓的形成可防止血液从损伤的血管中流失。病理状态下，当机体发生凝血时，凝血酶作用于纤维蛋白，转变为交联纤维蛋白，同时纤溶系统被激活，降解纤维蛋白形成各种碎片。γ 链能把两个含 D 片段的碎片连接起来，形

成 D-二聚体。D-二聚体水平的上升，是急性血栓形成的一个敏感的标志物，但不具特异性。外科手术、创伤、感染、怀孕、产后等因素也会导致凝血酶的产生，使 D-二聚体的水平上升。D-二聚体的升高是体内存在凝血及纤溶活性增强的重要分子标志。因此，它既可反映体内存在着血栓或继续形成的状况，又是反映体内纤溶活性增强的指标，因为纤维蛋白降解产物中，唯有 D-二聚体可反映血栓形成后的溶栓活性，对于临床血栓性疾病的诊断和溶栓治疗有着极其重要的价值。

1. 检测方法 主要有 EIA、免疫比浊法，目前临床上应用较多的是免疫比浊法。

2. 临床意义 测定 D-二聚体可作为诊断血栓和溶栓治疗监测的指标。在深静脉血栓、肺栓塞、弥散性血管内凝血等临床疾病中有 D-二聚体水平的升高。在正常妊娠过程中，D-二聚体的水平也会升高，其显著升高提示出现并发症。测定 D-二聚体的水平可用于对深静脉血栓的筛查，血液中 D-二聚体阴性可排除深静脉血栓的可能性。

【要点提示】
重点：常用的心血管疾病的免疫学检测项目及免疫学检测方法。
难点：常用的心血管疾病免疫学检测项目的临床意义。
高频考点：C 反应蛋白、肌钙蛋白、肌红蛋白、D-二聚体检测的临床意义。

【课程思政】
检验结果的不同对于一个患者来说可能意味着不一样的结局，因此我们在工作中一定要严守操作规程，每一个步骤都要精益求精，避免假阳性或假阴性结果的出现。在检验工作中要有高度的责任心，对于每一个检测对象都要慎之又慎，使用的器材要事先核查，确保能够正常使用，只有这样才能保证每次检验结果的准确性。

【任务实施】

实训一 D-二聚体的检测

一、能力目标
能独立完成 D-二聚体的检测及结果判定。

二、原理
采用荧光酶免疫试验（fluorescence enzyme immunoassay，FLEA）的方法进行分析。

固相管（solid phase receptacle，SPR）既作为固相载体将抗 FbDP 单克隆抗体吸附在其表面，也可作为移液装置。分析试剂是即用型的，并预分装于密封的单次使用的试剂条中。

所有分析步骤都由仪器自动进行。反应介质在固相管中循环进出数次。

第一步，固相管吸取样本、稀释，然后在固相管中循环进出数次。抗原与包被于固相管上的抗 FbDP 免疫球蛋白相结合。未结合的成分在清洗步骤中去除。

第二步，包含一个碱性磷酸酶标记的抗 FbDP 单克隆抗体的共轭物与包被在固相管上的抗原相结合，形成夹芯结构。未结合的成分在清洗步骤中去除。然后进行检测。底物（4-甲基-伞形酮磷酸酯）在固相管中循环进出数次。共轭物酶催化底物水解为荧光产物（4-甲基-伞形酮），其荧光强度可在 450 nm 处测量。荧光强度与样本中的抗原浓度成比例。

实验结束时，仪器会根据存储于其中的校准曲线自动计算结果，然后打印一份报告。

三、器材

全自动荧光免疫分析仪（VIDAS）、D-二聚体排除试验试剂盒（酶联免疫荧光法）、移液器、乳胶手套、离心机、涡旋混匀器。

四、步骤

1. 样本采集　静脉穿刺取血置于枸橼酸钠［浓度3.2%（W/N），相当于0.109 mol/L；或浓度3.8%（W/N），相当于0.129 mol/L］中，注意血液中抗凝剂的正确比例。
2. 从冰箱中取出试剂，试剂可以立即使用。
3. 对于每一个待测的样本、质控品或校准品，均从试剂盒中取出一个"DEX2"试剂条和一个"DEX2"固相管。取出所需的固相管后，确保储存袋重新密封好。
4. 该测试在仪器上用"DEX2"代码识别。校准品必须标识为"S1"，并且进行2次重复测定。如需测试质控品，则应标识为"C1"和"C2"，并各测定一次。
5. 如果需要，离心使样本澄清。
6. 为了提高结果的可重复性，用涡旋混匀器对校准品、质控品和样本进行混匀（用于将血浆与血细胞分离）。
7. 在加入试剂条之前，保证样本、校准品、质控品和稀释液无气泡。
8. 对于该实验，校准品、质控品和待测样本的用量均为200 μl。
9. 将"DEX2"固相管和"DEX2"试剂条插入仪器对应的位置。检查确保固相管和试剂条上面测试代码和标签颜色吻合。
10. 按照操作说明书的说明启动分析过程，所有的分析步骤都在仪器上自动完成。
11. 吸液后重新封好小瓶，将其重新放回要求的温度下。
12. 分析结果在20 min内即可得到，当分析完成后，从仪器取走固相管和试剂条。
13. 将用过的固相管和试剂条丢弃到适当的容器中。

五、结果判断

参考区间：90%的值低于500 ng/ml（FEU）。推荐每个实验室在严格选择实验人群的基础上建立自己的参考值。

检验结果的解释：分析完成后计算机会自动根据储存在仪器中的校准曲线计算并打印结果，浓度以ng/ml纤维蛋白原等价单位（FEU）表示。

D-二聚体结果≥500 ng/ml（FEU）时定为阳性，当结果<500 ng/ml（FEU）时定为阴性。

六、注意事项

1. 仅供体外诊断用。
2. 如果试剂盒包装袋已破损或密封不牢，禁止使用其中的固相管。
3. 禁止使用明显损坏的试剂条。
4. 禁止使用过期的试剂。
5. 禁止将不同批号的试剂（或一次性耗材）混合使用。
6. 使用无粉末手套。
7. 注意：FDP即纤维蛋白（原）降解产物，是纤维蛋白/纤维蛋白原在纤溶酶的作用下所产生的各种降解产物的总称，包括纤维蛋白原和纤维蛋白单体的产物（FgDPs），以及交联纤维蛋白的降解产物（FbDPs），其中FbDPs包括D-二聚体和其他片段。

实训二 超敏 C 反应蛋白的检测

一、能力目标
能独立完成 hsCRP 的检测及结果判定。

二、原理
采用免疫透射比浊试验原理进行分析。当样本与试剂 1（R1）缓冲液和试剂 2（R2）乳胶悬液混合时，CRP 特异地与被包被在乳胶颗粒上的抗人 CRP 抗体起反应，形成不溶的聚集物。这些聚集物的吸光率与样本中的 CRP 浓度成正比。

三、器材
Beckman Coulter 全自动生化分析仪 AU5800、C 反应蛋白测定试剂盒（免疫比浊法）、离心机、采血管。

四、步骤
1. 样本采集　静脉穿刺取血置于采血管内。
2. 从冰箱中取出试剂盒，R1 可以立即使用，R2 在上机前应先颠倒混合 5～10 次。
3. 按照 Beckman Coulter 全自动生化分析仪 AU5800 说明书进行加样、检测。
4. Beckman Coulter 全自动生化分析仪自动计算样本的 CRP 浓度，并将结果打印出来。

五、结果判断
参考区间：< 1 mg/L。推荐每个实验室在严格选择实验人群的基础上建立自己的参考值。

六、注意事项
1. 仅供体外诊断用。
2. 如果试剂盒包装袋已破损或密封不牢，禁止使用。
3. 禁止使用明显损坏以及过期的试剂。
4. 禁止将不同批号的试剂（或一次性耗材）混合使用。

（何万里）

自测题

一、单项选择题
1. 心肌肌钙蛋白的英文缩写是
   - A．BNP
   - B．CK-MB
   - C．cTn
   - D．CRP
   - E．Mb
2. 下列标志物中为 AMI 早期标志物的是
   - A．肌红蛋白
   - B．肌钙蛋白
   - C．C 反应蛋白
   - D．CK-MB

E. LD

3. 对于临床血栓性疾病的诊断和溶栓治疗有着重要价值的是
   A. TNF-α
   B. 肌钙蛋白
   C. NT-proBNP
   D. BNP
   E. D-二聚体

4. 由肝细胞合成，出现于感染初期及炎症反应患者血清中的是
   A. 肌红蛋白
   B. IL-6
   C. BNP
   D. CRP
   E. D-二聚体

5. CRP检测与hsCRP检测的关系是
   A. 检测的物质不同，检测的灵敏度相同
   B. 检测的物质相同，检测的灵敏度不同，hsCRP检测的下限值更低
   C. 检测的物质不同，检测的灵敏度不同
   D. 检测的物质相同，检测的灵敏度相同
   E. 检测的物质相同，检测的灵敏度不同，CRP检测的下限值更低

二、简答题

1. 常见的心血管疾病有哪些？
2. 临床上常用的心血管疾病免疫学检测有哪些，其各自的临床意义是什么？

项目二十四

自身免疫病及其免疫学检验

本项目数字资源

学习目标

通过本项目内容的学习，学生应能够：

识记：
1. 说出自身免疫病、自身抗体、抗核抗体、类风湿因子的概念。
2. 说出自身抗体、类风湿因子的常用检测方法及其基本原理。

理解：
1. 归纳常见自身免疫病的特征性自身抗体。
2. 解释自身免疫病的发病机制、共同特征及其类型。

运用：
1. 通过免疫印迹法和间接免疫荧光法完成抗核抗体的检测。
2. 对自身抗体的检测结果进行解读。

案例导入

患者，女，25岁，面部出现蝶形红斑，掌跖红斑，口腔黏膜溃疡，继而发热，体温达42℃，伴乏力，关节痛。入院后，实验室检查：尿常规，蛋白（+），RBC 0~2/HP，ESR 22 mm/h，免疫化验 ANA 1∶80（+）斑点型，抗Sm抗体和抗RNP抗体均（+）；病理检查：免疫荧光基底膜沉积带 IgG（+）；肝功能 ALT（谷丙转氨酶）103 U/L。入院后体温38~39℃，关节疼痛明显，掌跖红斑为深红色，伴有明显疼痛。

问题：
首先考虑该患者的诊断是什么？

任务一　自身免疫病

自身免疫病（autoimmune disease，AID）是机体免疫系统针对自身组织产生异常应答所引发的一组疾病。在物理、化学或生物学因素作用下，机体自身反应性T/B细胞针对自身组织抗原发生应答，所产生的自身抗体或效应细胞损伤相应自身组织细胞，并出现器官功能障碍。

一、自身免疫病的共同特性

不同自身免疫病的临床表现各不相同，但具有以下共同特性：

1．患者血液中常可检测出自身反应性T细胞和（或）高效价的自身抗体。
2．自身反应性T细胞和（或）自身抗体作用于表达靶抗原的组织细胞，造成相应组织器官的损伤和功能障碍。
3．发病与性别和年龄有关，女性多于男性，老年多于青少年，且发病率随年龄增长而上升。
4．有一定的遗传倾向。
5．一般病程较长，多为反复发作和慢性迁移，少数表现为自限性，疾病转归与自身免疫反应的强度密切相关。
6．多数病因不明，常呈自发性或特发性，部分与感染或服用某些药物有关。
7．免疫抑制剂对自身免疫病的治疗有效，但不能完全根治。

不是所有的自身免疫病都同时具备上述特点，其中前两项最重要，其余各项可作为临床诊断自身免疫病的参考依据。

二、自身免疫病的类型

自身免疫病目前没有统一的分类标准。根据组织器官损伤特点分为器官特异性自身免疫病和非器官特异性自身免疫病（表24-1）。器官特异性自身免疫病的病变常局限于某一特定器官，患者体内可检测出针对该器官组织成分的特异性抗体，而非器官特异性自身免疫病常为全身性或系统性的，患者体内常可检测出针对多种器官组织成分的抗体。

表24-1 器官特异性和非器官特异性自身免疫病的分类

类别	疾病	自身抗原
非器官特异性	系统性红斑狼疮（SLE）	细胞核成分（DNA、DNP、RNP、Sm 等）
	类风湿关节炎（RA）	变性 IgG、类风湿相关核抗原
	干燥综合征（SS）	细胞核成分（SS-A、SS-B）
	混合性结缔组织病（MCTD）	细胞核成分（RNP）
器官特异性	桥本甲状腺炎	甲状腺球蛋白、微粒体
	甲状腺功能亢进（Graves 病）	甲状腺细胞表面 TSH 受体
	原发性肾上腺皮质功能减退症	肾上腺皮质细胞
	胰岛素依赖型糖尿病	胰岛细胞
	自身免疫性萎缩性胃炎	胃壁细胞
	（非特异性）溃疡性结肠炎	结肠上皮细胞
	原发性胆汁性肝硬化	胆小管细胞、线粒体
	重症肌无力	乙酰胆碱受体
	自身免疫性溶血性贫血	红细胞膜蛋白
	自身免疫性血小板减少性紫癜	血小板膜蛋白

三、自身免疫病的发病机制

很多自身免疫病的发病原因及机制尚不明确。多种病因综合作用导致机体产生针对自身组织的自身抗体和（或）自身反应性 T 细胞，发生免疫炎症反应，引起组织损伤或靶细胞的功能异常等。

（一）常见诱因

1. 自身抗原的形成 包括隐蔽抗原的释放，如眼晶状体蛋白和眼葡萄膜色素抗原释放可引起晶状体过敏性眼炎和交感性眼炎；自身抗原的改变，如服用药物或受病毒感染，血细胞的抗原性发生改变，引起自身免疫性溶血性贫血和血小板减少性紫癜等自身免疫病；分子模拟或异嗜性抗原诱导，如大肠埃希菌 O14 型和结肠黏膜有共同表位可引起溃疡性结肠炎；表位扩展，如在 SLE 发生过程中，患者体内最早出现的是抗自身组织细胞组蛋白 H1 特异性抗体，后期会出现针对自身细胞的 DNA 抗体。

2. 免疫细胞和免疫调节功能异常 包括胸腺功能异常、淋巴细胞异常活化、B 细胞多克隆激活、调节 T 细胞的功能异常、MHC II 类分子表达异常。

3. 遗传和生理因素 许多 AID 的发生与个体 HLA 基因型有关，如强直性脊柱炎患者中 96% 以上是 HLA-B27 基因型；携带 HLA-DR3 基因的个体易患重症肌无力、SLE、Graves 病；AID 的发病率随年龄的增长而呈现上升趋势，女性发生 SLE 的可能性比男性高。

（二）组织损伤机制

AID 的病理损伤主要是由自身抗体介导 II 型、III 型超敏反应或致敏 T 细胞介导的 IV 型超敏反应引起的。

1. II 型超敏反应引起 IgG、IgM 类自身抗体与相应的自身组织细胞表面的抗原结合后，通过补体激活途径、ADCC、调理作用三种方式破坏组织细胞。如 Graves 病产生抗促甲状腺激素（TSH）受体抗体与 TSH 结合，受体被活化，使甲状腺激素过量分泌，导致甲状腺功能亢进。此外，还有自身免疫性溶血性贫血、重症肌无力、自身免疫性血小板减少性紫癜等。

2. III 型超敏反应引起 AID 患者体内产生的自身抗体与相应的抗原结合后形成中等大小的免疫复合物，沉积在小血管壁基底膜上，激活补体。补体活化片段不仅使局部血管通透性增加，还能趋化中性粒细胞，加重局部损伤。如 SLE 患者体内产生的免疫复合物沉积在肾小球、关节和多种脏器小血管壁上，常有多系统、多器官的损害。

3. IV 型超敏反应引起 自身抗原致敏 T 细胞有 $CD4^+$ Th1 和 $CD8^+$CTL 细胞两类，$CD4^+$ Th1 细胞通过释放多种细胞因子，如 IFN-γ、IL-2 等导致单个核细胞浸润。$CD8^+$CTL 介导细胞毒作用导致靶细胞溶解破坏。例如，胰岛素依赖性糖尿病患者体内 $CD8^+$CTL 细胞对胰岛 β 细胞发生特异性免疫应答。

知识链接

系统性红斑狼疮

系统性红斑狼疮（SLE）是侵犯皮肤和多脏器的一种全身性自身免疫病。某些不明病因诱导机体产生多种自身抗体（如抗核抗体等），从而导致：①自身抗体与相应自身抗原结合为循环免疫复合物，通过 III 型超敏反应而损伤自身组织和器官；②抗血细胞自身抗体与血细胞表面抗原结合，通过 II 型超敏反应而损伤血细胞。SLE 临床表现差异较大，患者可出现皮肤黏膜、关节肌肉、浆膜、肾、心脏、肺、消化系统、神经系统、血液系统等多脏器受累，故检测血液中自身抗体谱、免疫球蛋白、补体有助于 SLE 的诊断。

【要点提示】
重点：自身免疫病的概念和分类。
难点：自身免疫病的发病机制。
高频考点：自身免疫病的概念和分类。

任务二　自身免疫病的免疫学检验

大多数 AID 患者的血清中都会出现一种以上的自身抗体，检测这些自身抗体对疾病的诊断、病情判断、疗效预后具有重要的临床意义。

一、抗核抗体的测定

抗核抗体（antinuclear antibodies，ANA）是一组以真核细胞的各种核成分作为靶抗原的自身抗体的总称。ANA 主要是 IgG，也有 IgM、IgA、IgD 和 IgE，主要存在于血清中，在关节滑膜液、胸腔积液和尿液等其他体液中也可检测到。ANA 无器官和种属特异性，可与不同来源的细胞核发生反应，特征性地出现于许多疾病中，尤其是风湿性疾病。在炎症性风湿性疾病中，ANA 的阳性率为 20%～100%，以风湿性关节炎的阳性率最低，为 20%～40%。

（一）ANA 谱及临床意义

细胞核的成分复杂，包含核酸、细胞核蛋白及核糖蛋白等。根据细胞核内分子的理化特性和分布的不同，将 ANA 谱分为抗 DNA 抗体、抗组蛋白抗体、抗非组蛋白抗体及抗核仁抗体四大类，目前已发现的有几十种（表 24-2）。

表24-2　ANA谱的分类及组成

ANA抗体类别	组成
抗 DNA 抗体	抗 ssDNA 抗体、抗 dsDNA 抗体
抗组蛋白抗体	抗 H1 抗体、抗 H2A 抗体、抗 H2B 抗体、抗 H3 抗体、抗 H4 抗体
抗非组蛋白抗体	抗核蛋白抗体、抗 ENA 抗体、抗着丝点抗体等
抗核仁抗体	抗 Th/Th0 抗体、抗 U3-RNP 抗体、抗 PM-Scl 抗体等

1. 抗 DNA 抗体　抗双链 DNA（dsDNA）抗体，又称抗天然 DNA（nDNA），是 SLE 患者的特征性标志抗体。诊断特异性可达 95% 以上，是 SLE 的诊断标准之一。抗 dsDNA 抗体的滴度与 SLE 患者疾病活动程度密切相关，70%～90% 的活动期 SLE 患者该抗体阳性，缓解期降低，动态测定抗体滴度对药物治疗效果判断很有帮助。抗单链 DNA（ssDNA）抗体，又称抗变性 DNA（dDNA）抗体，可见于多种疾病，特异性较差。

2. 抗组蛋白抗体　组蛋白在细胞核内含量丰富，是与 DNA 结合的小分子碱性蛋白，与 DNA 结合构成染色质。组蛋白由 H1、H2A、H2B、H3 和 H4 共 5 个亚单位组成，每一个亚单位都有特异性抗体，统称为抗组蛋白抗体（AHA）。药物诱导性狼疮患者中 AHA 阳性率达 90% 以上，SLE 患者中阳性率仅约 30%，类风湿关节炎患者为 36%。不同类型的抗组蛋白抗体对于 AID 的诊断、鉴别及预后判断具有重要价值，如以 IgG 型 AHA 为主的 SLE 患者其心包炎、肾炎、关节炎发生率高于以 IgM 型 AHA 为主的患者。

3. 抗非组蛋白抗体

（1）抗核蛋白抗体：又称抗脱氧核糖核蛋白抗体（anti-deoxyribo-nucleoprotein antibody）或抗DNP抗体。核蛋白抗原（DNP）是DNA-蛋白质复合物，有不溶性和可溶性两种，可分别产生相应的抗体。抗不溶性核蛋白抗体通常不完全被DNA和组蛋白所吸收，是形成狼疮细胞的因子，主要见于SLE，活动期阳性率可达80%～90%，非活动期阳性率为20%左右，其他结缔组织阳性率低。可溶性DNP抗原存在于各种关节炎患者的滑膜液中，其相应抗体也可出现于滑膜液中。

（2）抗ENA抗体：又称可提取性核抗原（ENA）抗体。ENA是非组蛋白的核蛋白，由小分子质量的RNA和多肽组成，因其可溶于磷酸盐缓冲液或生理盐水而得名。目前发现的ENA相应抗体有十余种（表24-3）。

表24-3　常用ENA抗体特征

抗体类型	相关疾病	阳性检出率	临床意义
抗Sm抗体	SLE	30%～50%	抗原为核内小分子核糖核蛋白体（SnRNP），是SLE的标志抗体之一
抗核糖核蛋白抗体（抗nRNP抗体）	MTCD	95%～100%	抗原为核内的核糖蛋白（nRNP），主要为U1小核核糖核蛋白（U1-RNP）。高效价为MCTD标志抗体
	SLE	35%～45%	
抗SSA抗体	SS	70%～80%	其抗原是RNA和蛋白质的复合物，为SS患者最常见的自身抗体，亦可见于SLE患者
	SLE	30%～50%	
抗SSB抗体	SS	10%～40%	其抗原是RNA和蛋白质的复合物，与抗SSA抗体同时检测对SS有特异性
抗Scl-70抗体	系统性硬皮病（PSS）	50%～64%	Scl-70为DNA拓扑异构酶Ⅰ，其抗体为PSS的标志性抗体
抗Jo-1抗体	多发性肌炎（PM）皮肌炎（DM）	25%～40%	抗组氨酰-tRNA合成酶抗体，是PM和DM的标志性抗体
抗核小体抗体（AnuA）	SLE	60%～80%	SLE特异性标志抗体，对于抗dsDNA和抗Sm抗体阴性的SLE患者具有较高的诊断意义

（3）抗着丝点抗体：着丝粒（centromere）又称着丝点。着丝粒抗原由3种着丝粒蛋白（Cen P）组成，即Cen P-A（17 kD）、Cen P-B（80 kD）、Cen P-C（140 kD）。抗着丝粒抗体是全身性硬化症（systemic sclerosis）、雷诺现象、指（趾）硬皮病的标志抗体。

4. 抗核仁抗体　靶抗原位于细胞核核仁结构域的抗体。主要包括抗Th/Th0抗体、抗U3-RNP抗体、抗PM-Scl抗体等，通常见于系统性硬化症。

（二）ANA检测方法

ANA检测方法有很多种，常用的有间接免疫荧光法、ELISA、免疫印迹试验、化学发光法等。

1. 间接免疫荧光法（IIF）　检验血清总抗核抗体最常用的方法，结果比较稳定、可靠。将患者血清进行不同比例的稀释，在稀释度为1∶80后仍然呈阳性时，对SLE有较大的参考价值。本方法多采用灵长类肝组织切片或印片及人喉癌（Hep-2）细胞作为细胞核抗原基质固定于载玻片，加入待测血清后，血清中ANA与抗原基质结合形成免疫复合物，再加入FITC标记的二抗，形成固相抗原-待测抗体-标记二抗复合物，在荧光显微镜下观察细胞核荧光着色情况和荧光图形。ANA 阳性的荧光现象可呈现多种荧光核型，主要有以下五种（表 24-4，图 24-1，彩图 5）。

表24-4　ANA核型类型及特征

核型	荧光特征	抗体类型	相关疾病
均质型	核呈均质荧光	抗 dsDNA、抗 ssDNA、抗核小体抗体、抗组蛋白抗体	高滴度常见于 SLE，低滴度常见于 RA、PSS、慢性肝病
颗粒型（斑点型）	核内颗粒性荧光	抗 U-nRNP、抗 Sm 抗体、抗 SSA 和抗 SSB 等抗体	高滴度常见于混合性结缔组织病（MCTD），同时也可见于 SLE、系统性硬皮病（PSS）、干燥综合征、PM
核膜型（周边型）	核周环状荧光	抗板层素（A、B、C）、核孔复合物（gp120、P62、Tpr）与内膜抗体	高滴度常见于原发性胆汁性肝硬化
核仁型	核仁有荧光	抗核仁抗体	最常见于 PSS、雷诺病、SLE
着丝点型	核质细小相同颗粒荧光	抗着丝点抗体	与局限性 PSS 有关，亦可见于原发性胆汁性硬化症

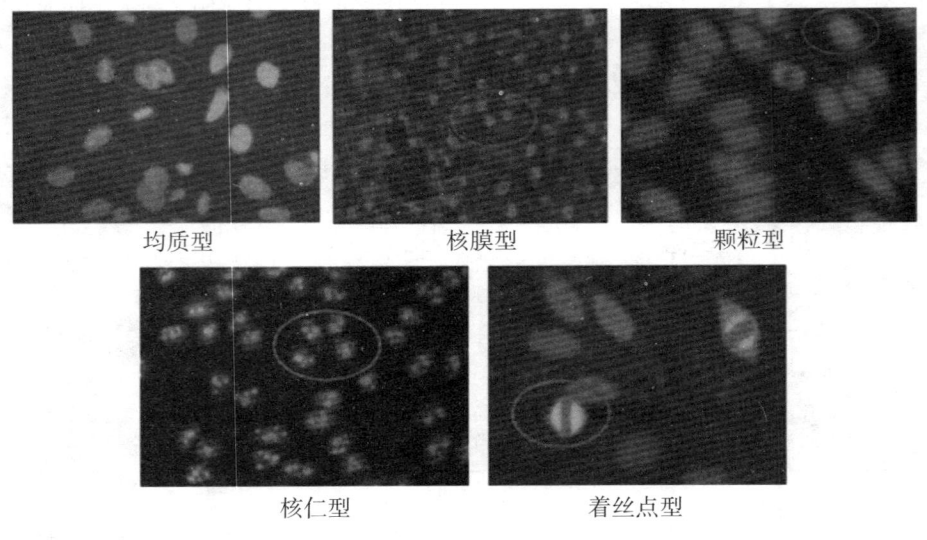

图 24-1　ANA 常见核型

2. ELISA　临床上主要用于间接法检测抗 dsDNA 抗体、抗组蛋白抗体和抗核小体抗体，重复性好，敏感性高。

3. 免疫印迹试验　目前抗 ENA 抗体谱的检测常采用免疫印迹试验，该方法的原理是将商品化的吸附有 ENA 抗原的硝酸纤维素膜与待测血清结合，若待测血清中有抗 ENA 抗体，可特异性结合硝酸纤维素膜上相关的抗原区带，然后加入酶标记的二抗，形成固相抗原 - 待测抗体 - 酶标二抗复合物，加入底物后会在相应位置显色，参照抗原区带的位置可分辨出抗 ENA 抗体的类型。该法简单快速，灵敏度高，特异性强，且一次性可进行多个特异性抗体分析，目前广泛应用于抗 ENA 抗体谱的检测。

二、类风湿因子的测定

类风湿因子（rheumatoid factor，RF）是一种抗自身变性 IgG 的自身抗体，通常为 IgM 类，也有 IgG、IgA 型，多出现于类风湿关节炎患者的血清或滑膜液中。它与正常 IgG 的结合能力较差，但易与变性 IgG 或免疫复合物中的 IgG 结合。

> **知识链接**
>
> **类风湿关节炎**
>
> 类风湿关节炎（RA）是一种常见的自身免疫性疾病。女性好发，发病率为男性的 2~3 倍。可发生于任何年龄，高发年龄为 40~60 岁。该病侵犯全身各处关节，呈多发性和对称性、弥漫性、增生性滑膜炎，引起关节软骨和关节囊的破坏，患者可出现关节疼痛、肿胀、变形和活动严重受限等临床表现。除此之外，患者还可出现间质性肺炎、血管炎、心包炎、血液系统受累等关节外表现。临床上常用的血清学检查项目有类风湿因子、抗环瓜氨酸肽抗体等。

【课程思政】

希望之光 - 张桂梅

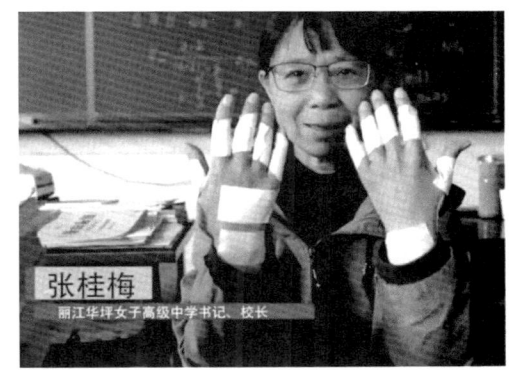

张桂梅创办了全国第一所全免费女子高中，是华坪儿童之家 130 多个孤儿的"妈妈"。她身患类风湿关节炎、肺纤维化等多种疾病，这双满是伤痛的手，曾不知疲倦地书写板书，曾为女孩们擦掉脸上的泪水，也是这双手，奋力托举起一届届学生的人生与梦想。她常年坚持家访，行程 11 万多公里，覆盖学生 1300 多名，为学校留住了学生，为学生留住了用知识改变命运的机会。她吃穿用非常简朴，对自己近乎"抠门"，却把工资、奖金捐出来，用在教学和学生身上。她像一束希望之光，照亮孩子们的追梦人生。她以坚韧执着的拼搏和无私奉献的大爱，诠释了共产党员的初心使命。

（一）临床意义

RF 主要见于类风湿关节炎（RA）患者，是 RA 血清中常见的抗体，阳性率为 70%~90%。但 RF 不是 RA 的标志抗体，其他自身免疫病如 SLE、干燥综合征、硬皮病、多发性肌炎等和部分老年人也有 RF 的检出，但效价一般较低（< 40 U/ml），高效价 RF 可提高 RA 的诊断特异性。

（二）检测方法

RF 的检测方法多样，常见的有间接凝集试验、免疫比浊法和 ELISA 等方法。

1. 胶乳凝集试验 是检测 IgM 型 RF 的常用方法。该法简便，但只能定性或半定量，而且只能检测血清中的 IgM 型 RF。检测原理为吸附在聚苯乙烯胶乳颗粒上的 IgG，若血清含有 RF，可与致敏胶乳颗粒结合并出现凝集现象。

2. 免疫比浊法 诊断试剂为变性 IgG，将待测血清用稀释液稀释成一定浓度，与诊断试剂作用后立即使用速率散射比浊仪或透射比浊仪测定血清中的 RF。该方法检测 RF 准确、快速、敏感性高，但是只能检测 IgM 型 RF。

3. ELISA 可用于各种类型 RF 的检测。将 IgG 作为抗原包被在固相载体上，然后加入待测标本，标本中的 RF 与固相抗原结合，再加入酶标记的抗人 IgG/IgA/IgM 抗体，反应完成后，加入底物观察显色反应。

三、其他自身抗体的测定及临床意义

除 ANA、RF 外，还有很多其他自身抗体，这些自身抗体在 AID 的诊断和鉴别诊断中发挥着重要作用（表 24-5）。

表24-5 自身抗体的类型、检测方法及相关疾病

自身抗体类型	检测方法	相关疾病
抗环瓜氨酸肽（CCP）抗体	ELISA	RA
抗角蛋白（AKA）抗体	IIF	RA
抗胰岛素抗体（IAA）	ELISA	胰岛素依赖性糖尿病
抗心磷脂（ACLA）抗体	ELISA	抗磷脂综合征、SLE、血小板减少症、血栓病
抗核糖体 P 蛋白抗体	IIF	SLE
抗线粒体抗体（AMA）	IIF、ELISA、RIA	RA、干燥综合征、SLE、原发性胆汁性肝硬化、慢性活动性肝炎、长期持续性肝阻塞
抗甲状腺球蛋白抗体（A-TG）	IIF、ELISA、RIA	桥本甲状腺炎、Graves 病
抗促甲状腺激素（TSH）受体抗体	ELISA、RIA	桥本甲状腺炎、Graves 病、原发性甲状腺功能低下
抗平滑肌抗体（ASMA）	IIF、ELISA、RIA	自身免疫性肝病、慢性活动性肝炎、原发性胆汁性肝硬化
抗胃壁细胞抗体	IIF	恶性贫血、萎缩性胃炎、胃癌
抗精子抗体（AsAb）	IIF、ELISA	男性不育
抗卵巢抗体	ELISA、IIF、RIA、免疫印迹法	卵巢早衰、不孕症、流产、子宫内膜异位症
抗红细胞抗体	直接凝集反应、Coombs 试验	新生儿溶血症、自身免疫性溶血性贫血
抗血小板抗体	ELISA	原发性血小板减少性紫癜
抗肾小球基膜抗体（GBM-Ab）	IIF	肺出血-肾炎综合征、狼疮肾炎
抗乙酰胆碱受体（AchR）抗体	ELISA	重症肌无力

大部分自身免疫病与自身抗体有关，也有少部分疾病不存在相关的自身抗体，可检查致敏淋巴细胞、免疫复合物、补体、细胞因子等。

【要点提示】
重点：抗核抗体的概念，常用检测方法及常见核型；类风湿因子的概念、常用检测方法。
难点：ANA 的临床意义。
高频考点：抗核抗体的概念；ANA 的常用检测方法。

任务三　自身抗体测定技术的选择

自身抗体的检测对于自身免疫病的辅助诊断、病情进展、临床治疗、预后判断起着重要作用，在选择免疫学检测项目时，需要结合临床症状有针对性地进行选择，特别是特异性自身抗体的检测尤为重要。

一、自身抗体测定的一般原则

自身免疫病发病机制、体内的自身抗体表现多样，临床诊断有一定的困难。当临床上遇到疑似自身免疫病患者时，对自身抗体的检测一般应遵循以下原则：①筛查试验与确认试验的合理组合；②结合临床症状选择相关的自身抗体检测项目；③切忌盲目地全面检测自身抗体；④试验中应同步设置阳性对照和阴性对照。

由于自身抗体种类多样，临床上通常以 ANA 作为筛选试验。美国风湿病学会将 ANA 作为 SLE 的诊断标准之一，其阳性率大于 95%，ANA 阴性可基本排除 SLE，故 ANA 检测常作为 SLE 的首选筛查试验。但 ANA 并不是 SLE 的特异性自身抗体。对于其他自身免疫性疾病，如混合结缔组织病，其 ANA 检出率可达 95%～100%；干燥综合征的 ANA 检出率为 70%～80%；进行性系统性硬化症的 ANA 检出率可达 85%～95%；药物性狼疮、类风湿关节炎、多发性肌炎及皮肌炎、慢性活动性肝炎等也有 20%～50% 的 ANA 检出率。因此不能仅以 ANA 阳性作为某种自身免疫病的诊断依据，还必须结合与疾病相关的自身抗体检测来辅助临床诊断。

二、自身抗体测定方法的选择及结果确认

目前，自身抗体检测首选间接免疫荧光法，同时也作为筛查试验。大多数自身抗体的靶抗原是自身细胞核或细胞膜、细胞质内容物。以细胞组织成分为抗原基质，器官非特异性自身免疫病常用 Hep-2 细胞作为检测基质，器官特异性自身免疫病常采用特异性组织切片作为检测基质，加入待测血清后，血清中的待测抗体与抗原基质结合，再加入荧光素标记的二抗，最终根据荧光在细胞上的着色部位进行定位分析。当间接免疫荧光的检验结果呈阳性，需要做进一步特异性检测时，可选择 ELISA 和免疫印迹法，但有些自身抗体所对应的特异性抗原不易纯化或尚未明确，所以有条件的实验室可采用 2～3 种不同原理的试验相互验证，为自身免疫病的诊断提供真实、可靠的信息。

【要点提示】
重点：自身抗体测定技术的选择。
难点：自身抗体检测方法的选择。
高频考点：筛查试验、确认试验。

（张　苗）

自测题

一、名词解释
1. 自身免疫病　　2. ANA　　3. 类风湿因子

二、单项选择题
1. ANA 检测的常用方法是
   A. 直接免疫荧光法　　　　　　　B. 间接免疫荧光法
   C. 固相免疫电泳　　　　　　　　D. 直接凝集
   E. ELISA 法
2. RA 最特异的自身抗体是
   A. ANA　　　　　　　　　　　　B. RF
   C. 抗组蛋白抗体　　　　　　　　D. 抗 ssDNA 抗体
   E. 抗角蛋白抗体
3. SLE 患者的特征性标志抗体是
   A. 抗 RNP 抗体　　　　　　　　B. 抗 dsDNA 抗体
   C. 抗 DNP 抗体　　　　　　　　D. 抗 SSA 抗体
   E. 抗 ENA 和抗 dsDNA 抗体
4. 下列说法正确的是
   A. 抗核抗体无器官特异性，有种属特异性
   B. 抗核抗体无器官特异性，无种属特异性
   C. 抗核抗体有器官特异性，无种属特异性
   D. 抗核抗体有器官特异性，有种属特异性
   E. 在许多研究报告中，都没有将 ANA 的检出作为诊断 AID 的依据
5. 类风湿因子的靶抗原是
   A. 变性 IgG　　　　　　　　　　B. IgA
   C. IgM　　　　　　　　　　　　 D. IgE
   E. IgD
6. 当免疫系统不能正确识别自身细胞和组织时，会发生
   A. 全身化脓性感染　　　　　　　B. 自身免疫病
   C. 免疫功能低下　　　　　　　　D. 免疫功能亢进
   E. 肿瘤
7. 以下属于非器官特异性自身免疫病的是
   A. 甲状腺功能亢进　　　　　　　B. 重症肌无力
   C. 类风湿关节炎　　　　　　　　D. 肺肾综合征
   E. 胰岛素依赖型糖尿病
8. 免疫荧光法检测 ANA，下列抗原片敏感性最高的是
   A. 小鼠肝细胞　　　　　　　　　B. 绵羊红细胞
   C. Hep-2 细胞　　　　　　　　　D. Hela 细胞
   E. 小鼠腹水癌细胞
9. 关于自身免疫病的一般特点，不正确的是

A．多数自身免疫病病因不明　　　　　　B．易伴发于缺陷病或恶性肿瘤
C．多数患者血清中可查到抗核抗体　　　D．病程一般较长
E．有遗传倾向，多是单一基因作用的结果
10．用免疫荧光法检测 ANA，有关核型不正确的是
A．周边型　　　　　　　　　　　　　　B．均质型
C．颗粒型　　　　　　　　　　　　　　D．原生质型
E．核仁型

三、简答题

1．简述 ANA 的种类及常用检测方法。
2．简述 ANA 常见核型。
3．简述抗非组蛋白抗体的主要类型及其临床意义。

项目二十五

免疫缺陷病及其免疫学检验

学习目标

通过本项目内容的学习，学生应能够：

识记：
1. 说出免疫缺陷病的概念。
2. 列出 AIDS 的免疫学特征及临床特点。

理解：
1. 解释 AIDS 的致病机制。
2. 概括免疫缺陷病的共同特点；区分体液免疫缺陷及细胞免疫缺陷的检测。

运用：
1. 合理选择不同类型免疫缺陷病的检测项目。
2. 掌握 AIDS 的初筛试验、确认试验的操作方法，并对结果进行判读。

案例导入

患者，女，40岁，2008年出现发热、乏力、肌肉痛、关节痛、咽痛、腹泻、全身不适等类似感冒样症状，未予治疗。2周后，上述症状无改善，到医院检查诊断为流感，对症治疗后症状缓解。2010年，患者又出现发热、乏力、关节疼痛伴严重腹泻，入院检查。一般检查：精神萎靡，表情呆滞。体温38.8℃，心率90次/分。体格检查：皮肤表面有紫红色丘疹；腋下和腹股沟区皮肤破溃；足背可见多发性紫黑色隆起；颈部、枕部以及腹股沟淋巴结肿大，但肿大的淋巴结不融合，质硬，无压痛；心律齐，左肺呼吸音粗，可闻及水泡音，右肺呼吸音减低；肝肋下3 cm，脾肋下5 cm；移动性浊音阴性。

1个月后，患者症状加重，皮肤表面出现大面积皮疹，瘙痒加重，腋下和腹股沟出现脓疱疮，出现呼吸困难、咳嗽、偶尔咯血。5个月后患者死亡，病史记载患者5年前由于生活窘迫，在非正规机构先后卖血4次。

1. 患者可能的诊断是什么？
2. 进一步确诊需做什么实验室检查？
3. 患者是如何感染上该病的，该病的传播途径主要有哪些？

任务一 免疫缺陷病的概念和特点

一、免疫缺陷病的概念

免疫缺陷病（immunodeficiency disease，IDD）是由先天遗传因素或后天因素造成的免疫系统中任何一个成分的缺失或功能不全，导致免疫功能障碍所引起的疾病，包括免疫细胞、免疫分子或信号转导的缺陷。

二、免疫缺陷病的共同特点

1. IDD 患者因其免疫系统受损的组分不同，临床表现各异。
2. 患者对各种感染的易感性增加，易发生反复、持续、严重的感染，是造成死亡的主要原因。
3. 易伴发自身免疫病，IDD 患者伴发自身免疫病者高达 14%，而正常人群自身免疫病的发病率仅为 0.001%～0.01%。
4. 易伴发恶性肿瘤，IDD 患者尤其是 T 细胞免疫缺陷患者，恶性肿瘤的发生率比正常人高 100～300 倍。
5. 多数原发性免疫缺陷病有遗传倾向。

【要点提示】
重点：免疫缺陷病的概念和特点。

任务二 免疫缺陷病的类型

IDD 按其发病原因分为原发性免疫缺陷病和继发性免疫缺陷病两类。根据缺陷的主要成分不同，分为补体缺陷病、吞噬细胞功能缺陷病、细胞免疫缺陷病、体液免疫缺陷病、联合免疫缺陷病。

一、原发性免疫缺陷病

原发性免疫缺陷病（primary immunodeficiency disease，PIDD）又称先天性免疫缺陷病（congenital immunodeficiency disease，CIDD），是由遗传因素或先天性免疫系统发育不良而导致免疫功能障碍所致的疾病。原发性免疫缺陷病按其累及的免疫成分不同，分为非特异性免疫缺陷（如吞噬细胞缺陷和补体缺陷）和特异性免疫缺陷（如 B 细胞或 T 细胞缺陷、联合免疫缺陷），不同 PIDD 的免疫功能缺陷和缺乏机制各不相同。

二、继发性免疫缺陷病

继发性免疫缺陷病（secondary immunodeficiency disease，SIDD）又称获得性免疫缺陷病

（acquired immunodeficiency disease，AIDD），是由后天因素造成的、使用某些药物或继发于某些疾病后所导致的免疫功能暂时或持久损害的一类免疫缺陷病。

（一）继发性免疫缺陷病的常见原因

常见引起 SIDD 的因素有：①营养不良：是引起 SIDD 最常见的原因，各种营养物质摄入不足可影响免疫细胞的发育和成熟，降低机体免疫应答能力；②感染：多种细菌、真菌、病毒、原虫等感染均可致免疫缺陷，其中最为严重的是 HIV 感染所致的获得性免疫缺陷综合征；③肿瘤：恶性肿瘤尤其是淋巴组织的恶性肿瘤常可进行性抑制患者的免疫功能；④药物：长期应用免疫抑制剂、某些抗生素、抗肿瘤药物，均可抑制免疫功能；⑤医源性因素：如创伤、脾切除、手术等均可引起免疫功能低下。

（二）获得性免疫缺陷综合征

获得性免疫缺陷综合征（acquired immunodeficiency syndrome，AIDS）即艾滋病，是由人类免疫缺陷病毒（human immunodeficiency virus，HIV）感染引起的一组综合征，患者以 $CD4^+$ T 细胞减少为主要特征。艾滋病的传染源是无症状携带者和患者，其传播途径包括血液传播、性接触传播和母婴传播等。

1. 致病机制 CD4 分子是 HIV 糖蛋白的特异性受体，故 HIV 主要侵犯 $CD4^+$ T 细胞。除此之外，表达 CD4 分子的树突状细胞、单核-吞噬细胞、神经胶质细胞等也是其重要的靶细胞。HIV 通过包膜上的 gp120 与细胞表面的 CD4 分子高亲和性结合，同时也与表达在靶细胞表面的趋化因子受体（CXCR4 和 CCR5）结合，再由 gp41 介导病毒包膜与细胞膜融合，使病毒进入细胞并大量复制，最终致细胞死亡。此外，机体被 HIV 感染后，可通过不同途径逃避免疫系统的识别和攻击，进而使病毒在体内长期存活并不断复制。

> **知识链接**
>
> **艾滋病阻断药**
>
> 众所周知，HIV 不等同于 AIDS，感染 HIV 者也并非就是艾滋病患者。
>
> HIV 需要在人体内增殖一段时间才会导致艾滋病，所以在发病之前，HIV 感染者完全是可以进行自救的。一旦被 HIV 感染后，2 h 内及时进行预防性用药的效果最佳，阻断成功率在 99% 以上。随后成功率便开始逐渐下降，但 72 h 内仍有较高的成功率，被称为"黄金 72 小时"。
>
> 艾滋病阻断药并不是单一的一种药，而是几种药物的组合。目前国内常用方案是三联药物阻断，首选方案是拉替拉韦（整合酶抑制剂）联合恩曲他滨（核苷类逆转录酶抑制剂）和替诺福韦（核苷类逆转录酶抑制剂）。

2. 免疫学特征

（1）$CD4^+$ T 细胞：外周血中 $CD4^+$ T 细胞数量减少、功能严重受损，$CD4^+/CD8^+$ 比值降低甚至倒置。

（2）Th1 细胞与 Th2 细胞平衡失调：HIV 感染的无症状阶段以 Th1 细胞占优势，分泌 IL-2 刺激 $CD4^+$ T 细胞增殖；AIDS 期以 Th2 细胞占优势，分泌 IL-4 和 IL-10，抑制 Th1 细胞分泌 IL-2，从而减弱 CTL 的细胞毒效应。

（3）抗原提呈细胞功能降低：HIV 感染树突状细胞和巨噬细胞后，可损伤其抗原处理和提呈能力。抗原提呈细胞不易杀死 HIV，使其反而成为 HIV 的庇护所。巨噬细胞感染的 HIV 是晚期 AIDS 患者血液中高水平病毒的主要来源。

(4) B 细胞功能异常：HIV 可多克隆激活 B 细胞，患者表现为高 Ig 血症和产生多种自身抗体，这是由于 gp120 属于超抗原、能激活多克隆 B 细胞所致。

3. 临床特点 多数 HIV 感染者初期无症状或仅表现为流感样症状，潜伏期长短不一，随后可出现 AIDS 相应症状，包括持续发热、体重减轻、肌肉痛、腹泻、全身淋巴结肿大等，进一步发展为典型的 AIDS，出现三大症状：①致死性机会感染：是 AIDS 患者主要的死亡原因，常见的引起机会感染的病原体为卡氏肺孢子菌和白念珠菌，其他还有巨细胞病毒、隐球菌等；②恶性肿瘤：AIDS 患者易伴发 Kaposi 肉瘤和恶性淋巴瘤，也是 AIDS 患者常见的死亡原因之一；③神经系统损害：约 60% 的 AIDS 患者出现 AIDS 痴呆症。

【要点提示】
重点：IDD 的类型，艾滋病的免疫学特征。
难点：获得性免疫缺陷综合征的致病机制及免疫学特征。
高频考点：艾滋病的主要特征。

任务三 免疫缺陷病的免疫学检验

引起 IDD 的原因及临床表现多种多样，检测方法具有多样性，主要涉及淋巴细胞计数、外周血象检查、体液免疫、细胞免疫、吞噬细胞、补体等方面的检测。

一、淋巴细胞计数和外周血象检查

免疫缺陷病患者淋巴细胞数量正常或低下，吞噬细胞缺陷患者常伴有中性粒细胞数量减少。

二、T 细胞免疫缺陷病的免疫学检验

T 细胞免疫缺陷病的检验包括 T 细胞数量和功能的检测。

(一) T 细胞功能的检测

1. 皮肤试验 主要检测 T 细胞的迟发型超敏反应 (delayed type hypersensitivity, DTH) 能力，如皮肤试验显示有 DTH 能力，表明受试者细胞免疫功能是完善的。常用的皮试抗原如结核菌素、白念珠菌素、毛发菌素、腮腺炎病毒、链激酶-链道酶等。为避免个体差异、接触某种抗原的量、试剂本身质量和操作误差等因素的影响，应同时选择几种抗原试验，凡 3 种以上抗原皮试阳性者为正常，少于 2 种抗原阳性或 48 h 反应直径 < 10 mm 者，提示反应性降低或免疫缺陷。但 2 岁以内儿童可能因未曾致敏而出现阴性反应，故判断时只要有一种抗原皮试阳性即可说明 T 细胞功能正常。

2. T 细胞功能的体外试验 通常使用有丝分裂原（如植物血凝素）刺激淋巴细胞的增殖、转化试验来判断 T 细胞功能。T 细胞缺陷患者存在着与免疫受损程度相一致的增殖应答能力低下甚至消失现象。由于新生儿出生后不久即可表现出对 PHA 的反应性，故出生 1 周后若出现 PHA 刺激反应，即可排除严重细胞免疫缺陷的可能。

（二）T细胞的数量及亚群检测

通常采用CD系统单克隆抗体，用荧光显微技术或流式细胞术对T细胞总数和亚群进行检测。最常检测的CD标志为CD3、CD4、CD8、CD25等。

三、B细胞免疫缺陷病的免疫学检验

（一）血清Ig的测定

Ig测定方法有很多，IgM、IgG、IgA可采用单向免疫扩散法和免疫比浊法；IgD和IgE含量较低，可选用灵敏度较高的ELISA和RIA等技术测定。IgG亚类可用ELISA和免疫电泳法测定。

判定B细胞免疫缺陷病时应注意：①患者多为婴幼儿，应注意Ig生理水平及变化规律；②Ig总量的生理范围较广，不同方法测得的数值差异较大，所以对Ig水平低于正常值下限者，应在一段时间内反复测定，才能判断受试者有无体液免疫缺陷。

（二）同种血型细胞凝集素（IgM）效价测定

同种血型凝集素即ABO血型抗体，是个体出生后对红细胞A血型或B血型抗原物质的抗体应答，因此检测同种血型凝集素效价是判定机体体液免疫应答简单而有效的方法。通常除婴儿和AB型血外，其他人均有8（抗A）或4（抗B）或更高的天然抗体效价，这种抗体属IgM型。重症联合免疫缺陷、性联无丙种球蛋白血症、选择性IgM缺陷症患者可用此法判定。

（三）B细胞表面膜免疫球蛋白（mIg）的检测

mIg是B细胞表面的特征性标志，检测mIg不仅可反映B细胞的数量，还可根据mIg的类别判断B细胞成熟情况。所有体液免疫缺陷者都有不同程度B细胞数量或成熟比例方面的异常。

（四）特异性抗体产生能力测定

正常人接种疫苗后5～7天可产生特异性IgM抗体，若再次免疫会使IgG抗体效价增高。常用的抗原为白喉类毒素和伤寒菌苗，在注射后2～4周检测抗体的效价，了解抗体的反应性。

（五）CD抗原检测

B细胞表面存在CD10、CD19、CD20、CD22等抗原，这些CD抗原表达于B细胞发育成熟的不同阶段，如CD19、CD20从原始至成熟的B细胞都存在，CD10仅出现在前B细胞，CD22只在成熟B细胞表达，因而检测这些B细胞表面标志就可了解B细胞的数量、亚型及分化情况。

（六）噬菌体试验

目前观察抗体应答能力最敏感的指标之一是人体清除噬菌体的能力。正常人（包括新生儿）可在注入噬菌体后5天内将其全部清除，而抗体形成缺陷者清除噬菌体的时间则明显延长。

四、吞噬细胞免疫缺陷病的免疫学检验

（一）中性粒细胞计数

成年人外周血中性粒细胞计数小于1.8×10^9/L、儿童小于1.5×10^9/L、婴儿小于1.0×10^9/L

时，如果能排除外因的影响，应考虑遗传因素作用。

（二）趋化功能检测

趋化功能检测包括体外试验与体内试验，体外试验如琼脂糖平板法和Boyden小室法，用于判断白细胞趋化功能，对家族性白细胞趋化缺陷症、吞噬细胞功能缺陷等有诊断价值。

（三）吞噬和杀伤功能检测

将白细胞悬液与一定量的胶乳粒子或细菌温育一定时间后，取样涂片、染色、镜检，根据其吞噬和杀菌情况可判断白细胞功能。

（四）NBT还原试验

NBT还原试验是一种简便、敏感的检测吞噬细胞还原杀伤能力的试验。用于检测严重的葡萄糖-6-磷酸脱氢酶缺乏症和儿童慢性肉芽肿病。

五、补体免疫缺陷病的免疫学检验

补体系统的检测包括总补体活性和单个补体组分的测定。一般认为CH50、C3、C4、C1q和B因子等几项检测能大致反映补体缺陷的情况，但遗传性血管神经性水肿患者须检测C1抑制物才可最终确诊。

六、艾滋病的免疫学检验

（一）HIV抗原检测

HIV的核心抗原p24在HIV感染早期尚未出现抗体时，即可存在于血液中，常用ELISA法检测，但p24含量过低，阳性率常较低。目前常用解离免疫复合物法或浓缩p24抗原来提高其敏感性。

（二）HIV抗体检测

1. 初筛试验 HIV抗体的测定常采用ELISA法作为初筛试验。凡待测样品为阳性者须重新取样，双孔重复测定，如仍是阳性，则视为ELISA法检测阳性，须送国家卫生部门批准的确认实验室，采用更灵敏而特异的方法加以确认。

> **知识链接**
>
> **艾滋病窗口期**
>
> 从艾滋病病毒进入人体到血液中产生足够量的、能用检测方法查出艾滋病病毒抗体之间的这段时期，称为窗口期。在窗口期虽测不到艾滋病病毒抗体，但体内已有艾滋病病毒，可以通过HIV核酸检测查到，因此处于窗口期的感染者同样具有传染性。
>
> 目前世界卫生组织（WHO）明确表示艾滋病窗口期为14～21天。

2. 确认试验 HIV的确认试验主要为免疫印迹法，又称蛋白印迹法。检测时，先将HIV蛋白抗原裂解，通过SDS-PAGE按其分子量大小分离，再转印到硝酸纤维素薄膜上。将待检样品与割成膜条的硝酸纤维素薄膜上的抗原充分反应,若样品中含有HIV抗体,将与膜条上的抗原结合,再加上酶标抗人IgG抗体,经底物的显色反应,可形成肉眼可见的不同区带。结果判定标准为:①阳性反应:至少有两条膜带(gp41/gp120/gp160)或至少一条膜带与p24带同时出现,报告抗-HIV阳性(+);②阴性反应:无HIV抗体特异性条带,报告抗-HIV阴性(-);③HIV抗体可疑:出现HIV特异性条带,但带型不足以确认为阳性,报告抗-HIV不确定(±),建议4周后随访检测,仍不能确定者随访到8周。

【课程思政】

2021年12月1日是第34个"世界艾滋病日",这一年的宣传活动主题为"生命至上 终结艾滋 健康平等",强调坚持人民至上,生命至上,共建共治共享,携手应对包括艾滋病在内的疾病流行带来的风险与挑战,为实现防治目标、终结艾滋病、终结疾病大流行而努力。

设立世界艾滋病日的目的有多方面,其中包括通过艾滋病日的宣传,唤起人们对艾滋病病毒感染者的同情和理解,因为他们的身心已饱受疾病的折磨,而且有一些艾滋病病毒感染者可能是被动的、无辜的。歧视的存在会给受歧视者带来痛苦和困扰,极大地加重他们的心理负担,降低他们的自尊,影响疾病预后,还可能会引发地域矛盾,不利于人民团结。另外,歧视还会造成人们由于担心被贴上标签而抗拒就医,这也会对艾滋病的防治工作造成不良影响,从而加重社会经济负担。因此,无论是对于个人还是社会,减轻艾滋病相关歧视都迫在眉睫。

(三)T细胞计数

HIV感染的免疫学特征为外周血$CD4^+$ T细胞数量显著减少及$CD4^+/CD8^+$ T细胞比例失调。$CD4^+$ T细胞计数是反映HIV患者免疫系统损伤程度的明确指标。

【要点提示】

重点:AIDS的结果判断及判定。

难点:吞噬细胞免疫缺陷病的免疫学检验。

高频考点:AIDS的确认试验及结果判断。

(唐赛赛)

自测题

一、名词解释

1. 免疫缺陷病   2. AIDS

二、单项选择题

1. 评价B细胞功能的试验是

　　A. 淋巴细胞转化　　　　　　　　B. 血清中免疫球蛋白检测

　　C. 迟发型皮肤过敏试验　　　　　D. CD3检测

　　E. 移动抑制试验

2. 血清中免疫球蛋白含量缺乏,一般应考虑为

A. 轻链病 B. 重链病
C. 免疫缺陷病 D. 免疫增殖病
E. 自身免疫病
3. 哪种方法可检测细胞免疫缺陷患者的细胞免疫功能
A. 溶血空斑形成试验 B. 免疫球蛋白检测
C. 淋巴细胞对 PHA 的应答 D. NBT 还原试验
E. 速发性皮肤过敏试验
4. 某人体检发现血清 HIV 抗体阳性，说明
A. 艾滋病 B. HIV 感染
C. 需做确认试验 D. 免疫缺陷
E. 需做 CD4 测定
5. Boyden 小室常用于测定
A. 白细胞吞噬功能 B. 白细胞趋化功能
C. 白细胞杀伤功能 D. 淋巴细胞抑制功能
E. 白细胞调理功能
6. HIV 的确认试验为
A. ELISA 测 HIV 抗体 B. 免疫印迹法测 HIV 抗体
C. 血凝试验测 HIV 抗体 D. 胶体金免疫层析法测 HIV 抗体
E. 放射免疫法测 HIV 抗体

三、简答题

1. AIDS 发病的机制是什么？
2. AIDS 的传播途径有哪些？

项目二十六

免疫增殖病及其免疫学检验

学习目标

通过本项目内容的学习，学生应能够：

识记：
1. 说出免疫增殖病与单克隆免疫球蛋白病的概念。
2. 复述多发性骨髓瘤等疾病的临床表现及免疫学特征。

理解：
1. 解释单克隆免疫球蛋白病的免疫损伤机制。
2. 总结单克隆免疫球蛋白病常用的检测方法及其临床应用。

运用：
能综合运用多种方法对 M 蛋白进行定性、定量及分类检测。

案例导入

患者，男，48岁。因骨盆骨折住院。主诉"乏力，腰骶部骨骼疼痛6个月"，X线检查发现多部位溶骨性病变。体检发现：皮肤黏膜苍白，局限性骨骼压痛，伴肝、脾大。实验室检查：浆细胞25%，血沉 50 mm/h，血红蛋白 80 g/L，尿本周蛋白阳性，血清蛋白电泳检出 M 蛋白；骨髓增生活跃，浆细胞占20%，并发现形态异常的骨髓瘤细胞，其余各系细胞大致正常；骨骼 X 线片、CT 或同位素扫描可发现多部位穿凿样溶骨性病变或广泛性骨质疏松。血清免疫球蛋白含量：IgG 8 g/L，IgA 12 g/L，IgM 0.2 g/L。血清免疫固定电泳显示 M 蛋白 IgAκ型。诊断结论：多发性骨髓瘤。

问题：
1. 多发性骨髓瘤是一种什么样的疾病？
2. 诊断的依据是什么？

任务一 免疫增殖病与单克隆免疫球蛋白病

一、免疫增殖病及其分类

免疫增殖病是指免疫器官、免疫组织或免疫细胞异常增生引起机体病理损伤的一组疾病。这类疾病主要由淋巴细胞异常增殖所致,多属于血液病的范围。根据增殖细胞表面标志不同,可将其分为淋巴细胞白血病、淋巴瘤和浆细胞病等(图26-1)。免疫增殖病主要临床表现为Ig异常(质和量的变化)及免疫功能异常。对异常Ig进行检测,可以为这类疾病的诊疗提供依据,因此异常Ig检测是免疫增殖病的主要检验项目之一。

表26-1 免疫增殖病的分类

增殖细胞类型	疾病
T细胞	急性淋巴细胞白血病(20%)、淋巴母细胞瘤、部分非霍奇金淋巴瘤、蕈样真菌病
B细胞	慢性淋巴细胞白血病、原发性巨球蛋白血症、多发性骨髓瘤、重链病、轻链病、Burkitt淋巴瘤及大多数淋巴细胞淋巴瘤
裸细胞	急性淋巴细胞白血病(80%)、部分非霍奇金淋巴瘤
组织-单核细胞	急性单核细胞白血病、急性组织细胞增多症
其他	霍奇金淋巴瘤、毛细胞白血病

知识链接

免疫增殖病发病机制

正常情况下,淋巴细胞在抗原刺激下活化、增殖、分化为效应淋巴细胞,发挥其免疫效应,整个过程受到机体多种反馈机制的抑制。淋巴细胞一旦脱离机体正常的反馈调控,就会出现异常增殖。若增殖失控,超出正常数量,对机体造成病理性损伤,就可能导致免疫增殖病的发生。免疫增殖病包括良性增生和恶性增生两类,异常增生的细胞可以是淋巴细胞、浆细胞、单核-吞噬细胞等。

免疫增殖病中最常见的是B细胞异常增殖引起的Ig异常及水平增高,临床称为免疫球蛋白病。该类型疾病主要表现为高Ig血症,这些超常增多的免疫球蛋白多数没有正常的生物活性,只会增加血液的黏滞度,而正常的Ig含量降低。

按照异常增加的Ig的性质,可将免疫球蛋白病分为多克隆免疫球蛋白病和单克隆免疫球蛋白病,多克隆免疫球蛋白病是两个克隆以上的浆细胞同时增生,导致血清中多种Ig异常增多,多为良性反应性增殖或继发某一疾病,如肝病、慢性感染、恶性肿瘤、结缔组织病等;而单克隆免疫球蛋白病多呈恶性发展,故Ig异常增殖性疾病多专指单克隆免疫球蛋白病。

二、单克隆免疫球蛋白病及其分类

单克隆免疫球蛋白病是由于单一克隆浆细胞异常增生,导致以血中单克隆Ig增多为主要特征的免疫增殖病。由于单克隆浆细胞过度增殖，因而产生理化性质十分均一、具有相同氨基酸序列以及空间构象和电泳特性的单克隆Ig，这种Ig与正常Ig不同，无抗体活性和其他免疫活性，因它们在临床上多出现于多发性骨髓瘤（multiple myeloma，MM）、巨球蛋白血症（macro-globulinemia）和恶性淋巴瘤（malignant lymphoma）患者的血液或尿液中，故被称为M蛋白（monoclonal protein，MP）。单克隆免疫球蛋白病最突出的特点是患者血清中存在异常增多的M蛋白，M蛋白可以是IgG、IgM、IgA、IgE或IgD，也可以是κ或λ轻链中的任何一型。若轻链游离于血清中，则可以从尿中排出，又称为本周蛋白（Bence-Jones protein）。

单克隆免疫球蛋白病可分为良性和恶性；除原发者外，也可继发于一些良性或恶性疾病（表26-2）。

表26-2 单克隆免疫球蛋白病的分类

分类	疾病
原发性恶性单克隆免疫球蛋白病	多发性骨髓瘤、原发性巨球蛋白血症、孤立性浆细胞瘤、淀粉样变性、重链病、轻链病、恶性淋巴瘤、慢性淋巴细胞白血病
继发性单克隆免疫球蛋白病	非淋巴系统肿瘤、单核细胞白血病、类风湿病、慢性炎症、冷球蛋白血症、原发性巨球蛋白血症性紫癜、丘疹性黏蛋白沉积症、家族性脾性贫血
原发性良性单克隆免疫球蛋白病	一过性单克隆免疫球蛋白病、持续性单克隆免疫球蛋白病

三、单克隆免疫球蛋白病的免疫损伤特点

单克隆免疫球蛋白病是单一克隆的浆细胞异常增生，产生大量M蛋白，M蛋白不具有免疫功能，其本身除可造成免疫系统直接损伤外，还可通过其生长行为和分泌有关物质进一步损害正常的免疫细胞和其他组织，最终导致疾病的发生。以浆细胞恶性增生为例，其免疫损伤机制如下。

（一）浆细胞异常增殖

浆细胞异常增殖是指骨髓中单克隆浆细胞异常增殖并伴有单克隆Ig或其多肽链亚单位合成异常。其增殖的原因与其他血液病及肿瘤相似，是内因和外因两大因素相互作用的结果。内因包括遗传、HLA抗原和染色体变异等。外因则包括物理、化学及生物因素。

（二）正常体液免疫抑制

正常的体液免疫是B细胞增殖分化为浆细胞，合成并分泌抗体产生免疫效应的过程，在这个过程中，细胞因子的有序调控至关重要。IL-4可启动静止期的B细胞进入DNA合成期，IL-5促进B细胞继续增殖，IL-6促使B细胞分化为浆细胞并产生抗体。生理条件下，IL-6可以反馈抑制IL-4调控B细胞的增殖分化过程，上述过程构成了一个生物信息调节回路，恰到好处地控制体液免疫应答的有序进行。若浆细胞瘤或其微环境产生过量的IL-6，异常增多的IL-6可抑制IL-4的正常产生，从而抑制体液免疫的正常进行而致病。

另外，浆细胞瘤可分泌大量异常的Ig，其Fc与正常B细胞及表达Fc受体的细胞结合，使这些细胞表面被无活性的Ig封闭，从而影响细胞对其他生物信息的接收，阻断B细胞的增殖、发育和影响抗原提呈，最终抑制正常的体液免疫。

（三）免疫病理损伤

免疫增殖性疾病的单克隆浆细胞异常增殖，产生大量无正常免疫活性和功能的单克隆 Ig（M 蛋白）或其片段，如重链或轻链。大量 M 蛋白沉积在机体的组织上，引起组织变性和淋巴细胞浸润，导致相应器官发生功能障碍，如肾损伤、淀粉样变性。同时 M 蛋白浓度过高，导致血液黏稠度增加，产生一系列直接或间接的病理损伤，临床表现多为视力障碍、脑血管意外及高黏血症等。

（四）溶骨性病变

浆细胞瘤大多伴有溶骨性破坏，所以也称骨髓瘤，溶骨性破坏可能是骨质形成细胞调节功能紊乱所致。目前认为，患者体内高水平 IL-6 是引起破骨细胞数量增多和功能亢进的重要因子，溶骨性破坏与浆细胞的恶性增殖有非常密切的关系，是骨髓瘤患者疾病恶化的重要原因之一。

> 【要点提示】
> 重点：免疫增殖病与单克隆免疫球蛋白病的概念。
> 高频考点：多发性骨髓瘤的免疫学特点。

任务二 临床常见的单克隆免疫球蛋白病

单克隆免疫球蛋白病中增生的浆细胞来源于 B 淋巴细胞，合成或分泌过量的单克隆 Ig 是这类疾病的共同特征。临床常见的单克隆免疫球蛋白病主要有以下 6 种。

一、多发性骨髓瘤

多发性骨髓瘤（MM）是一种骨髓浆细胞异常增生的恶性肿瘤，也称为浆细胞骨髓瘤，是最为常见的免疫增殖病之一。多发于 40～70 岁的中老年男性，患者常伴有贫血、肾损伤和免疫功能障碍。

（一）临床表现

疾病早期由于瘤细胞较少，可无特殊症状，称为临床前期。在此期间患者可出现血沉增快或血中有 M 蛋白的检出、浆细胞增多与不明原因的蛋白尿。当瘤细胞增多达到一定程度时，患者由于溶骨损害和骨髓抑制出现骨痛，尤其以腰骶部骨痛最为多见，后期疼痛加剧，甚至可出现骨肿，患者因骨质疏松易引起骨折。造血系统表现主要为贫血。骨痛和贫血往往是多发性骨髓瘤患者的首发症状和就诊的主要原因。继而，患者血中大量异常 M 蛋白及肽链引发感染，高黏度血液引起微循环灌流不足，造成头晕、眼花、耳鸣、手足麻木、视力障碍等，也可出现肾损伤。感染与肾衰竭是本病的重要死因。

（二）免疫学特征

多发性骨髓瘤在人群中的发病概率与 Ig 本身的含量一致，即 IgG 型多见，IgA 型次之，IgM 型少见，IgD 与 IgE 型罕见。其免疫学特征归纳如下。

1. 骨髓中有大量异常浆细胞增生 浆细胞至少占有核细胞的 15% 以上，其形态大小不一，常成堆出现。

2. 血中出现大量 M 蛋白　相应的异常 Ig 含量升高。

3. 正常 Ig 含量降低　患者血清中正常 Ig 可减少 50% 以上，IgG < 6 g/L、IgA < 1 g/L 或 IgM < 0.6 g/L。

4. 部分患者尿中可检出本周蛋白　本周蛋白 > 1 g/24 h。

5. Ig 轻链异常　血、尿轻链检测可见相应 κ、λ 链升高，κ/λ 比值异常。

二、原发性巨球蛋白血症

原发性巨球蛋白血症由浆细胞无限制增生，并产生大量单克隆 IgM 所引起，以高黏血症、肝脾大为特征，好发于老年男性，平均发病年龄 65 岁。

本病发病原因不明，其临床和病理学表现与多发性骨髓瘤有所不同。巨球蛋白血症也有骨髓浸润、骨质破坏，但骨痛、骨折不常见，患者除有体重减轻、贫血和肝、脾、淋巴结肿大及反复感染等一般症状外，主要表现为 IgM 过多所致的血液高黏性综合征，可出现乏力、黏膜出血和视力减退，以及一些神经症状，如头痛、眩晕、嗜睡，甚至昏迷和全身抽搐等。有些患者主要表现为反复发生细菌感染，检查时可发现全身淋巴结肿大、紫癜、肝脾大、视网膜静脉充血和不局限狭窄。5% 的患者可发生淀粉样变性。

实验室检查发现血中 IgM 含量异常增高，多数超过 3 g/L，骨髓象可见淋巴细胞、浆细胞和介于两者之间的浆细胞样淋巴细胞明显增多，肥大细胞也常增加。部分 IgM 具有冷球蛋白特性，40% 患者尿中可检出本周蛋白。

三、重链病

重链病（heavy chain disease，HCD）是一组少见的淋巴细胞恶性增生性疾病。由于浆细胞发生突变并异常增殖，产生 Ig 的重链过多，或质量异常不能与轻链组装成完整的 Ig 分子，致使血中和尿中出现大量游离的无免疫功能的重链，故称为重链病。重链病可根据重链的类别分类，常见的有 γ、α 和 μ 型，δ 型极为罕见。

（一）IgA 重链（α 链）病

这是最常见的一种重链病，10~30 岁患者多见。其临床症状非常一致：几乎所有患者都有弥漫性的腹部淋巴瘤和吸收不良综合征。血清蛋白电泳可能不出现孤立的 M 峰，常在 α₂ 与 β 区出现一条宽带或 γ- 球蛋白组分减少。免疫学诊断需在免疫电泳上检测到只与抗 IgA 抗血清而不与抗轻链抗血清发生反应的异常成分。该异常蛋白常存在于肠道分泌物中，并可在浓缩尿中检出。本周蛋白阴性。

（二）IgG 重链（γ 链）病

发病者主要是老年男性。患者通常有淋巴结肿大和肝脾大，常见贫血、白细胞减少、血小板减少、嗜酸性粒细胞增多以及外周血中常出现不典型的淋巴细胞或浆细胞。诊断的依据是免疫电泳或免疫固定电泳在血清和尿中检出游离的单克隆 IgG 重链碎片，未检出与单克隆轻链生成有关的证据。

> **知识链接**
>
> **IgM 重链（μ 链）病**
>
> IgM 重链（μ 链）病临床报道较少。临床上常表现为病程漫长的慢性淋巴细胞性白血病或其他淋巴细胞增殖性疾病的征象。2/3 患者骨髓出现特征性含有空泡的浆细胞，患者血清区带电泳通常正常或显示低丙种球蛋白血症。免疫电泳如果发现血清成分可与抗 μ 链的抗血清反应，但不与抗轻链的抗血清反应，可作出诊断。

四、轻链病

轻链病（light chain disease，LCD）是浆细胞发生突变并异常增生，产生大量异常 Ig 的轻链，而重链合成相应减少，游离轻链片段大量出现在血中或尿中引起的疾病。轻链在肾和其他内脏组织沉积，可导致肾损伤和组织淀粉样变性。患者常以发热、贫血、严重的肾功能损伤为主要症状。多数患者会出现明显的溶骨损害。患者血清和尿中可检测出大量的 Ig 轻链，κ/λ 比值明显异常，该病可以是 κ 型，也可以是 λ 型，其中 λ 型肾毒性更强。

五、良性单克隆丙种球蛋白病

良性单克隆丙种球蛋白病是指正常人血清中出现 M 蛋白，而不伴有浆细胞恶性增殖的疾病。本病一般无症状，其血清 M 蛋白水平一般不太高，通常不超过 20 mg/ml，不呈进行性增高；血中及尿中没有游离的轻链及重链。临床上不伴发淋巴细胞恶性增生的症状，不出现骨损害和贫血等。

六、冷球蛋白血症

冷球蛋白血症是因血中含有冷球蛋白，在低温条件下冷球蛋白沉积从而引起血液循环障碍所致的疾病。

冷球蛋白是指温度低于 30℃ 时易自发形成沉淀，加温后又可溶解的 Ig，不包括冷纤维蛋白原、C 反应蛋白与白蛋白的复合物和肝素沉淀蛋白等一类具有类似特性的血清蛋白质。冷球蛋白血症多继发于某些原发性疾病，例如感染、自身免疫病和某些免疫增殖病。根据成分不同，冷球蛋白可分为三型。

Ⅰ型：为单克隆型，占总冷球蛋白的 25%～40%，多数为 IgM 或 IgG，IgA 罕见。多见于恶性细胞疾病，如 Waldenst 巨球蛋白血症、浆细胞瘤等疾病。

Ⅱ型：为单克隆-多克隆混合型，占总冷球蛋白的 15%～25%，是由两种 Ig 成分构成的免疫复合物，其中一种是单克隆型，多为 IgM；另一种是多克隆型，多为 IgG，此型 90% 以上的组合为 IgM-IgG。

Ⅲ型：多克隆混合型，约占总冷球蛋白的 50%，由两种或两种以上多克隆 Ig 构成，即由多克隆型抗 Ig 抗体（多为 IgM 类）与其他 Ig（如 IgG、IgA）结合形成的免疫复合物，有时还可能含补体成分（如 C3）。

Ⅰ型冷球蛋白在 4℃ 放置 3～18 h 即可沉淀，混合型冷球蛋白（Ⅱ型或Ⅲ型）常需 72 h 以上。沉淀物可呈絮状、结晶状或胶凝状。本症临床表现多变，除原发疾病的临床表现外，部分病例可无症状，患者常有因冷球蛋白沉淀所引起的高血黏度、红细胞凝集、血栓形成等病理现象。常见症状包括雷诺现象（即寒冷性肢端发绀）、皮肤紫癜、坏死、溃疡、寒冷性荨麻疹、关节痛、感觉麻木，以及深部血管受累时所涉及的肾、脑、肝和脾等器官损害。

> 【要点提示】
> 重点：多发性骨髓瘤等疾病的临床表现及免疫学特征。
> 高频考点：多发性骨髓瘤的免疫学特点。

任务三　单克隆免疫球蛋白病的免疫学检验

单克隆免疫球蛋白病的实验室诊断主要依靠血液学和免疫学手段。其中免疫学检测尤为重要。检测 Ig 异常增殖，其目的是早期发现疾病、检测病情和判断预后，常用的方法有血清蛋白区带电泳、Ig 的定量检测、免疫电泳和免疫固定电泳。

一、血清蛋白区带电泳

血清蛋白区带电泳是测定 M 蛋白的一种定性试验，常采用醋酸纤维素膜与琼脂糖电泳两种方法。由于等电点的差异，通过区带电泳，血清标本中不同性质的蛋白质可被分开形成不同的区带，由正极到负极可分为白蛋白、α_1-球蛋白、α_2-球蛋白、β_1球蛋白、β_2球蛋白和 γ-球蛋白五个区带。将结果与正常的电泳图谱相比较，可了解血清中的各种蛋白质的组分。将这些区带电泳图谱扫描，还可计算出各种蛋白质的含量和百分比。

Ig 大多位于蛋白质的 γ 区（有时也靠近 β 或 α 区），正常人 γ 区较宽且着色浅，扫描图显示一低矮蛋白峰。单克隆免疫球蛋白病患者体内有高含量的 M 蛋白，由于 M 蛋白化学结构高度均一，其电泳迁移率也都一致，γ 区呈现一浓密狭窄、界限明确的蛋白区带，扫描图显示一高尖蛋白峰（高：宽 > 2：1）（图 26-1）。M 区带的电泳位置可大致反映 Ig 的类型，IgG 型多位于 α 区至 γ 区，IgA 型多位于 γ_1 区与 β 区，IgM 型多位于 β_2 区或 γ 区，IgD 型多位于 β 区或 γ 区。多克隆 Ig 增高时，γ 区带宽而浓密，扫描图显示一宽大蛋白峰。

区带电泳不能完全确定 Ig 的类型，同时某些重链病或轻链病 M 蛋白峰并不明显，而某些溶血标本或富含类风湿因子的标本可出现类似 M 蛋白的区带，因此还需联合免疫电泳或免疫固定电泳加以区分。

二、血清免疫球蛋白定量测定

Ig 定量测定较常用的方法有单向扩散法与免疫浊度法，前者敏感性偏低，临床已很少应用；后者具有灵敏度高、准确、迅速的特点，并已有专门的自动化分析设备，已成为 Ig 定量检测的主要技术。

恶性单克隆丙种球蛋白病常呈现某一类 Ig 的显著增高，若患者某一类型的 Ig 明显高出正常值，应考虑 M 蛋白的存在。在良性免疫球蛋白病的血清标本中，M 蛋白的升高幅度一般没有恶性免疫球蛋白病高，多在 20 g/L 以下；M 蛋白以外的 Ig 含量一般仍在正常范围之内。多克隆丙种球蛋白病患者的血清中常有多种类型的 Ig 水平同时升高，每类上升的幅度不太大，但总的 Ig 水平增高比较明显。

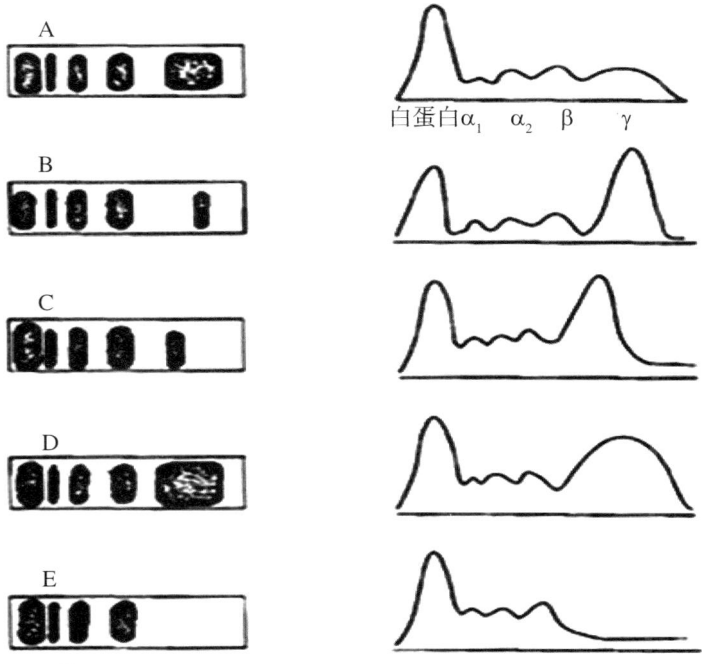

图 26-1 血清蛋白区带电泳和扫描图谱示意图
A. 正常人；B. IgG 型浆细胞骨髓瘤；C. 原发性巨球蛋白血症；D. 多克隆免疫球蛋白血症；E. 低丙种球蛋白血症

Ig 的定量检测，不仅有助于免疫球蛋白病的诊断，对免疫球蛋白病的良性、恶性鉴别也有一定的帮助。对同一患者做动态观察，M 蛋白含量常常还可以反映病情程度，含量明显增高提示病情恶化，含量降低提示病情好转。

【课程思政】
临床上通常把检出 M 蛋白作为单克隆免疫球蛋白病存在的依据，因此检验工作者要具备一丝不苟、认真负责的职业素养和精益求精的技能，才能更好地为患者服务，践行医者使命。

三、M 蛋白的分类鉴定

免疫球蛋白病的患者，经血清蛋白区带电泳和 Ig 测定，已基本证实有 M 蛋白异常增高者，若需确定其 M 蛋白的类型，需要做免疫电泳或免疫固定电泳来鉴定。

（一）免疫电泳

血清标本先经区带电泳将各种蛋白成分分成不同的区带，继而用各种特异性抗血清进行免疫扩散，M 蛋白可在免疫电泳中形成特殊的沉淀弧。根据抗血清种类、电泳位置及沉淀弧性状可对 M 蛋白类型及其轻链型进行分析。

一般多用抗 IgG、IgM、IgA、κ 和 λ 轻链 5 种抗血清进行实验，以抗正常人血清作为对照。正常血清与上述抗体反应出现的沉淀线为均匀的弧形，而 M 蛋白与相应抗体发生反应所出现的沉淀弧比较特殊，较普通沉淀弧宽，凸出呈弓形或船形（图 26-2）。

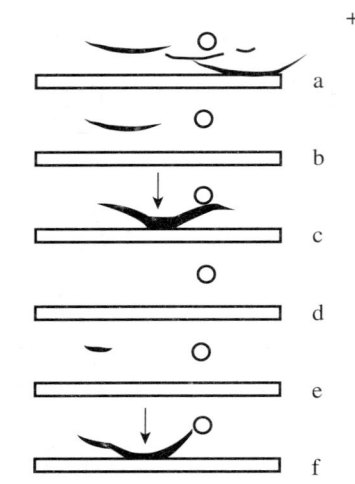

图 26-2　IgA λ 型骨髓瘤的免疫电泳图谱
孔中为血清标本，槽中为抗血清，箭头所指为骨髓瘤蛋白
a. 抗正常人血清；b. 抗 IgG 血清；c. 抗 IgA 血清；d. 抗 IgM 血清；e. 抗 κ 血清；f. 抗 λ 血清

（二）免疫固定电泳

免疫固定电泳先将待测标本在琼脂平板上作区带电泳，待蛋白质分成区带后，在不同的泳道中加入抗不同类型 Ig（或轻链）的抗体，当抗体与相应区带中的单克隆 Ig 结合形成免疫复合物沉淀到凝胶中时，再进行漂洗与染色，M 蛋白显示狭窄而界限明确的条带，而多克隆或正常免疫球蛋白则区带弥散。根据浓密而狭窄着色区带所在泳道，即可判断 M 蛋白的轻链和重链型别（图 26-3，彩图 6）。免疫固定电泳分辨率强，敏感性高，结果易于分析，是临床上 M 蛋白分型检测最常用的方法。

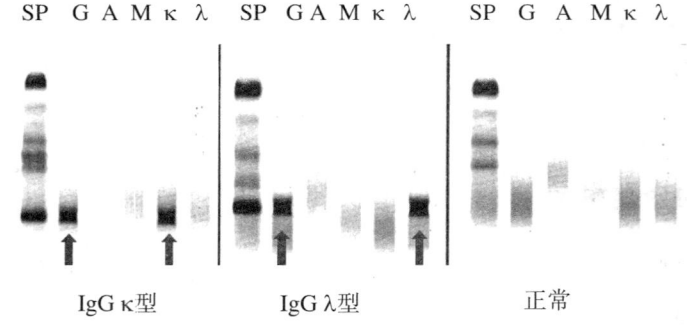

图 26-3　免疫固定电泳图谱示例（M 蛋白）
SP 代表参考泳道，加蛋白质固定剂，用于区带对照；κ、λ、G、A、M 分别代表加入含抗 κ、抗 λ、抗 IgG、抗 IgA 和抗 IgM 的抗血清；箭头所指为 M 蛋白（IgG 型）及其轻链

四、本周蛋白的检测

本周蛋白即尿中游离的 Ig 轻链，对本周蛋白的检测是诊断轻链病必不可少的项目，同时对多发性骨髓瘤、原发性巨球蛋白病、重链病等疾病的诊断、鉴别和预后判断也有一定帮助。

本周蛋白在 pH 5.0 的条件下，加热至 50～60℃ 时出现沉淀，继续加热至 90℃ 后又重新溶解。故可根据这一特点，用化学方法进行检测。这种加热沉淀法简便易行，但敏感性较低，也不能确定轻链的型别。要确定轻链的型别，也可用 κ 和 λ 型轻链的抗血清进行免疫电泳分析或免疫固定电泳。

五、冷球蛋白检测

冷球蛋白是血清中的一种特殊蛋白质，在 4℃时自发沉淀，加温至 37℃时又可溶解，故常利用这种可逆性冷沉淀的特性对其进行测定。取患者外周血，分离出血清并置 4℃冰箱中，一般在 24～72 h 出现沉淀，若形成沉淀，再置 37℃温育使其复溶。若 1 周仍不出现沉淀者，方可判断为阴性。也可将冷沉淀物离心洗涤后采用分光光度法做定量分析。

免疫球蛋白异常增生病的检测手段较多，一般应采用 2 种以上的检测方法相互印证。对可疑临床表现者，一般先进行区带电泳分析、Ig 定量检测或尿本周蛋白定性检测作为初筛试验。阳性者再进行免疫电泳或免疫固定电泳、Ig 亚型或轻链定量分析等作为确证试验。同时还要结合临床症状和影像学及病理学检查对疾病做出正确的诊断。

Ig 异常增高往往是免疫球蛋白病的首发异常指征，因此在临床工作中，凡检出无法解释的 Ig 异常增高，都建议做进一步检查，以便早期发现和及时治疗，充分发挥医学检验的优势。

【要点提示】
重点：单克隆免疫球蛋白病常用的检测方法及其临床应用。
难点：免疫固定电泳的原理。
高频考点：免疫固定电泳是 M 蛋白分类（型）检测最常用的方法。

（宋兴丽）

自测题

一、名词解释
1. 单克隆免疫球蛋白病　　2. M 蛋白

二、单项选择题
1. 免疫增殖病主要是
   A. 因白细胞异常增殖所引起　　B. 淋巴细胞异常增殖所引起
   C. 巨噬细胞异常增殖所引起　　D. 单核细胞异常增殖所引起
   E. 中性粒细胞异常增殖所引起
2. 本周蛋白尿是在尿中检出
   A. 颗粒管型　　B. 红细胞管型
   C. 异常 Ig 的轻链　　D. 重链
   E. 白细胞管型
3. 巨球蛋白血症是以分泌以下何种 Ig 的浆细胞恶性增殖为病理基础的疾病
   A. IgA　　B. IgG
   C. IgE　　D. IgM
   E. IgD

4. 鉴定 M 蛋白的类型，最常用的方法是
   A．血清蛋白区带电泳　　　　　　B．免疫选择电泳
   C．免疫电泳　　　　　　　　　　D．免疫固定电泳
   E．Ig 定量测定
5. 多发性骨髓瘤的特点下列说法不正确的是
   A．血中有大量 M 蛋白　　　　　　B．尿中有本周蛋白
   C．正常的 Ig 含量增高　　　　　　D．骨髓中有大量异常浆细胞
   E．原发性溶骨损害和广泛的骨质疏松
6. 某骨髓瘤患者 Ig 分类和定量检测结果如下：

	IgG	IgA	IgM	κ	λ
正常值	8～15	0.85～3.0	0.5～2.5	1.72～3.83	0.81～1.92
检测结果	1.78↓	49.50↑	0.17↓	18.20↑	0.18↓

根据上述结果，该骨髓瘤分型正确的是
   A．IgG κ 型　　　　　　　　　　B．IgA κ 型
   C．IgM λ 型　　　　　　　　　　D．IgA λ 型

三、简答题
1. 简述多发性骨髓瘤的临床表现与免疫学特点。
2. 单克隆免疫球蛋白病常用的检测方法有哪些？

项目二十七

肿瘤及其免疫学检验

学习目标

通过本项目内容的学习，学生应能够：

识记：
1. 说出肿瘤标志物的定义。
2. 复述常见肿瘤标志物的临床意义。

理解：
1. 分析肿瘤标志物检测的常见影响因素。
2. 总结常见恶性肿瘤以及相关的肿瘤标志物。

运用：
1. 结合临床运用单项检测结果或联合多项检测结果对肿瘤疾病进行初步诊断分析。
2. 通过阐述肿瘤标志物的临床意义，树立尊重生命和关爱患者的良好职业道德，确立积极的生活态度和健康的生活方式。

案例导入

患者，男，51岁。因"B超发现肝占位1周"就诊。1周前体检，B超检查发现肝占位，无腹痛、腹胀、寒战高热，无皮肤、巩膜黄染。上腹部增强CT提示右肝叶占位Ⅴ、Ⅵ段。既往有乙肝病史20余年，其母因肝硬化病故。

实验室检查：WBC 4.16×10^9/L，RBC 8.08×10^{12}/L，Hb 126.0 g/L，PLT 131×10^9/L；TP 70.0 g/L，ALB 36.9 g/L，ALT 36 IU/L，AST 45 IU/L，AMY 58 IU/L，BUN 4.07 mmol/L，Cr 68 μmol/L。血清病原体检查：HBsAg（+），HBeAb（+），HBcAb（+），丙肝病毒抗体（−），梅毒抗体（−），HIV抗体（−）。肿瘤标志物 AFP 919 ng/ml，CEA 3.9 μg/L，CA19-9 18.1 IU/ml。凝血功能未见明显异常。初步诊断为原发性肝癌，乙肝病毒携带者，行右肝肿瘤切除术+肝门淋巴结活检术。手术顺利，术后予以对症治疗，患者一般情况好。

问题：
1. 原发性肝癌的常见致病因素有哪些？
2. 目前进入临床应用的与肝癌实验室诊断相关的实验室指标有哪些？

任务一　肿瘤和肿瘤抗原

一、肿瘤

肿瘤是机体在各种致瘤因素作用下，局部组织的细胞在基因水平上丧失对其生长的正常调控，导致细胞的异常增生而形成的新生物。肿瘤可以分为良性肿瘤和恶性肿瘤。良性肿瘤的生长有一定限度，通常为局部膨胀性生长。生长速度比较缓慢，可以压迫邻近组织器官，但通常不致侵蚀破坏邻近组织，也不向远处转移，因此危害较小。而恶性肿瘤往往增长迅速，并且有侵袭性（向周围组织浸润）及转移性，如未经有效治疗，通常可导致死亡。

肿瘤的正确诊断，尤其是早期诊断，是施行合理治疗和治疗成功的基础。肿瘤的免疫学检验是通过免疫学方法进行肿瘤的辅助诊断、疗效观察和复发监测，以及对患者免疫功能的评估。在肿瘤诊断和治疗的各种方法和手段中，肿瘤标志物检测是实验室诊断的常用手段。随着肿瘤基础理论和新检测技术的发展，新的早期筛查及预后标志物正不断地被发现，并且逐步被标准化，肿瘤标志物成为现代肿瘤学中发展最快的一个重要分支，在肿瘤诊断和个体化医疗中具有重要的临床应用价值。

二、肿瘤抗原

肿瘤抗原是指细胞癌变过程中新出现的或异常表达的抗原物质，在肿瘤的发生、发展及诱导机体产生抗肿瘤免疫中具有重要作用，是肿瘤免疫诊断和免疫防治的分子基础。肿瘤抗原有多种分类方法。

（一）根据肿瘤抗原的特异性分类

根据肿瘤抗原的特异性可将肿瘤抗原分为肿瘤特异性抗原和肿瘤相关抗原。

1. 肿瘤特异性抗原（TSA）　是指仅表达于某种肿瘤细胞而不存在于正常细胞的新抗原，最初通过动物肿瘤移植排斥试验所证实，故曾被称为肿瘤特异性移植抗原或肿瘤排斥抗原。TSA 可存在于不同个体同一组织类型的肿瘤中，如人恶性黑色素瘤基因编码的黑色素瘤特异性抗原可存在于不同个体的黑色素瘤细胞，但正常黑色素细胞不表达。

2. 肿瘤相关抗原（TAA）　是存在于正常组织、细胞和肿瘤细胞的抗原物质，TAA 在癌变细胞的表达水平远远超过正常细胞，且无严格肿瘤特异性，包括胚胎抗原、分化抗原等。

（二）根据肿瘤抗原产生的机制分类

肿瘤是一类多病因、多效应、多阶段和多基因致病的疾病，根据抗原产生机制可以分为理化因素诱发的肿瘤抗原、病毒诱发的肿瘤抗原、自发性肿瘤抗原、分化抗原以及胚胎抗原和过度表达的抗原等。

1. 理化因素诱发的肿瘤抗原　机体受到化学致癌剂（如甲基胆蒽、氨基偶氮染料、二乙基亚硝酸等）或物理致癌因素（如紫外线、X 射线等）作用，细胞 DNA 受到损伤，某些基因产生突变，诱发肿瘤。此类肿瘤抗原的特点是特异性强，但免疫原性弱，常表现出明显的个体差异。由于突变的肿瘤抗原间很少有交叉成分，故用免疫测定技术难以诊断此类肿瘤抗原。

2. 病毒诱发的肿瘤抗原　人类某些肿瘤的发生与病毒感染有密切关系。致癌病毒的 DNA 或 RNA 可整合到宿主细胞基因组 DNA 中，从而诱导细胞恶变并表达突变基因的产物，即病毒诱发的肿瘤抗原（表 27-1）。

表27-1 与肿瘤相关的病毒

肿瘤	病毒
人类原发性肝癌	乙型肝炎病毒（HBV）、丙型肝炎病毒（HCV）
人类宫颈癌	人乳头瘤病毒（HPV）、单纯疱疹病毒（HSV）
人鼻咽癌和Burkitt淋巴瘤	EB病毒（EBV）
人T细胞白血病	Ⅰ型和Ⅱ型人类嗜T细胞白血病病毒

3. 自发性肿瘤抗原 自发性肿瘤是指其发生机制尚不明确的肿瘤，人类大部分肿瘤属此类。一部分自发性肿瘤抗原类似于理化因素诱发的肿瘤抗原，具有各自独特的抗原性，彼此间很少或几乎不发生交叉反应；还有一部分自发性肿瘤抗原则类似于病毒诱发的肿瘤抗原，具有共同的抗原特异性和免疫原性。

4. 分化抗原 是组织细胞在分化、发育的不同阶段表达或消失的正常分子。恶性肿瘤细胞通常停滞在细胞发育的某个幼稚阶段，其形态和功能均类似于未分化的胚胎细胞，称为肿瘤细胞的去分化。例如，胃癌细胞可表达ABO血型抗原，在某些T细胞白血病细胞中可以检测出胸腺白血病抗原。分化抗原是正常细胞的成分，所以不能刺激机体产生免疫应答，但可用于判断肿瘤组织来源。

5. 胚胎抗原 是胚胎发育阶段由胚胎组织产生的正常成分，出生后逐渐消失，或仅微量表达。当细胞癌变时，此类抗原可重新合成，表达于肿瘤细胞表面或分泌到体液中。由于其曾在胚胎期出现过，机体对此类抗原已形成免疫耐受，故难以引起免疫系统对肿瘤细胞的杀伤效应。胚胎抗原是最早用于肿瘤免疫学诊断的抗原，例如甲胎蛋白（AFP）和癌胚抗原（CEA）。

6. 过度表达的抗原 细胞发生癌变后，多种信号转导分子表达水平远超过正常细胞。这些信号分子可以是正常蛋白，也可以是基因突变的产物，例如癌基因（如 *ras* 等）和抑癌基因（如 *p53* 等）的突变产物以及融合蛋白（如 bcl-abl 等）。

知识链接

肿瘤抗原

提取肿瘤细胞的表面抗原及各种抗原间结构的比较是一个研究热点。理想的肿瘤疫苗很可能包括多个肿瘤特异性抗原和（或）肿瘤非特异性抗原。对肿瘤抗原的研究不仅对免疫应答的机制和肿瘤免疫逃逸机制具有重要的理论意义，而且对肿瘤的发病学、诊断、治疗及疫苗的制备也具有重要的应用意义。寻找肿瘤抗原的方法大致分为3类：一是基因工程制备抗原，经典的技术有基因工程与抗体技术和基因工程与T细胞克隆技术两种；二是天然抗原的提取与纯化，根据MHCⅠ类分子-肽复合物表达于肿瘤细胞表面这一现象，进行膜结合蛋白的纯化；三是合成肽抗原的制备。

【要点提示】

重点：肿瘤抗原的概念；肿瘤抗原的分类。

难点：分化抗原；胚胎抗原；肿瘤特异性抗原。

高频考点：根据肿瘤抗原的特异性，可将肿瘤抗原分为肿瘤特异性抗原和肿瘤相关抗原。

任务二 肿瘤标志物的测定及临床意义

一、肿瘤标志物的定义

肿瘤标志物（tumor marker，TM）是指在肿瘤发生和增殖过程中，由肿瘤细胞合成分泌或是由机体对肿瘤细胞反应而产生和（或）升高的、可预示肿瘤存在的一类物质。存在于血液、体液、细胞或者组织中。肿瘤标志物的定量或定性检测可以作为肿瘤筛查、鉴别诊断、治疗后病情监测及预后判断的标志与依据。

> **知识链接**
>
> **理想的肿瘤标志物**
>
> 理想的肿瘤标志物应符合以下条件：①敏感性高，有助于早期发现和诊断肿瘤；②特异性强，仅肿瘤患者阳性，能鉴别诊断良、恶性肿瘤；③肿瘤标志物浓度与肿瘤转移、恶性程度有关，能协助肿瘤分期和预后判断；④肿瘤标志物的浓度与肿瘤大小相关，标志物半衰期短，有效治疗后能很快下降，较快反映体内肿瘤的真实情况；⑤存在于体液特别是血液中，易于检测；⑥与预后有关，具有可靠的预测价值。

二、肿瘤标志物的分类

肿瘤标志物可存在于细胞表面、细胞质、细胞核和细胞外（血液/体液）。肿瘤标志物的分类和命名尚未完全统一，目前习惯上将体液肿瘤标志物按本身的性质分为胚胎抗原类、糖类抗原类、激素类、酶和同工酶类、蛋白质类、癌基因蛋白类等（表27-2）。

1. 胚胎抗原类 如AFP和CEA，是从肝癌、结肠癌组织中发现的，但胚胎期的肝和胃肠管组织也能合成，出生后水平下降，正常成年人血清含量甚微，因此称为胚胎抗原。

2. 糖类抗原（CA）类 是用各种肿瘤细胞株制备单克隆抗体来识别的肿瘤相关抗原，大多是糖蛋白或黏蛋白，如CA125、CA15-3、CA19-9等。

3. 激素类 正常情况下不产生激素的某些组织，在发生恶变时能产生和释放一些肽类激素（异位内分泌激素）并导致出现相应的症候群，因此，这些异位内分泌激素升高也可作为肿瘤相关的标志物，如患甲状腺髓样癌时降钙素升高，患绒毛膜细胞癌时人绒毛膜促性腺激素（HCG）明显升高。

4. 酶和同工酶类 当机体某个部位发生肿瘤时，肿瘤细胞代谢异常，使某些酶或同工酶合成增加。或由于肿瘤组织的压迫和浸润，导致某些酶的排泄受阻，使肿瘤患者血清中酶活性异常升高。酶是较早被发现并用于临床诊断的一类肿瘤标志物，如前列腺癌患者血清中酸性磷酸酶（ACP）增高，肝癌患者血清中γ-谷氨酰转肽酶（GGT）、α-L岩藻糖苷酶（AFU）升高。

5. 蛋白质类 某些肿瘤发生时，体内一部分蛋白质水平会异常升高。例如白血病、恶性淋巴瘤患者血清中铁蛋白异常升高。

表27-2 肿瘤标志物的分类和应用范围

分类	名称	相关脏器及肿瘤
胚胎抗原	甲胎蛋白（AFP）	原发性肝癌，生殖系统肿瘤和胚胎性肿瘤
	癌胚抗原（CEA）	结肠癌、直肠癌、胰腺癌、肺癌、乳腺癌、胃癌以及转移性肝癌
糖类抗原	CA125	卵巢癌
	CA15-3	乳腺癌
	CA211	肺癌
	CA19-9	胰腺癌、胆囊癌、结肠癌和胃癌
酶类	前列腺特异性抗原（PSA）	前列腺癌
	神经元特异性烯醇化酶（NSE）	小细胞肺癌、神经母细胞瘤、神经内分泌细胞肿瘤
激素类	人绒毛膜促性腺激素（HCG）	滋养层细胞肿瘤、生殖细胞肿瘤
	降钙素	甲状腺癌、小细胞肺癌、胰腺癌等
蛋白质类	β_2-微球蛋白	骨髓瘤、淋巴瘤
	本周蛋白	游离轻链病、多发性骨髓瘤
	铁蛋白	肝癌、肺癌、胰腺癌、乳腺癌、白血病、淋巴瘤等

三、常用的肿瘤标志物测定及临床意义

1. 甲胎蛋白（AFP） 在胎儿期主要由卵黄囊和胎肝合成的一种血清糖蛋白，分子量约为69。在妊娠早期，胎儿血清中含有高浓度的AFP，可达1～3 g/L，出生后AFP合成很快受抑制，其含量降至50 μg/L，周岁末婴儿的血清AFP浓度接近成人水平。血清AFP测定常用酶联免疫吸附法（ELISA）和化学发光法。一般健康成人血清AFP浓度很低，血清AFP参考值≤20 ng/ml。

临床意义：①原发性肝细胞癌的诊断：血清AFP水平升高超过400 ng/ml或200～300 ng/ml持续5周以上，排除其他因素，结合影像学检查，高度提示为肝细胞癌。需要指出的是，也有一部分原发性肝细胞癌AFP不升高；②疗效观察和病情预后评估：原发性肝癌手术切除后，若术前无转移，手术切除彻底，血中AFP于2～4周内可降到正常水平，若浓度不降或降后复升，提示有弥漫性肝癌或癌复发；③生殖系统肿瘤患者血清AFP水平增高大多≤200 ng/ml；④肝硬化以及病毒性肝炎患者血清AFP会有不同程度升高；⑤胎儿神经管畸形、无脑儿和脊柱裂，血清AFP水平也显著升高。

2. 癌胚抗原（CEA） 一种存在于结肠、直肠癌细胞膜和胚胎黏膜细胞上的糖蛋白，分子量为180，含糖量约55%。胚胎期在小肠、肝、胰腺合成，出生后血中含量降低，成人血清中含量极低。血清CEA测定常用酶联免疫吸附法（ELISA）和化学发光法，血清CEA参考值<2.5 ng/ml。

临床意义：①恶性肿瘤的辅助诊断：血清CEA浓度>20 ng/ml常提示有恶性肿瘤。CEA对多数癌症的早期发现和鉴别诊断无重要意义。②预后评估和复发监测：术前CEA水平正常的患者手术治愈率高，术后不易复发；而术前CEA已升高者则大多数已有血管壁、淋巴系统和神经周围侵犯和转移，预后都较差。直肠癌患者，术后1～6周，若CEA的量由升高降至正常水平，表示肿瘤已彻底切除，预后良好；若CEA浓度短期下降后又复升，提示癌已转移

或复发。③非癌症良性疾病患者的 CEA 浓度也可增高，如肝硬化、结肠息肉、胃肠道炎症等，一般 < 10 ng/ml。

3. CA19-9 唾液酸衍生物，是由 5 个糖单位组成的糖蛋白。分子量为 5000，其抗原决定簇是唾液酸化 II 型乳酸岩藻糖。用化学发光法测定，健康人血清 CA19-9 含量 < 37 U/ml。

临床意义：①主要用于辅助诊断胰腺癌和胆管癌（检出率达 85%），大部分病例的测定水平可超过 240 U/ml，结直肠癌、肝癌、卵巢癌、宫颈腺癌等患者血清 CA19-9 也有较明显的升高；②急性胰腺炎、胆管炎（胆汁淤积性胆管炎）等患者血清 CA19-9 水平也有不同程度升高。

4. CA125 可被单克隆抗体 OC125 结合的、分子量为 200 的糖蛋白。CA125 是女性卵巢浆液性囊腺癌的首选标志物。用化学发光方法检测，健康女性血清 CA125 含量 < 35 U/ml。

临床意义：①主要用于辅助诊断卵巢肿瘤，同时也是一个观察疗效、判断有无复发的良好指标；②乳腺癌、胃癌、肺癌、结直肠癌、肝癌及其他妇科肿瘤也有一定的阳性率；③子宫内膜炎、盆腔炎、卵巢囊肿、腹膜炎患者和某些孕妇血清 CA125 水平也可升高。

5. CA15-3 能被 115-D8 和 DF-3 两种单抗识别，分子量为 4000 的糖蛋白。属乳腺癌相关抗原，用化学发光方法检测，健康女性血清 CA15-3 含量 < 25 U/ml。

临床意义：① CA15-3 诊断中晚期乳腺癌的敏感性可达到 80%～87%。但原位乳腺癌 CA15-3 升高不显著；②该标志物也是广谱的，在卵巢癌、肝癌、直肠癌患者体内也可升高；③良性乳腺疾病、子宫内膜异位、卵巢囊肿患者血清 CA15-3 水平也偶见升高。

6. 鳞癌细胞相关抗原（SCC） 从子宫颈鳞状细胞癌组织中分离出来，存在于鳞状细胞癌胞质内，分子量为 48 的糖蛋白，对鳞癌有较好的特异性。正常参考值 ≤ 1.5 ng/ml。

临床意义：SCC 是鳞状上皮癌的重要标志物。SCC 升高主要见于鳞状细胞癌，如头颈部鳞癌、肺鳞癌、食管鳞癌，还可见于皮肤癌、消化道癌等。其升高程度与肿瘤恶性程度密切相关，SCC 一旦升高，往往预示病情恶化，伴发转移，故常用于治疗监测和预后判断。

7. 人附睾蛋白 4（HE4） 分子量为 20～25，首先在附睾远端的上皮中被发现，后来发现卵巢癌细胞也高表达 HE4，因此可作为卵巢癌首选标志物，尤其是可作为女性盆腔肿瘤良性和恶性的鉴别标志物，恶性盆腔肿瘤患者血清 HE4 水平 > 140 U/ml，而良性者 < 140 U/ml。

临床意义：HE4 与 CA125 联合使用比单独使用其中一种对卵巢癌的诊断具有更为准确的预测性。血清 HE4 水平也可作为卵巢癌预后的指标，术后 HE4 水平不下降或治疗后又升高提示预后不良或复发。

8. 前列腺特异抗原（PSA） 一种由前列腺上皮细胞分泌的蛋白酶，分子量为 34，只表达于人前列腺导管上皮细胞，这一严格的器官定位和细胞类型特异性使之成为前列腺癌的一种有价值的诊断标志。一部分 PSA 以未结合形式存在，称为游离 PSA（fPSA）。用化学发光法检测的参考值：PSA < 4 ng/ml，fPSA < 0.86 ng/ml。

临床意义：① PSA 是目前诊断前列腺癌最敏感的指标，可用于前列腺癌的早期诊断、疗效及复发监测。前列腺癌患者 PSA 的血清浓度随病程进展而升高，随病程好转而降低，故 PSA 可用于前列腺癌患者的动态监测，以辅助判断疾病进展或者治疗效果；②前列腺炎、前列腺增生、泌尿生殖系统及肾脏疾病患者血清中 tPSA 和 fPSA 含量也会轻度升高。

9. 神经元特异性烯醇化酶（NSE） 烯醇化酶的同工酶之一，分子量为 78。在小细胞肺癌和神经内分泌肿瘤（如神经母细胞瘤、甲状腺髓样癌等）中有过量的表达而作为肿瘤标志物。用化学发光方法测定，正常人血清 NSE 含量 < 15.2 ng/ml。

临床意义：①血清 NSE 对小细胞肺癌的敏感性为 80%，特异性为 80%～90%，被认为是监测小细胞肺癌的首选标志物。②用于小细胞肺癌预后判断：在小细胞肺癌早期，血清 NSE 显著升高者预后差，治疗前 NSE 值与预后明显相关，NSE 每升高 5 ng/ml，存活率大约降低 10%。由于 NSE 活性升高多见于晚期患者，故不作为小细胞肺癌的早期诊断指标。③神经母细胞瘤 NSE 水平异常增高，可用于疗效观察和预后评估。④甲状腺髓样癌、黑色素瘤、视网膜母细胞瘤等患者血清 NSE 也可增高。

四、肿瘤标志物的联合检测

同一种肿瘤可能有不止一种标志物，同一种标志物也可能会在不同的肿瘤中出现，某一肿瘤特异性较高的标志物对另一肿瘤来说不一定是好的标志物，而某一组织的正常产物对另一组织来源的肿瘤却可能成为较好的肿瘤标志物。这一特点为肿瘤的临床检测提供了灵活而多样化的组合方式（表 27-3）。

表27-3　常见肿瘤标志物的联合检测

肿瘤	首选肿瘤标志物	联合肿瘤标志物
肺癌	CEA、NSE、SCCA、Cyfra21-1	CA125、HE4、降钙素
结直肠癌	CEA	CA19-9、CA50、CA242、CA72-4
胃癌	CA72-4	CEA、CA19-9、CA50、CA242
乳腺癌	CA15-3	CEA、CA549、ER、PR、HER-2
肝癌	AFP	异常凝血酶原、γ-谷氨酰转肽酶
食管癌	CEA、Cyfra21-1、SCCA	CA50
胰腺癌	CA19-9、CA242	CEA、CA50、CA72-4
前列腺癌	PSA	fPSA、PAP、TPS
宫颈癌	SCC、HPV	CEA、CA125、TPA
卵巢癌	CA125、HE4	CEA、HCG

【要点提示】

重点：肿瘤标志物的定义；常用肿瘤标志物如 AFP、CEA、CA125、CA15-3、CA19-9 的检测和临床意义。

高频考点：AFP、CEA、PSA、CA125 检测的临床意义。

任务三　常见肿瘤的免疫学检验

恶性肿瘤是一组严重威胁人类健康的疾病，近年来肿瘤的发病率和死亡率有逐年上升趋势。以肺癌、胃癌、肝癌、肠癌、食管癌、前列腺癌、乳腺癌和卵巢癌等最为多见。中晚期癌症患者治疗效果和预后常不理想，科学、合理地将肿瘤标志物应用于肿瘤的筛查、诊断、复发、疗效监测及预后判断具有重要的意义。

一、常见恶性肿瘤的免疫学检验

（一）肺癌

原发性肺癌可分为鳞状细胞癌、腺癌、大细胞肺癌和小细胞肺癌（SCLC）4 种组织类型。目前常用的肺癌血清学肿瘤标志物包括 NSE、Cyfra21-1、SCC、CEA 等。对于无法进行手术切除的肺癌患者，在不能获得肿瘤组织学类型的情况下，血清 NSE 水平的升高可提示 SCLC 的存在，监测 NSE 水平可反映患者对治疗的反应情况和疾病进展情况。细胞角蛋白 19（Cyfra21-1）不仅是非小细胞肺癌最敏感的肿瘤标志物，还是预后评估指标。血清 SCC 水平升高强烈提示非小细胞肺癌的存在，尤其是鳞状上皮细胞性肺癌。由于缺乏组织特异性和敏感性，现有的肺癌肿瘤标志物均不适用于筛查。首次诊断及开始治疗前的肿瘤标志物检测值对于之后的监测管理具有重要意义。

（二）肝细胞癌

AFP 是目前唯一推荐在临床常规使用的肝细胞癌肿瘤标志物，结合肝超声对无症状的高危人群进行筛查，对早期肝癌的发现非常有益。连续进行性增高的血清 AFP 浓度和肝超声阳性有助于肝细胞癌的早期诊断和进一步治疗。符合肝细胞癌的超声特征，且 AFP > 200 μg/L 者，即便不进行肝病理活检，也应考虑为肝细胞癌。治疗前的 AFP 浓度检测可与其他预测因素联合用于评估肝细胞癌患者的预后情况，较高的 AFP 水平常提示预后不良。

（三）胃癌

临床常用的胃癌血清学肿瘤标志物包括 CEA、CA19-9、CA724、Cyfra21-1、β-HCG。研究表明，CEA、CA19-9、CA724 可作为胃癌的预后评估和术后监测的标志物，而 Cyfra21-1 和 β-HCG 则主要用于预后评估。血清 CEA、CA19-9 检测在术后肿瘤复发的早期监测中具有潜在的价值。胃癌血清学肿瘤标志物不推荐用于胃癌的筛查和早期诊断。胃蛋白酶原（PG）由胃主细胞合成分泌，可在血液中检出，对于高危人群的筛查及早期诊断等更具价值。

（四）结直肠癌

目前建议对 50 岁以上的人群进行结直肠癌的筛查。但 CEA 在早期无症状普通人群中对结直肠癌的检出率较低，敏感性和特异性均欠佳，故不建议将 CEA 用于健康人群结直肠癌的筛查。对进展期结直肠癌患者进行全身性治疗时，需常规定期监测 CEA 水平，在排除治疗等因素引起的假阳性升高后，CEA 浓度的增高（如 > 30%）可提示肿瘤进展。

（五）前列腺癌

前列腺癌是男性最常见的肿瘤。目前 PSA 是前列腺癌最理想的血清肿瘤标志物，用于前列腺癌的筛查、分期及预后评估、疗效判断、复发监测。推荐对于 50 岁以上男性每年采用 PSA 和直肠指检相结合的方法进行一次前列腺癌的筛查。PSA 检测通常采用 4 μg/L 的临床临界值。PSA 还被用于监测前列腺癌患者治疗前后的疾病状态，治疗前 PSA 的快速上升常预示疾病进展迅速，术后持续检测到 PSA 表明手术切除不完全或者存在转移灶。

（六）乳腺癌

乳腺癌是目前女性发病率最高的肿瘤。肿瘤标志物多用于监测乳腺癌术后复发或转移。目前临床最常用的乳腺癌血清学标志物是 CA15-3 等。血清肿瘤标志物的应用有助于决定是否继续目前的治疗方案，终止或者改用其他方案。雌激素受体（ER）和孕激素受体（PR）是新诊断的乳腺癌患者的常规检测项目。ER 和 PR 与肿瘤分期、分级、淋巴结转移等因素联合可用于新发乳腺癌患者的短期预后评估。对于侵袭性乳腺癌患者均需检测人表皮生长因子受体 2（HER-2）基因，挑选出对曲妥珠单抗治疗较敏感的早期或进展期乳腺癌患者。HER-2 检测也可用于评估患者使用蒽环类全身化疗药物是否具有更佳的疗效。CA15-3 不应作为无症状的乳腺癌患者监测早期复发或转移的常规检测项目，它们与影像学检查和临床检查联合可用于监测进展期乳腺癌患者化疗的疗效，该标志物的持续升高可能提示疾病恶化。

（七）卵巢癌

CA125 是目前在卵巢癌的预测和疗效监测中应用最广泛的肿瘤标志物。在患上皮源性卵巢癌的妇女中，超过 80% 的患者 CA125 浓度 > 35 U/ml 的临界值，浓度升高的程度与肿瘤负荷和分期相关。CA125 与经阴道超声联合检查，可用于对具有卵巢癌家族史的妇女进行卵巢癌的早期筛查。CA125 推荐作为绝经后女性良、恶性盆腔肿块的辅助鉴别指标。连续性监测 CA125 可用于判断化疗的疗效。CA125 还可用于卵巢癌的随访监测。首次治疗过程中监测 CA125 水平，其治疗前后的浓度对预后有提示作用，其值的持续升高表明预后不佳。HE4 在卵巢癌早期诊断中具有一定的优势，其用于卵巢良、恶性肿瘤鉴别诊断的价值亦优于 CA125，现已用于部分地区卵巢癌患者的治疗监测。

【课程思政】

乳腺癌、阴道癌、宫颈癌、卵巢癌等是女性高发或特有的癌症。我国正在开展的全面免费乳腺癌、宫颈癌"两癌"筛查是党和政府对广大女性的关心和爱护，是一项民心工程。通过"两癌"筛查，将这两种危害女性健康的癌症尽早地发现和排除，以做到早预防、早发现、早诊断、早治疗，降低宫颈癌和乳腺癌的发病率和死亡率，这也体现了我国医疗事业的进步为人民生活水平提高做出的贡献。

二、检测方法和注意事项

肿瘤标志物的检测方法很多，包括放射免疫分析和酶联免疫分析及化学发光免疫测定技术。各种检测方法的灵敏度、精密度、准确度均存在差异，不同厂家的试剂盒质量也存在差异，分析误差的主要原因是测定没有标准化。因此，对同一患者进行对比检测时，尽量选择同一方法、同一仪器、同一试剂盒，并在报告单上注明检测方法，以供临床参考。

肿瘤标志物是肿瘤辅助诊断、预后判断、疗效观察和复发监测的重要指标，其检测受到多种因素的影响，主要包括分析前、分析中和分析后三个方面。

（一）分析前影响因素

标本的正确采集和保存是检测结果准确的重要保证。标本采集人员应对各种肿瘤标志物检测的影响因素以及患者情况有所了解。前列腺按摩、前列腺穿刺、导尿和直肠镜检查后，血液中 PSA 可升高，故采血前不应做此类检查。红细胞和血小板中含有大量的 NSE，因此测定该项目时尽量避免溶血标本。通常血液标本采集后应及时离心保存于 4℃ 冰箱中，并在 24 h 内进行测定。

（二）分析中影响因素

每种测定方法都有各自的精密度、准确度和相应的参考范围。同一种肿瘤标志物用不同的方法测定，结果也会存在一定差异。因此，在工作中要尽量统一。在测试过程中需要注意钩状效应，待测样本中抗原浓度过高时，形成免疫复合物的量随着样本浓度的增加反而减少，使结果呈现假性低值，若要消除此干扰，需要对样本进行适当稀释后重新测定。在测定高浓度标本后，可能会对下一个标本造成污染，导致假阳性。对有动物密切接触史者要特别注意嗜异性抗体问题，避免假阳性。

（三）分析后影响因素

不同个体的肿瘤标志物水平波动较大，在监测患者治疗前、中、后各阶段标志物含量时，要注意患者的基线水平，注重实验室和临床的沟通，提供合理的参考范围。可考虑采用图表形式，动态显示连续检测的结果。

【要点提示】
重点：常见恶性肿瘤的肿瘤标志物；肿瘤标志物的检测方法和注意事项。
难点：肿瘤标志物检测的影响因素。

（许　春）

 自测题

一、名词解释

1．肿瘤标志物　　2．肿瘤特异性抗原

二、单项选择题

1．血浆蛋白质中 AFP 的中文名称为
　　A．清蛋白　　　　　　　　　　B．总蛋白
　　C．甲胎蛋白　　　　　　　　　D．免疫球蛋白
　　E．甲状腺激素

2．下列情况下血清 AFP 一般不升高的是
　　A．原发性肝癌　　　　　　　　B．产妇分娩后
　　C．妊娠妇女　　　　　　　　　D．卵巢癌
　　E．急性肝炎

3．关于肿瘤抗原的描述正确的是
　　A．TSA 是肿瘤细胞所特有的新抗原，只表达于肿瘤细胞
　　B．TAA 是指非肿瘤细胞所特有的，正常组织或细胞也可表达的抗原物质
　　C．TSA 可存在于不同个体的同一组织学类型的肿瘤中
　　D．肿瘤细胞表达 TAA 仅表现为量的变化，而无严格肿瘤特异性
　　E．以上说法都正确

4．下面描述与胚胎抗原无关的是
　　A．当细胞恶变时，此类抗原可重新合成
　　B．可以用于某种肿瘤的临床诊断
　　C．能引起宿主免疫系统对这种抗原的免疫应答
　　D．由胚胎组织产生
　　E．出生后逐渐消失或仅存留极微量

5．被称为卵巢癌相关抗原的是
　　A．CA15-3　　　　　　　　　　B．CA125
　　C．CA19-9　　　　　　　　　　D．CA50
　　E．NSE

6. 用于前列腺癌初筛的首选肿瘤标志物是
   A．AFP
   B．PSA
   C．CEA
   D．CA19-9
   E．HCG

三、讨论题

1. 肿瘤标志物升高是癌症吗？
2. 简述肿瘤标志物检测的影响因素和注意事项。

项目二十八

移植及其免疫学检验

学习目标

通过本项目内容的学习，学生应能够：

识记：
1. 说出器官移植的概念。
2. 列举移植排斥反应的分类，移植抗原的种类。
3. 简述 HLA 分型的方法，预防移植排斥反应的免疫学检测。

理解：
说明移植后的免疫学监测项目。

运用：
学会常用的 HLA 分型及交叉配型的操作方法。

案例导入

患者，男，32岁，3个月前持续发热，颈部淋巴结肿大，后到当地医院就诊，医院结合其临床表现和周围血象（贫血、白细胞数目增多）及骨髓检查，确诊为急性非淋巴细胞性白血病。患者经化疗后，效果不是很明显，考虑行骨髓移植。1个月前其弟弟与其配型成功，实施造血干细胞移植，术后按常规进行处理，一般状况良好。1周前，患者病情突然出现变化，出现皮疹、肝脾大、黄疸，有腹泻、呕吐等症状。

问题：
1. 患者在骨髓移植成功后，病情出现变化的原因是什么？应如何预防？
2. 为什么骨髓移植需要配型？

任务一　移植的概念和类型

一、移植的概念

移植是指应用异体或自体正常器官、组织、细胞置换病变或功能缺损的器官、组织、细胞，以维持和重建机体生理功能的治疗方法。被移植的部分称为移植物，提供移植物的个体称为供者，接受移植物的个体称为受者或宿主。

二、移植的类型

根据移植物的来源及遗传背景的不同，可将器官移植分为4类。

1. 自体移植 将自身组织从一个部位移植到另一部位，如烧伤后植皮，供者、受者为同一个体，此类移植不会发生排斥反应。

2. 同系移植 指遗传背景完全相同或基本近似的个体之间的移植，如同卵双胞胎间的移植，此类移植一般也不会引起排斥反应。

3. 同种（异基因/异体）移植 指同种内遗传基因不同的个体间的移植，由于抗原结构的差异，移植后通常会出现排斥反应。目前临床上的移植一般都属于该型移植。

4. 异种移植 指不同物种之间的移植。如将猪的心脏移植给人，由于抗原结构差异大，排斥反应强烈，移植物较难存活。

知识链接

器官移植在中国的发展

中国已经融入了世界器官移植大家庭，实现了公平、公正的人体器官分配与共享。WHO器官移植特别工作委员会评价：器官移植"中国经验"的最大特点是中国政府的强力支持，这是许多国家应该参照的典范。中国器官捐献数量快速增长，移植质量不断提升。自2015年1月1日至2018年12月31日，中国公民逝世后器官捐献累计完成18 294例。每百万人口器官捐献率从2015年的2.01上升至2018年的4.53。国家卫生健康委员会等部门于2016年5月开通了绿色通道，3年以来，器官转运时间平均缩短1~1.5 h，器官全国共享率总体上升7.3%，器官利用率提升6.7%，捐献器官共享半径大大扩展，数以千计的终末期器官衰竭患者得到救治机会。中国正向世界移植科技高峰攀登。

【课程思政】

经过多年改革，中国已走出一条体现国际惯例、符合中国实际的器官捐献与移植道路，初步建立起公平公正、遵循伦理、符合国情的人体器官捐献与移植工作体系。对此，国家人体器官捐献与移植委员会明确，我国器官捐献与移植工作的重心将由高速度增长转向高质量发展。

【要点提示】
重点：移植的概念和类型。
高频考点：器官移植的类型与排斥反应强弱的关系。

任务二　移植排斥反应

同种异体移植通常都会出现移植排斥反应。

一、移植排斥反应的概念

移植排斥反应是指移植后,受者免疫系统识别移植物抗原或移植物中免疫细胞识别受者抗原,产生免疫应答,导致移植物功能丧失或受者机体损害的过程。

二、移植排斥反应的类型

根据攻击的对象不同,移植排斥反应分为宿主抗移植物反应(host versus graft reaction,HVGR)和移植物抗宿主反应(graft versus host reaction,GVHR)。HVGR见于一般的器官移植,而GVHR常发生在骨髓移植或其他含有免疫细胞的移植。

1. 宿主抗移植物反应(HVGR)　指受者对供者移植物发生的排斥反应。其强弱程度取决于移植物与受者间组织相容性抗原的匹配程度,差异越大,反应越强烈。根据排斥反应发生的时间和强度、发病机制、临床表现及病理变化异同,HVGR一般分为超急性排斥反应、急性排斥反应和慢性排斥反应。

(1)超急性排斥反应:是指移植血管接通后数分钟至术后1~2天内发生的不可逆转的体液排斥反应,常见于反复输血、多次妊娠或再次移植的个体。其发生机制与供受者间血型不合、受者血液中预存有抗供者的抗体(ABO和Rh抗体、HLA抗体等)有关。目前临床尚无治疗该型排斥反应的有效手段,主要以预防为主,一旦发生应立即切除移植物。

(2)急性排斥反应:为同种异体移植中最常见的排斥反应类型,一般在术后几天至2周左右出现,通常发生越早越严重,多数进展缓慢,症状较轻。其发生机制主要为细胞免疫,后期发生的排斥反应有体液免疫的参与。

(3)慢性排斥反应:指发生于术后数月至数年的缓慢、进行性、不可逆,并可最终导致移植物功能丧失的排斥反应。病理损伤特点是主要正常组织结构的丧失和纤维化,血管平滑肌细胞增生,移植物血管的破坏。慢性排斥反应的机制尚未完全清楚,目前认为由免疫和非免疫两种机制引起。

2. 移植物抗宿主反应(GVHR)　指器官移植当移植物存活后,移植物中的免疫细胞(主要是T细胞)识别宿主抗原,诱导免疫应答,攻击受者组织的一种排斥反应。

GVHR常在骨髓(造血干细胞)移植或其他免疫细胞移植(如脾、胸腺移植)中发生。在骨髓移植时,由于移植的骨髓也含有丰富的免疫细胞,且受者处于严重的免疫抑制状态,因而供者骨髓中的免疫细胞以受者细胞为抗原产生免疫应答,引起GVHR。

GVHR一旦发生,很难逆转,受累的组织主要是皮肤、消化道和肝,严重时称移植物抗宿主病(graft versus host disease,GVHD)。急性GVHD的临床表现主要为皮疹甚至皮肤剥脱、肝区不适、脾大、黄疸、腹泻等,慢性GVHD皮损的突出表现是色素沉着、脱屑增厚或角化不良、苔藓样皮疹、皮肤硬化或关节挛缩等,可并发多器官功能衰竭,最终危及生命。

三、诱导移植排斥反应的抗原

移植排斥反应要由相应的抗原诱导,其本质就是免疫应答。能够引起机体免疫应答,诱导机体移植排斥反应并代表个体特异性的抗原称为移植抗原或组织相容性抗原，其中起主要作用的是主要组织相容性抗原，还有次要组织相容性抗原、ABO血型抗原和组织特异性抗原。

1. 主要组织相容性抗原 同种异体移植中，主要组织相容性抗原（HLA）可诱导机体产生迅速而强烈的排斥反应，HLA中尤其是HLA-DR位点的抗原发挥重要的作用，其次为HLA-A和HLA-B位点，而HLA-DQ、HLA-DP和HLA-C位点的抗原作为移植抗原没有明显作用。最大限度地减少供、受者细胞间HLA的差异，可显著提高同种异体器官移植存活率，减少移植排斥反应的发生。

2. 次要组织相容性抗原 个体间除HLA外，还存在一些抗原参与诱导移植排斥反应，这类抗原称为次要组织相容性抗原，其诱导的排斥反应程度轻，速度慢。

3. ABO血型抗原 血型A和B抗原在移植中是一种重要的组织相容性抗原。几乎所有人体组织器官的血管内皮细胞表面均表达A和B血型抗原，因此在器官移植时，应力求供、受者之间ABO血型一致。

4. 组织特异性抗原 指特异地表达于某一器官、组织细胞上的抗原。组织特异性抗原广泛分布于全身所有组织中，包括内皮细胞、肾、胰腺、肝、心脏、骨髓和皮肤等。组织特异性抗原具有多态性，在移植排斥反应中的作用近年来逐渐得到人们的重视。

四、移植排斥反应的机制

（一）机体识别移植抗原

参与同种异体移植排斥反应的关键细胞是T细胞，可通过直接和间接的方式识别移植抗原。

1. 直接识别 当移植物与受者血管接通后，受者T细胞进入移植物中，移植物中的过客细胞（即移植物中残留的白细胞，主要是成熟的DC细胞和巨噬细胞，亦即供者的APC细胞）也可进入受者体内，由此，供者APC细胞可与受者T细胞接触。供者的APC细胞可将与自身MHC分子结合的外源性抗原肽或自身抗原肽提呈给受者T细胞，诱导移植排斥反应。在此识别过程中无需受者的APC细胞对抗原进行加工、处理和提呈，因此称为直接识别，该识别方式在急性移植排斥反应早期起重要作用。

2. 间接识别 指受者APC对移植物的脱落细胞或MHC抗原进行摄取、加工处理，与自身的MHC分子结合，提呈给自身的T细胞，使之活化。间接识别在急性移植排斥反应中晚期和慢性移植排斥反应中起重要作用。

（二）机体发生排斥效应

1. 细胞免疫效应 T细胞介导的细胞免疫应答在移植排斥反应中发挥重要作用。受者Th细胞直接或间接识别移植抗原从而被活化，分化为效应性Th1细胞，释放IL-2、IFN-γ、TNF-α等多种细胞因子，引起迟发型超敏反应性炎症损伤。受者Tc细胞直接识别组织相容性抗原，分化为效应性Tc细胞，通过释放穿孔素、颗粒酶，表达FasL等方式直接杀伤移植物血管内皮细胞和实质细胞，造成移植物的损伤。

2. 体液免疫效应 移植抗原也可诱导体液免疫应答，产生相应的抗体，通过调理作用、ADCC作用、激活补体等，损伤血管内皮细胞，并通过促进凝血、释放促炎症介质和溶解移植物细胞等多种方式，参与移植排斥反应。

3. 固有免疫效应 移植物在受者体内首先引发的是固有免疫排斥，随后才是适应性免疫排斥。固有免疫效应主要是细胞因子和NK细胞介导的损伤。

【要点提示】
重点：移植排斥反应的分类，移植抗原的种类。
难点：移植排斥反应的机制。
高频考点：移植排斥反应的类型和移植物抗宿主反应的类型。

任务三　移植排斥反应的免疫学检验

器官移植后移植物能否存活，关键是要避免术后移植排斥反应的发生。避免术后移植排斥反应的免疫学措施主要是在移植前进行组织配型，以提高供、受者间的组织相容性，以及移植前后进行免疫抑制处理。

一、HLA 配型

HLA 是诱导机体发生移植排斥反应的主要分子基础，因此术前必须对供、受者的 HLA 进行分型检测，选择 HLA 型别相近的供体。目前 HLA 的分型包括血清学分型、细胞学分型和基因分型三种检测技术。

1. 血清学分型技术　血清学分型技术常采用补体依赖的细胞毒试验（CDC），将一系列已知抗 HLA 特异性标准分型血清与待检淋巴细胞混合后，抗体会特异性与表达相应 HLA 抗原的淋巴细胞结合，然后借助补体介导细胞裂解死亡。死亡的细胞可被台盼蓝等染料染色，而活细胞由于细胞膜完整而不着色。根据死亡细胞的百分比，判定其 HLA 的型别。用血清学方法检测的 HLA 抗原称为 SD 抗原，包括 HLA-A、HLA-B、HLA-C、HLA-DR、HLA-DQ。HLA-A、HLA-B、HLA-C 的检测可采用新鲜的混合淋巴细胞，HLA-DR、HLA-DQ 的检测需分离外周血中的 B 淋巴细胞。

血清学分型法操作简便，结果可靠，无需特殊仪器，是一种传统而应用广泛的方法，缺点是很难获得抗 HLA 特异性标准分型血清，且不同批号抗血清结果间存在差异。

2. 细胞学分型技术　细胞学分型技术常采用混合淋巴细胞培养（mixed lymphocyte culture，MLC）。两个基因型不同的淋巴细胞在体外进行混合培养时，由于彼此的 HLA 不同，能相互刺激导致双方淋巴细胞活化、增殖和分化，进而出现形态学的变化和细胞的增殖，可通过形态学或 ^{3}H-TdR 掺入试验来检测淋巴细胞反应的强度，从而判定其 HLA 型别。能用细胞学分型法检测的抗原称为 LD 抗原，包括 HLA-D、HLA-DP。MLC 有单向和双向两种类型。

（1）单向 MLC：将已知 HLA 型别的淋巴细胞用丝裂霉素 C 或 X 线照射预处理，使其失去增殖能力，作为刺激细胞与待检的淋巴细胞混合进行培养时，刺激细胞可刺激后者发生增殖，用 ^{3}H-TdR 掺入法进行检测，以刺激指数（SI）作为指标，从而判定待检细胞的 HLA 型别。

（2）双向 MLC：将待检的两种淋巴细胞在体外进行混合培养，由于两者 HLA 不同，能相互刺激对方增殖，用 ^{3}H-TdR 掺入法检测细胞增殖强度，用刺激指数（SI）判断淋巴细胞反应强度。双向 MLC 不能判定型别，只能说明供者与受者之间 HLA 配合的程度。

3. 基因分型技术　传统的 HLA 分型技术（血清学分型技术和细胞学分型技术）在器官移植和细胞移植中发挥了巨大作用，但是标准分型血清或分型细胞来源有限，随着分子生物学技术的发展，HLA 的基因分型技术也应运而生，由于其灵敏度和精确度均高于血清学和细胞学分型，目前以 PCR 技术为基础的 HLA 基因分型技术已全面替代传统的 HLA 分型技术。

（1）限制性片段长度多态性分析（RFLP）：RFLP 是最早建立的 HLA 基因分型技术。不同个体间的 HLA 的差异是由编码 HLA 抗原的基因差异所决定的,这种差异造成限制性内切酶识别位置及酶切位点数目的不同。用一组限制性内切酶消化、识别、切割编码 HLA 抗原的基因,产生数量和长度不同的 DNA 酶解片段,经琼脂糖电泳或用特异性探针与酶解片段进行杂交即可确定 HLA 的型别。也可先对 DNA 片段进行体外 PCR 扩增,然后再进行 RFLP 分析,即 PCR-RFLP。

(2) 序列特异性寡核苷酸探针 - 聚合酶链反应技术 (PCR-SSOP):先对编码 HLA 抗原的基因片段进行 PCR 扩增,将扩增片段转移至硝酸纤维素膜或尼龙膜上,然后与用放射性核素或酶、地高辛等非放射性物质标记的寡核苷酸探针进行杂交,若待检 DNA 与探针序列互补,则两者结合,从而确定 HLA 的型别。PCR-SSOP 是鉴定 HLA- II 类抗原应用最广泛的方法。

(3) 基于序列的 HLA 分型法 (SBT):首先用 PCR 扩增 HLA 抗原的基因片段,对扩增产物进行纯化和测序,将此序列与 HLA 基因库的 DNA 已知序列进行比较,即可获得 HLA 的基因型别。SBT 是目前最可靠也是最彻底的基因分型方法,不仅能进行序列识别和分型,更有助于发现新的基因型。

除上述介绍的 HLA 基因分型技术外,还有其他如序列特异性引物 - 聚合酶链反应技术、单链构象特异性聚合酶链反应技术、多荧光微珠免疫分析、基因芯片、PCR 指纹图谱分析、虚拟 DNA 分析、嵌合体测定、差异显示 PCR 等多种分型技术。各种 HLA 基因分型技术各有优势,不能相互替代,应根据用途的不同选择相应的方法。

二、红细胞血型配型

ABO 血型不合会诱导超急性排斥反应,导致移植物被切除,尤其在肝、肺移植时,血型抗原的配型比 HLA 抗原的配型更为重要。移植前应检测供者与受者的血型是否相符,至少要符合输血原则。

三、交叉配型

移植前如果受者血清中存在抗供者淋巴细胞的抗体,移植后 80% 会发生超急性排斥反应,导致移植失败,因此必须做交叉配型,这在骨髓移植中尤为重要。交叉配型常采用补体依赖的细胞毒试验 (CDC),也可用双向 MLC 和流式细胞术进行配型,试验时每一标本至少做 3 份,同时设阳性对照和阴性对照。

1. CDC　将供者的淋巴细胞和受者血清混合,在补体的参与下,观察淋巴细胞被破坏 (细胞毒性) 的百分率,无论抗体是针对 HLA I 类还是 II 类分子,只要细胞破坏率超过 10%,就说明受者体内预存有抗供者的抗体,应另选供者;若小于 10%,则表明供受者相配。根据反应时参与的细胞不同,可分为淋巴细胞交叉配型试验、T 淋巴细胞毒性交叉配型、B 淋巴细胞毒性交叉配型。其中 T 细胞交叉配型试验阳性,无论水平高低,都视为器官移植的禁忌证。

2. 双向 MLC　将供、受者的淋巴细胞在体外进行混合培养,检测细胞增殖强度,判定供、受者之间 HLA 配合的程度,选择 MLC 最弱者为供体。

3. 流式细胞术交叉配型　将供者淋巴细胞与受者血清混合共育后,再加入荧光素标记的抗人 IgG/IgM,经流式细胞仪检测,若受者血清中含有抗供者淋巴细胞的抗体,则供者的淋巴细胞会发荧光,得到细胞数与荧光强度的直方图。该方法比 CDC 灵敏 100 倍,检测时间更短。

4. 自身交叉配型　用受者自身的细胞和血清进行 CDC 试验。若受者体内有自身抗体存在,在与供者进行交叉配型时易出现假阳性结果,因此应根据自身交叉配型的结果判断供受者交叉配型的准确性。

在进行器官移植时，若交叉配型为阳性，即使组织配型好，因容易发生超急性排斥反应，也不宜进行移植；组织配型差但交叉配型为阴性，仍可实施移植。因此，在选择供体时既要进行组织配型，也要进行交叉配型。

> **知识链接**
>
> **器官移植前移植物和受者的预处理**
>
> 由于人群中很难找到HLA完全一致的供受者，因此，在器官移植前，要对移植物和受者进行预处理，以防止移植排斥反应的发生。
>
> 移植物预处理：实质脏器移植时，尽可能清除移植物中的过路细胞有助于减轻或防止移植排斥反应的发生。同种骨髓移植中，为预防移植物抗宿主反应，可清除骨髓移植物中的T细胞。
>
> 受者预处理：实质脏器移植中，供、受者间ABO血型不符可能导致强烈的移植排斥反应。某些情况下，为逾越ABO屏障而进行实质脏器移植，可以在术前采取给受者输注供者特异性血小板、借助血浆置换术去除受者体内天然抗A或抗B、将受者脾切除以及免疫抑制疗法等。

【要点提示】
重点：移植排斥反应的免疫学检查项目；HLA分型。
难点：HLA分型检测项目。
高频考点：移植排斥反应免疫学检验的类型及各自特点。

任务四 移植后的免疫监测

器官移植术后若发生排斥反应，受者体内的免疫应答会发生一系列变化。因此，器官移植术后对受者进行细胞免疫水平和体液免疫水平的监测，有助于早期发现排斥反应，以便及早采取有效的措施。

一、细胞免疫水平的监测

（一）T细胞亚群及功能检测

在排斥反应开始前4～5天，机体内$CD4^+$和$CD8^+$的T细胞数目均升高，$CD4^+/CD8^+$比值亦上升，一般认为，比值大于1.2时预示排斥反应即将发生。此外，$CD45^+RO$和$CD45^+RA$两个表面标志的检测能区分静止的和活化的T细胞，此种检测更具有意义。通常用单克隆抗体免疫荧光法和流式细胞仪测定T细胞亚群，用T细胞转化试验测定T细胞功能。

（二）NK细胞活性检测

在排斥反应发生时，NK细胞在细胞因子的吸引下进入移植物，且活性增加，引起细胞毒性反应。常用形态学法、荧光标记剩余法检测NK细胞活性，来预测排斥反应的发生。

二、体液免疫水平的监测

（一）血清抗体的检测

血清抗体的检测主要包括对抗供者 HLA 抗体、抗供者组织细胞抗体、抗血管内皮细胞抗体、B 细胞细胞毒抗体、冷凝集素等物质的检测。根据抗原不同可采取补体依赖的细胞毒试验（CDC）、交叉配型等方法进行检测。

（二）血清补体的检测

当移植排斥反应发生时，补体消耗增加，导致血清中总补体或单个补体含量及活性的降低。血清补体活性的检测可采用 CH50 试验，含量的检测可采用免疫扩散和免疫比浊试验。

三、免疫分子水平的监测

当排斥反应发生时，IL-1 及 IL-1R、IL-2 和 IL-2R、TNF 和可溶性 TNFR、IL-6 等分子的含量多增高，以此成为人们观察移植排斥反应的重要指标，但在实际应用中要注意排除患者有无感染或其他原因引发的免疫性疾病或免疫系统激活。

【要点提示】
重点：移植术后人工调节机体的免疫状态是控制移植排斥反应的主要途径，目前最主要的方式是使用免疫抑制剂。器官移植术后对受者进行细胞免疫水平和体液免疫水平的监测，有助于早期发现排斥反应，以便及早采取有效的措施。
高频考点：移植术后细胞免疫水平监测和体液免疫水平监测的类型。

（解如山）

自测题

一、名词解释
1. 同种移植   2. 移植排斥反应   3. HVGR   4. CDC   5. RFLP

二、单项选择题
1. 介导同种异体移植排斥反应的免疫细胞是
   A. 供者的 T 细胞　　　　　　　　　B. 受者的 T 细胞
   C. 供者的 NK 细胞　　　　　　　　 D. 受者的 NK 细胞
   E. 受者的 B 细胞
2. 超急性排斥反应的效应物质是
   A. B 细胞　　　　　　　　　　　　B. 抗体
   C. Th1 细胞　　　　　　　　　　　D. Th2 细胞
   E. 细胞因子
3. 在 HLA 配型中，对移植物存活影响较大的位点是
   A. HLA-A　　　　　　　　　　　　B. HLA-B
   C. HLA-C　　　　　　　　　　　　D. HLA-DP

E．HLA-DR
4．骨髓移植后引起 GVHR 的主要效应细胞是
    A．T 细胞　　　　　　　　B．B 细胞
    C．NK 细胞　　　　　　　D．单核细胞
    E．造血干细胞
5．同种内遗传基因不同个体间的移植称为
    A．同种移植　　　　　　　B．异种移植
    C．同系移植　　　　　　　D．自体移植
    E．异系移植
6．与移植物排斥应答无关的细胞是
    A．Tc 细胞　　　　　　　 B．B 淋巴细胞
    C．Th 细胞　　　　　　　 D．肥大细胞
    E．TDTH 细胞

三、简答题
1．简述诱导排斥反应的抗原有哪些。
2．简述移植排斥反应的分类。
3．简述 HLA 分型的方法。

第四单元

《免疫学检验》实训技能单独考核标准

采用抽签法，由学生随机抽取五个实训中的一个进行考核，每个考核单独由一名专职教师负责。

考核一　直接凝集试验（菌种鉴定－玻片法）评分标准

项目	总分	要求	标准分	得分	备注
备用器材		标本1（大肠埃希菌带菌落平板）、标本2（伤寒杆菌带菌落平板）、接种环、1：10稀释的伤寒诊断血清、生理盐水、载玻片、酒精灯、火柴、记号笔、试管架、消毒缸			
素质要求	10	正确穿着白大衣，报告操作项目及学号	10		
步骤	50	①取载玻片1张，用记号笔划分为三格，并标明1、2、3	5		
		②用吸管吸取生理盐水，在玻片第1格内滴1滴	2		
		③另取一支吸管，吸取伤寒杆菌诊断血清，分别在第2、3格内滴1滴	3		
		④接种环灭菌，冷却，取标本1或标本2培养物上1/2菌落，与第1格内的生理盐水混合，并研磨成均匀悬液	10		
		⑤接种环灭菌，冷却，取标本1培养物上1/2菌落，与第2格内的生理盐水混合，并研磨成均匀悬液	10		
		⑥接种环灭菌，冷却，取标本2培养物上1/2菌落，与第3格内的生理盐水混合，并研磨成均匀悬液	10		
		⑦接种环灭菌冷却后放回试管架上	10		
结果	10	静置1~2min后观察结果，说出哪个标本有凝集，是什么细菌	10		
熟练程度	10	操作规范，操作熟练，时间控制，工作条理性	10		
操作后	10	器材放回原处，用过的载玻片放入消毒缸中	10		
得分	90				

问题：
1. 直接凝集试验的原理是什么？（5分）
2. 本实验中伤寒诊断血清是抗原还是抗体？（5分）

考核二　直接凝集试验（玻片法检测ABO血型）评分标准

项目	总分	要求	标准分	得分	备注
备用器材		10%红细胞悬液试管（带试管盖）、ABO血型定型试剂盒、载玻片、生理盐水、试管、加样器、滴管、搅拌棒、记号笔			
素质要求	10	正确穿着白大衣，报告操作项目及学号	10		
标记	10	用记号笔在载玻片两端标记抗A、抗B	10		
滴加定型试剂	10	①颠倒混匀抗A试剂，在抗A端滴加1滴（蓝色）	5		
		②颠倒混匀抗B试剂，在抗B端滴加1滴（黄色）	5		

项目	总分	要求	标准分	得分	备注
滴胶乳液搅拌	30	①轻柔混匀10%红细胞悬液，用滴管在抗A端、抗B端各滴加1滴 ②使用2根搅拌棒分别搅拌（或1根搅拌棒的两端）	20 10		
结果观察	10	1 min后观察，报告结果	10		
熟练程度	10	操作规范，操作熟练，时间控制，工作条理性	5		
操作后	10	器材放回原处，用过的载玻片放入消毒缸中	10		
得分	90				

问题（选问2个）：

1. 什么是抗原表位？（5分）
2. 直接凝集试验有哪些应用？（5分）
3. 多长时间后报告血型最终判断结果？（5分）

考核三　间接凝集试验（检测类风湿因子）评分标准

项目	总分	要求	标准分	得分	备注
备用器材		待检血清（效价1∶8）、RF试剂盒、生理盐水、微量移液器、移液器吸头			
素质要求	10	正确穿着白大衣，报告操作项目及学号	10		
滴加血清	20	①取出反应板、一次性搅拌棒及其他3种试剂 ②颠倒混匀阴性对照血清，在第一孔滴加1滴（孔中心偏左） ③颠倒混匀阳性对照血清，在第二孔滴加1滴（孔中心偏左） ④用移液器吸取待检血清，在第三孔滴加20 μl（孔中心偏左）	5 5 5 5		
滴胶乳液搅拌	10	颠倒混匀胶乳液，各孔分别滴加1滴（孔中心偏右） 3根搅拌棒分别混匀	5 5		
结果观察	10	2 min后观察，报告结果	10		
半定量	10	①3个反应孔各加入生理盐水100 μl，分别标记1∶2、1∶4、1∶8 ②1∶2反应孔加入待检血清100 μl稀释，吹吸混匀 ③1∶4反应孔加入1∶2稀释血清100 μl稀释，吹吸混匀 ④1∶8反应孔加入1∶4稀释血清100 μl稀释，吹吸混匀	4 2 2 2		
加样滴胶乳液	10	①反应板4、5、6孔中分别加1∶2、1∶4、1∶8稀释血清20 μl（孔中心偏左） ②颠倒混匀胶乳液，各孔分别滴加1滴（孔中心偏右）	5 5		
搅拌	5	3根搅拌棒分别搅拌	5		
结果观察	5	正确判断效价并报告	5		
熟练程度	5	操作规范，操作熟练，时间控制，工作条理性	5		
操作后	5	器材放回原处，用过的反应板放入废弃缸中	5		
得分	90				

问题（选问 2 个）：
1．什么是类风湿因子？（5 分）
2．间接凝集试验用于检测哪类抗原？（5 分）
3．什么是效价？（5 分）

考核四　人绒毛膜促性腺激素检测试纸（胶体金法）评分标准

项目	总分	要求	标准分	得分	备注
备用器材		标本 1（阴性）、标本 2（阳性）、人绒毛膜促性腺激素检测试纸（胶体金法）条形 1 袋			
素质要求	10	正确穿着白大衣，报告操作项目及学号	10		
操作	40	①正确取出试纸条 ②手持试纸条的上端（蓝色区域） ③试纸条插入标本的深度不超过 MAX 线 ④在标本内持续时间至少 5 s ⑤试纸条取出后平置	10 5 10 10 5		
结果	10	正确判定并报告结果	10		
熟练程度	5	操作规范，操作熟练，时间控制，工作条理性	5		
操作后	5	器材放回原处，用过的试纸条及包装袋放入废弃缸中	5		
总得分	70				

问题（选问 3 个）：
1．解释结果无对照线的原因。（10 分）
2．试纸条的检测线包被的是什么？（10 分）
3．试纸条的质控线包被的是什么？（10 分）
4．试纸条的质控线包被在哪种固相载体上？（10 分）
5．试纸条的固相载体玻璃纤维素上包被的是什么？（10 分）

考核五　酶联免疫吸附试验操作评分标准（双抗原夹心法）

项目	总分	要求	标准分	得分	备注
备用器材		标本 1（待检血清，阴性）、标本 2（待检血清，阳性）、ELISA 试剂盒（双抗原夹心法）、滤纸、1∶20 稀释的洗液、一次性乳胶手套、微量移液器、移液器吸头、振荡器、记号笔			
素质要求	10	正确穿着白大衣，带一次性乳胶手套，报告操作项目及学号	10		
反应板标记	5	第一孔空白对照 第二、三孔阴性对照 第四、五孔阳性对照	1 2 2		

续表

项目	总分	要求	标准分	得分	备注
加样	25	①颠倒混匀阴性血清，滴瓶垂直在第二、三孔分别滴加 1 滴	2		
		②颠倒混匀阳性血清，滴瓶垂直在第四、五孔分别滴加 1 滴	2		
		③从第六孔开始，用加样器分别滴加标本 1、标本 2 各 50 μl	21		
加酶结合物	20	①颠倒混匀酶结合物，滴瓶垂直各孔滴加 1 滴（空白对照不滴加）	11		
		②振荡器上混匀 10 s	3		
		③贴上封板胶纸	3		
		④口述：37 ℃孵育 30 min	3		
洗板拍干	10	①弃掉反应孔中液体，甩干	2		
		②所有孔都加满洗涤液，静置 10 s，倒掉孔液，甩干	4		
		③重复洗涤 5 次，拍干	4		
加底物	9	①颠倒混匀显色剂 A，每孔各滴加 1 滴	3		
		②颠倒混匀显色剂 B，每孔各滴加 1 滴	3		
		③口述：37 ℃保温 15 min	3		
加终止液	5	颠倒混匀终止液，每孔各滴加 1 滴	5		
结果	3	报告各孔的颜色、待测标本的阴性或阳性	3		
操作后	3	器材放回原处，用过的板孔放入废弃缸中	3		
总得分	90				

问题（选问 2 个）：

1．反应孔包被的物质是什么？（5 分）
2．显色剂 A 的成分是什么？（5 分）
3．显色剂 B 的成分是什么？（5 分）
4．终止液的成分是什么？（5 分）
5．酶结合物的标记物是什么？（5 分）

注：

1．监考教师需指定待测标本是标本 1 还是标本 2。

2．滴加标本时，取液不准；调节加样器速度过快；手执加样枪姿势不正确；枪头触碰反应孔内壁；未更换枪头；加样出现气泡，枪头有残液；加样顺序混乱。每一项错误扣除 3 分。

3．加酶结合物时，试剂重加、漏加或顺序错误；在空白孔滴加试剂。每一项错误扣除 3 分。

(郑　峰)

中英文专业词汇索引

B

白细胞介素（interleukin，IL） 71
斑点金免疫层析试验（dot immunogold chromatography assay，DICA） 192
斑点金免疫渗滤试验（dot immunogold filtration assay，DIGFA） 191
本周蛋白（Bence-Jones protein） 344
补体（complement，C） 59

C

C 反应蛋白（C reactive protein，CRP） 281
超敏 C 反应蛋白（high sensitivity C reactive protein，hsCRP） 314

D

多发性骨髓瘤（multiple myeloma，MM） 344

E

恶性淋巴瘤（malignant lymphoma） 344

F

放射免疫分析（radioimmunoassay，RIA） 224
肥达试验（Widal test） 6, 127
弗氏佐剂（Freund's adjuvant） 24
辅助性 T 细胞（helper T cell，Th） 37

H

化学发光免疫分析（chemiluminescence immunoassay，CLIA） 211

J

肌红蛋白（myoglobin，Mb） 318
即时检验（point of care test，POCT） 189
甲苯胺红不加热血清试验（toluidine red unheated serum test，TRUST） 132
巨球蛋白血症（macro-globulinemia） 344

聚合酶链反应（polymerase chain reaction，PCR） 246

K

抗体（antibody，Ab） 48

L

类风湿因子（rheumatoid factor，RF） 328
链霉亲和素（streptavidin，SA） 181

M

M 蛋白（monoclonal protein，MP） 344
酶联免疫吸附试验（enzyme linked immunosorbent assay，ELISA） 171
酶免疫渗滤试验（immunoenzyme filtration assay，IEFA） 179
免疫放射分析（immunoradiometric assay，IRMA） 228
免疫球蛋白（immunoglobulin，Ig） 49

N

N 端脑钠肽原（N-terminal proBNP，NT-proBNP） 315
脑钠肽（brain natriuretic peptide，BNP） 315

Q

前降钙素原（procalcitonin，PCT） 281
亲和素（avidin，A） 180

R

人类白细胞抗原（human leucocyte antigen，HLA） 78

S

生物素（biotin，B） 180
水生嗜热菌（Thermus aquaticus） 250

T

特异性 IgE（specific IgE，sIgE） 306

W

外周血单个核细胞（peripheral blood mononuclear cell，PBMC） 233

X

细胞毒性 T 细胞（cytotoxic T lymphocyte，CTL，Tc） 37

心房钠尿肽（atrial natriuretic peptide，ANP） 314

胸腺（thymus） 28

Z

主要组织相容性复合体（major histocompatibility complex，MHC） 78

主要参考文献

[1] 尚红，王毓三. 全国临床检验操作规程. 4版. 北京：人民卫生出版社，2015.
[2] 林逢春，孙中文. 免疫学检验. 5版. 北京：人民卫生出版社，2020.
[3] 中华人民共和国国家卫生健康委员会. 布鲁氏菌病诊断：WS 269—2019.
[4] 张荣波，邹义洲. 医学免疫学. 北京：中国医药科技出版社，2016.
[5] 新燕. 医学免疫学. 北京：中国医药科技出版社，2016.
[6] 李金明，刘辉. 临床免疫学检验技术. 北京：人民卫生出版社，2015.
[7] 徐顺清，刘衡川. 免疫学检验. 2版. 北京：人民卫生出版社，2015.
[8] 曹雪涛. 医学免疫学. 7版. 北京：人民卫生出版社，2018.
[9] 王改芹. 临床医学概要. 北京：科学出版社，2015.
[10] 甘晓玲，郑凤英. 免疫学检验技术. 武汉：华中科技大学出版社，2015.
[11] 魏仲香，吴正吉，阳大庆. 免疫学检验. 武汉：华中科技大学出版社，2017.
[12] 刘世国，刘伯阳. 病原生物与免疫学实验. 北京：高等教育出版社，2016.
[13] 李睿，杨翀. 病原生物学与免疫学. 北京：北京大学医学出版社，2021.
[14] 中华人民共和国国家卫生健康委员会. 艾滋病和艾滋病病毒感染诊断：WS 293—2019.
[15] 安云庆，姚智，李殿俊. 医学免疫学. 4版. 北京大学医学出版社，2018.
[16] 林果为，王吉耀，葛均波. 实用内科学. 15版. 北京：人民卫生出版社，2017.
[17] 王岚，陈育民. 医学免疫学. 北京：人民卫生出版社，2015.
[18] 周春燕，药立波. 生物化学与分子生物学. 6版. 北京：人民卫生出版社，2018.
[19] 吕建新，王晓春. 临床分子生物学检验技术. 北京：人民卫生出版社，2015.
[20] 国家卫生健康委办公厅. 新型冠状病毒肺炎防控方案（第五版）：新型冠状病毒肺炎实验室检测技术指南：国卫办疾控函〔2020〕156号.
[21] 魏仲香，吴正吉，阳大庆. 免疫学检验. 武汉：华中科技大学出版社，2017.
[22] 刘世国，刘伯阳. 病原生物与免疫学实验. 北京：高等教育出版社，2016.
[23] 李金明，刘辉. 临床免疫学检验技术. 北京：人民卫生出版社，2015.
[24] 吕世静，李会强. 临床免疫学检验. 3版. 北京：中国医药科技出版社，2015.
[25] 刘文辉，张其霞. 免疫学检验. 北京：中国医药科技出版社，2019.
[26] 陈福祥，陈广洁. 医学免疫学与免疫学检验. 北京：科学出版社，2016.
[27] 万德森. 临床肿瘤学. 4版. 北京：科学出版社，2015.
[28] 夏金华，舒文. 免疫检验技术. 北京：科学出版社，2016.
[29] 王兰兰，许化溪，临床免疫学检验. 5版. 北京：人民卫生出版社，2012.

彩 图

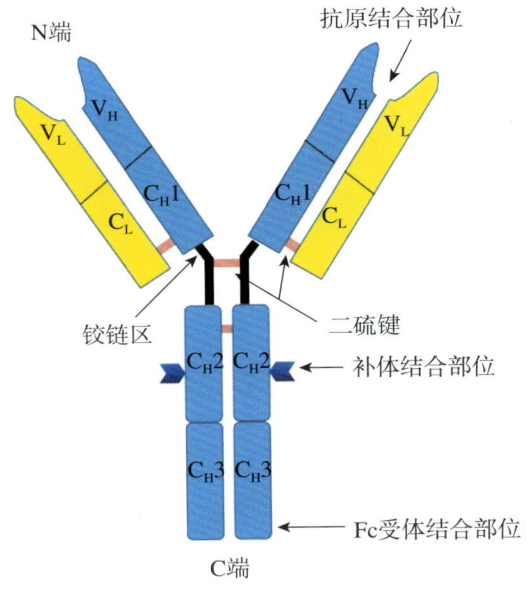

彩图 1　抗体基本结构示意图

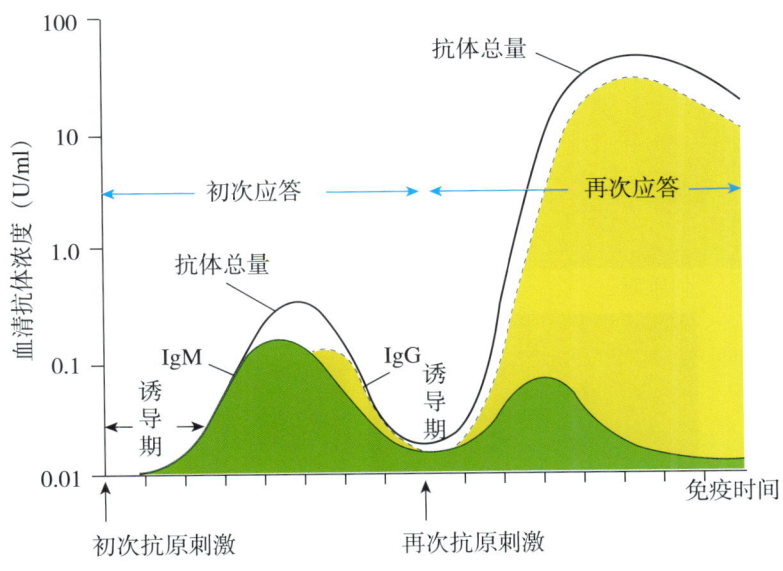

彩图 2　抗体产生的一般规律

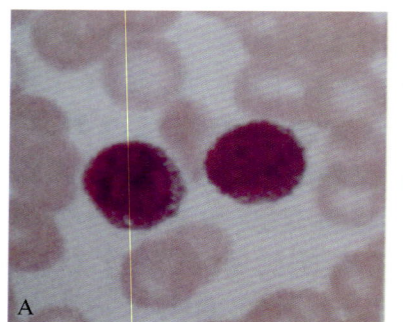

A 未转化细胞　　B 淋巴母细胞

彩图 3　淋巴细胞形态转化示意图

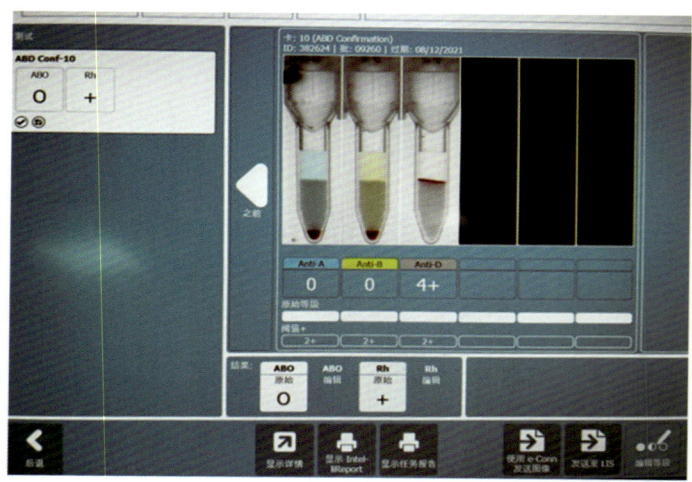

彩图 4　微柱凝胶法技术结果

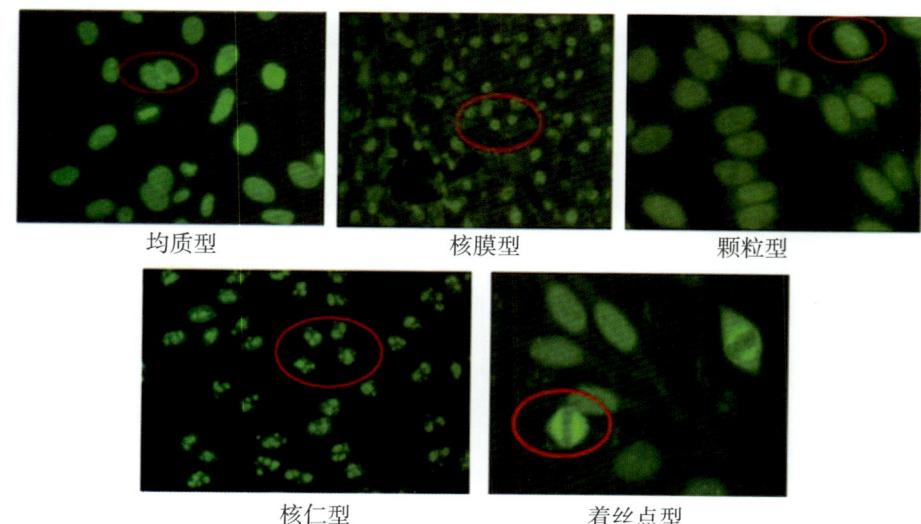

均质型　　核膜型　　颗粒型

核仁型　　着丝点型

彩图 5　ANA 常见核型

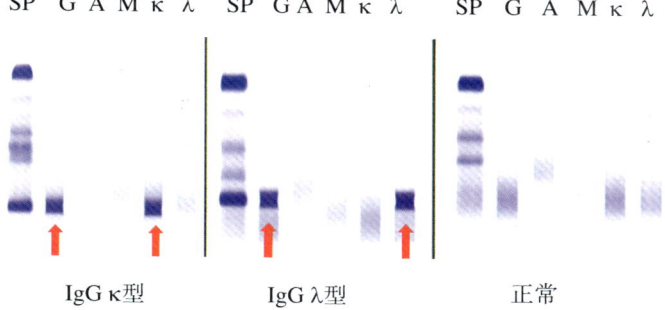

彩图6 免疫固定电泳图谱示例（M蛋白）

图注：SP代表参考泳道，加蛋白质固定剂，用于区带对照；κ、λ、G、A、M分别代表加入含抗κ、抗λ、抗IgG、抗IgA和抗IgM的抗血清；箭头所指为M蛋白（IgG型）及其轻链